辨證圖解 漢方の基礎と臨床

第 12 版

高山宏世編著

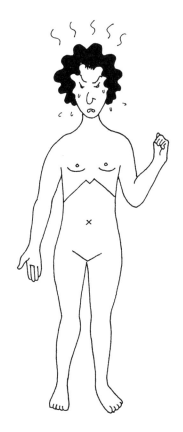

タイトル　山上　浩
イラスト　三木早苗他

三考塾叢刊

序

　漢方の魅力は、病気がよく治るという点であり、どこを探っても、不思議な宝がいっぱい埋れているという点である。

　近代医学で容易に治らない病気が、漢方でよく治るという点と、いまひとつ、漢方で病気は治るが、なぜ治るかが明らかになっていない点で、このなぞを解くために、髙山先生はよき本を書かれた。

　『辨証圖解・漢方の基礎と臨床』＜症状・病名と常用処方＞という本は、読みはじめると、やめられないような力で読者を引っぱっていきながら、漢方のなぞを解く。近年、漢方の書物はいろいろと出たが、興味深く、理論づけし、平明に処方解説して圖解し、要点を突いて書かれたものは、本書をおいて他にない。

　漢方の臨床に研究に、真摯に没頭してこられた髙山先生の姿をいまここに見る。

　本書は、まことに漢方のよき基礎理論書であるとともに、よき臨床医術書である。

　漢方臨床家に広く一読をおすすめしたい。

平成十五年七月吉日

漢方三考塾主宰　寺　師　睦　宗

凡　　例

1 ）本書は、これから漢方医学を始めようとする人を対象に、漢方の簡単な基礎理論を習得した後、続いて診断と治療の概略を学習し、さらに進んで症状や疾患別の漢方処方を簡記して日常診療の漢方治療を助けることを目的に編纂した。**基礎篇**では漢方診療の上で最低限必要な基礎理論、**診断篇**で弁証の具体的な方法、**治療篇**で漢方治療の処方を解説した。

2 ）内容は漢方や中医学の臨床に直接関係の深い事柄だけに限定した。

3 ）漢方医学の原典である内経（『素問』『霊枢』）の理論を基本にして、さらにわが国の古方派、後世方派及び現代中医学の理論を参考にした。

4 ）**治療篇**で採り上げた症状や疾患は日常臨床でよく遭遇し、漢方治療で治し得るものに限った。
　　記載した処方については巻末に五十音順索引を付した。
　　常用処方：その症状や疾患に対して通常用いられる処方を証候別に分類して列記した。各処方の生薬の分量は『実用漢方処方集』（薬業事報社）に準拠した。記載されている処方は原則として、総べて健康保険に薬価収載され漢方エキス製剤として発売されているもので、それ以外は必要に応じて補遺の中に付記した。
　　疾患の概念：現代医学と漢方医学の両方の立場から疾患や症状や治療に対する考え方を簡単に記した。
　　弁証の要点：その疾患や症状の特徴的な事項を始め、弁証に必要な舌証、脈証、腹証などをわかり易く図示した。ここまでを見開きの2頁内に納め、基本的な事項はこの2頁を見れば大体理解できるように配慮した。
　　処方の運用：列記した処方について、その症状や疾患に関連した事項を簡潔に記して、処方選択の参考になるように配慮した。
　　補遺：常用処方ではないが著者が有効性を実感した処方を幾つか収録した。
　　症例：著者の治験例を収録した。

5 ）参考にしたり、引用した文献は最後に一括して記載した。

漢方の基礎と臨床

〈目　次〉

序 ……………………………………………………………………寺師　睦宗
凡　例

基礎篇
第1章　漢方の歴史
　1．中国における伝統医学の流れ ………………………………………… 1
　2．わが国における漢方医学の流れ ……………………………………… 2
第2章　漢方の基礎理論
　1．「証」とは何か ………………………………………………………… 6
　2．疾病、証候、症状 ……………………………………………………… 7
　3．病　因 …………………………………………………………………… 8
　　1）発病の原理 …………………………………………………………… 8
　　　邪正斗争
　　2）発病の誘因 …………………………………………………………… 9
　　　外因、内因、不内外因
　4．気、血、水（津液） …………………………………………………… 16
　　1）日本漢方の気、血、水説 …………………………………………… 16
　　2）『内経』の気、血、津液の概念 …………………………………… 16
　5．臓腑 ……………………………………………………………………… 25
　　1）五臓 …………………………………………………………………… 25
　　　心、肝、脾、肺、腎
　　2）六腑 …………………………………………………………………… 34
　　　肝、胃、小腸、大腸、膀胱、三焦
　6．経　絡 …………………………………………………………………… 36
　　1）経絡とは何か ………………………………………………………… 36
　　2）十二経脈の走行と主要症状 ………………………………………… 39
　　3）奇経八脈の走行と主要症状 ………………………………………… 49
　　4）外感病と経絡 ………………………………………………………… 55

診断篇
第1章　漢方の症候分類（弁証）
　1．八網弁証 …………………………………………………56
　　1）陰　陽 …………………………………………………56
　　2）表　裏 …………………………………………………58
　　3）寒　熱 …………………………………………………60
　　4）虚　実 …………………………………………………61
　　5）まとめ …………………………………………………62
　2．外感熱病（急性熱性疾患）の弁証 …………………………63
　　1）傷寒と温病 ……………………………………………63
　　2）傷寒の症候分類（三陰三陽）…………………………63
　　3）温病の症候分類（衛気営血と三焦）…………………70
第2章　漢方の診断技術（四診）
　1．望　診 ……………………………………………………77
　　1）診察の順序 ……………………………………………77
　　2）望診の実際 ……………………………………………77
　　3）舌　診 …………………………………………………81
　2．聞　診 ……………………………………………………86
　　1）聞診の実際 ……………………………………………86
　3．問　診 ……………………………………………………87
　　1）十　問 …………………………………………………88
　　2）問診表による問診（付・漢方問診表）………………88
　　　　漢方問診表
　4．脈　診 ……………………………………………………98
　　1）脈診の方法 ……………………………………………98
　　2）脈の種類 ……………………………………………100
　　3）脈診のまとめ ………………………………………106
　5．腹　診 …………………………………………………107
　　1）腹診の意義 …………………………………………107
　　2）腹診の方法と主なチェックポイント ………………107
　　3）腹診のまとめ ………………………………………115

治療篇
第1章　漢方の治療法
  1．隋証治療あるいは弁証論治 …………………………………117
  2．本治と標治 ……………………………………………………117
  3．同病異治と異病同治 …………………………………………118
  4．治則八法 ………………………………………………………118
  5．漢方薬の性味、効能、帰経 …………………………………120
  6．生薬の組み合わせ方 …………………………………………122
  7．漢方薬の処方構成 ……………………………………………123
    1）君臣佐使 …………………………………………………123
    2）合方 ………………………………………………………123
    3）加減方 ……………………………………………………124
  8．気血津液と五臓の基本処方 …………………………………125
第2章　症状・疾患別漢方治療
  1．全身症状 ………………………………………………………127
    発　熱 ………………………………………………………127
    微　熱 ………………………………………………………135
    ねあせ（盗汗）………………………………………………145
    冷え症 ………………………………………………………149
    全身倦怠感 …………………………………………………153
    肥満症 ………………………………………………………159
    体重減少（るいそう）………………………………………163
    浮　腫 ………………………………………………………167
    健　忘（物忘れ）……………………………………………173
    不眠症 ………………………………………………………179
  2．呼吸器疾患 ……………………………………………………183
    かぜ症候群 …………………………………………………183
    その他の感冒 ………………………………………………189
    咳喘（慢性気管支炎、気管支喘息）………………………197
    アレルギー性鼻炎 …………………………………………205
  3．循環器疾患 ……………………………………………………215
    高血圧症 ……………………………………………………215

	虚血性心疾患（心筋梗塞、狭心症）……………………………223
	動悸・不整脈……………………………………………………229
4. 胃腸疾患	………………………………………………………………235
	口内炎……………………………………………………………235
	急性胃腸炎………………………………………………………239
	機能性胃腸症……………………………………………………243
	胃切除後症候群（ダンピング症候群）………………………249
	食欲不振…………………………………………………………253
	胃部膨満感………………………………………………………259
	悪心・嘔吐………………………………………………………265
	げっぷ（噯気）…………………………………………………271
	潰瘍性大腸炎……………………………………………………275
	過敏性腸症候群…………………………………………………281
	便　　秘…………………………………………………………287
	下　　痢…………………………………………………………293
	痔　　疾…………………………………………………………301
5. 肝・胆・膵疾患	…………………………………………………………305
	慢性肝炎…………………………………………………………305
	肝硬変症…………………………………………………………315
	胆のう炎・胆石症………………………………………………321
	慢性膵炎…………………………………………………………327
6. 腎・膀胱疾患	……………………………………………………………331
	慢性腎不全………………………………………………………331
	淋証（膀胱炎、血尿、尿路結石）……………………………337
7. 代謝性疾患	………………………………………………………………345
	糖尿病……………………………………………………………345
	甲状腺機能低下症………………………………………………353
	甲状腺機能亢進症………………………………………………357
8. 婦人科疾患	………………………………………………………………361
	更年期障害………………………………………………………361
	月経困難症………………………………………………………371
	不妊症（女性不妊）……………………………………………375

9．疼痛性疾患 ··· 381
　　慢性頭痛 ··· 381
　　慢性関節リュウマチ ··· 391
　　変形性関節症 ··· 397
　　神経痛 ·· 401
　　腰　痛 ·· 409
　　肩こり ·· 415
10．皮膚疾患 ··· 421
　　慢性湿疹 ··· 421
　　アトピー性皮膚炎 ··· 431
　　じんましん ·· 443
　　にきび（尋常性痤瘡） ··· 449
　　乾　癬 ·· 453
　　掌蹠膿疱症 ·· 457
　　手掌角化症 ·· 461
11．眼・耳の疾患 ··· 465
　　めまい ·· 465
　　耳　鳴 ·· 471
常用処方索引 ·· 477
常用処方外（補遺）処方索引 ··· 485
引用文献 ·· 488
あとがき ·· 489

基礎篇

第1章　漢方の歴史

1．中国における伝統医学の流れ

　漢方医学がもともと古代中国に発祥したものであることは万人の知るところである。わが国に於ては、始め漢方医学は中国から輸入されたものであったが、その後、本家の中国とは異る独自の発展を遂げた結果、現代中国の伝統医学である中医学と、わが国の現在の漢方医学とは互に非常に異ったものになっている。

　古代中国でまじないの医学から次第に物質的治療手段が用いられ出したのは春秋時代から戦国時代、つまりBC8世紀からBC3世紀にかけてといわれる。この時代が漢方医学の発祥の時期といえる。

　漢方医学の基礎理論の根本をなすものは陰陽五行説である。陰陽説は自然界の森羅万象を、天地、昼夜、男女、寒熱の如く対立する二元的自然認識としてとらえるものであり、周易の思想より出たものであるが、相対立するだけでなく、男女の如く引き合い、昼夜の如く循環する相としてもとらえられている。五行説は陰陽論より後から付加されたものと考えられる。これは身近にある5つの物質、木、火、土、金、水を通じて、総ての自然現象の循環関係を説明しようとするものである。生理学的には、肝、心、脾、肺、腎を五行に配して五臓（陰）と呼び、胆、小腸、胃、大腸、膀胱を五腑（陽）と呼んだ。これを相生、相克の理論により相互関係や病因を説明しようとする。

　この陰陽五行説に基く理論を背景に前漢時代に世界最古の医書である『黄帝内経』（素問と霊枢の2部より成る）という書が著わされている。これは、当時の生理学、病理学、養生法、針灸治療等についての知識の集大成である。

　一方薬草に対する知識も次第に集積され、後漢の時代『神農本草経』という世界最古の薬学書が著わされている。

　また薬草の配合の適応禁忌を述べた『薬対』という名の書が幾通りか同じ頃著わされたことが知られているが残存していない。

　『黄帝内経』の思想を背景とし、『神農本草経』に代表される薬学の知識、及び『薬対』に代表される薬草の配合の知識をもとにして、当時の各地に散在し

ていた秀れた処方を分類整理して、後漢の時代に世界最古の臨床医学の書とも言うべき『傷寒論』が生まれた。
　『傷寒論』により、漢方医学は治療医学として始めて完成したということができるので、『傷寒論』を以て漢方医学のバイブルに例える所以である。
　『傷寒論』は始め『傷寒雑病論』といわれ、後に〝傷寒〟（急性熱性疾患）を扱った『傷寒論』と〝雑病〟（慢性疾患）を扱った『金匱要略』の2部に分かれたとされる。
　この『傷寒論』と『黄帝内経』によって体系化された漢方医学は、その後晋、随、唐の時代を経て金、元時代（ＡＤ960～1367）に至り、金元四大家と呼ばれるような大家の輩出を経て、〝六淫理論・四傷理論〟といった新しい理論が展開され、それに基づく幾多の名処方（力剤）が生まれた。
　唐、宋以後の医学は、専ら経験医術の集大成ともいえる『傷寒論』と、陰陽五行説に基いて生まれた『黄帝内経』の影響が種々の程度に入り混じって進展するのであるが、どちらかというと臨床指針の『傷寒論』より原典である『黄帝内経』の影響の方が強い。明朝末期（ＡＤ1540～）より清時代（ＡＤ1636～）にかけて、中国の漢方は更に次の発展を迎える。葉天士らにより温病理論が開発され、処方が更に豊富になり、治療可能領域が一段と拡大した。
　清朝末期には中国の漢方も西洋医学の影響を受けるようになった。
　1911年の辛亥革命によって中華民国が生まれるや漢方医学廃止論が一時唱えられたが、当時中国に多かった肺結核一つ治すのにさえ、漢方医学の方が秀れており、漢方存続の世論の力も強く、廃止論は消えた。
　1949年中華人民共和国成立後も、一旦は廃止論が出たが、1954年毛沢東により祖国医学の継承発展の重要性が論ぜられる及んで、各地に中医学院が設立され、中西医結合や合作も進められると共に、中国全土に点在して各流派の伝統を継承してきた老中医と呼ばれる実地医家の名人達の豊富な臨床経験や知識を現代中医学の中に抱括活用して活性化をはかりながら、現代中医理論の整理と統合発展の為の不断の努力がなされつつ今日に至っている。

2．わが国における漢方医学の流れ
　わが国への漢方医学の輸入は、允恭天皇の代に新羅から朝鮮の医学が伝わっ

たのが初めてである（414年）。その後遣隋使、遣唐使の往来によって隋唐の医学が輸入されたが、専ら貴族の為の医学で民衆には縁のないものであった。

　中国の漢方が日本にしっかりと根付いたのは16世紀以降である。室町時代に五山の僧であった田代三喜が明に渡って、金元の医学を学び1498年に帰国した。その弟子曲直瀬道三（1507-1594）は、その金元の医学を以て大いに治療の実績を挙げると共に、多くの弟子を養成したのでその流派は大いに民間に普及した。この道三流は徳川中期迄日本の医学の主流を占め、後に古方派が勃興するに及んで後世派と呼ばれるようになった。

　その後この金・元医学は観念論的で空理空論が多いとして、名古屋玄医（1628～1696）を始め後藤艮山・香川修徳、山脇東洋ら、『傷寒論』への復帰を唱える古方派が抬頭する。古方派は吉益東洞（1702～1773）に至り最もその特異性を顕著に示した。

　東洞は陰陽理論を始め、あらゆる漢方理論を観念の遊戯として退け、この眼で確かめたこと以外は一切信じないという立場をとった。彼は『傷寒論』『金匱要略』に出てくる薬方がどのような症状に用いられているかによって薬方を配列し直し、それぞれの重要な条文を原典から抜粋引用して各方の下に記し、それに東洞自身の経験に基くコメントを付した『類聚方』と、別に一つの生薬がどのような薬方に含まれるかということから、その生薬の薬効を帰納した『薬徴』という書を著わした。

　東洞は「万病一毒説」を唱えて専ら傷寒、金匱の中の峻剤を用いて多くの患者を治療した。また彼は日本独自の腹診法を重視しこれを発展させた。そして東洞の唱導した傷寒論系医学は、東洞に師事した多くの秀れた弟子達に受け継がれて全国に行きわたり、当時の医学界の主流を占めることにより、わが国の漢方医学の歴史に大きな影響を与えるに至った。

　その後、古方、後世方両派の長所を取り入れた考え方の折衷派といわれた学派や、古今の文献を考証する江戸医学館を中心とする考証派等の学派も生れた。

　明治になり、富国強兵策に伴う西洋文化一辺倒の風潮と共に、医学は西洋医学を主流とする旨の法律が発布されて、漢方医学を行う者も西洋医学を学んで医師免許を取ることが必要とされるに至って、漢方医学は次第に表舞台から抹殺されて行った。しかし西洋医学を学んだ医師の中から漢方の治療学としての

優秀性を唱える人も現れた。明治43年和田啓十郎は『医界之鉄椎』を出版して漢方復興のさきがけとなり、更にその弟子の湯本求真は昭和3年『皇漢医学』を著わして漢方復興の原動力となった。この運動はその弟子の大塚敬節、矢数道明等に受け継がれ、戦後の日本東洋医学会の結成へと発展して行った。しかし発足時の会員は僅かに94名であった。

　わが国の漢方医学が本格的に見直しされるようになったのは昭和45年頃からで、大衆の間にようやく化学薬品の副作用に対する危惧と、西洋医学でよくならない慢性疾患や難病に対する漢方医学への期待から、漢方薬に対する需要が急速に増大する傾向が見えて来た。昭和51年に始めて漢方方剤のエキスが健康保険に採用され、53年には追加されて85処方が薬価基準に収載され、その後135処方に増加するに及び、いよいよ漢方医学は現代医療の中に確固たる地位を占めることになった。

　現在の日本で漢方というと、わが国の伝統医学の主流を占める古方派、金元医学の流れを汲む後世派と、それに現代中国より輸入された中国伝統医学（中医学）と大きく分けて三つの流派があるが、今後のわが国の漢方医学の進むべき方向について各流派間のコンセンサスがまだ得られていない。

一口メモ

　薬　方

　漢方の処方は数千年の経験の集大成によって動かすことのできない枠組みが己に厳然として出来上がっている。いくつかの生薬が一定の分量比で組み合わされて、相互に働き合って一定の薬理作用を発現する。もし、その中の生薬の分量比を変えると、生薬相互の作用が違ってきて、全体としては、元の処方とは全く異なった薬理作用を示すものになってしまうのが漢方薬の著しい特徴である。従って漢方薬の処方はみだりに変えられない約束処方であるという意味で特にこれを「薬方」と呼んでいる。

　方　剤

　中医学では、治療原則にもとずいて、様々な生薬を適量づつ組み合わせて、一定の剤型（煎剤、丸剤、散剤、エキス剤など）に作り上げて、治療や予防の目的に供するのでこれら処方に基く剤型を「方剤」と呼んでいる。

漢方の歴史

表1　漢方の歴史年表

年　代	中　国		日　本	
BC3000	伝説時代	本能的、経験的な治療法 　　神農 　　黄帝 　　伏儀		縄文式文化
AD 500	春秋時代	孔子 老子		
	前漢	「黄帝内経」		弥生式文化
500	後漢	「神農本草経」 「傷寒論」「金匱要略」		飛鳥
	隨	「諸病原候論」	韓医方伝わる	
1000	唐	「千金方」「千金翼方」 「外台秘要方」	鑑真が唐の医学を伝える。 「大同類聚方」 「医心方」	奈良
	宋	「和剤局方」		平安
	金	金元四大家		
1500	元	劉　河　間 　　張　子　和 　　李　東　垣 　　朱　丹　渓	「喫茶養生記」 金元医学の導入（後世派） 　田　代　三　喜	鎌倉 室町
	明	「本草綱目」 「温熱論」 「温病条件」	曲直瀬　道　三 「衆方規矩」	
1900	清	「医宗金鑑」 西洋医学の流入 「医学衷中参西録」 中華民国の成立 旧医廃止案	古方の四大家　山　脇　東　洋 　　　　　　　香　川　修　庵 　　　　　　　吉　益　東　洞 　　　　　　　後　藤　艮　山 「解体新書」　オランダ医学の流入	江戸
	現代	中華人民共和国の成立 祖国医学復興 中西医合作の試み 現代中医学の興隆	医師免許規則 日本東洋医学会結成 漢方製剤の健康保険採用	明治大正 昭和平成

—5—

第2章　漢方の基礎理論

1.「証」とは何か

　漢方医学の原典とされる『傷寒論』の中に「随証治之」（証ニ従ッテ之ヲ治セ）という言葉があり、これが漢方治療の大原則とされて、これより漢方医学は「証の医学」であると言われるに至った。

　清代を代表する傷寒学者柯韵伯（1662-1735）は『傷寒論』の弁証論治の思想と方法論は、傷寒、雑病を問わずあらゆる臨床に応用できると強調し、『傷寒論』に「桂枝証」とか「柴胡湯証」といった表現が見られるのを敷衍して、それぞれの処方名を以て証の名称とした。わが国の漢方の主流を占める古方派に於いても、病人の現わしている症状を『傷寒論』の条文と対比させ、それと最も合致する条文にある処方名を以てその病人の「証」と定義する、というやり方が一般的に行われてきた。

　例えば

　「頭痛発熱シテ、悪風シ、汗出ルモノ」は**桂枝湯証**

　「頭痛発熱シテ、悪寒シ、項背強バリテ汗ナキモノ」は**葛根湯証**

　「頭痛発熱シテ、少シク悪寒シ、少シク嘔気アリテ四肢痛ムモノ」は**柴胡桂枝湯証**

　という具合に、何百種類もある漢方の薬方には総て、どのような症状を呈した時に用うべきかという限定条件が決められていて、この条件をそれぞれの処方の「証」と呼び、随証治療とはとりも直さず「この病人は何という処方の証か」を捜し出す作業であるとされてきた。これは非常に簡明で且つ実用性に富んだやり方で、漢方医学の普及には大層役立ったが、一面病人の内部で起こっている病理変化や病因などはほとんど無視した短絡的な診断法なので、間違いや混乱も生じやすく、あまりこの立場だけに固執すると漢方医学の段階的学習や系統的理解を反って妨げる場合もある。

　一方、主に現代中医学の立場では「証」は証候と同義で、個々の病人の臨床症状、病理変化、病因あるいは体質的特徴まで整理総括して現時点に於ける治療上の問題点を表現したものであると定義されている。例えば、表寒虚証、気

血両虚証、脾虚痰飲証、肝気鬱結証といった類である。証候を確定する作業を「弁証」と呼び、証に随って用うべき薬物を選び、治則に従って処方を構成する作業を「論治」と謂い、診断から治療に至る一貫した思考過程を「弁証論治」と称している。

このように「証」の定義には大別して、薬方の適応症に直結した「証」と病態診断に重きを置いた「証」と二つの異なった立場があるが、要は両方の長所を採り入れながら、各自の学習と経験を整理して蓄積して行ければ良いのである。

2．疾病、証候、症状

疾病とは人体に於いてある病因により、身体の一部に特有の陰陽動態の失調を生じた状態の全過程を包括する概念である。疾病は大別して二つの範疇に分けられる。その第一は傷寒や温病などを含む『広義の傷寒』である。そこには始まりと終りがあり、疾病毎に一定の経過をたどり、各段階毎に特有の症状を現すが、その全経過を通じて基本的には終始一貫した連続性が見られる。

この場合、証候は疾病の経過の各段階に於ける病理状態を反映したものであり、現時点に於ける問題点を総括したものである。

症状は病人が訴える自覚的異常、或いは医者が四診に依って捉えた異常所見で、証候の体外的表現である。証候と症状の間には当然一定の相関性があり、それ故に医者は症状を手がかりに証候を探る。

『広義の傷寒』にはそれぞれ進展の段階に応じた病理変化があり、それに従って証候も変化するので、症状も亦変転するのが普通である。例えば傷寒は通常太陽病から始まって陽明、少陽を経て陰病に転化する。Ｃ型ウイルス性肝炎は多くは湿熱証で始まり、次に肝気鬱結が著明となり、やがて慢性の経過と共に脾虚や瘀血証を伴うようになる。その終末の肝硬変に近い段階に於いては多く肝腎陰虚証を呈してくる。慢性肝炎という診断名に対して本邦では小柴胡湯がやや繁用され過ぎる傾向にあるが、小柴胡湯は、慢性肝炎の経過中ではわずかに少陽胆熱と肝気鬱結が顕著な極めて限定された一時期に適応しているに過ぎない。このような証候の変化に無関心に同じ処方を漫然と投与し続ければ、当然誤治による変証や壊病を招く恐れがある。

傷寒や温病のように症状が経時的に変転して行く『広義の傷寒』に対し、第二の範疇に属する疾病は『雑病』と呼ばれるものである。例えば『金匱要略』中に「〇〇病脈証并治」とある病で、おおむね症状は固定的で終始変化せず、ただ症状の程度が消長するものである。『雑病』では症状は一つでもそれを生ずる原因や病理機序は一様ではない。即ち症状は同じでも証候は異なる場合が多い。例えば気管支喘息、慢性閉塞性気管支炎、気管支拡張症、慢性肺気腫などはいずれも喘咳を主症状としているが、病名に関係なくその証候は寒熱、虚実、燥湿の別があり一様ではない。漢方治療に際しては、同じ喘咳の病を診ても、その原因や病理機序まで正しく弁別した上で病人の証候に合致した治療を施さないと、いくら治療してもその効果は期待できない。

3．病　因
1）発病の原理（邪正斗争）

人は常に変動する過程（恒動）の中にあって調和を求める（整体）存在である。

漢方医学に於ては病気とは人の体や心の中の調和が乱されている状態であると定義する。従って病気の治療とはこの乱れた内部環境に再び調和を取り戻してやることである。正常な人間の身体の中には正常な生理機能を営み、その正常性を内外の環境が変化しても常に維持して行こうとする力が働いている。この正常な生理機能や恒常性を保持しようとする力を〝正気〟と呼ぶ。

正気は換言すれば健康を維持し、疾病に対して抵抗防衛、再生回復する能力即ち自然治癒力で後述する気血津液の調和の取れた総体から生じる。

一方人体には、内、外から常にその正常性を破綻させようとする力や要因が働いている。このような人の健康を損おうとする外力や要因を〝邪〟或いは〝病邪〟と呼んでいる。邪とは換言すれば疾病を誘発する、気候条件、病原体、体外或いは体内で生ずる異変である。

人は常に病邪の侵襲を受けていて、体内ではその結果、正と邪の斗争が行われている。正気が病邪に勝っている間は人は発病に至ることはない。或いは病気の過程でも正気が病邪に勝てば、その段階で新たな正常性に修復され病より回復する。これを「正勝邪退」という。逆に病邪の勢が正気を圧倒する時、人

はその生常な生理機能を維持できず発病する。これを「邪盛正衰」と称している。

邪盛正衰には2通りの場合が考えられる。

一つは、正気は正常であるが邪が盛んな場合、これを実証という。この場合治療は邪を攻撃排除するような治療薬を用いる。

もう一つは、正気が虚衰していて、通常のレベルの病邪の侵襲に対しても対抗できない場合で、一見、格別病気になりそうな事件や誘因も見当たらないのに容易に発病に至ることが多い。これを虚証という。虚証の治療は不足している正気を補ってやることである。

虚証は先天的な体質虚弱、或いは邪正斗争の過程に於ける正気の消耗の結果生ずる。

2）発病の誘因（外因、内因、不内外因）

人をして発病させるに十分な病邪を形成する要因ないしは条件を病因という。漢方医学では病因を外因、内因、不内外因の三種（三因）に分けている。

表2．病　因

外因	・六淫	風邪・寒邪・暑邪
		湿邪・燥邪・火邪
	・癘気	
内因	・七情	過度の喜・怒・憂
		思、悲、恐、驚
不内外因	飲食不適、疲労	
	房事の不節制	
	創傷、虫獣傷害	
	食積、中毒、遺伝	

（素問：調経論、金匱要略、三因極一病症方論）

外因とは主として人体の外にあって、病気の原因となるものであり、内因は主として人体の中に生じて、病気の原因となるものである。以上の範囲内にはいらない飲食物、疲労、房事不節制、外傷、寄生虫、中毒、遺伝などを不内外因（内因でも外因でもないもの）としている。

外因によって惹き起こされる疾病を外感病、外因に依らない病を内傷と、病気の種類を2つに大別することもある。

（1）外　因

外から人を侵襲する邪である。病原体、或いは厳しい自然環境や気候の急激な変化などが原因で発病する時、これらの条件を外因或いは外邪と呼び、外因によって誘発される疾病を外感病と称する。

病　因

　風・寒・暑・湿・燥・火（熱）という自然の気候条件（六気）が異常を呈して、発病の原因となる時、これを"六淫の邪"と称する。"淫"とは、邪であり、あふれる、度を過すの意である。

図1　六気と六淫

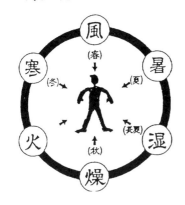

◀自然界で人体を包む大気は六気に分けられる。この六気は、そのままでは人体に害はない。しかし、その六気が過多、不足となったとき、あるいは人体が六気に対して著しく抵抗力をなくしたとき、六気は六淫となり、病気の原因となる。（『図説東洋医学』学研1979年より）

・風邪

　風は春の主気であり、風邪は陽邪である。

　風邪によっておこされる一般的症状は発熱、悪風、頭痛、鼻閉、咽痛、全身疼痛、肌が粟立つ、等のいわゆる感冒症状である（例、太陽中風）。一般に身体の上部を侵す。風邪による感冒症状に対して一般的に用いられる処方は**桂枝湯**である。また風邪は体表を侵し易いので、瘙痒や発疹等の皮膚症状を来し易い。

　その他、風は来去迅速、変化多様の特性を有すので、四肢の異常、麻痺、振せん、眩暈、痙攣等の神経症状は一般に風邪に起因するとされることが多い。

　風は他の寒、熱、湿などの邪と容易に結びつき、他の邪を運んでくることが多く、また風寒、風熱、風湿などの複合の邪となって人体を侵す。

・寒邪

　寒は冬の主気で、寒邪は陰邪である。

　寒邪による発病では一般に、全身或いは局所に寒冷の兆候が現われ、悪寒、寒がる、背筋が寒い、四肢の冷え、腹が冷える、或いは水鼻や、寒冷による下痢腹痛等の症状が現われ、温めると寛解する。

有名な**葛根湯**や**麻黄湯**などの処方は寒邪によって惹き起こされた傷寒という症候に対する治療薬である。

また寒邪は筋肉の拘縮や血管の収縮、血流の凝滞等による疼痛や傷害を惹き起こす。(気血凝滞)

寒邪は風邪或いは湿邪と結合して、風寒、寒湿或いは風寒湿の邪となり、痺証(関節や筋の腫脹、疼痛)や痿証(筋肉や神経の麻痺)を起こす。

・湿邪

湿は長夏(初夏)の主気で、湿邪は陰邪である。

梅雨などの湿気の多い季節、或いは湿気の多い土地や環境での生活、水中での作業、濡れた儘の衣服で過すなどをすると、湿邪による疾病を惹き起こす。

全身或いは局所に水分が停滞すると、浮腫、湿疹、脚気等を起し、水の性質の特徴として身体下部に停滞し易い。

また水湿は停滞し易く、体表を侵すと全身倦怠、四肢沈重、頭重、関節腫脹や神経痛等を起こし易い。

湿邪は脾を傷害し易く、食欲不振、胃内停水、消化不良、下痢等の消化器症状を起こし易い。

・暑邪

暑は夏の主気であり、暑邪は陽邪に属する。

暑邪による疾病は夏期に特異的に現われる。臨床的には、夏の酷暑によって起る暑熱と、日本のように湿を伴う暑さに侵される暑湿とが起こりうる。

暑熱の症状では、高熱、口渇、心煩、大いに汗出て、熱と発汗のため陽気と津液を消耗し易い。基本の処方は**白虎加人参湯**である。

暑湿の症状では、煩熱、口渇多飲、尿不利、多汗、全身倦怠、食欲不振、胃腸傷害等が現れる。

身熱、口渇多飲、尿不利で水飲内蓄すれば**五苓散証**。

煩熱、多汗、食不振により消耗して気陰両虚する時は、**清暑益気湯証**となる。

・燥邪

燥は秋燥と称して空気の乾燥する秋の主気で陽邪である。

日本の風土は、多雨多湿で、極端な燥邪による発病を見る機会は少ないが、秋冷の季節、或いは暖房の普及に伴い初冬などには燥邪による疾病が散見さ

れる。

燥邪は津液を損傷し易いので咽乾口燥、皮膚の枯燥、口唇乾燥などを起す。

また燥邪は肺を侵し、肺陰を損傷し易い。秋から初冬にかけて多く見られる、発熱、咽痛、乾咳、頭痛、悪風を伴う感冒症状は、燥邪風邪に依るものが多い。

・火邪

火邪とは熱が盛んになった状態である。

高熱環境に置かれる時、発熱、顔面紅潮、脈滑数、目の充血等の症状を生ずる。さらにこの状態が続くと粘膜出血、意識混濁や、神経錯乱を起す。即ち熱射病である。**白虎湯、黄連解毒湯、三黄瀉心湯、大承気湯**等が用いられる。

また風、寒、湿、燥の諸邪も体内で激しく反応し激烈な邪正斗争が行なわれる時は高熱を発し上記の症状を呈す。高い熱に直接反応するものは実火の症状である。

外感病でも長く経過すると陰液を損傷して、消耗と脱水によって虚熱を生じてくる。これを虚火と称する。虚火は実火に比べ、症状が緩慢で、微熱、口渇、心煩、舌光紅、脈沈細数等が見られる。

附1．内風その他

臨床上では外感六淫の邪に起因しないで、病人の気血や臓腑が失調して丁度、風、寒、湿、暑（熱）、燥の邪に因るものと類似した症状を呈することがある。陰陽失調に因り体内に生じた六気を自然界の六気に対して「同気」と称する。「同気」に因る病変は、特別に内風、内寒、内湿、内熱、内燥と呼んで、外感六淫の邪による疾病の範疇からは除外する。

体内で生じた病理産物が外界の病原因子と親和性を持って、内外相呼応して一定の病証を形成する時、これを「同気相求」「和合」「引動」などと称する。

・内風

体内の陽気の升動が過ぎると、風の症状が生じる。例えば、肝血虚して肝気を制禦抑制できなくなると肝風内動を生じる。（治法は**釣藤散、抑肝散**など）

・内寒

　元来脾や腎の虚弱があって、本来の陽気が不足（陽虚）した状態では新陳代謝が衰微して必要な熱を生産できず、寒証を呈する。「寒内ヨリ生ズ」の状態である。また陽虚の人は外寒を感受し易く、また外来の寒邪は人の陽気を損耗して、内寒を発生させ易い。

・内湿

　水飲代謝に深く関係するのは、肺、脾、腎の三つの臓である。このいずれの機能が失調しても、水飲が体内に停滞し、痰飲或は水腫を生じる。臨床的には特に脾虚の人は津液の吸収運行が損なわれて、水腫を生じ易い。

・内熱（内火）

　外からの暑熱に依らず、例えば著しい精神的ストレスなどで肝気が強く鬱結した場合、肝鬱化火を起こす。或いは、風、寒、湿、燥などの邪は体内で熱に転化し易い。また慢性病では、栄養不良、肉体消耗、脱水等に因り陰虚証に陥り易い。陰虚証では陰虚火旺となり、虚熱を生じる。（**六味丸証**など）

・内燥

　陰虚証があると、津液、陰血を損耗し燥証を呈する。これは燥邪によるものではなく津液の不足の結果による内燥である。（**麦門冬湯、潤腸湯証**など）

附2．癘　気（戻気）

　後世（明代）唱えられた病因学説では、六淫と異る天地間の〝癘気〟が疾病を発生させると考える。癘気によって発生する疾病を温疫と称し、現代の伝染病の如き概念である。温疫の伝導経路は主に口や鼻と考えられ、これによって大規模な流行病の発生を説明しようとした。現代のウイルスや細菌による伝染病などがこれに該当すると考えられる。

　(2)　内　因

　内因とは主に、喜、怒、憂、思、悲、恐、驚の七情を指す。七情はいずれも人間の日常的な感情で、それ自体は生理的なものである。しかし、長期にわたって精神的なストレスが持続したり、急激に非常に激しい精神的ショックを受けると、これらの七情が激しく動いて人の理性では抑えられなくなり、体内の陰

陽、気血のバランスを失調させ、臓腑の機能に異常を生じさせ、ひいては病気の原因となることは、通常よく経験するところである。

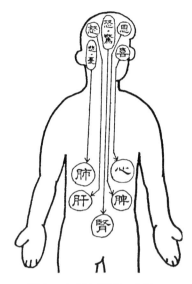

病気の内因（六淫を外因とするのに対して）は、七情である。病気の原因が、外からではなく自身の内部からくることから、内因という。

七情とは、喜、怒、憂、思、悲、恐、驚の七つの感情をいう。

内経では七情と五臓の関係を次のように説明している、「喜は心を傷り、怒は肝を傷り、思は脾を傷り、憂は肺を傷り、恐は腎を傷る」と。つまり過度の感情の動きは五臓を傷つけやすいというわけである。

このことは逆に診断面にも応用できる。たとえば患者の病歴をくわしく問い正し、その人が現在どういう精神状況にあるかを知れば、五臓のどこが傷ついているかを推察することができる。（『図説東洋医学』より引用）

図2　七情と五臓の傷害

内経（『黄帝内経』素問・霊枢）にも、特定の感情はそれぞれ特有の臓腑を傷害することを指摘しているが、臨床的に整理すると次のようになる。

過度の喜び及び極度の驚愕や恐怖は正常な理性の反応を奪い、不安、情緒不安定、不眠、ひいては錯乱など心（精神）の異常を来す。（後出の「臓腑」心の項参照）

怒りや不満が鬱積すると、それら感情的ストレスは肝の正常な疏泄機能を傷害し、肝気の鬱結を起す。肝気が鬱結すると胸脇苦満、焦燥、易怒、イライラ、興奮、充血、或いは月経異常等を来す。また肝気鬱結が亢じると肝火上炎し、一方肝血が不足すると、肝鬱化火や肝風内動を起し多彩な症状を呈して来る。

（27頁、臓腑篇　肝の項参照）

思慮や悲憂が過ぎると脾の消化機能が損われ、食欲不振、腹満、便通異常、胃内停水、倦怠易疲労などを来すようになる。（後出の臓腑篇　脾の項参照）

(3) 不内外因

　内因と外因を除いたそれ以外の発病の誘因をすべて不内外因と呼ぶ。主なものは飲食不適、労倦（過労）、房事過度（Sexの不節制）、外傷、寄生虫、先天異常などである。

・飲食の不適

　飲食の節制を怠り、食欲のおもむく儘に暴飲暴食したり、不規則な食生活や、不潔な飲食物の摂取などは脾胃を損う。脾胃は後天の本で気血を生ずる源であり、人間の生理活動や生命保持に必要な栄養物質やエネルギーは総て飲食物から脾胃を通して得られるので、脾胃が損傷されると諸臓腑の働きも常規を失して病気に陥るだけでなく、正気が虚し外邪にも侵され易くなる。飲食を適正にし、脾胃（消化器）の正気を補うような処方を用いる。

・労倦、過度の安逸、房事過度

　労倦則ち過労による体力気力の消耗は気血を損耗し、正気を損い体質を虚弱化し、種々の疾病を招来する。**補中益気湯**は正気の源である元気を補う処方である。

　逆に安逸の度が過ぎると、気血の運行は退化して緩慢になり、元気の生成が不足し気血両虚となり、種々の疾病に侵され易くなる。

　性生活に於ける不節制、放埒な生活、不特定多数との性交渉などは、漢方で先天の本と呼ばれる腎を損い、消耗、不能、不妊、月経不順、不正出血等の原因となるばかりでなく、腎精を消耗して早老、虚弱を惹き起こす。また容易に外邪の侵入を許す原因にもなる。

・外傷、寄生虫、中毒、etc

　直接経絡や臓腑を傷害する他、正気を損う。また二次的に外邪の侵入を許したり外傷性の瘀血を生じたりする。

・遺伝的、体質的素因

　先天異常、遺伝的疾患、発育不全、等の内因、外因に依らない、また本人の責任でもない疾患や異常もある。

4．気、血、水（津液）

1）日本漢方の気、血、水説

　気、血、水という病理観は、わが国の漢方（古方医学）にも、中国（中医学）にも存する。わが国で用いられた気血水理論は、吉益南涯によって確立された概念である。彼は必ずしも中国の「内経」医学の理論にとらわれず、非常に簡明な一種の体液病理学説としての気血水論を唱えた。

　南涯によると、気は形がなく働きだけがあるものである。気は総べての生命活動を司る生体エネルギーであり、血や水を全身に巡らせ、栄養を身体のすみずみ迄送る原動力である。従って気の働きが障害されると当然血や水の働きも阻害される。気力に乏しいものを気虚といい、気の巡行が障害されたものを気滞と呼ぶ。次に血は全身を循環して栄養分を補給している。この血が変調を来して全身的に、あるいは局所的に鬱滞を起すと、様々な病的状態や症状を惹き起こす。これを瘀血という。また人体の60％を占める体液成分を水という概念で表現する。この水分の代謝機能に障害が起こると、体液偏在、分布の不均衡、循環の不調となって異常な水分が全身性あるいは局所的に停滞する。これを水毒と称した。

　わが国の古方医学では、傷寒論の三陰三陽によって症候を分類し、虚実によって病人の個性を分ち、また気血水によってその原因を探って〝証〟を決めてきた。

2）『内経』の気、血、津液の概念

　一方中国の伝統医学は内経（素問、霊枢）の教える臓象理論を基礎としている。気、血、水（津液）は五臓によって生成され、全身をくまなくめぐり人の生命活動を支える基本物質である。臓腑、経絡、組織、器官は総て気血津液の運動により生理活動が営まれている。人体の成長、発育、老衰、死亡および疾病の発生、発展は皆気、血、津液が運動変化した結果であると考える。従って疾患や症状は、気、血、津液の異常や変調として捉えられることが多い。

漢方の基礎理論

図3　元気の生成

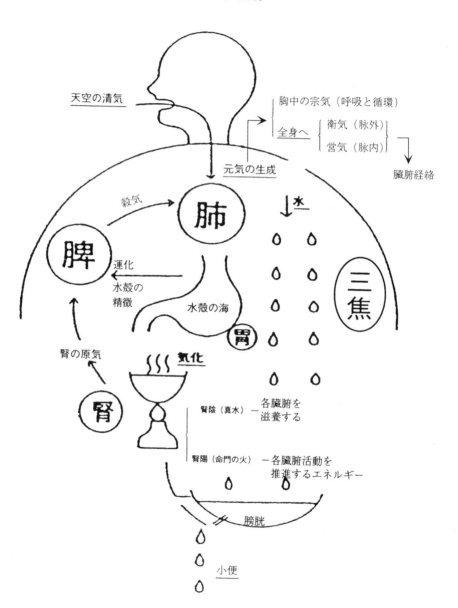

気、血、水（津液）

(1) 気

　気は運動している精微な物質で、人の生命活動は気の運動変化（気化）の姿であると解釈される。気は陽に属し、その基本的な働きは総ての生体活動を推進することと温めることである。

　人が飲食によって胃に納めた大地の恵みは、脾に送られ運化（消化吸収）されてその内の微細な栄養分が「水穀の精微」となり、腎の原気の助けをかりて肺に上輸昇提される。肺では腎の原気と、脾から送られた水穀の精微、それに肺が呼吸により吸い込んだ天空の清気（空気）とが合して元気（真気）が形成される。この元気は全身に分布し、臓腑、経絡、組織などの生理活動として現われるので、各所で夫々異なった呼び名で呼ばれる。例えば臓腑に分布するのは臓腑の気となり、全身の経絡を巡るものは経絡の気となる。また元気の生成に先立って人が胎内に在る時から胸中に蓄積された気は宗気と呼ばれ、誕生と同時に呼吸と血液の循環に携わる。気の中で特に脈中をめぐる気を営気、脈外にあって全身を巡る気を衛気と名付ける。衛気のうち、体表にあって人体を外邪の侵入より護るものを〝衛〟、内にあって臓腑や組織を動かすものを狭義の〝気〟という。

　気の病理的変化の主なものは気虚と気滞である。

　気虚とは元気の不足や気の消耗によって惹起された変化である。気虚の全身症状は虚弱と無力である。また各臓腑の気虚はそれぞれ特徴的な症状を呈する。

　気虚の原因となるのは、慢性病、老年、先天的虚弱、脾胃（消化器系）の障害、栄養不良、過労、消耗などである。

　気は陽に属す。気虚がさらに進行して生命維持に不可欠な熱（体温）を産生できなくなったものを陽虚という。陽虚の方がより重篤で気虚の諸症状に加えてさらに寒証を呈することが特徴的である。

気虚の症状

1．特徴的な訴え（全身症状） 　　身体がだるい、疲れ易い、すぐ眠くなる、気力がない 2．消化器系 　　食欲不振、すぐ腹一杯になる、下痢しやすい、内臓下垂

3．呼吸器系
    かぜをひきやすい、かぜがなかなか治らない
 4．神経系
    物事に驚きやすい（煩驚）
 5．四診（望・聞・問・切――理学的所見）
    目に力がない、声が小さい、舌は湿って腫れぼったい、脉は軟く弱い。
    腹部軟弱、臍上悸や臍下不仁がある。

　気滞とは、気の円滑な流通が障害されて、関連する臓腑や経絡に病変を起すものである。また逆に人体の何処かで病変が起ると、気の流通が妨げられて気滞が生じる。人間の感情は肝の疏泄作用によって支配調節されているので、精神的ストレスなどで肝に気滞を生じたものを特に肝気鬱結と呼んでいる。気滞の主な症候は局所の疼痛と脹悶である。

　気は昇、降、出、入という４種の形式で運動している。元来下降すべき気（肺気や胃気など）が逆に上衝するものを気逆といい、気滞の範疇に入る。また胸中の宗気や、本来上昇すべき気（脾気）が逆に下陥するものを気陥といい、これは気虚の一種である。

気滞の症状

 1．呼吸器系（肺、鼻、口、気管）
    咳、くしゃみ、鼻づまり、鼻血（持発性、のぼせよりくるもの）、声がれ、ため息、あくび、いびき
 2．神経系（無形のもの）
    自律神経の失調、ノイローゼ、不眠、精神不安、神経質、イライラ
 3．大腸
    ガス、腹部膨満（感）
 4．皮毛
    汗かき、皮膚のかゆみ、皮膚病
 5．身体の上部・頭部・顔面
    頭痛、めまい、のぼせ、目の疲れ、難聴、顔面紅潮、赤面する、眼に力がない、動悸（緊張、興奮してドキドキする）
 6．停滞感（滞っている感じ、詰まっている感じ、大・小便、月経など出るけれど滞っている感じ）気のめぐりが悪い。
 7．麻痺、しびれ感
 8．痛み（形のないもの）

気、血、水（津液）

(2) 血

　血は全身を巡り五臓六腑並びに諸組織を栄養滋潤する作用を持っている。飲食物は脾胃で運化されて水殻の精微と津液となって肺に送られ、呼吸によって取り込まれた天空の清気と合することによって元気が構成される。肺で生成された元気の一部は脈中に入って営気となるが、脈中で営気の一部が紅色の営血に変化するとされている（気血同根）。気と血は相互に依存し、共同して人間の生命活動を支えている。気は陽で人体を温め、血は陰で人体を潤す。

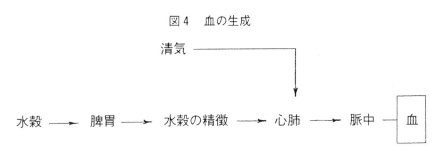

図4　血の生成

　血の病変の主なものは、血虚、瘀血、血熱であるが、そのなかで瘀血が最も重要である。
　血虚とは体内の血が不足するか、或いは血液の濡養作用が減退するものである。全身的には顔色蒼白、口唇や舌の色が淡白、皮膚枯燥、脈が細などの症状があらわれるが、各臓腑局所の血虚は特有の症状を呈する。血虚を生じるのは脾胃の障害で水殻の精微が十分吸収されない時、大量の出血、あるいは瘀血が去らない為に新血が生じ得ない時などである。血は陰に属するので、血虚に津液（水）の虚（不足）を伴っている状態を陰虚という。血虚と陰虚は幾分共通した症状を呈するが、陰虚は血虚より重篤で人体の物質的基盤が虚損している状態であり、津液不足によって起こる燥熱の症状が加わってくる。

血虚の症状

1．顔色が悪い。皮膚が乾燥して荒れる（皮膚枯燥）、脱毛。 2．爪の変形や異常。手足の赤切れ 3．集中力が低下し、眼精疲労や耳鳴

4．めまい感や立ちくらみ、あくびが出る。
5．筋肉痙攣やこむらがえりをよく起こす
6．月経不順や過少月経
7．舌は淡白色で萎縮性、表面に裂紋（破れ目）を見ることもある。
8．脉は沈細。

　瘀血とは全身性に血流がとどこおるか、局部に血液が停滞することによって生じる病理変化である。

　炎症による血管の変化、動脈硬化性病変、血液凝固因子の亢進、うっ血、多血症あるいは婦人の月経、妊娠、出産等に伴う諸変化等は総て瘀血の病証である。

瘀血の症状

1．皮膚・粘膜・爪甲の暗（紫）赤色化（どす黒い＝肌膚甲錯）、静脈怒張や蛇行（血絡）、毛細血管拡張（細絡）、紅斑等が現れる
2．出血・溢血・血便・血尿・子宮出血などの諸出血
3．頭痛・頭重・肩こり・不眠・嗜眠・動悸
4．のぼせ・顔が赤または赤黒い・目の充血
5．冷え・または熱っぽい（自覚症状としては冷えのぼせ）。
6．腹が膨った感じ（腹部膨満感）、便秘、下腹が張る、婦人に多い
7．特徴的な腹証（下腹部の抵抗と圧痛、瘀血圧痛点）
8．胸苦しさや鋭い痛み。
9．左上半身、右下半身に異常があわられやすい。
　　左肩・左背・首すじ横・脇肋部の張る感じ。
10．炎症による組織学的変化は瘀血である。

　血熱とは熱が血分に侵入することによって生じる症状である。血熱妄行して皮膚や粘膜の充血、新鮮血出血、紅斑等を生ずる。熱が神（心）を侵すと異常興奮や意識の障害、うわ言などの精神症状を呈することもある。

(3) 水（津液）

　津液とは体内のすべての正常な水分の総称である。血液中の液体成分や組織

気、血、水（津液）

間液、汗、尿その他比較的清稀な水分を津といい、細胞内液や、分泌液の中でも比較的濃稠なものを液というが、津と液とは実際にそれ程厳密に分けられるものではないので一括して津液と称される。津液は陰に属する。

　津液は、口から胃に入った水がその源である。脾胃によって吸収された水分は肺に運び上げられ、水道である三焦を経由して全身に分布された後腎の働きにより膀胱に集められ、一部は上騰して再利用され、残りは尿として排泄される。水飲代謝全体を支配調節するのは腎の働きである。

　津液の病変は、津液の損傷や不足および水分の積聚に分けられる。

　傷津とは津液の損傷の軽度なもの、或いは水分摂取不足等により津液が一時的に消耗不足したもので、発熱、口渇、舌乾燥、脈洪大等の症状が現われる。

図5　津液の代謝

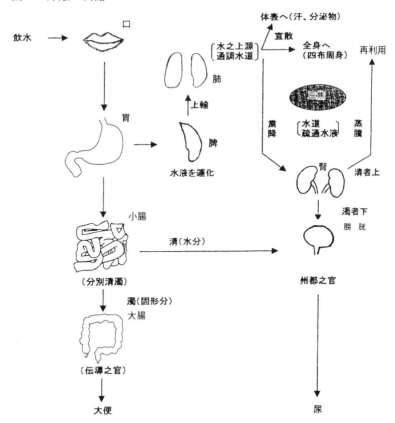

脱液（傷陰）とは全身の体液成分が枯渇した重篤な変化である。その臨床症状は傷津に比して重く、現代医学的には脱水症状があり、傷津の症状に加えて時に意識障害や心不全などを伴う。脉は沈微細で治療による回復もむつかしい。

水腫と痰飲とは主に肺、脾、腎の三臓の機能が失調して、津液の輸布あるいは排泄障害を惹き起こし、その結果異常な水分が停滞蓄積したもので水滞と総称される。伝統的な日本漢方で従来水毒と称していたものとほぼ同義である。

水腫は全身性のもので、痰飲は局所的なものである。痰は薄い水分、飲は粘稠な水分の聚積である。

われわれ日本人にはどちらかというと、水分過剰のタイプが多いようである。

水滞の症状

1. 動悸、息切れ、咳、喘息
2. 悪心、嘔吐、口渇、胃部振水音（胃内停水）
3. 分泌障害
   唾液、涙の分泌過多、汗かき或いは汗が出ない、痰、ホルモンの分泌異常
4. 排尿異常
   乏尿、排尿困難、残尿感・あるいは頻尿
5. 下痢（水瀉性の下痢）や排便異常、腹鳴等腸管内の水滞による異常
6. めまい、耳なり、頭痛、頭重、肩こり、関節の痛み（右上半身と左下半身に異常があらわれやすい）
7. むくみ、浮腫
8. 九竅の異常（目(2)、耳(2)、口(1)、鼻(2)、前陰(1)、後陰(1)＝九竅）
   （注：竅＝穴）
9. 鼻汁、蓄膿、咳、痰、耳だれ等の異常

表3　気血の異常と水の動態

気血	異常の種類		水（津液）の動態
気	虚証	気虚（気の不足）	気の異常では水飲は停滞し痰飲や水腫を生じる
	実証	気滞（気の停滞）	
血	虚証	血虚（血の不足）	血の異常では津液は不足し脱水や枯燥を生じる
	実証	瘀血（血流鬱滞）	

表4　気血津液弁証の要点

	虚実	寒熱	症状	脈	舌
気虚	虚	寒	色白、無気力、易労、息切、食欲不振	無力	淡軟
気滞	実	熱	緊張、腹満、胸内苦悶、胸脇苦満	渋	堅
血虚	虚	寒	肌膚枯燥、倦怠、めまい、しびれ	沈細	淡白
血瘀	実	熱	血絡細絡、肌膚甲錯、固定した痛み	沈渋	紫斑
乏津	虚	熱	口渇、多飲、煩躁、脱水、乏尿	細数	舌紅薄苔
痰飲	実	寒	萎黄、むくみ、痰、胃内停水、足が重い	濡、滑	胖大厚膩
熱盛	実	熱	煩熱、煩渇引飲、意識障害、乏尿	洪数	舌紅苔黄
陽虚	虚	寒	冷え、嗜眠、不活発、多尿	微遅	舌淡滑苔
寒盛	実	寒	冷え顕著、腹痛、生理痛	沈弦	淡白白苔
陰虚	虚	熱	五心煩熱、潮熱、咽乾口燥	細数	舌紅無苔

5. 臓　腑

　五臓六腑は気血津液の源であり、基本的な生命維持装置である。五臓六腑は互に連携し、密接に協力し合いながら働いている。臓は実質臓器で陰、腑は管腔臓器で陽とする。その他脳、髄、骨、脈、胆、女子胞（子宮）を特殊なものとして奇恒之腑と呼んでいる。

　漢方医学の気血津液や五臓六腑の概念は、相互の関連性を重視したシステム制禦論的色彩が強く、現代西洋医学の解剖学や生理学の知見とは必ずしも合致するものではない。

1）五　臓

五臓の主な働き

心	①	精神活動を支配する。（心ハ君主ノ官）
	②	血液を全身に送る。（血脈ヲ主ル）
肝	①	全身の臓腑の働きを円滑にする。（疏泄作用）
	②	感情をコントロールし、謀慮を生む。（肝ハ将軍ノ官）
	③	胆汁を排泄し、解毒を主る。（疏泄作用）
	④	血液を貯蔵し、供給を調整する。（血ヲ蔵ス）
	⑤	筋肉及び腱を栄養し、運動を支配する。
脾	①	飲食物の消化吸収を行う。（脾ハ後天ノ本）
	②	水分の吸収を行う。
	③	血を統禦する。
肺	①	呼吸作用を行う。（肺ハ気ヲ主ル）
	②	気血生成の場である。
	③	水分を全身に配布する。（水ノ上源）
腎	①	生殖、成長、発育等人の一生の過程を支配する。（腎ハ先天ノ本）
	②	人の陰陽の基本、生命力の根本である。（腎ハ精ヲ蔵ス）
	③	水分代謝を支配する中枢である。（水ノ下源）

心

心の生理

（1）心は血脈を主る

　　心は血管を通じて血液を全身に循環させる。つまり現代医学の循環器系統は心が支配する。心と血脉の関係は顔色に現れる。

(2) 心は神を蔵す

　　神とは現代医学的に見ると広義には呼吸循環意識等のvital signであり、狭義には中枢神経の働きの中の大脳皮質が支配する部分、即ち人の精神活動、思考活動を指す。漢方では人間の高度の精神活動は心が支配していると考えられている。

　　従って心が病むと煩驚、不安、不眠、多夢さらに進行すると痴呆、狂乱などの精神神経症状が出現する。

(3) 小腸と表裏の関係にある。

　　経絡的に、心は手の少陰経に連り、小腸は手の太陽経に連る。太陽と少陰は経絡上表裏の関係にあるので、心と小腸は漢方では非常に密接な関係にあると考えている。

(4) 心は舌に開竅する。

　　心の状態は舌先に現われ易い。例えば心に熱がある時は（心火旺や陰虚）舌先が紅色を呈したり、舌先がしみたりする症状が見られる。また心気の不足は味覚の異常となって表れる。（舌は心の他脾胃にも深く関係している。）

付・心包

　心臓の外面を包む膜で心を衛っている。機能や病変は実際上はすべて循環器及び精神活動の中枢としての心と同一である。

心の異常

（1）心の陽気（代謝エネルギー）が亢進すると、興奮、焦燥、不安、不眠、発作性顔面紅潮、発作性の動悸等を起こす。

（2）逆に心の陽気が不足（心陽虚）すると、徐脉、脉結代、息切れ、労作時の動悸、易疲労などが起こり、心陰が不足すると不安、浅眠、情緒不安定等の症状を呈する。

（3）心の血脈の流れが阻害される（心血瘀阻）と胸痺（狭心症）を生じる。

肝

肝の生理

(1) 肝は疏泄を主る。

　　この中には大きく分けて3つの機能が含まれる。

① 胆汁を分泌排泄する。解毒作用に関係する。
　現代医学の肝臓の働きと似ている。
② 全身の臓腑や器官の機能を調節する。肝の疏泄作用が正常であれば全身の気血の流れも円滑で臓腑や器官も正常に活動する。逆に肝の疏泄作用が異常を来すと先ず肝に気が鬱滞（肝気鬱結といい、症状的には胸脇苦満を呈す）し、消化器始め全身の機能が失調する。肝気の鬱滞は熱を生じ（肝鬱化火）、気だけでなく血にも異常を呈してくる。
③ 感情を調節支配する。
　気の流れを調整している。肝の性は木で条達を好み抑圧を嫌う。
　肝の働きが正常でないと、肝気が鬱滞し抑鬱的になる。肝鬱は怒りの感情を生じイライラと怒っぽくなり、不眠を生ずる。
上記①～③の機能は相互に関連し影響し合っている。
(2) 肝は血を蔵す
　肝は血液を貯蔵し、全身の正常な活動に必要な栄養を血液によって供給し、休息時や不要な時は血液は肝に還流して貯えられると漢方では考えている。
(3) 肝は謀慮を主る。
　知恵やはかりごとは肝の主る所である。従って「肝ハ将軍ノ官」と言われる。漢方では肝で熟慮したことを胆で決断し、腎で実行すると考えられている。
(4) 肝は筋を主る。
　筋とは運動を司る部分で、末梢神経、腱、筋肉の収縮や運動は肝の支配下にある。漢方では筋肉の痙攣などはおおむね肝の異常と考えて治療する。
(5) 肝の異常は眼と爪に現われ易い。
(6) 肝と胆は表裏をなし、互いに密接不可分の関係にある。

肝の異常

肝気と肝血の不均衡

　肝気は陽で肝陽と生理的には同義で、肝の疏泄機能の状況を指す。肝の特性として肝気は不足するよりも過剰となり鬱滞し易い。肝の疏泄作用が失調すると肝内に肝気が鬱積する。これを肝気鬱結と称し臨床的には脇下が痛むとか季肋部の不快感や膨満感或いは季肋部の抵抗など一般に胸脇苦満と呼んでいる症状を呈する。肝気鬱結がさらに亢進すると熱をもって上衝する。実証を肝火上

炎、虚証を肝陽上亢と呼んでいる。

　肝血は肝気に対し陰で肝陰と生理的に同義である。肝に貯蔵されている血液及び肝の物質的基礎を指す。肝血は肝気に栄養を与えるが一方肝気が働かないと肝血は生成されない。また肝血は肝気が衝動し過ぎないようにこれを制約している。このように肝気と肝血は相互に依存し合い利用し合いながら一方では制約し合う関係にある。正常な状態では肝気と肝血は互いに調和を保っている。臨床的には肝血は常に不足し易い。肝血の不足した状態を肝血虚と称する。肝気が過剰になり鬱滞し働きが悪くなると肝血の生成も不十分となり不足に陥る。また何らかの原因で肝血虚が生じると肝気を制約することができなくなるので、肝気が洩出する。これを肝陽化風といい、臨床的には、目まい、ふらつき、目の充血等が起る。

脾
脾の生理
(1)　消化と吸収

　脾は、後天の本といい、人間の成長、発育、その他生命を維持するために必要な一切の物質は、総て脾によって供給されている。

　飲食物は脾を経て消化され、栄養分（水穀の精微）が吸収された後、肺と肝、筋及び血脈に送られ、そこで人体を養い、生命を維持するに必要なエネルギーや各種の栄養物（気血）に転化されて、全身に配布されるというのが『素問』経脉別論二十一その他の教えるところである。従って脾は運化を主り消化吸収の中心である。

　脾の機能が衰えると、物質代謝に必要な物質の供給が減少し、生長、発育、生命活動は悪影響を受ける。

(2)　水分代謝

　胃に受納された水分は脾で吸収され、肺に送られ、そこから腎や膀胱などとの共同作業により全身に配布されて水分代謝の平衡を保持する。

(3)　血を統禦する

　脾は血の材料となる水穀の精微を供給するだけでなく、全身の血液の正常な血行を保持し、血液が血管外に漏出するのを防いでいると考えられている。

この作用は現代の脾臓の機能に幾分近似している。臨床的にも漢方では脾が虚すことによって異常性器出血や下血を生ずることがあり、これらは補脾薬によって治療する例がある。

(4) 肌肉を主り、病変は口唇に現れる。

「脾ノ合ハ肉、ソノ栄ハ唇」とあるように、肉（筋肉や皮下組織）は脾から吸収される水穀の精微によって栄養されるので、脾が強壮な人は筋肉逞しく、脾の虚弱な人はやせ細り四肢も軟弱無力である。筋肉の麻痺（痿証）などは脾の病であることが多い。

また脾の異常は口唇、舌（舌体部）及び歯ぐきに現れ易い。脾に病があれば口腔粘膜や舌に異常が現れるし、また唇が薄く血色の悪い人は脾胃虚弱の兆候である。

(5) 脾と胃は表裏の関係にある。

生理機能の上では胃は飲食物を受納し、脾がその消化吸収を受け持つので、脾胃と一括して漢方では消化吸収作用全般を表現することが多い。また経絡上でも、脾は足太陰経、胃は足陽明経で互いに表裏密接不可分の関係にある。

脾の異常

臨床的には脾気（代謝エネルギー）が不足した状態（脾気虚、脾陽虚）が多い。脾気虚は脾の働きが低下した状態で食欲不振、胃部膨満感、無気力、倦怠感、易疲労、すぐ睡くなる、下痢軟便等の症状が現れる。乗物の中などですぐ居眠りするのは脾気虚の人が多い。脾陽虚は脾の機能が衰微失調した状態で、脾気虚にさらに手足の冷えや冷感、身体が温まらないなどの寒証が加わったもので、全身の物質代謝も衰微した状態を示す。脾陰虚とは脾の物質的基盤が損なわれた状態で、消化不良の症状と虚熱を示す。

肺

肺の生理

(1) 呼吸作用

吸収により天空の清気を吸入し、体内の濁気を呼出する。現代医学で考える肺のガス交換作用と同じである。

(2) 気血の生成

 脾で吸収された水穀の精微（栄養成分は）腎の原気の協力を得て肺に昇提される。肺で原気、水穀の精微及び天の清気の三者が合体して、元気が構成され、元気から臓腑経絡の気、衛気、営血などの気血が生成される（気血水の項を参照）。従って肺は気血生成の場である。また心に協力して、全身の血行を調節する。従って「肺ハ気ヲ主リ、百脉ヲ朝ス」という。

(3) **水分代謝の要である**

 脾胃を通じて摂取された水分は肺に上輸され、腎、三焦などとの協同作業により、全身の皮膚、臓腑、その他の組織に必要な水分を配布する。一部は発汗や分泌に回り、有効に利用された後は膀胱に集められ、尿として排泄される。従って漢方では「肺ハ水ノ上源、腎ハ水ノ下源」と呼ばれる（図5「津液の代謝」を参照）。

(4) **皮膚の働きを支配する**

 肺は「ソノ華ハ毛ニ在リ、ソノ充ハ皮ニアリ」と言われるように肺は外は皮膚と一体化している。人の皮膚の防衛反応、発汗や腠理（毛孔）の開閉による体温の調節などは総て肺の働きの一部と考えられている。

 臨床的にはアレルギー疾患である、アトピー性皮膚炎、鼻アレルギー、及び気管支喘息は同じような機序で発症して互に症状の転換が見られるし、また皮膚を鍛錬することによって呼吸器病を治療したり予防したりできる事実などは、肺と皮膚の密接な関係を証明している。

(5) **鼻に開竅する**

 鼻の通り、嗅覚は肺気の作用による。また発音発声も肺気の司るところである。肺の異常は呼吸はもとより鼻や音声の異常となって現れ易い。

(6) **肺は大腸と表裏をなす**

 経絡的に肺は手太陰経、大腸は手陽明経で互に表裏をなし非常に親密な関係にある。

肺の異常

 肺は心と共に胸中に貯えられた宗気によって動かされ、宣発（濁気の呼出、発汗、気や津液の散布等）と粛降（清気の取り込み、水道の通調、肺気の下降等）の働きで生理機能を果している。

肺気（肺の働き）の衰えた状態（肺気虚）では吸収困難、息切れ、咳、水様のうすいタン等が現われる。
　肺が熱を持った時（肺熱）は発熱、咽痛、喘鳴、呼吸困難、粘稠な喀痰などの症状が出る。
　肺の津液が不足した状態（肺陰虚）では気道が乾燥すると共に陰虚火旺となって脱水発熱する。その結果、いわゆる「大逆上気咽喉不利」といわれる症状を呈して気道反射亢進、乾咳、粘稠喀痰、微熱、などの症状が見られる。

腎

腎の生理

(1) 腎は精を蔵し、成長、発育及び生殖を主る

　西洋医学では腎臓は単なる血液の濾過装置（エリスロポエチン等の内分泌も行っているが）に過ぎないが、漢方でいう腎の生理機能は非常に広汎で且つ重要である。
　腎は『先天ノ本』といい、生まれながらの生命力の物質的基礎である腎精を貯蔵している。成長、発育、生殖、老衰、一切の生命現象を支配調節しているのが腎である。従ってヒトの遺伝子やＤＮＡも腎が支配している。
　腎精とは生命を維持し、五臓・六腑その他諸器官を滋養する根本物質であり、また男女生殖の基本物質、または成長発育を律している基本物質と考えられている。従って現代でいうホルモンなどは腎精に属すと考えられる。
　腎気（腎の働き）が旺盛であると人は老いにくく、老いる速度も緩慢であり、寿命も延びる。逆に、腎気が衰えた人は老化が早まり寿命も短くなる。
　『黄帝内経素問』上古天真論には二千年前に己に男女別の人の一生の変化は、腎気の成長、衰亡がその成長、老化を支配することをはっきりと示している。

(2) 腎は水分代謝を主る

　腎は水液の正常な代謝を維持する機能を有している。これは現代医学の腎臓の働きと共通する部分である。体内の水液は胃に受納された後、脾の働きによって肺に運びあげられ肺の働きにより全身に配布され、その廃液は膀胱に運び降ろされ膀胱の働きによって尿として体外に排泄されるとされている。この全過程を腎が管理支配している（図5「津液の代謝」を参照）。

(3) 腎は骨を主り髄を生ず

腎は骨の成長と密接に関係している。腎が衰えると骨の延長である歯が欠けたり抜けたりする。髄を生ずるのも腎の働きである。また「腎ハ作強ノ官」と云われるように、人の思考力や手足の器用な動きは腎の働きであり、腎が衰えると人は思考力が鈍くなり、作業能力が低下する。

(4) 腎は耳に開竅しその華は髪にある

腎は耳と密接に連結し肝は目に連結していると漢方では考えている。

腎が虚すと難聴になる。頑固な耳鳴りは腎虚によることが多い。また腎精が表現される部分は髪である。従って人は年を取り腎気が衰えると毛が抜けたり、白髪になる。

(5) 腎陰と腎陽

腎の生理機能は腎精より生じた腎陽と腎陰によって行われる。

腎精には父母より稟けた先天の腎精と水穀の精徴（栄養分）から補充される後天の腎精とがある。腎精より腎陽（命門ノ火）と腎陰（真水）が生じ、両者が相合して腎気（原気）となり、腎の生理的な働きを担う。

腎陽：人体各臓腑の生理活動を推動し、温める働きを腎陽と呼んでいる。腎陽は別名「命門ノ火」とも呼ばれ、いわば生命力の根本である。腎陽が不足すると人は体温を失い、水液代謝や生殖機能は不能となり、各臓腑も活動が衰退する。

腎陰：人体諸臓腑を滋養し滋潤する働きを腎陰（真水）という。腎陰は腎陽の熱によって温められ全身を滋潤する。腎陽が働かないと腎陰も働かない。逆に腎陽のみ旺んで腎陰が不足すると、人は津液が欠乏し、全身は焼灼され、乾燥脱水して、内熱を発し虚煩する。

腎陰及び腎陽は全身諸臓腑の陰陽の根本である。

腎の異常

(1) 腎陰虚：腎水が不足し、諸臓腑を滋潤できなくなる状態。虚証で内熱があり、五心煩熱、脱津枯燥する。

症状として、眩暈、耳鳴、咽乾口燥、四肢煩熱、腰から下の脱力、性欲仮亢進、遺精などが出現する。

(2) 腎陽虚：生命力の根源である命門の火が衰微する。虚寒証が特徴で冷え症、

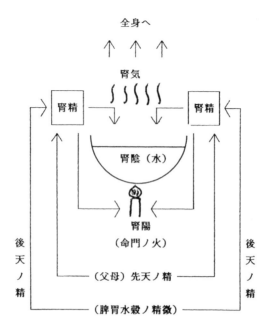

図6．腎の生理機能

　足腰の脱力、陰痿、夜間頻尿、思考力減退、難聴などが特徴的である。
(3)　腎精虚：一般に云う「腎虚の証」に当り、腎陰虚及び陽虚の症状が総て現われる。その他に小児では発育不良、成人では早老、脱毛、歯牙脱落、下半身痿弱、ボケなどが加わる。

腎の現代医学的考察
　現代医学的には腎は泌尿生殖器以外ではどの部分に相当するかを考察すると、
(内分泌系)
　先ず腎は全身の各臓器の調節を支配しているので内分泌と密接な関係がある。老化と内分泌の失調とは密接な関係があり、内分泌失調による老化現象はまさに腎の衰えとして表現されている現象と同じである。漢方でいう腎の働きの一面、特に腎精と呼ばれる部分は、現代医学的には視床下部－下垂体－副腎・性腺系と考えてよいであろう。

(免疫系)

　次に腎は衛気を生成す、とされているここでいう衛気とは脾胃を源として水穀の精徴より生じ、上焦より出て脈外を行き体表に分布するもので、一種の陽気である。外邪に対しては衛気が対抗する。

　これは、現代医学的に考えれば免疫機能と考えられる。

　免疫機能の低下は、人を老化に導く重要な因子の一つである。人は加令と共に腎気が虚し、腎気が虚すと元気が衰え、元気が衰えると正気も虚す。正気が虚すと邪に対抗できなくなるが、これは免疫機能の低下と考えてよいであろう。

(遺伝子素因)

『素問』上古天真論を始め内経の随所に、平均的な人間に対し、老いてもなお強壮を保っているものは、腎気を特別に多く与えられたからであるという表現が見られる。生来腎の強い者は老年に至っても元気で長寿を保ち、腎の弱い者は夭折が多い。人の寿命や長寿には、個人的な素質や家系的な要因がみられるが、これらをも内経は腎気の強弱として表現しているが、ここにいう腎とは、先天的な体質、或いは遺伝的要因に他ならない。

2) 六　　腑

　六腑の生理は、漢方では五臓と比較して非常に簡略である。六腑は陽で五臓が陰である。六腑は五臓と表裏をなしている。

胆

　「胆ハ中正ノ官」と言われ決断を主る。肝で謀をめぐらし胆が決断し腎が実行すると考えられている。

　肝胆と称し、肝と表裏をなし、胆汁を分泌し、疏泄作用を主り常に共同作業を営む。胆火が亢進すると、怒り易い、頭が重い、胸悶、脇痛、口苦、苦水嘔吐などの症状を呈す。逆に胆気が虚すとビクビクし小心憶病になる。

胃

　胃は水穀の海で受納を主る。脾と表裏をなす。漢方では胃が受納して脾が消化すると考え、脾胃と常に併記して論じられる。

小腸
　小腸は受盛の府である。胃が受納し腐熟した飲食物を清濁に選別し栄養分（精徴）は脾に、残渣（糟粕）を大腸に送る。消化吸収の過程で胃と脾の中間に小腸が介在する。心と表裏をなす。

大腸
　大腸は伝導の府であり、排泄を主る。肺と表裏の関係にある。

膀胱
　膀胱は「州都ノ官」と呼ばれ、水液が集る所である。腎と表裏の関係にある。膀胱の働き（気化作用）により、全身から集められた水分は腎水として再利用されるか或いは尿として体外に排泄される。膀胱の働きは腎と深く関係しており腎気が不足すれば膀胱の気化作用は止り、水が停滞し尿も出なくなる。

三焦
　三焦とは現代医学にはない器官である。三焦には腑としての三焦と部位としての三焦と二つの意味がある。その働きは「三焦ハ決瀆ノ官」といって津液を臓腑に巡らす作用を主る腑と考えている。腑としての三焦の実体については古来より論争されているが未だ解決されず、決定的な論説、定説はないが、その機能と部位から考察すると、胸膜や腹膜などの膜組織を指しているのではないかと考えられる。一方部位としての三焦は上焦（口より胃の入口迄）中焦（胃以下の消化管、部位ではみぞおちより臍まで）及び下焦（肝腎、部位では下腹部）の三部に分けられる。

　総括すると腑としての三焦は気血水の通路と考えられ、総ての臓腑を抱括する系統器官である。

部位としての三焦
- 上焦……心・肺（呼吸・循環系）
- 中焦……脾・胃・小腸（消化・呼吸系）
- 下焦……肝・腎・大腸（解毒・排泄系）

6. 経　絡
1）経絡とは何か
　経絡とは、人体の気、血、津液が運行する際の通路である。気、血、津液は経絡を通じて全身に輸布し、それらの持つ温煦、濡養などの作用を発揮している。正常な気、血、津液だけでなく、病邪もまた経絡を通って侵入、伝幡して臓腑を侵襲する。

　人体は経絡によって、臓腑、器官、組織、四肢などが互に連結され、内外上下を通じているので、人は経絡を通じて一つの有機体としての調和を保っているとも言える。

　経絡は現代医学の観点から見ると、神経、血管、淋巴管及び内分泌系などの機能を包括しているがそれだけでは経絡の持つ機能の総べてを説明することはできない。経絡学説はやはり、漢方医学独特の重要な基礎理論の一つとして理解すべきである。経絡に関する知識を駆使すると、弁証に際してより高度な理解や深い考察が可能となる。

　経絡は経脉と絡脉の二つより成る。経脉は経絡の中の主幹で、一定の循行経路がある。絡脉は経脉の分枝で、経脉同志を互に連絡する通路である。絡脉より末端の分枝は孫絡という。経脉は正経と奇経の２つに大別することができ、両者は共同して経脉の系統を構成する。

正経（十二経脉）
　正経は体内の気血運行の主要通路で、十二系統あるので、十二経脉と呼ばれる。それぞれの経脉はすべて体内の特定の臓腑と直接連絡しており、各経脉相互間には表裏（内外）配合や同気相通の関係があって、互に相連っており、正常な気血は十二経脉を一定の順路に従い一定の速度で循環している。

　十二経脉とは：手太陰肺経、手厥陰心包経、手少陰心経、手陽明大腸経、手少陽三焦経、手太陽小腸経、足太陰脾経、足厥陰肝経、足少陰腎経、足陽明胃経、足少陽胆経、足太陽膀胱経である。上肢に循行分布するものを〝手経〟、下肢に循行分布するものを〝足経〟、四肢内側（上肢では屈側）に分布するものを〝陰経〟、四肢外側（上肢では伸側）に分布するものを〝陽経〟という。陰経のうち四肢内側前縁に分布するものを太陰経、四肢内側後縁に分布するものを少陰経、四肢内側中間に分布するものを厥陰経という。陽経のうち四肢外

側前縁に分布するものを陽明経、四肢外側後縁に分布するものを太陽経、四肢外側中間に分布するものを少陽経という。十二経脉はその分布規則によって命名されている。

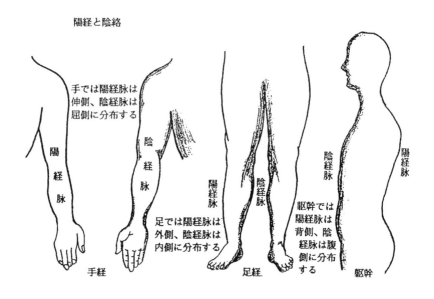

十二経脈の命名とその四肢での分布規則

部　位		陰　経（内側）	陽　経（外側）
手経（上肢）	前	手太陰肺経	手陽明大腸経
	中	手厥陰心包経	手少陽三焦経
	後	手少陰心経	手太陽小腸経
足経（下肢）	前	足太陰脾経※	足陽明胃経
	中	足厥陰肝経※	足少陽胆経
	後	足少陰腎経	足太陽膀胱経

※下腿の下半分と足背においては、足太陰脾経と足厥陰胆経の位置は前後互いに入れかわり、肝経が前縁にあり、脾経が中間にある。内踝上方八寸のところで交叉した後、はじめて脾経が前縁に、肝経が中間に位置する。　　　　　　　（『中医学基礎』より）

『霊枢』五十営篇第十五、営気篇第十六及び営衛生会篇第十八によればこの十二経は下図の順序で端のない環のように互いに相連っている。従ってこの十二経脉は五臓六腑、頭部、躯幹、四肢など全身を相互に接続している。十二経脉の中を営気（血液）は一昼夜に50回循環するとされている。

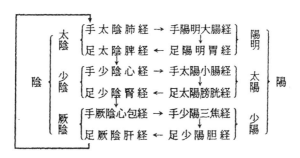

営気は十二経脉を循環する

十二経脉の表裏関係と同気相通

　営気は上の図のような順序で十二経脉を流れるので、一つの陽経と接続する陰経、例えば手太陰肺経と手陽明大腸経は表裏の関係にあるとする。従ってそれらに関る肺と大腸は生理的にも密接な関係にある。同様にして、十二経脈中のすべての陰経がその分布する位置に対応した陽経と表裏の関係にあり、表裏の関係にある六対の臓腑は生理的に密接な関係にある。特に脾と胃、肝と胆、腎と膀胱の関係は最も密接である。

　また十二経脈のうち、各々の手経は、それと同名の足経との間に一定の関係があり、これを〝同気相通〟と称している。

十二経脈の同気相通

陰陽	手　経	足　経
陽経脈	手太陽小腸経	足太陽膀胱経
	手陽明大腸経	足陽明胃経
	手少陽三焦経	足少陽胆経
陰経脈	手太陰肺経	足太陰脾経
	手厥陰心包経	足厥陰肝経
	手少陰心経	足少陰腎経

　外感病に際し、時に同気相通の関係にある経脉や臓腑は同時に外邪に侵され易いことがわかっている。

奇経（奇経八脈）

奇経八脈とは督脈、任脈、衝脈、帯脈、陰維脈、陽維脈、陰蹻脈、陽蹻脈である。

奇経の特徴は臓腑とは直接連係がなく、奇経相互間にも表裏配合がないことである。奇経八脈は気血の運行を調節する特殊な通路であり、機能では十二経脈の気血の過不足を調節する。十二経脈中の気血が旺盛であれば奇経に注ぎ込んで蓄えられ、逆に十二経脈の気血が不足すると奇経から補充される。奇経八脈は十二経脈の間を縦横に交錯し、経脈の間の連絡を密接にしている。

2）十二経脈の走行と主要症状

経脈の流れる方向は決まっていて、陰経は上へ、陽経は下へ流れる。即ち直立して上肢を挙上した姿勢の時、陰経は下から上へ陽経は上から下へ流れる。その接合点は手足の末端か或いは頭面部にある。

(1) 手太陰肺経

その循行経路は、体内では肺に属し、大腸に連絡し、さらに胃腸、喉につながっている。体表では、上胸部の外側から上肢の内側にそって下に向かい、親指の末端に達する。

本経に病邪があると、おもに咳嗽、咳血、喘息気短、口渇、煩躁、胸満、肩と背中の痛み、手掌の発熱、自汗、小便が近い、尿が黄赤などの症状や、本経の循行部位に沿って局所症状があらわれる。

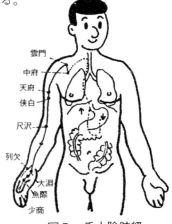

図7　手太陰肺経

(2) 手陽明大腸経

その循行経路は、体内では大腸に属し、肺に連絡している。体表では人差指の先端から上肢の外側の前面、肩部、頸部、頬部を通って、鼻孔のわきに達する。

本経に病邪があると、おもに泄瀉し、下痢症、腸鳴、悪寒戦慄、目が黄色くなる、口がかわく、鼻血、鼻づまり、咽頭炎、歯痛、頸部の腫れなどの症状や、本経の循行部位である肩の前面や、上腕外側に痛みを生じる。

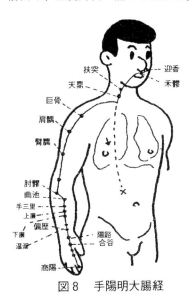

図8 手陽明大腸経

(3) 足陽明胃経

その循行経路は、体内では胃に属し、脾に連っている。体表では、鼻部から側頭部、顔面、頸部、胸腹部、下肢の外側の前を通って、足の第二指末端に至る。

本経に病邪があると、おもに胃腸炎、胃痛、腹張、腸鳴、腹水、咽頭炎、鼻血、口眼窩斜、唇口発疹、頸部の腫れ、悪寒戦慄、呻吟して不快、顔が黒くなる、精神異常、熱病による発狂などの症状、及び本経の循行部位である鼡径部や、下腿前面や足背部などが痛むなどの局所症状が現われる。

(4) 足太陰脾経

その循行経路は、体内では、脾に属し、胃に連なり、さらに心および舌根につながっている。体表では、足の親指から下肢の内側（中ほどから前に向きを

漢方の基礎理論

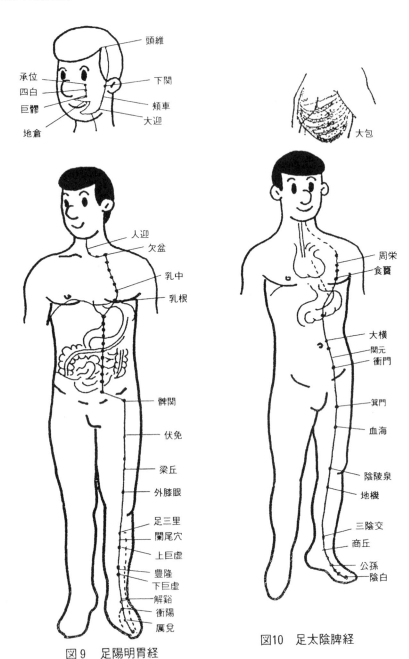

図9　足陽明胃経

図10　足太陰脾経

変え)、腹部、胸部に沿って胸側部に至る。

本経に病邪があると、おもに胃痛、嘔吐、腸炎、腹張、おくび、黄疸、むくみ、身体の重苦しさを自覚する。行動困難、腹ばいになれない、舌痛、舌根の強ばり、小便不通などの症状や、本経の循行部位に沿って腫れや冷感などの局所症状があらわれる。

(5) 手少陰心経

その循行経路は、体内では、心に属し、小腸に連なり、さらに咽喉部および眼につながっている。体表では、脇の下から上肢の内側の後に沿って下に向かい、小指の先端に至る。

本経に病邪があると、おもに心痛、口渇、のどがかわく、目が黄色くなる、脇痛などの症状や、本経の循行部位である肩から腕にかけての内側に疼痛や冷感などの局所症状があらわれる。

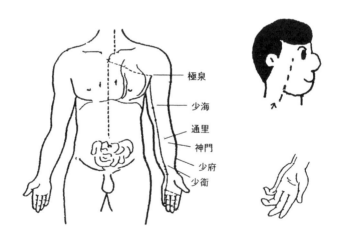

図11　手少陰心経

(6)　手太陽小腸経

その循行経路は、体内では、小腸に属し、心に連なり、さらに胃、眼および内耳につながっている。体表では、小指の先端から上肢の外側の後、肩胛部、頸側部、顔面から眼を通って耳に至る。

本経に病邪があるとおもに耳聾、目が黄色くなる、頬の腫れ、顎下が腫れて頸を廻せなくなる、咽頭痛などの症状や、本経の循行部位に痛みなどの局所症状があらわれる。

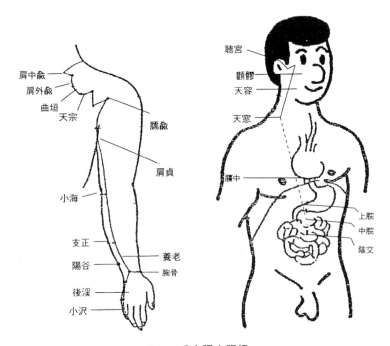

図12　手太陽小腸経

経　絡

(7)　足太陽膀胱経

　その循行経路は、体内では、膀胱に属し、腎に連なり、さらに脳につながっている。

体表では、眼から上に向かって頭のてっぺんを越え、後ろに向かい、さらに下に向かい、項部、背部両側、臀部から下肢の後ろを通って、足の小指の末端に至る。

　本経に病邪があると、おもに頭痛、癲癇、目が黄色くなる、流涙、鼻血、うなじの強ばり（項強）、腰と背の痛み、痔、小便が近い、排尿時の疼痛、小便不利などの症状や、本経の循行部位に沿って、痛みなどの局所症状があらわれる。

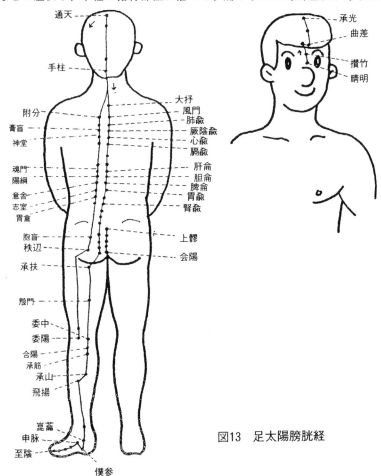

図13　足太陽膀胱経

(8) 足少陰腎経

その循行経路は、体内では、腎に属し、膀胱に連なり、さらに脊髄、横隔膜、喉部、舌根、肺、心、胸腔などにつながっている。体表では、足の小指から、足心、内踝、下肢の内側の後、腹部を経て胸部に至る。

本経に病邪があると、おもに口熱、舌の乾燥、咽喉痛、腹がすいても食べたがらない、疲れてやせる、胸苦しさ、咳喘、動悸、胸痛、煩躁、黄疸、下痢、顔の色が黒くなる、ものがはっきり見えない、元気がなくなる、眠ることを好む、陰痿などの症状や、本経の循行部位に沿った内股の痛みなどの局所症状が現れる。

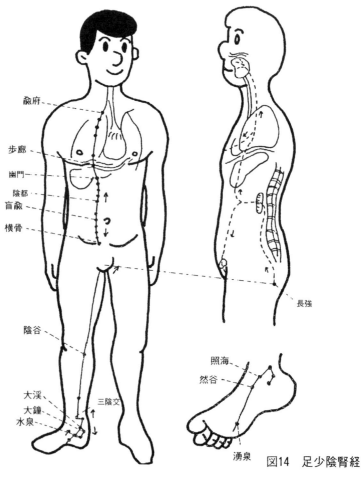

図14　足少陰腎経

(9) 手厥陰心包経

その循行経路は、体内では、心包絡に属し、三焦に連なり、さらに横隔膜につながっている。体表では、胸側部より起こり、腋下、上肢の内側の正中線を通って、手の中指の指先に至る。

本経に病邪があると、おもに胸苦しい、心痛、動悸、精神異常、顔色が黄色くなる、目赤などの症状や、胸脇満脹、腋下の痛みなど本経の循行部位に沿って局所症状があらわれる。

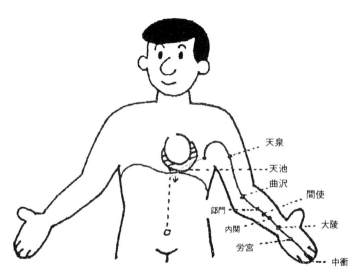

図15　手厥陰心包経

(10) 手少陽三焦経

その循行経路は、体内では、三焦に属し、心包絡に連なり、さらに耳、眼につながっている。体表では、薬指の先端より起こり、上肢の外側の正中線に沿って、肩部、頸側部、側頭部、耳を経て眼に至る。

本経に病邪があると、おもに耳病、咽喉病、眼痛、頬の腫れ、汗が出るなどの症状や、本経の循行部位に沿って痛むなど局所症状があらわれる。

漢方の基礎理論

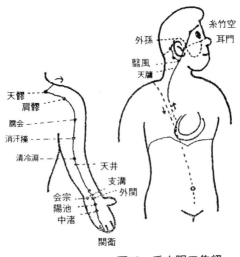

図16　手少陽三焦経

(11) 足少陽胆経

その循行経路は、体内では、胆に属し、肝に連なっている。体表では、眼から側頭部、耳、頬、頸後部、肩部、胸腹側部、下肢の外側を経て、足の第四指末端に至る。

本経に病邪があると、おもに瘧疾（おこり）、悪寒、発汗、頭痛、頷痛、目痛、口の中が苦い、鎖骨および腋窩部のリンパ節腫脹、胸および胸側部が痛くて寝返りがうちにくい、甲状腺腫大などの症状や、本経の循行部位の下肢外側に痛みや麻痺などの局所症状があらわれる。

(12) 足厥陰肝経

その循行経路は、体内では、肝に属し、胆に連なり、さらに生殖器、胃、横隔膜、咽喉、眼球につながっている。体表では、足の親指から下肢の内側（前から中へ向きを変える）、外陰部から腹部を経て、胸側部に至る。

本経に病邪があると、おもに胸満、イライラ、腰痛、下痢、遺尿、小便不通、男子は陰のう痛、女子は月経不調、子宮出血、口と喉の乾燥、顔色がわるくな

-47-

経　絡

るなどの症状や、本経の循行部位に沿って胸脇部の疼痛などの局所症状があらわれる。

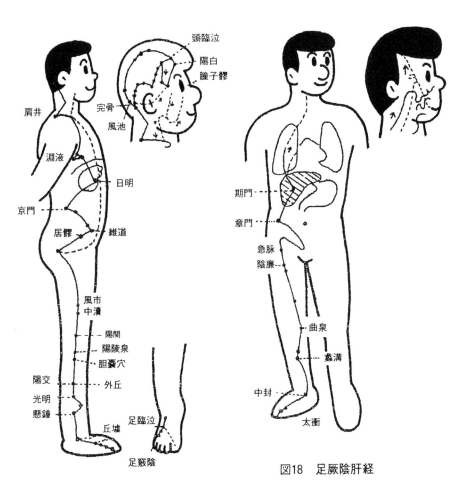

図17　足少陽胆経　　　　　　図18　足厥陰肝経

3）奇経八脈の走行と主要症状

奇経八脈は臓腑とは直接の従属関係は持たず、相互に表裏の関係もない。その循行には共通した法則性はない。

(1) 任脈（にんみゃく）

小腹内（胞中）より起こり、脊髄骨内部に沿って上に行く。同時に会陰部より出て、上って前陰に至り、腹部正中線に沿って臍を通り、上って胸部、頸部（いずれも正中線）に至り、下唇中央に至る。ここから左右に分かれて眼に至る。循行過程において諸陰経と互いに連係する。陰経経脈の大綱である。

「任ハ胞胎ヲ主ル」といわれ、月経、妊娠、出産を調整する機能を持っている。

本経に病邪があると、おもに疝気、赤白帯、腹のしこり、胸腹部の内臓の機能の失調、元気虚弱などの症状や疾患があらわれる。

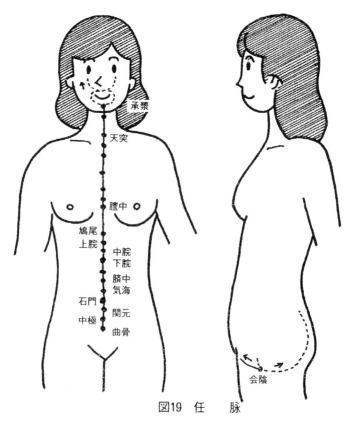

図19　任　脈

(2) 督脈（とくみゃく）

　会陰部より起こり、背部の脊柱の正中線にそって上に向かい、後頸部を経て、頭のてっぺんを越え、顔面の上歯ぐきの正中に至る（以上すべて正中線に沿って分布している）。循行過程において脊髄、脳および諸陽経と互いに連係している。従って全身の陽気を調整鼓舞する役目を果たしている陽経経脈の大綱である。

　督脈には脳と脊髄の生理機能と病理的な変化が反映されている。「任督ヲ温養スル」ことは男女を問わず生殖力減退を治療する上での主要な方法である。

　本経に病邪があると、おもに精神状態がはっきりしない、癲、狂、癇病、うなじと背の強ばり、角弓反張、咽喉の乾燥、癃（排尿困難）、痔、遺尿、脱肛、疝気、不妊症、体力の衰えなどの症状や疾患が現われる。

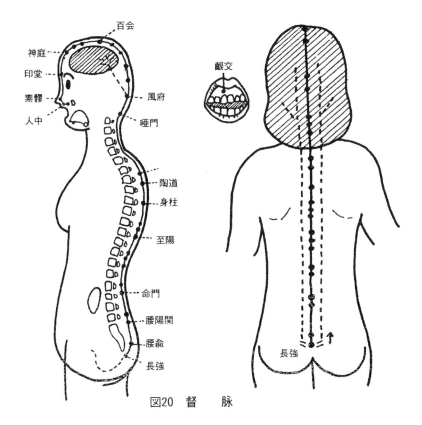

図20　督　脈

(3) 衝脈(しょうみゃく)

血海即ち十二経の海といわれ、十二正経の気血を調整する。

小腹内(胞中)より起こり、脊椎骨内部に沿って上に行く。同時に陰部両側(気衝穴部位)から始まり、臍の両わきをはさんで上に向かい、胸部に至る「衝任ヲ調理スル」ことが女性の月経異常を治療する上の原則である。十二正経の気血を調節する。

本経に病があると、おもに哮喘、腹痛、腸鳴、月経不順、不妊症などの症状や疾患があらわれる。

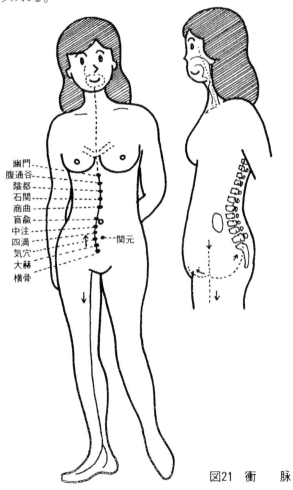

図21 衝 脉

(4) 帯　脈（たいみゃく）

　季肋部より起こり、横に行って腰を一周循環する。「諸脈ハ帯脈ニ属ス」と言われ、どの十二経脈とも連絡している。

　本経に病邪があると、おもに腹部が脹満する、腰がぬける、下肢が弱って歩けない、寒気がする、月経不調、赤白帯下などの症状があらわれる。

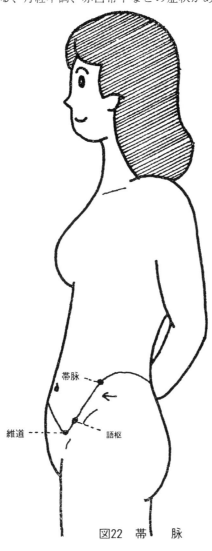

図22　帯　脈

(5) 陰維脈（いんいみゃく）

内踝の上方より起こり、下肢の内側、腹部、胸部、咽喉を経て後頸部に至り任脈に出会う。本経は全身の陰経を連絡させる働きがある。

本経に病邪があると、心痛や女子の陰中痛などの症状が現われる。

(6) 陽維脈（よういみゃく）

外踝の下方より起こり、下肢の外側、側腹部、側胸部、肩部、後頬部を経て、頭のてっぺんに至り、督脈に出会う。

本経は全身の陽経を連絡させており、本経に病邪があると悪寒発熱の症状が現われる。

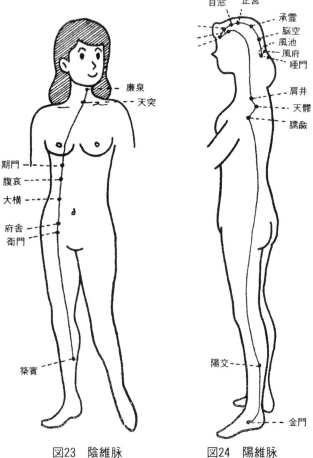

図23　陰維脈　　図24　陽維脈

(7) **陰蹻脈（いんきょうみゃく）**

　足跟の内側より起こり、内踝に沿って上へ向かい、下肢の内側、前陰部、腹部、胸部、頸部、鼻の両側を経て眼に至る。一身の陰を司る。

　本経は眼を潤して栄養し、閉眼および下肢の運動を主る。

　本経に病邪があると、おもに肢体の筋肉の弛緩および内側の筋肉のひきつり、喉痛、嗜眠などの症状があらわれる。

(8) **陽蹻脈（ようきょうみゃく）**

　足跟の外側より起こり、外踝に沿って上へ向かい、下肢の外側、側腹部、側胸部、肩部、頬を経て後頸部に至る。一身の陽を司る。

　本経は眼を潤して栄養し、開眼および下肢の運動を主る。

　本経に病邪があると、おもに肢体の内側の筋肉の弛緩および外側の筋肉のひきつり、癲狂、不眠などの症状があらわれる。

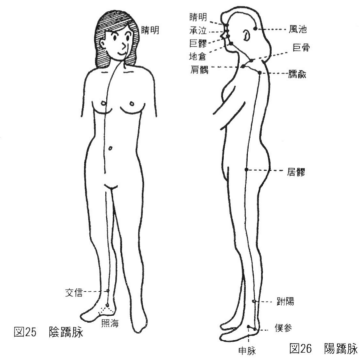

図25　陰蹻脈　　　図26　陽蹻脈

（経脈の走行図はすべて燎原『中医学基礎』を参考にした）

4）外感病と経絡

　外感病では病邪は外から経絡を伝って侵入し、臓や腑を侵す。
『傷寒論』では六経弁証と称して外感病の症候の変化を太陽、陽明、少陽、太陰、少陰、厥陰の六つの段階に分類している。即ち、風寒の邪に起因する傷寒では病邪は先ず外から太陽経（膀胱）に侵入し、標準的な経過を辿る時は次に陽明経（胃）、さらに少陽経（胆）へと伝経すると共に、それぞれの経脉に所属する腑にも病邪が侵入する。これらの陽経脉が侵されている段階が三陽病と総称される時期で病像は陽証で発熱を伴っている。

　三陽病の症候の記載には六腑の病変を包括しており、病邪が経脉より侵入し、経脉の気（機能）を攪乱しているがまだその経脉に所属する臓腑には病変が及んでいない段階を"経証"といい、病変が已に腑に侵入して六腑を傷害した場合を"腑証"という。

　わが国に於ける傷寒論の学習では多くこの経証、腑証の区別が曖昧な儘にされていることが多い。その結果、誤治による壊証、伝経、合病、併病などの概念や臨床像を明確に理解する上で大きな妨げとなってきた。

　陽証の次の段階では病変は太陰経（脾）さらに少陰経（腎）、厥陰経（肝）へと波及進展する。この段階は陰病と総称されるが病像は陰証で発熱せず重篤と考えられている。陰病の証候は主に五臓の病理変化を表現している。

　一方、風温の邪に起因する温病の場合『外感温熱論』（葉天士）では外感病は衛分証→気分証→営分証→血分証と病は体の上から下へ、浅部から深部へと進展するとしているが、衛分証は肺に属し、営分証は心に属す。気分証は陽明経の症状を現わし、邪が三焦に留るものは少陽病と共通した部分がある。また『温病条弁』（呉鞠通）では温病の症状の変化を三焦弁証により、温病の初期の段階では病変は上焦に属する太陰肺経より始まり、次いで極期には中焦に属する足陽明胃経や足太陰脾経に伝変し、末期に至って下焦の足厥陰肝経や足少腎経に病理変化が及ぶと総括している（外感病の詳細に関しては63頁「外感病の弁証」を参照）。

診 断 篇

第1章　漢方の症候分類（弁証）

　病人の証候を弁別して正しい診断に至る作業を弁証と謂う。弁証は一定の手順で行う。先ず八網により疾病の部位と性質、病邪と正気の盛衰を概括する。次に病邪弁証を行って、病の原因が外感熱病か或は内傷による雑病かを弁別する。外感性熱病であれば傷寒に属すものは六経弁証、温病であれば衛気営血弁証或は三焦弁証に従う。内傷雑病に於ては、先ず血津液弁証を行いさらに臓腑経絡弁証を行う。（基礎編の気血水、臓腑、経絡の項を参照）

１．八網弁証
　八網弁証とは、病人の証を決定するにあたって、陰－陽、表－裏、寒－熱、虚－実という8種の基本綱目の4対の組み合わせに基いて、病状を分析帰納して正しい診断に至ろうとする方法である。八網弁証は種類を問わずすべての疾患に応用することができる。

１）陰　陽
　陰陽という言葉はもともと日なたと日かげという意味であるが、「易学」の中に取り入れられて、森羅万象の両面性、相対性を示す言葉となり、歴史と共に東洋の思想に特徴的な観念として発展したものである。古代の人々はすべての事物や現象は、互に相対立する陰陽の二種の側面を持って存在することに気付き、これを陰陽学説という一つの哲学にまで高めた。陰陽は生と死、エネルギーと物質、精神と形体、天と地、昼と夜、男と女というように、互に対立すると共に、互に転化し循環し、補い合いながらあらゆる事物を形成する。陰陽が互に原因となり結果となりながら変化し発展して行くというのが陰陽論の中心的な哲学思想である。
　陰陽の意義は広大無限であるが、医学の中で用いられる時は、大きく分けて次の三つの場合に用いられる。
　（1）　生理作用の表示
　　　人間には肉体と生理作用とがある。「陰」は人体の物質的側面、則ち肉体

を指し、「陽」は人体の生理機能を則ち働きを指す。気血に関しては気は陽、血は陰である。従って「陽証」とは機能的、エネルギー代謝的異常であり、「陰証」とは器質的、形態的異常を示す。この両者の人体における関係は、肉体（陰）があって始めて機能（陽）が生じ、また気（陽）の働きによって飲食物の栄養分から肉体（陰）が形成されるという相互依存の関係である。「陰に従って陽が生じ」ると共に「陰は陽の器である」といわれる所以である。

(2) 疾病の病理的変化を示す

　身体が持つ推進、温暖の働きをする気を「陽気」と呼び、滋養・潤滑の働きをする気を「陰気」と呼ぶ。

　病勢が沈滞的で寒涼的なものを「陰証」という。現代医学的には進行性病変による細胞の変性萎縮壊死等で、それによる貧血や循環障害などである。従って、悪性腫瘍、悪液質、老人性疾患等は陰証に属す。

　病勢が亢揚的なものを「陽証」とする。現代医学的には炎症性疾患が代表的であるが、病気に対し生体反応の亢進しているものは総て陽証である。

　日本の伝統的な漢方に於ては陰陽はほとんど寒熱と同義語であり、陽証＝熱証、陰証＝寒証という図式が成り立って来た。

　また陰陽は病気の部位や、病気の時期を示す。

　病巣部位が体内に在るものを「陰証」といい体表に在るものを「陽証」とする。これは病巣部位の陰陽で、八綱では「表裏」を以て表わされる。

　疾病の初期段階のものを「陽証」とし、進行し慢性化した段階を「陰証」とする。『傷寒論』の症候分類である六経弁証（後述）に於ては太陽病、陽明病、少陽病の三陽病は陽証、太陰病、少陰病、厥陰病の三陰病は陰証に属する。

(3) 人体における総ての相対的事物を表現する。

　例えば男を陽とし女を陰とする。左が陽で右が陰である（逆のこともある）。頭を陽とし足を陰とする。背は陽で腹は陰である（四足動物では背が日光を受け、腹部がかげになる）。体表は陽で体内は陰である。実質臓器である五臓（心、肝、脾、肺、腎）は閉ざされているので陰で、管腔臓器である六腑（胆、胃、小腸、大腸、膀胱、三焦）は外気に接しているから陽

である。動的なものは陽と見、静的なものは陰と見る。

八綱弁証に於て、陰陽の弁別は最も基本的で且つ重要なものとされる。八綱弁証の「陰証」と「陽証」は表裏、寒熱、虚実の要素を全部包括した上に、上に述べたような総ての要素迄総合的に判断した上で、弁別される。陽証と陰証についても陰中に陽があり、陽中に陰があるのが実態で、臨床的には陰陽錯雑した証候がよく出現する。このような状況の中では理論だけに頼ることはできず、場合によっては若干の直感的認識によって、病人の内部環境を把握することも必要であり、幾多の矛盾を包括したまま全体がどちらの傾向を有しているかを敢えて弁別せざるを得ないことも多い。

表5．陰証と陽証の見分け方

分類	病の経過	気・血・水	臓腑活動
陽	動的　進行性	充足　流動	興奮　亢進
陰	静的　退行性	不足　停滞	抑制　衰退

2）表　裏

表と裏とは、患部の位置の深浅と病状の軽重を表わす概念である。

表とは身体の表面を意味するが、皮膚だけをいうのではなく、『傷寒論』の三陰三陽（六経）の分け方に従えば三陽病期の経証、即ち悪寒、発熱、頭痛、身体痛、関節痛、汗などの表証が現れる部位をいうのであり、筋肉や関節なども含んでいる。裏とは三陽病期の腑証以後の、腹満、腹張、便秘、下痢、腹痛などの裏証が現れる部位をいうのであり、心肺などの胸腔内臓器、消化管を始め腹腔内臓器を意味している。表と裏との中間の部位を半表半裏というが、これは少陽病期の、口苦、咽乾、嘔気、胸脇苦満、咳嗽、食欲不振などの症状の現れる部位であり、口腔から横隔膜附近までの器官を意味しており、これも裏証に属する。

一般に外感病は体表より経脈を通ってそれらに連る臓腑（五臓六腑）に侵入する。病邪が経脈上にある間は表証であり、臓腑に至れば裏証である。病変が皮膚や関節にあってもその原因が裏に在るものは裏証である。例えば麻疹の際

の発疹は表証であるが、アトピー性皮膚炎の皮疹は表証とはいえない。治療上発表に有効なものは表証で、和、瀉、消、清法などを用うべきものは裏証である。

表6　表証と裏証の見分け方

表　　　　証		裏　　　　証	
頭・項背部など体表部の苦痛や症状		胸腹部・内臓の苦痛や症状	
脈	浮	脈	弦、沈
熱	発熱（悪寒）、微寒（熱）悪寒・悪風（寒）	熱	往来寒熱、間歇熱、潮熱、弛張熱
頭	頭痛、後頭部の痛み、頭重、のぼせ、めまい、ふけ症、目が赤い、痛む、涙が出やすい、視力減退、鼻汁（鼻みず）、鼻づまり、臭いがわからない、クシャミ、むくみ（上半身）	頭	めまい、耳鳴、難聴、目が黄、舌苔（濃い白、黄、黒）
		のど	のどのつかえ
		首	首すじ（横）のこりと痛み
		背	背中下部のこり、背部痛（但し腹の異常を伴ったもの）
		胸部	胸満（胸ぐるしい）、脇痛、胸脇苦満（胸や脇の圧迫感）、胸脇痛、心痛、胸水、どうき、短気（息ギレ）、心下悸、心下痛、心下痞（硬）
のど	のどが痛む、赤い、声がかれる、咳、痰、喘鳴		
首、肩、手	首すじ（後）のこりや痛み、肩こり、肩痛、腕、手が痛む	腹	胃痛、胸やけ、腹痛、腹満、げっぷ、嘔吐、振水音、臍傍の動悸、下腹が張る、腹水、腹鳴、蠕動亢進、瘀血圧痛、腰痛、腹直筋の拘攣、小腹不仁、食欲亢進（熱）と不振（寒）
背	背中の上部のこりと痛み		
関節	関節痛、関節のはれ		
下から上へ	悪心、吐きけ、特発性衄血	生理	月経不順、生理痛、血の道
		足	足がむくむ、足が痛む
内から外へ	汗かき、ねあせ	出血	衄血、不正出血、下血、血便、吐血、血尿
皮膚	炎症、分泌物（少）、搔痒、発疹		
		尿	排尿痛、残尿感、夜間尿
その他	急性症状	その他	慢性症状（皮膚、咳、喘息、その他）

3) 寒　熱

　寒と熱は個体が病邪に対して抵抗する時に現わす反応様式の相異を表現している。熱証とは熱産生発散型の反応であり、寒証とは逆に熱消費吸収型の反応である。

　即ち、熱証は病邪に対し発熱して反応するものであり、寒証は悪寒するだけで発熱しないものである。傷寒論の六経弁証では、寒熱と陰陽は同義であり、熱証＝陽証、寒熱＝陰証という図式が成り立つ。

　しかし八綱弁証では陰陽と寒熱は必ずしも同義ではなく、寒熱は陰陽の一要素に過ぎない。また熱証には実熱と虚熱の別がある。

　臨床の場では、病人は全身に発熱或は悪寒だけが存するという例はむしろ少なく、部分によって互に相反する寒熱錯雑の症状があるのが普通である。例えば上半身に熱感があり、下半身が冷える上熱下寒、或は体表部には熱があるように見えながら身体の内部は冷えている表熱裏寒などという現象が往々にして見られる。

表7　熱証と寒証の見分けかた

熱　証	寒　証
機能亢進的・炎症的興奮的な症状	機能衰退的・退行的・萎縮的な症状
顔色　　赤い、頬赤	顔色　　白い、青白い
頭　　　のぼせる	頭　　　のぼせない
手足　　手、足が熱い、ほてる	手足　　手、足が冷える
皮膚　　患部の炎症、発赤	皮膚　　患部に発赤なし
嗜好　　冷たいものを好む、苦いものも平気	嗜好　　熱いものを好む
口　　　苦い、口唇が乾く 　　　　口渇（水をよく飲む）	口　　　口渇なし（口渇あっても水を飲まない。）
舌　　　黄苔、厚い白苔、乾燥	舌　　　湿潤、平滑
痰　　　黄色、濃い、血痰	痰　　　白色、薄い
目　　　赤い、黄色、目やにが多い	目　　　青い
鼻　　　鼻汁が濃い、乾く	鼻　　　鼻汁が薄い、多い
腹　　　腹按を拒む	腹　　　腹按を好む、冷える
大便　　日頃から便秘がち	大便　　日頃から下痢気味
小便　　尿量少なく、色が濃い	小便　　尿量多く、色が薄い
生理　　月経中痛みが強い 　　　　経血量が多い 　　　　月経不順で周期が早い 　　　　過度の子宮出血	生理　　経血量が少ない 　　　　月経不順で周期が遅い

八綱弁証の寒熱はあく迄も全体として、或は本質的には寒熱いずれの反応が起こっているかを弁別しなくてはならない。一見容易に見えて寒熱の弁証は必ずしも容易ではない。一見熱証に見えて実は寒証であるという真寒仮熱、或はこの逆の真熱仮寒も往々にしてある。

4）虚　実

　虚と実とは病人の正気と病邪との相互の勢力関係をあらわすものである。漢方医学の原典である『黄帝内経素問』通評虚実論の定義に従うと、「邪気盛ンナレバ則チ実、正気奪ルレバ則チ虚」とあり、およそ体の正気（抵抗力）が不足して生理機能が衰弱しているものは虚証であり、病邪が充実して邪正斗争が激烈で、顕著な臨床症状を呈しているものが実証である。正気の充実は実とせず、邪気の低調を虚とは云わない。

　虚実の弁別は治療法の選択に直結する最も重要なものである。即ち実証とは病邪を攻撃し排除する治療法を取るべき状態であり、一方虚証と判断されれば病人の正気を補う治療を施さなくてはならない。この状況は外感病の場合は比較的容易に理解できる。気血津液の病態に関しては、気虚、血虚、津液不足の状態は虚証で、一方気滞、血瘀、水滞や浮腫は実証である。

　しかし伝統的な日本漢方では、素問調経論の「有ルヲ実ト為シ、無キヲ虚ト為ス」の考え方に従い一般に気血の有余を実、気血の不足を虚として捉えている。そうすると虚実は体力の質的な充実度を示す基準となる。従って虚証とは脈、腹力に力なく、顔色が蒼白く、眼に張りがなく、声に力がなく、無気力で疲れやすく、汗をかきやすく、時には盗汗があり、下痢しやすい、つまり正気が不足し、抵抗力が減弱し、生理的機能が減退した状態である。実証では脈、腹力などすべてが充実し、過緊張の状態で、顔色もよく、眼に張りがあり、声に力があり、無汗で便秘傾向であるとする。このような虚実の概念は病人の体内的な要因を重視した考え方で「有余ハ之ヲ瀉シ、不足ハ之ヲ補ウ」という漢方の治療原則に直結し邪正斗争の様相がはっきりしない内傷や慢性病の場合には特に好都合で理解しやすい。

漢方の症候分類（弁証）

表8　体質的特徴からみた実証と虚証の見分け方

実　証	虚　証
平常、丈夫だ	弱そうだ
がっちり、どっしり	すんなり、かぼそい
肉太	痩せ形
顔色は赤味が多い	色は白い、蒼い
声は太く、大きく、力強く	声が細く、小さく、低い、口ごもる
発音明瞭	発音不明瞭
胃腸が丈夫、食欲旺盛	胃腸が弱く、あまり食べられない
すぐ疲れがとれる	疲れがとれない
抵抗力が強い	抵抗が弱い
積極的気質	消極的
活動的	静的
脈、舌、腹すべて充実した状態または過緊張の状態	脈、舌、腹すべてが力がなく、かつ緊張の乏しい状態

5）まとめ

　以上述べてきた如く、患者の証を明確に知るために、表証か裏証か、次に熱証か寒証か、そして実証か虚証をチェックしていくと、次表の如く、証の組合せが8つできる。これが八綱弁症の基本的な方法である。

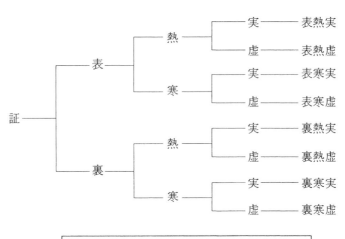

〈表裏〉病位……病気の位置
〈熱寒〉病性……病気の性質
〈実虚〉病勢……病邪と抵抗力の勢力関係

2．外感熱病（急性熱性疾患）の弁証
1）傷寒と温病

　外から病邪が人体に侵入して惹き起こされる外感病の中で、臨床的に重要なものは、寒邪によって惹き起こされる傷寒と温熱の邪による温病である。

　傷寒も温病も外からの病邪と人間の持つ正気とが体内で烈しく邪正斗争を展開する結果、主症状として熱を発するので、これらを外感熱病と称している。一般に外感熱病では疾患の進展に伴い、症状は刻々と変化して行く。総ての症状は病の発展段階のいずれかの時期を表現している。そこで病状を正しく把握するためには、現れている症状を体内に生じている病理学的変化と疾患の進展段階と関連づけて幾つかのパターンに分類整理するのが実際的である。こうした試みが外感病の症候分類である。

　傷寒と温病では病因も侵入経路も、またその治療が発展した時代も異なるので両者の症候分類は異なっている。

　傷寒の証候分類は後漢時代に張仲景によって著された『傷寒論』にまとめられている。臨床症状の変転を太陽、陽明、少陽の三陽病と太陰、少陰、厥陰の三陰病、即ち三陰三陽の六経に分類する。一方温病の症候分類は傷寒学説を基礎として、金元から清の時代に発展を見たもので、清代の葉天士の口述を弟子が記述した『温熱論』の論述に従い疾患の全経過を衛分証、気分証、営分証、血分証の四証に分類している。また呉鞠通は温病を上焦症状、中焦症状、下焦症状に大別し温病は、上焦に始って下焦に終ると論じた。

2）傷寒の症候分類（三陰三陽）
（1） 傷寒とは何か

　　傷寒という病には広狭2つの意味がある。広義の傷寒は一切の外感熱病を指し『難経』によると、中風、傷寒（狭義）、温病、熱病がこれに属すとされている。一方狭義の傷寒とは六淫の邪のうち風寒の邪気に傷られて生じた外感病を指している。

　　『傷寒論』の内容はこの狭義の傷寒の特徴的病像とその進展及び各疾病段階の正証とその変証に対する診断と治療法の記述に重点が置かれている。その証候分類と臨床的手法が非常に卓越しているので『傷寒論』の診断や

治療の方法を傷寒以外の雑病（外感の邪に起因しない慢性病）にも広く敷衍応用しようとする考え方も古来から有力である。特にわが国の伝統的な漢方家（古方派）は『傷寒論』と同時に傷寒雑病論として書かれ、主に慢性疾患の治療法を論じた『金匱要略』を常に一体不可分のものとして扱い、総ての疾患を傷寒論的方法論で診断治療するという態度を貫いてきた。

(2) 六経弁証

『傷寒論』では前述したように発病から疾患の最終段階迄を太陽、陽明、少陽の三陽病期と、太陰、少陰、厥陰の三陰病期の所謂六経に分けて弁証している。六経とは即ち手足それぞれの六対の経脉の名称でもある。

外感熱病である傷寒の病は一時も静止することなく常に病状は変化している。一般的に病邪が人体を侵襲する場合、病は外から内へ、つまり表から裏へと侵入する。一方病邪の侵入に対し人間の持つ正気は烈しくこれに抵抗し邪正斗争を展開する。

風寒の邪の侵襲に対して、疾病の初期の段階では、正気も十分旺盛で病邪と烈しく斗争するので熱証を呈する。この時期が太陽、陽明、少陽の三陽病期である。しかし病が進行するにつれ、正気は衰え病邪に十分対抗できなくなる結果、病邪は裏（内蔵）に進入し、病人は寒証を呈するようになる。この時期が太陰、少陰、厥陰の三陰病期である。

証候が陽証に属すか或は陰証であるかに関して、『傷寒論』は「病発熱有リテ悪寒スル者ハ陽ニ発スナリ、熱無クシテ悪寒スル者ハ陰ニ発スナリ」と明確に定義している。即ち傷寒六経弁証に於いては熱証＝陽証、寒証＝陰証と定義される。

『傷寒論』では疾病の各進展段階に於いて、邪正斗争の起こる部位、正邪の盛衰に伴う病勢の進退や緩急、それらに伴う各種証候の特徴等を分析綜合して傷寒六経各病期の診断法と治療法が正証（標準的な臨床像）と変証（例外的な臨床像）とに分けて詳細に論述されている。

① 太陽病

太陽病は風寒の邪によって惹き起こされる外感病の最も初期の段階である。病邪と正気の斗争はまだ体表部に限局して行なわれており、症状の多くは体表部に現れるので表証と言われる。

主な病状は悪寒、発熱、頭項強痛、浮脉で、風寒の邪を受けて発病するものであるから基本的には表寒証を呈する。従って治法は温めながら発汗させて邪を発表させる辛温解表剤を用いる。

太陽病は臓腑経絡の面からみると風寒の邪が足太陽膀胱経と手太陽小腸経を侵した段階を表現しており、同時に主に足太陽経脉に宿った邪がそれに連った腑、あるいは他の経脉や臓腑に伝変して行く様子にも言及している。

『傷寒論』の条文に、(1)「太陽病、発熱、汗出デ、悪風シ、脉緩ノ者ハ名ヅケテ中風ト為ス」(太陽病上篇) 2条。(2)「太陽病、或ハ己ニ発熱シ、或ハ未ダ発熱セザルモ、必ズ悪寒シ、体痛シ、嘔逆シ、脉陰陽共ニ緊ナル者ハ、名ヅケテ傷寒ト為ス」(同) 3条、とあって太陽病には症状の違いにより、基本型として中風と傷寒の2つの種類のものがあることが示されている。

表9　中風と傷寒の初期の病証の比較

病証	原因	病態	虚実	一般症状	汗	脉	特徴的症状	基本方剤
中風	風邪	営衛不和	表寒虚証	軽い	自汗	浮緩	悪風	桂枝湯
傷寒	寒邪	衛気閉塞	表寒実証	重い	無汗	浮緊	身痛	麻黄湯

太陽病の多くの薬方は**桂枝湯**（桂枝、芍薬、大棗、甘草、生姜）と**麻黄湯**（麻黄、桂枝、杏仁、甘草）という2つの基本処方から派生した処方である。例えばよく用いられる**葛根湯**は桂枝湯加麻黄葛根であり、**麻杏甘石湯**は麻黄湯去桂枝加石膏で肺熱で喘咳する人に用い、また**小青竜湯**も麻黄湯を加減して痰飲のある人が外邪に反応して触発され喘咳を発する人用に作り替えた処方である。

② 陽明病

外感熱病である傷寒が表（太陽）の部位で治らず、風寒の邪が熱と化して裏に向かって進展すると陽明病に転属（移行）する。

陽明病では病邪と正気の勢力が伯仲し、最も激烈な邪正斗争が繰り開げ

られているので熱証が顕著である。病位は三陽病の中では裏にあるので裏熱実証である。陽明病では一般に陽明外証（経証と陽明熱証）と正陽陽明（腑証）の両証が存在する。

経証は表証で**葛根湯**を用いる。182、「問ウテ曰ク、陽明ノ外証トハ何ヲカ云ウ。答エテ曰ク。身熱、汗自ラ出デ、悪寒セズシテ反テ悪熱スルナリ」とあるのは陽明熱証で、主な症状は大熱、大汗出、煩渇、脉洪大で、足陽明胃経と手陽明太陽経脉に熱邪が宿ったことを示している。治法は清熱法を用い、主方は**白虎湯**（石膏、知母、粳米、甘草）である。

180、「陽明ノ病タル胃家実是ナリ」は陽明腑証で、主な症状は潮熱、譫語、腹脹満、便秘、舌苔焦黄、脉沈実有力で、これは熱邪が陽明の腑である胃と大腸に結実して、実熱、食積、燥屎を生じたためである。治法は大至急の瀉熱と攻下で主方は**大承気湯**である。（経証、腑証の詳細については55頁、「外感病と経絡」の項を参照）

陽明病は経証、腑証の夫々の正証の他、誤治や変証により病状は様々に変化するので症候は複雑で処方も多様である。

③ 少陽病

太陽病の傷寒あるいは中風が5～6日経過し、寒熱往来、胸脇苦満、食欲不振や嘔気などの症状が現われ、血管が硬く緊張した弦脉を呈する時は病が少陽病に移行したことを示す。少陽病は太陽病と陽明病の中間的な病型である。

太陽病の表、陽明病の裏に対し、少陽病は表裏の間、即ち半表半裏証である。少陽病では正気が病邪に対する抵抗力は太陽病や陽明病よりも劣っている。病邪と正気の勢力が拮抗し、邪正斗争は一進一退するので病人は発熱したり悪寒を生じたりする。この熱状を寒熱往来と呼んでいる。

少陽病の部位は主に足少陽胆経、手少陽三焦経が走る胸脇部、現代解剖学で言えば気管支、肺、横隔膜、肝臓、胆のう、腎盂の辺りで、それ故に少陽病では季肋部から心窩部にかけて自覚的に重苦しい感じ、他覚的には圧迫して痛みや抵抗を覚える。この症状を胸脇苦満と呼び、少陽病に最も特徴的な症状である。（107頁「腹診」の項参照）

肝胆の炎症（湿熱）や疏泄機能の障害があって胃の働きにも干渉（肝気

横逆）する時は食欲不振や嘔気、或は口が苦い感じなどが生ずる。肺の方に影響を与える（肝気上逆）と咳や喀痰などを生じる。一般に肝胆が病む時は弦脉が現れる。従って少陽病の脉は弦脉である（98頁「脉診」の項参照）

　太陽病の発汗解肌、陽明病の清熱攻下に対し、少陽病は発汗も攻下も禁忌で、治法は和解により、清熱透邪、機能暢調、扶正祛邪をはかる。基本処方は小柴胡湯である。

　太陽病は陽明病に伝変することも少陽病に伝わることもある。従って太陽病と少陽病の併病には**柴胡桂枝湯**、少陽病と陽明病の併病には**大柴胡湯**を夫々用いる。

④　太陰病

　傷寒の病が三陰病の時期に入ると正気は虚し病邪の方が優勢になるので虚寒の症状が現れる。三陰病では病は臓に在り、裏証である。

　太陰病は三陰病の最初の段階で病態は主に脾（消化器系）の機能低下と寒証である。身体が冷え腹満して時に痛み、消化吸収の機能が低下して下痢、嘔吐、食欲不振がある。口渇はなく脉は沈で弱い。太陰病は虚寒証に属するので治法は温補で、絶対に攻下してはならない。基本処方は、脾を温め陽気を回復させてやるには**人参湯**を用い、太陰病の下痢腹痛に対しては**桂枝加芍薬湯**を用いる。

　太陰湯は脾に病変がある。従って胃に病変がある陽明病とは表裏の関係にある。しかし陽明病は実熱証、太陰病は虚寒証であるから病像は全く正反対で、従って治法も陽明病（腑証）の攻下に対し太陰病は温補と全く異なる。

⑤　少陰病

　少陰病は病邪が心と腎に及ぶ時期である。腎は人の生命力の基本である熱を生産する腎腸（真陽）と、水分代謝を支配する腎陰（真陰）とから成り全身の、陰陽の根本である。心と腎は協力して全身の陰陽の平衡を維持しているので、少陰病では全身の陰陽が失調する。従って少陰病には真陽が虚して陽虚寒盛の症候を呈する場合と、真陰が虚して陰虚火旺の症候を現す場合と二通りの臨床像が見られる。

陽虚の場合、一般に少陰病の症候とされている「少陰ノ病タル、脈微細ニシテ、但ダ寐ント欲ス」という症状を呈する。即ち虚寒証で新陳代謝は衰微し、体温は低下して発熱はなく、悪寒、嗜眠、四肢厥冷、脈微弱で時に水様下痢が見られる。治法は回陽救逆で主要処方は**四逆湯、真武湯**である。

一方陰虚の場合は少陰病の変証とされている虚熱の証候を呈し心煩、不眠、咽乾口燥などがあり、脈は沈細で数となる。治法は滋陰清虚熱で、主要処方は**黄連阿膠湯や猪苓湯**などである。

また老人や体質虚弱者、大病後の病人など陽気が不足している状態の人が傷寒に罹患すると病邪は体表部を容易に貫通して直接太陽経と表裏をなす少陰に達し、陰陽両感の病証が現われる。これを表裏両感証あるいは少陰の直中と呼んでいる。治法は温経散寒で陽気を補いながら表裏を共に温めて寒邪を遂う。基本処方は**麻黄附子細辛湯**である。

⑥ 厥陰病

厥陰病は病変が厥陰経の肝と心包にまで及ぶ傷寒六経の最期の段階であり、三陰病の最後である。厥陰病では陰が尽きて陽が回復しようとする兆が現われる時期でもあるので、寒熱が錯雑して上熱下寒し「消渇、気上リテ心ヲ憧キ、心中疼熱シ飢エテ食ヲ欲セズ」という症状が現われる、この場合治法は温寒併用である。

厥陰病は陰の極致で「罷極ノ本」である肝の陽気が完全に衰微しているので脈は微細で小便自利となる。陽虚のため陽気（熱）が四肢に到着できなくなる結果、手足厥冷し、また寒冷が内に生ずる時は小腹拘急し、下痢腹痛を起こす。治法は回陽救逆で基本処方は**四逆湯類（当帰四逆加呉茱萸生姜湯など）**である。ここで陽気が回復しないと心包でも陰盛亡陽となり煩躁して安眠できず神気（精神）錯乱して時に死に至る。一方陰尽陽回の結果、陽熱が回復し過ぎて肝内に鬱し、熱証を呈する場合もある。

以上より厥陰病には寒証、熱証及び陰盛亡陽の死証3通りの証がある。その症候は一定せず、従って治法も臨機応変の処置が必要である。（表10参照）

外感熱病（急性熱性疾患）の弁証

表10. 傷寒各病期の症状の特質

病期	病気	特徴	病態	舌証	脉証	腹証	治療原則	主な処方
陽病期	太陽病	表証 頭痛、発熱 悪寒	虚 中風	ほとんど正常	浮緩…中風	あまり際立った腹証はない。時に心下痞や臍傍の圧痛。	辛温解表 （発汗解肌）	桂枝湯
			寒 傷寒	時にやや赤味を帯ぶ	浮緊…傷寒			麻黄湯
	少陽病	半表半裏証 寒熱往来 口苦、咽乾 目眩、食欲不振、嘔気咳等	表証寄り	やや乾燥白苔	弦（弓のつるを張った様な硬い脉）	胸脇苦満や心下痞硬	和解	柴胡桂枝湯（兼表証） 小柴胡湯（基本処方） 大柴胡湯（兼裏証）
			裏証寄り					
	陽明病	表証	経証		浮緊		発表	葛根湯
		裏実証 腹満便秘 潮熱、時に言語妄行	熱証	乾燥 厚い白苔 黄苔	洪大	実満 全体的に硬く、時に抵抗圧痛	清熱	葛根湯 白虎-加人参湯
			腑証		沈実		瀉下	大承気湯 調胃承気湯
陰病期	太陰病	裏証（消化器に限定） 発熱なし腹満 下痢腹痛	脾陽虚	湿潤 白苔	沈弱	虚満 全体的に軟いが時に抵抗圧痛	温裏散寒	人参湯
			裏寒腹痛					桂枝加芍薬湯
	少陰病	裏証（心、腎の衰弱循環障害に及ぶ）悪寒（＋） 発熱（-） 下痢、胸苦 四肢厥冷	虚寒証	湿潤 薄白苔	沈微細	軟弱無力 時に心下痞や腹皮拘急圧痛	回陽救逆	四逆湯 真武湯
			虚熱証		沈細数		清虚熱	黄連阿膠湯 猪苓湯
	厥陰病	裏証陽虚 上熱下寒 寒熱錯雑 厥逆	寒証 熱証 陰盛亡陽	舌淡、乾、無苔または薄白苔	沈微弱	軟弱無力 胸内苦悶	不定 （臨機応変）	当帰四逆加呉茱萸生姜湯 烏梅丸

3）温病の症候分類（衛気営血と三焦）

(1) 温病とは何か

　　四季それぞれの温熱の病邪を感受することによって惹き起こされる外感熱病を総称して温病と呼んでいる。

　　温病は外感病に属すといっても傷寒とは異なっている。先ず傷寒の原因は寒邪であり、寒邪は陰邪であって陽を傷つけ易い。一方温病の原因である温熱の邪は陽邪であるので、化燥により津液を不足させ傷つけ易い。また傷寒は皮毛から入って始めに太陽膀胱経脉を侵襲するが、温病は口や鼻腔から侵入して、太陰肺経脉を侵襲する。

　　温病に共通した特徴は初期から熱証が顕著に現われることである。一般の熱証の軽いものが"温"で、熱証の重いものが"熱"とされているが、実質は変りがないので一般に温熱病と総称されることが多い。

　　温病を惹き起こす病邪の主なものは風温と湿温である。一般的な特徴としては風温によるものは発熱、咳嗽、口渇等の熱盛の特徴を備え、湿温によるものは持続性の熱、悪心、口渇、食欲不振、腹満、便秘等の熱症状がしつこい傾向が見られる。

表11．傷寒と温病の初期における証治の比較

病証	証候							病機	治法
	熱感	悪寒	頭痛 身体痛	口渇	小便	舌質 舌苔	脉象		
傷寒	比較的軽い	重い	重い	ない	正常	正常 白薄	浮緊	寒邪が表に鬱滞	辛温解表
温病	重い	比較的軽い	軽い	わずかにある	微黄	舌尖舌辺が紅 白薄	浮数	温邪が表を侵襲	辛涼解読疏表

（成都中医学院編『温病学』より）

(2) 衛気営血とは何か

　六淫の邪のうち、風、温、暑、湿、燥のそれぞれ異なる病邪が温病を起こさせるが、いずれの原因によって起こった温病も衛気営血の4段階の症候分類に従って弁証される。

① 人体の生理作用に於ける衛気営血

　衛：飲食を摂取して得られた陽気（熱）が体表に在って、腠理（毛孔）の開閉を調節したり、皮膚を守って外からの病邪の侵入を阻止する。この働きを指して〝衛〟という。

　気：天の気と水穀の精微（大地よりの栄養物）とから得られたもので、それが体内に在って血液を循環させたり、津液を行らしたり、その他臓腑の働きを推進させたりするものを〝気〟と名付ける。衛と気には形はなく働きだけが在る。衛と気は共に陽に属すが、その機能する場所に表裏の別がある。即ち衛は表（外）を主り、気は裏（内）を主る。

　営：飲食により得られた水穀の精微が経脈中に入り、全身を栄養するものを〝営〟という。

　血：水穀の精微が営に変化したもののうち血脈中に入り、赤く変化したものを〝血〟という。営と血は共に水穀の精微から生じたものであり、どちらも有形の物質で、両者共陰に属する。ただ営は血に先立って形成されるので、血より浅位にあると考えられている。「営ハ血ノ気」といわれる所以である。

② 温病の進展と病変の深浅に於ける衛気営血

　温熱の邪によって惹き起こされる熱病を温病と総称している。後世の温病の理論では、病変は通常、衛分→気分→営分→血分と進行すると考える。病が人体を侵す場合、先ず体表の衛分を犯す。やや進行すれば病は気分に侵入する。邪気が営分に入れば病気は重く、血分に迄侵入すれば危篤状態であると考える。従って病気の診断や治療は衛気や営血の変化によって生じた症状を識別し区分した結果を根拠にして行なわれる。

　衛気営血弁証は明代末期の名医葉天士（1666〜1745）によって唱えられたもので、その理論体系は彼の弟子顧景文が師の言葉を記録して編集した

『外感温熱論』に収録されている。
(3) 衛気営血弁証
① 衛分証

衛分証は温病の最初の段階である。病変は最も浅い部位にあり、一般に軽症で持続時間も短かく、治療が適切であれば、何も影響を残さず邪を体表から排除できる。臨床症状は発熱して微かに悪寒し、風や寒さを嫌う。同時に頭痛、口乾、咽痛、咳嗽など上気道の炎症症状が顕著である。

舌質は変化ないか、やや舌尖が赤味を増す。多くは咽頭発赤が見られる。脉は浮数である。

太陽傷寒の表寒証に対し、温病衛分証は表熱証である。治法は荊芥羌活連翹などの配材された辛涼解表剤による発汗と解肌で、主な処方は**銀翹散や桑菊飲**であるが、エキス剤の場合**葛根湯合桔梗石膏**や**升麻葛根湯**などを代用して用いている。

② 気分証

気分証は表にあった病邪が裏に入った段階である。一般に外感熱病の熱盛期の症状を現わし、烈しい邪正斗争と熱の鬱滞が起こり"気"の働きが失調し、その結果臓腑の機能が障害される。

臨床症状は一般に発熱して悪寒せずに熱を嫌う(悪熱)。汗が出て口が渇き、小便は濃く黄赤色で乏尿となる。舌は紅色で黄膩苔が付着、脉は洪大か滑数となる。温病気分証は傷寒の陽明病と病態的症状的には共通した部分が多いが、胃腸の他、肺や胆等の熱証も包括しているので、陽明病より範囲が広く症状も複雑多彩である。

治法は清熱が主である。その進行の程度や病変の部位により、**麻杏甘石湯、白虎湯**(或は**白虎加人参湯、大承気湯、黄連解毒湯**)などが用いられる。温病気分証では旺盛な熱のため津液が損傷されて重篤な状態に陥り易いので、津液の保護に対する注意が必要である。

③ 営分証

温熱病の病邪が体内深く侵入した重篤な段階である。病が営分に転入すると旺んな熱のために人体の正気は益々消耗し、津液も不足してくる。

即ち病邪の実と正気の虚が混在する時期である。従って臨床症状の上では高熱があり、特に夜間に高熱を発する。従って病人は時に興奮して不眠となったり、逆に意識が混濁し、譫言（うわ言）を発したりする。

舌は鮮やかな紅色を呈し舌苔は黄色で乾燥している。脈は細数となる。これらの症状は熱病の進行によって器質的な損傷、即ち脱水や消耗が起こり、病人は陰虚火旺となり、時に心（精神活動）も脅かされている状態である。

治法は清熱、解毒、養陰、生津である。主な処方は『温病条弁』では**清営湯**（犀角、生地黄、玄参、麦門冬、金銀花、連翹、丹参、黄連、竹葉）であるが、エキス剤にはこれに該当する処方はない。**温清飲合麦門冬湯**あたりがやや近い処方になるであろう。

④　血分証

温熱病の最も重篤な段階は血分証である。営分の熱邪が気分に転出せず血分に陥入するので、真陰（腎陰）が傷害され、血が消耗している。急性のものは裏実熱証であるが、通常営分証の病態が一歩進んで心煩不眠、夜間高熱、口渇等の営分証の症状に加えて、吐血、衄血、血便、血尿、皮下出血、躁乱など、血熱妄行の症状が出現する。（臨床的には敗血症などは急性の血分証の症状に該当する。）血分証は病位は最も深く、温病の極期、末期で重篤である。

舌質は深紅で無苔の鏡面舌を呈することが多い。脈は細数である。時に口腔内や舌に出血や溢血斑を見る。

血分証の治療原則は涼血清熱で本来は『温病条弁』の**犀角地黄湯**（生地黄、赤芍薬、牡丹皮、犀角）が基本処方とされるが、エキス剤にはないので、**大黄牡丹皮湯合四物湯**辺りで代用することになろう。

血分証には熱邪が永く停滞して慢性に血と津液を損耗する病態もある。この場合は重い陰虚火旺（虚熱、脱水、消耗）の状態で、舌や口唇は乾燥し、咽乾口燥、五心煩熱があり脈細数などの症状を呈する。この時の治法は滋陰養血で、基本処方は『温病条弁』にある**加減復脈湯**（炙甘草、生地黄、白芍薬、麦門冬、阿膠、麻子仁）であるが、これは『傷寒論』の**炙甘草湯**（別名復脈湯）から、桂枝、人参、生姜、大棗等の陽薬（温

薬)を去り陰薬の白芍薬を加えた処方である。

　すべて『傷寒・金匱』の処方を中心に運用し、外感病といえば寒邪による傷寒だけを考えて来たわが国の伝統的な漢方医学の風土の中にあっては、温病というのはまだなじみも薄く理解も困難な概念である。

表12．衛気営血証候分類

類型		病　　機	証　　候
衛		温邪が表を侵襲し、肺衛の機能が失調する。	発熱と軽い悪風悪寒、わずかな口渇、咳嗽、脈は浮数、舌苔は白薄、舌質は舌尖と舌辺が紅など。
気	肺	肺に熱が鬱滞し、気機が鬱閉する。	身熱、喘咳、下苔黄、口渇など。
	胸膈	胸膈に熱が鬱滞し気が伸びやかでなくなる。	身熱、舌苔黄薄、心煩や懊憹不安があるなど。
	胃	胃熱が盛んで、正気と邪気が激しく闘う。	壮熱、口渇、発汗、呼吸が粗い、尿色が濃い、舌苔は黄で乾燥、脈は洪大など。
	腸	腸道に熱が結して、腑気が通じない。	潮熱、便秘あるいは稀水旁流、腹は硬満して痛む、舌苔は黄厚で乾燥、脈は沈実など。
	胆	胆火が胃を犯し、痰湿が鬱阻する。	実熱は瘧のようで、熱感が強く悪寒は弱い、口が苦く脇腹が痛む、心下部がつかえて悪心がある、舌苔は黄でやや膩、脈は弦で数など。
	脾	脾湿が化さず、湿邪が熱を帯びる。	身熱不揚、心下部がつかえて悪心嘔吐、身体がだるい、舌苔は膩、脈は濡など
営		熱が営陰を焼灼し、心神が乱される。	舌質は紅絳、煩躁して寝られない、身熱は夜に激しい、それほど口渇は激しくない、斑疹が出かかっているときに譫言を発する、脈は細で数など。
血		熱が盛んとなり、血に迫り、心神が乱される。	舌質は深絳色、吐血・鼻出血・尿血・便血・斑疹が出現、煩躁して不安。はなはだしければ昏迷狂乱など。

(成都中医学院編『温病学』より)

(4) 三焦弁証

　温病ではこうした衛気営血弁証の他に三焦弁証も行なわれる。三焦弁証は『温病条件』を著わした清代の呉鞠通によって確立させられたものである。彼は温病を内経の場所的区分である三焦を以て縦糸に、葉天士の衛気

営血の概念を横糸に織り込んで、温病の伝変を上から下へ、浅から深へと体系づけて論じた。三焦弁証はどちらかというと湿熱に起因する湿温病の弁証論治に秀れている。

① 上焦証

　手太陰肺、手厥陰心包など上焦の病変が含まれる。病邪が肺にあるものは最も初期段階で、温熱の邪は口鼻から侵入する。鼻は肺の外孔であり、肺の合は皮毛で衛気を統摂しているので、外邪は皮毛に鬱すると共に肺気の宣散を阻害する結果、発熱、自汗、口渇、咽痛、咳嗽などの症状が現われ、舌苔黄、脈は浮数となる。

　一般的な治療薬は**銀翹散**や**桑菊飲**などである。また邪が厥陰心包に陥入する時は重症で高熱、舌質紅峰、意識混濁、譫語などの症状を現わす。このような場合を「熱入心包」と称しているが、現代の熱病に因る急性脳脊髄炎などの重篤症状に該当すると考えられる。

② 中焦証

　足陽明胃、手陽明大腸、足太陰脾など中焦の病変が含まれる。温病の中期あるいは極期と言える。傷寒の陽明病と共通する証候があり、陽明気分熱盛を呈す。顔面が赤く、発汗口渇し、呼吸が粗く、便秘、小便不利、舌苔黄膩で脈は大で有力である。**白虎湯**や**大承気湯**などで治療する。

　邪が脾を侵すと、脾は湿土の臓で水湿の運化を主る故に多くは湿熱証となり、汗を出しても解熱しない、体が重倦、胸腹が痞えて重苦しい、泥状便、尿が混濁する、舌苔は白膩、脈濡緩などの証候を呈す。邪在中焦の段階では邪は盛んでも正気は十分残存しているが、進行すると湿熱が化燥し、傷陰に至る。

③ 下焦証

　下焦に属する足厥陰肝と足少陰腎に病変が及ぶ。温熱の邪が下焦に伝入する結果、肝腎陰虚を呈す末期段階である。熱邪が長期に亘って腎陰を消耗すると、発熱の他咽乾口燥、五身煩熱、倦怠、不眠、心煩、舌紅無苔、脈細数などの証候を呈す。

　腎陰が損耗して肝を涵養できなくなると、肝陰も虚して虚風内動を生じ、さらに手足の振せんや痙攣（痿証）、動悸、舌質紅絳して乾燥、脈虚弱など

が見られるようになる。

　この時期に至ると多く邪熱は衰えていても正気もひどく損傷され病人は邪少虚多の状態に陥っている。

表13　三焦の病機と証候

	類　　型	病　　機	証　　候
上焦	手の太陰経（肺）	邪が肺衛を侵襲し、肺が清粛を失う。邪熱が肺に壅滞し、肺気は閉鬱する。	発熱と悪寒、頭痛、口渇、咳嗽、脈は浮、舌苔白など。身熱して悪寒がない。発汗、口渇、咳嗽、呼吸困難、舌苔黄、脈は数など。
	手の厥陰経（心包）	熱が心営に陥り、心包を内閉する。	舌質は紅絳、神志昏迷して譫語、あるいは昏睡して言葉が出ない、舌体が巻縮、四肢の厥冷などが現れる。
中焦	足の陽明経（胃）	胃熱が亢盛となり、正気と邪気が激しく闘う。	発熱して悪寒がない、かえって悪熱がある。顔面や目が赤い。発汗、口渇、呼吸が粗い。舌苔は黄で乾燥、脈は洪で数などの症状。
	手の陽明経（大腸）	腸道に熱が結して、腑気が通じない。	潮熱、便秘、尿が渋る、言語が重濁。舌苔は黄黒で焦げたように乾燥している。
	足の太陰経（脾）	脾湿が化されず、湿邪が熱を帯びる。	身熱不揚、胸や心下部がつかえて苦しい。悪心嘔吐、身体が重くて四肢がだるいなどの症状が現れる。
下焦	足の少陰経（腎）	熱が真陰を傷害し、陰精が絶えんとする。	身熱して顔面が赤い、手掌・足底に熱があり、それが手・足背部よりはなはだしい。口や咽の乾燥感、精神疲労などがある。
	足の厥陰経（肝）	水が木を涵養できず、虚風内動する。	四肢の厥冷、激しい動悸があって心神不安。手足が顫動しはなはだしければ抽する。

（自然社刊『温病学』より）

　三焦弁証と衛気営血弁証は互に関連性があるが、相異点もある。上焦、手太陰肺の病変は衛分証に相当する。上焦証の熱入心包は営分証の範疇に入るが、営分証の精神症状は一般に邪熱が営陰を損傷する結果、心神が擾乱されるのが原因であるが、熱入心包は邪熱に伴生した痰が心竅を阻閉するのが原因である点が異る。中焦証はすべて気分証と合致する。下焦証は温熱の邪が肝腎の陰を損傷した陰虚証に属するのに対し、営分証はまだ実熱証が主である。血分証も初期は熱毒過盛で迫血妄行した病態である。ただ血分証の末期熱邪が永く血分に停留して血と津液を損耗した状態は下焦証の肝腎陰虚と共通している。

第2章　漢方の診断技術（四診）

　四診とは望診、聞診、問診、および切診の総称で、漢方ではこの4つの診察法によって収集した情報を総合分析して最終的な診断と、治療方剤の決定、即ち"証"に到達する。
　望診には、病人の全体的観察、部分的な観察、及び舌診が含まれる。
　聞診は、病人の声、咳、呼吸や排泄物の観察。問診は病人の愁訴や病歴の系統的聴取。切診は主として脈診と腹診である。

　1）診察の順序
(1) 患者の顔貌、歩行、全身状態の観察（望神）
　　一瞥して重症か軽症か？神、即ちvital signや意識、精神の状態。また、陰証か陽証か、特異的な外観、動作や体形上の特徴などを観察。
(2) 主訴を聞く（問診）
　　現代医学的な症状の訴えだけでなく、漢方的に病気の在る部位の見当をつける（気血津液、五臓六腑、十二経脈、奇経八脈など）。
(3) 問診により少くとも陰陽虚実（病気の属性、邪正の勢）、気血水の状態（基礎物質の過不足）等の見当をつける。証を決める上に決定的な自覚症状はあるか？（例　寒熱往来、寒熱交錯、夜間頻尿等）
(4) 望診と聞診
　　顔の色艶、眼光、皮疹発斑、浮腫や細絡等。舌証、音声、咳嗽等。
(5) 脈診
　　浮沈、数遅、虚実の他、特異的脈状は？
(6) 腹診（腹壁の硬軟や厚薄、皮膚の湿乾、色艶、腹証）
　　何か決定的な腹証があるか？（例　胸脇苦満、小腹不仁、瘀血点等）
(7) 補足的四診

1. 望　　診

望診の実際

(1)精神の状態、(2)顔や皮膚の色沢、(3)病人の姿態を慎重に観察する。

漢方の診断技術（四診）

望診は病人が診察室に入ってくる時の歩き方や動作、表情の観察などから既に始まっているもので、特別に構えて行うものではない。また聞診や問診で得られる情報と一体になっている。

望診と同時に舌診を行う。

(1) 精神状態（望神）

"神"とは人の生命活動の外的表現であり、また精神活動や意識の働きそのものである。また診察に際しては、望神は病人の表情、顔色、姿勢、言語、意識状態等の総括であり、以上の諸点を一瞥して得られる第一印象とでも言うべきものであるが、病状の軽重、予後の良否の判断の上では欠かせないものである。

(2) 顔や皮膚の色沢

① 人の健康状態や気血の盛衰は顔色に現れ易い

白色は一般に、寒証、虚証を現している。顔色が蒼白くむくんだように見える人は、気虚、陽虚、或いは気血両虚が多く、顔色が一見枯燥して、唇の色が淡白で体形がやせている人は血虚であることが多い。

青或いは紫色は、風寒の邪に侵された時、瘀血、或いは疼痛がある時が多い。風寒の邪に侵されて頭痛や腹痛を起こしている時は病人は蒼白い顔を呈する。また気滞や瘀血があって、気血の運行が阻害されている人は、顔色が青黒かったり口唇が青紫色であったりする。

紅色は多くの場合熱証の表現である。顔面紅色と共に多汗、口渇、便秘を伴えば実熱証であり、午後から発熱と共に顔面紅潮し、発汗せず四肢煩熱するのは陰虚火旺による虚熱である。

黄色は虚証湿証を現わす。鞏膜及び皮膚の黄染は黄疸である。

皮膚が淡黄で乾燥或いはむくみ、口唇が蒼白なものは"萎黄"と称し、気血の虚損、消耗を表現している。

黒色は腎虚或いは瘀血の現れであることが多い。慢性の瘀血では顔色や皮膚が紫がかって黒ずんだり荒れることがある（肌膚甲錯）。

また眼のまわりがつやがなく焦げたように黒ずんでくるのは腎の陰陽両虚であったり、或いは肝腎陰虚のことが多い。眼の下のクマは瘀血や冷え症（心腎陽虚）に多い。

② 皮膚の発疹や血斑

　皮膚上の病変のうち、形が小さく皮膚面から、盛り上がっているものを〝疹〟、形が不定で皮膚面より降起せず色が変化しているものを〝斑〟という。疹は一般に邪は衛分、気分（浅部）に在り、肺証に属す。斑は邪が営分、血分（深部）に属し、寒証では血虚に因る白斑、熱証では胃熱、心熱、肝熱に起因する紅斑が多い。

　小丘疹は風熱や風湿の邪が体表の経脈を侵す時、紅斑は血分に熱毒があることが多いが、瘀血のある人ではよく手掌紅斑が見られる。斑や疹は淡紅のものは軽症で治し易く、深紅は熱盛、青紫がかるのは瘀血であることが多い。

　その他、体表や粘膜の静脈が怒張蛇行するものは血絡といい、毛細血管が拡張して肉眼で見えるようになったものは細絡といい、多くは瘀血の外症である。（例　静脈瘤、クモ状血管腫、酒醉鼻等）

　白色の小疱疹は一般に、湿熱の邪が体表の経絡に侵入して停留し十分排泄できない場合が多い。水疱や小膿疱は湿症或いは湿熱症と見てよい。

③ 顔の特定の部に現れる変化が診断のヒントになることもある

　毛髪が抜け易かったり、乾いて力がない、或いは若ハゲは腎虚、円形脱毛症は血虚受風で背景に腎虚の有無を考える必要がある。

　まぶたが赤く腫れたり、白眼の出血や充血は主に肝経の風熱。まぶたが重く下垂するのは多く脾気虚、眼がショボついたり、疲れ易いのは肝気の不足である。眼窩のむくみは水滞の証、逆に眼窩が落ちくぼむ者は津液の不足や血虚がある。

　耳たぶが枯燥して黒いのは腎虚（腎精不足）。

　耳漏は多く肝胆の湿熱であることが多い。水鼻は肺の風寒。逆に濃い鼻汁は外感風熱。

　唇の色が淡白であるのは気血両虚で脾虚の人が多い。唇色青紫は瘀血か寒邪外感。唇が深紅なのは血熱、やや淡く鮮やかな紅色は陰虚或いは気血両虚を疑う。口角ビランや口唇の水疱（ヘルペス等）は脾胃湿熱の上蒸。

　歯がもろくなるのは腎虚。歯ぐきの色が紫がかるのは瘀血。逆に色が淡白なのは血虚。赤く腫れたり、出血するのは胃熱であることが多い。

図27　顔でわかる診断法

①目とまゆの間の色の変化によって、その人の病気がどこにあるかを知ることができる。たとえば「青っぽい」人は肝病、「白っぽい」人は肺病というように。
（『素問』五臓生成篇　第十『霊枢』五色篇　第四十九）
1）目と眉の間の色の変化によってその人の病が何処にあるかを知ることができる。

②また、顔のそれぞれの部位においてあらわれた症状を手がかりに、その人の病気がどこにあるかを知ることもできる。たとえば白眼がにごる…肝病　鼻がつまる…肺病というように。
（『素問』陰陽応象大論　第五）
2）それぞれの臓は、主に症状が現れる場所がきまっていて、顔のどこに変化が出たかで病のある臓がわかる。

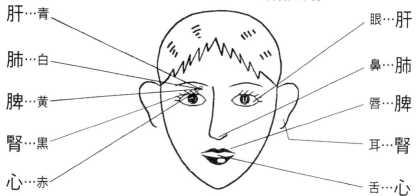

咽頭部が発赤したり、痛んだりするのは肺熱か胃熱が関係しており、実熱の時と虚熱の時とがある。

(3) 病人の皮膚の色や姿勢

身体が肥満していて、肌肉が柔らかく、皮膚のきめが細かく湿って発汗し易く、息切れし易く、疲れ易い体質の人はエネルギー不足で、気虚や陽虚である。

身体がやせ型で、肌肉は痩せおとろえ、皮膚は乾燥していて色が黒く、皮膚のきめは粗くがさついている人は栄養状態の不足で、血虚や陰虚である。

その他動作の特徴を観察することも大切である。

臥床していて、よく寝返りを打ち、明るい方を向きたがるのは、陽証、熱証、実証が多く一般に予後良好である。逆に身重く横向きになりにくく、ややもすると暗い方を向きたがる病人には、陰証、寒証、虚証が多く予後不良の恐れがある。

仰臥して足を伸ばし、布団をはねのける病人は悪熱や五心煩熱があり、

熱証である。逆にちぢこまって布団をひきかぶる病人は陽気不足の虚寒証。

　坐して首を上方に仰ぐのは肺実証で痰飲壅盛。上方を仰いで同時に息切れし言語がかすれるのは肺虚か或いは腎虚で肺の納気不足である。咳逆倚息（起坐呼吸）する者は体内の水気過剰の喘息で肺の寒飲証が多い。

　坐して臥し得ず、臥せば気が逆上して動悸や息苦しさ、或いは不眠を訴えるのは多くは心陽の不足である。

　立つとすぐ疲れ、腰が痛くなったり腰が回らなくなるのは腎虚。こむら返りを起こし易いのは肝血虚で筋肉が栄養されないか、寒邪により筋肉の気血が凝滞した場合が多い。

3）舌　診
　(1) 舌診とは

　　　舌の観察は、望診中でも大切なものの一つである。舌の状態や変化を観察することによって、疾病の性質や正気と邪気の消長を知ることができる。

　　　舌診に際しては舌質と舌苔とを観察する。舌質と舌苔は異なる面から病状を反映する。従って舌質と舌苔の変化を別々に観察した後で、必ず両者の所見を結びつけて考察しなくてはならない。

　　　また舌診も四診のうちの一つであるから、同時に病人の病歴やその他の四診から得られた所見と関連づけて最終的な判断を下すべきである。

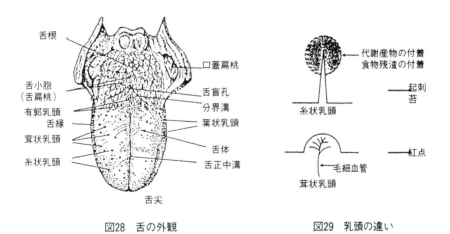

図28　舌の外観　　　　　図29　乳頭の違い

（図29は神戸中医学研究会編『舌診と脈診』医歯薬出版　1990より）

舌苔は舌質の表面に苔のように付着する薄垢で、舌面全体にある糸状乳頭に代謝産物や食物残渣が付着して生ずる。

舌先、舌辺に散在性に分布する茸状乳頭は内部に毛細血管が侵入しており、それが表面からも透見されて紅く見える。熱証で充血や血管拡張が強くなると「紅点」として観察される。

糸状乳頭、茸状乳頭以外の乳頭は漢方診断上の意味はない。

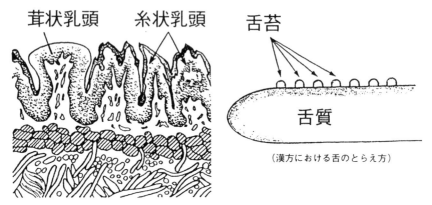

図30　舌の解剖（『図説東洋医学』学研版より）

(2) 舌と臓腑の関係

舌は経脈を通じて五臓六腑と関連している。事実、舌の各部分が人体の部位と互に関連していることは経験的にも証明されている。漢方では身体各臓腑と舌の部分との関連は一般に下図の通りと考えられている。

図31　舌と臓腑の関係

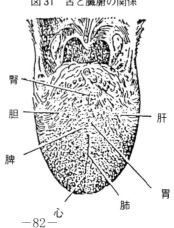

(3) 舌診の方法

① 舌全体の観察

全体的な特徴を掴む

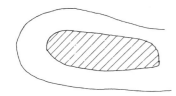
大きく肥大した舌

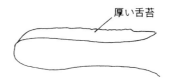
正常な舌質の上に厚い舌苔が付着している舌
厚い舌苔

舌質が大きく肥大しているのは体内に湿邪がこもっていることを示す（湿飲内盛）。また気虚や痰飲の証（水毒）でも起こる。

厚い舌苔におおわれているのは、胃に痰飲が多いことを示す。脾胃の湿痰、湿熱或いは食積などに起因する。

② 舌質の観察

正常舌は淡紅舌で薄白苔がある。舌質の観察によって病人の正気の状態、及び気血津液の状態を知ることができる。

1) 舌色：淡白、淡紅、紅絳、青、紫
2) 形状：胖大、瘦薄、歯痕、裂紋、紅点、紫斑
3) 舌態：硬、軟、振せん

③ 舌苔の観察

舌苔の観察をすることによって邪と正気の斗争の状態、正気の消長がわかる。また舌は直接胃に連っているので、胃気の清濁（寒熱湿燥）の状態を判断し得る。

1) 苔色：白、黄、灰、黒
2) 苔質：薄、厚、膩、剥離（地図舌）
3) 潤燥：滑、潤、湿、燥

④ 舌下面（舌底）の観察

舌下には血管が豊富である。静脈が怒張しているものを血絡、毛細血管が拡張しているものを細絡といい、いずれも瘀血の存在を示す症候である。

(4) 舌質の変化

淡白の舌質は虚寒の症候である。舌質が紅味を帯びる程熱症である。青色は陰寒、紫色は瘀血を示す。

胖大な舌は水分を過剰に含みすぎており、逆に痩薄な舌は栄養や津液の不足を示す。

軟弱な舌は虚証で、固くしまった舌が実証であるが、強直するのは麻痺と共に中風で正気が虚して、栄血も津液も巡らず舌が栄養されていないものである。

舌が振せんするのは肝風内動によるものが多い。

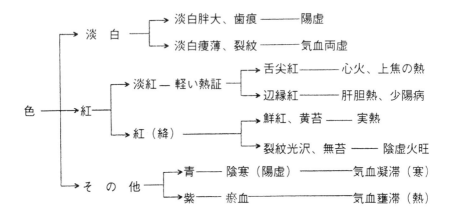

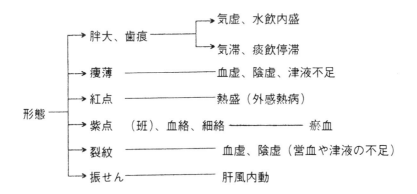

(5) 舌苔の変化

舌苔があるということは先ず胃に湿邪があることを示す。湿邪だけの時は苔は白く湿潤であり、これに熱が加わると次第に白色より黄色さらに黒色へと変化する。湿と熱、それに食滞などの要素がからみ合って舌苔は様々な外観を呈する。

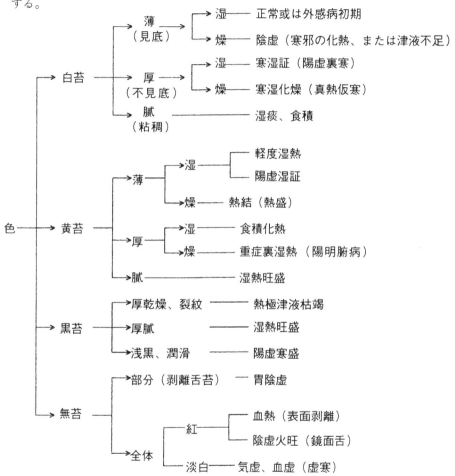

参考及び引用文献
神戸中医学研究会「舌診と脈診」医歯薬出版、1990。
丸山彰貞・張洪義「舌診弁証図鑑」エンタプライズ㈱、1993。
山田光胤・代田文彦「図説東洋医学」学研、1979。
梁玉瑜「舌鑑弁正」中医古籍出版社、1985。

(6) 舌質と舌苔の総合診断

表14 臨床上よく見られる舌証

舌質	舌苔	舌証	備考
淡白舌	白滑（湿）苔 白　薄　苔 白　膩　苔 黄　膩　苔 薄（無）苔胖大 剥　離　苔	陽虚寒飲 気血両虚 脾虚痰飲 痰飲＋軽熱 気(陽)虚水飲内盛 脾　気　虚	陽虚の為水飲不行で舌質胖大している 舌の色も苔も共に薄く湿っている 気虚があり水の運行が悪い 痰飲が長びいたり胃熱（軽）がある時 気虚と体質的な湿盛のある時 舌質炎で湿った地図舌は脾気虚
紅舌	舌尖紅、白苔 〃 舌尖紅、黄苔 薄白苔、紅点 白　膩　苔 薄白苔、裂紋	心　火　旺 外感熱病 胃熱、心火 裏　　湿　　熱 食積、湿痰 気陰両虚	心は舌に開竅する 傷寒少陽病期や温病気分証 舌尖紅は心火、黄苔は胃熱を示す 外感病で熱邪が裏に入り湿邪を伴う 熱よりも湿痰の方が著明 舌質真紅〜紅で胖大（裂紋が多い）
紅絳舌	無　　　　苔 〃 薄　白　苔 黄　膩　苔 乾　黄　苔 剥　離　苔	陰虚火旺 血　　　　熱 陰虚内熱 熱邪入営 湿熱旺盛 胃熱結 胃　陰　虚	陰虚火旺では鏡面舌を呈し易い 実熱証が非常に顕著な場合 慢性に陰虚証のある者 慢性の熱性疾患など 湿邪が強いか、胃腸実熱 陽明腑証、裏実熱旺盛 舌質紅の地図舌は胃陰虚熱
青舌	白　　　　苔	気血凝滞	陽虚寒証で気血が巡らない
紫斑舌	白（膩）苔 黄（膩）苔	気滞血瘀 気血壅滞	気滞と瘀血は伴い易い 熱証の瘀血

2．聞　診

　病人の発音、言語、呼吸、咳嗽などを聞いて病状を知る、また、病人の発する体臭や、口臭、分泌物、排泄物の臭いから病状を診察するのも聞診のうちに入る。実際上は、病人の言語の明不明呼吸や咳嗽の異常の分析が診断上大切である。

1）聞診の実際

(1) 言語

　　一般に声が高く力のあるのは実証。声が低く、ボソボソと力なく言語不明瞭は虚証である。言語の乱れは発音障害か、構語障害か、あるいは記憶の障害によるものか、弁別することが必要である。

(2) 呼吸
息微：呼吸が浅く、気息が微弱なものを息微という。全体の陽気が不足しているか、肺気虚の兆候である。
息粗：呼吸が太く粗いのを息粗といい、通常実証と考えられる。風邪、熱邪、痰邪、湿邪等が侵入して肺を塞いだためと考えられる。臨床的には、気管支炎や肺炎の時起こる。
短気：呼吸速迫し、とぎれとぎれになる症状、息切れ。実証の短気は息粗を伴い、痰や熱が肺にこもって起こる。
　　　虚証の短気は久病で生じ、心身の虚労を伴い、息微となる。
少気：呼吸浅薄。気虚により生じる。息づかいが弱く、話をする気力もなく、喋るのに息が切れるという状態。宗気下陥（心肺虚）、中気不足（脾虚）や肺腎両虚（腎の納気不足）で生じる。
上気：呼気が多く、吸気が少なくなって息がつまる状態。
喘　：呼吸困難で、鼻翼呼吸や起坐呼吸を伴うような症状。実喘と虚喘とに分ける。

　実喘は典型的なものは、気管支喘息の発作時に見られるような喘息を伴う呼吸困難で、多く痰濁、痰熱、或いは風寒などにより誘発されるものである。
　虚喘の典型的なものは、心不全や肺気腫等に際して見られる呼吸困難である。多く、肺気虚、或いは腎肺により肺の働きが十分に行なわれない時に生ずる。
　痰を咳出しにくく、咳込んで苦しがるのは肺熱の咳。薄い水様の痰や水鼻と共に咳をするのは、肺寒の咳である。一寸した刺戟で激しく咳き込む時は、肺陰虚による気道の乾燥があることが多い。

3. 問　診

　漢方の問診も基本的には西洋医学のそれと同じである。ただ、漢方は病人の自覚症状を重視するので、問診は非常に重要視され、四診のうちでは問診に一番時間をかけるのが常である。問診は一定の順序に従って問診する方が聞き洩らしがない。

1）十　問

　問診に際して、質問すべき事項を先人が十項目にまとめ、覚え易いように箇条書き、歌訣にしたものである。

最も有名なものは下の2つである。

①『景岳全書』（張景岳）十問歌（1563～1640）

　「一問寒熱二問汗、三問頭身四問便、五問飲食六問胸、七聾八渇倶当弁、九因脈色察陰陽、十従気味章神見」（一に寒熱を問い、二に汗を問い、三に身体の異常の有無、四に大小便の異常を問う。五に食欲や飲食について問い、六に胸苦しさや胸のつかえの有無を問う。七に耳が聞こえるか目がよく見えるか、八に喉が乾くか否かをはっきりさせる。九に脈象で陰証か陽証かを判断し、十に意識の状態や体臭から、全身状態を判断する。）

②『医学実在易』（陳念祖）（1753～1823）

　（一問より八問迄は上記と同じ）「九問兼病、十問因。両兼服薬参変、婦人尤必問経期、遅速崩閉皆可見、両添片語告児科、天花疹全占験」

　「九に既往歴を問い、十に病因と思われる事柄を問う。薬を服用して症状がどう変わったか、婦人では月経の周期、月経の遅速、閉経、帯下の有無を問い、更に小児では天然痘や麻疹の既往もはっきりさせる」

　問診すべき必要事項は、これらの中におおむね含まれていて、現在でも漢方問診の基準となっている。実際の診療では問診すべき項目はさらに増える。

2）問診表による問診

　問診は聞き洩らしを防ぐために、予め問診表に従って進めるのが便利で能率的である。

　次頁は問診表の1例である。

　問診の項目は多い程精密な問診ができるが、あまり詳しい問診表は患者の注意が散漫になって協力が得にくい。大体50問以内位が経験上最も実用的のようである。病人の主訴や現病歴に直接関係がないような情報でも、問診票で幅広く採取しておくと、後で弁証論治に際し、意外に役立つことがある。

問　診

漢　方　問　診　表

来院日時　　　年　　月　　日　午前
　　　　　　　　　　　　　　　午後
フリガナ
氏　名　　　　　　　　　　　　　　生年月日　明・大・昭・平　　年　　月　　日生（　　才）
住　所
自宅TEL　　　　　　　　　　勤務先ＴＥＬ
最も治したい症状：
症状が最もひどくなるのはいつですか？
　　朝、午前、昼頃、午後、夕方、夜、寝ている時　　　　　　　　身長　　　　cm
現在の症状が発病したのは：　　月　　日　　時（ごろ）　　　　　体重　　　　kg

次の質問に答えて下さい。あると思う症状に○印をつけて下さい。

寒熱　1. 熱がある。寒気がする。どちらもない。
　　　2. のぼせ性である。
　　　3. 冷え性である。
　　　4. 手足が冷える。
　　　5. 急に暑くなったり、寒くなったりする。
汗　　6. 汗をかきやすい、寝汗をよくかく。
頭身　7. 頭痛がする、頭が重い。
　　　8. 肩や背中がこる。
　　　9. めまい、立ちくらみがする。
　　　10. 髪が抜ける、フケが多い。
　　　11. 鼻水がでる、鼻がつまる。
　　　12. 吹出物が出やすい。
　　　13. 顔がむくむ。
　　　14. 手足がむくむ。
　　　15. 身体や手足がだるい。
　　　16. 疲れやすい。
　　　17. もの忘れがひどい。
　　　18. イライラすることが多い。
　　　19. 腰が重い、腰が痛む。
　　　20. 関節が痛い。
　　　21. 手足がしびれる。
二便　22. 大便は硬い、軟らかい、丁度よい。
　　　　　便通は1日（　）回、（　）日に1回
　　　23. 下痢しやすい、便秘しやすい。
　　　24. 小便はよく出る、少ない。
　　　　　夜小便に起きる回数は（　）回位。
飲食　25. 口が乾く、のどが乾く。
　　　　　水や茶をよく飲む。
　　　26. 食欲は良い、普通、ない。
　　　27. 食事をするとすぐ眠くなる。
　　　28. 飲食物は温かい物が好き。
　　　　　冷たいものが好き。

　　　29. 口の中がにがい、甘い、すっぱい、
　　　　　塩からい。
　　　30. 口の中がねばっこい。
胸腹　31. のどに何かつかえる感じがする。
　　　32. せき、たんが出る。
　　　33. 胸が苦しい、痛む。
　　　34. 動悸がする。
　　　35. みぞおちのあたりが痛む。
　　　36. みぞおちに何かつかえる感じがする。
　　　37. おなか（腹）が痛む。
　　　38. 下腹が張る、ガスがたまる。
　　　39. 腹鳴りがする。
耳目　40. 耳鳴りがする。
　　　41. 眼が疲れる、眼がかすむ。
　　　42. 眼が充血する、涙が出る。
睡眠　43. 寝つきはよい、悪い、すぐ眼が覚める。
　　　44. よく夢をみる。
　　　45. 驚きやすい、よく不安になる。
月経　46. 御婦人の方にお尋ねします。
　　　　　月経は順調、不順、閉経した。
　　　　　月経周期は約（　　）日位。
　　　　　期間は長い、短い（　　）日位。
　　　　　血の塊が出ることがある、ない。
　　　　　おりものはある、ない。
　　　　　生理痛がひどい、ない。
　　　　　痛むのは下腹、腰。
　　　　　出産は（　）回。流産（　）回。
　　　　　結婚した年齢（　　）才。
　　　　　今妊娠中ですか
　　　47. （　いいえ、　はい、　妊娠　　　月）
その他の症状
　　　48. 上記以外の症状があれば下記に記入し
　　　　　て下さい。

前に薬や注射でじん麻疹やショックをおこしたことが　ある（どんな薬ですか：　　　　　　　　　）
　　　　　　　　　　　　　　　　　　　　　　　　　ない
今迄に重い病気にかかったことがありますか？　　　　ある（病名：　　　　　　　　　　年頃）
　　　　　　　　　　　　　　　　　　　　　　　　　ない

漢方の診断技術(四診)

(1) 寒熱の問診

①発熱と悪寒が同時にあるのは外感病表証である。

　　発熱悪寒があるもの　　　　　　　　傷寒太陽病
　　発熱が主で悪寒は殆んどないもの　　温病衛分証、傷寒陽明病
　　悪寒が強く発熱はほとんどないもの　陽虚感冒、少陰直中

発熱と悪寒を繰り返すものは往来寒熱といい、半表半裏証（少陽病）である。
発熱して悪寒の全くないもの（但熱不寒）は、裏証（陽明病）である。

午後から夕方にかけ微熱を出し、盗汗を伴い朝下がるのは骨蒸潮熱といい、陰虚火旺の証である。正午から午後にかけ発熱し汗をかくものにはその他に陽明病の潮熱と湿温の潮熱がある。夜間だけ微熱を出すのは瘀血の発熱のことがある。

ずっと微熱が出たり引いたりして慢性に持続し倦怠感を伴うのは、気虚による発熱が多い。慢性の寒熱傾向については、冷えとのぼせについて問診する。

②のぼせ性は熱証であるが虚実がある。実熱では胃熱、肝火上炎、心熱、血熱などの別がある。虚熱は陰虚火旺で四肢のほてりを伴う。

③冷え性は腎陽虚か脾胃の陽虚によるものが多い。

④いつも手足が冷えるのは、陽虚裏寒で熱が四肢に行かない場合と、瘀血で冷えとのぼせが併存錯雑する場合とがある。腰から下の冷えは寒滞肝脈か腎陽虚の場合が多い。

⑤急に暑くなったり寒くなったりする（寒熱錯雑）のは多く気血の虚に肝火を伴う時である。

(2) 汗の問診

⑥少し動くだけでよく汗をかくものを自汗といい、表衛不固で気虚や陽虚の証である。寝汗（盗汗）をかくのは陰虚内熱の病人に多い。

外感病で発熱と共に汗があるのは、中風（軽症、虚証）、汗がないのは太陽傷寒（重症、実証）である。

半身に汗をかく人は時に脳卒中の前兆であることがある。顔面部だけひどく汗をかくのは陽気不足（虚証）か湿熱（実証）である。腋窩の発汗は臭わないものは肝陰虚、臭いのあるもの（わきが）は多く肝胆の湿熱がある。

(3) 頭身（全身）の問診

⑦頭痛に発熱や悪寒を伴うのは外感病。外感病の頭痛は急性で寒邪、風邪、熱邪、湿邪等の六淫の邪で起こる。天気が悪いと頭痛がするのは湿邪である。

頭痛に頭重、めまい、嘔吐などを伴うものは内傷である。内傷による頭痛は一般に慢性であり、体質的な気虚、血虚、痰飲（水毒）、瘀血、食滞、肝火などによるものが多い。内傷に外感の邪が加わって起こることもある。

表層性の頭痛は経証で、その経脈の走行から後頭部より項背部のものは太陽病、前額や眉陵骨のものは陽明病、側頭部の痛みは少陽病、頭頂部の頭痛は厥陰肝経に関係のある頭痛が多い。

⑧肩こりは外感病では頭痛に伴って起こり易い。慢性病（内傷）では、気虚、陽虚（内寒）、気滞、血虚、瘀血等で起こる。

⑨めまいには、肝風、湿痰、気血の虚による別がある。のぼせてふらつくのは肝陽上亢や肝風内動。回転性のめまいや、身体浮遊感、身体動揺感は多く水飲の上衝。立ちくらみと共に眼前暗黒、耳鳴、倦怠感があり、顔色がよくないものは気虚や血虚である。

⑩髪が抜けたり、フケが多いのは多く腎虚の証である。

⑪鼻水や鼻閉は肺の症状である。鼻水は肺の寒飲。鼻閉は肺熱が上行したものが多い。

⑫吹出物は多く体表の風湿熱証であるが、瘀血によることもある。⑬⑭顔や手足のむくみは水腫で外感の湿邪による肺性のものと、脾虚腎虚に因る水飲内盛の場合とがある。

⑮身体や手足が倦いのは多く気虚であるが、身体が重く手足が倦いのは湿困（水飲渋滞）であることが多い。

⑯疲れ易いという訴えは多く気虚であるが、気滞があって気の巡りが悪いために倦怠感を覚えることもある。

⑰物忘れがひどいという訴えには、気虚（無気力）か、或いは腎虚（老化）による健忘かを鑑別すべきである。

⑱イライラするという訴えは、ストレスが肝に貯まり（肝気鬱結）、さらに熱と化して（肝鬱化火）心を刺戟していることを示すが虚実がある。

⑲腰が重い、或いは腰が痛いという訴えは、腰椎や腰の筋肉に異常があるか、

腎虚によることが多い。
　⑳関節や筋肉に疼痛があるのは多く痺証に属するが、痛みが一ケ所に固定している場合（着痺）と、あちこち移動する場合（風痺）とがある。また、寒冷で増強する（寒痺）か、雨や湿気で増強する（湿痺）かを問い正す。
　痛みは気血が経絡に阻滞して通じなくなることによって生ずると漢方では考えており、下記のような原因に因る。
　　気滞疼痛：脹痛、移動性で軽重の変化があり一定しない。多くは鈍痛。
　　血瘀疼痛：固定性で錐で刺すような痛み。
　　寒凝疼痛：寒冷で増強し、温めると軽減する。
　　火熱疼痛：発赤と腫脹があり灼熱感を伴う。
　　湿阻疼痛：痛みと共に、むくみや重倦さを伴う。
　　実邪絞痛：胆石や尿管結石等に因る痛み。
　　虚に因る痛み：気血不足により臓腑絡絡が十分栄養されない時。
㉑筋肉のしびれは多く気血の不足や五臓に熱があって血が筋肉を養わない場合が多い。爪の変形や爪が割れたり剥がれるものは肝血虚と考える。
　身体についての問診は、病人のどの部分にどのような症状や苦痛があるかを具体的に問い正し、更に詳しく問診を進める必要がある。

(4)大小便の問診
㉒「大便は硬い、軟らかい、丁度よい、便は1日（　　）回、（　　）日に1回」
㉓「下痢しやすい、便秘しやすい」
　大便の異常は、主に脾胃及び腸の異常を表現するものであるが、時に肝や腎とも関係がある。
　便秘には寒熱虚実がある。胃熱のために大便が秘結し腹満するのは陽明腑証の実証で熱秘である。
瘀血や気滞に伴う便秘も多く実証である。大便が硬くて出にくいものが便秘で、正常便や軟便であるが思うように出ないのは大便難という。
　老年者などは、津液が不足して便が硬くなるもの、あるいは脾胃の陽気が虚して腸の蠕動運動が弱くなって便秘するものもあり、多くは冷えると憎悪し、虚証である。
　下痢には泄瀉と痢疾がある。排便後スッキリとして気分が良いのは泄瀉で、

多くは脾虚に因る。裏急後重を伴い、出しぶるのが痢疾で、多くは湿熱性で実証である。

慢性の下痢は虚証が多い。脾胃の虚寒があって下痢する者は冷え症を伴う。食後すぐ下すのは脾気虚。ストレスなどで下痢するのは肝脾不和で、肝気が昂り脾胃の働きを抑制して失調させるものである。水分の摂取過剰や、冷飲によって起こる下痢は脾胃湿困で元来脾虚がある者に多い。腎虚の下痢は鶏鳴下痢あるいは五更泄瀉といい、未明に腹痛を伴って下痢を起こすことが多い。

㉔「小便はよく出る。少ない。夜小便に起きる回数は（　　　）回位」

小便が濃く量の少ないものは熱証か津液不足、薄い尿が頻回或いは多量に出るのは虚寒証である。

夜間多尿或いは頻尿は腎虚の証と見る。夜間2回以上小便に起きるものを異常とする。

頻尿や残尿感は淋症で下焦の熱証であるが、実熱と虚熱とがある。尿の勢いが弱いもの、或いは排尿が途中で止まるのは腎虚である。

(5) 飲食の問診

飲食に関しては、1）渇飲の有無、2）食欲の具合、飲食物の嗜好、3）口中の味覚異常等について問診する。

1）渇飲の有無

㉕「口が乾く、のどが乾く、水や茶をよく飲む」

口渇と飲水の状況を問うのは、これが寒証か熱証かを弁別するのに重要な情報となるからである。

のどが乾き、冷たい水や茶をよく飲みたがる人は熱証である。のどが乾かない、飲んでも温かい飲物を少量しか飲まない人は寒証あるいは湿証である。口が乾くが、茶や水はあまり飲みたがらない人は瘀血かあるいは陰虚内熱の人が多い。水を飲むと吐く人は水逆で、水飲が体内に停滞している。

2）食欲と嗜好

㉖「食欲は良い、普通、ない」
㉗「食事をするとすぐ眠くなる。」
㉘「飲食物は温かい物が好き、冷たい物が好き。」

病気の経過中或いは病後、食欲がある人は一般に経過や予後が良好である。

よく腹が空き食欲旺盛であるが、胸が灼けたり、空腹時痛のある人は胃強脾弱で胃熱がある。食欲が乏しく、少し食べると腹が張ったり下痢、腹鳴する人は脾胃虚弱である。食後すぐ眠たくなる人は脾気虚である。

温かい食べ物や熱い茶を好み、冷たい物を飲んだり食べたりすると下痢や腹痛を起こす人は寒証で脾虚である。逆に冷たい物を好む人は熱証であるが、実熱と虚熱がある。

3）口中の異常味覚

㉙「口の中がにがい、甘すっぱい、塩からい」
㉚「口の中がねばっこい」

口の中の味覚が正常なのは「口中和」といい、内熱がないことを示す。口の中がにがく感じるのは熱の存在を示し、主に胃熱か少陽病あるいは肝胆の湿熱である。

口の中が甘く感じられる時は脾の湿熱。酸味を感じる時は食物の停滞か、肝脾の不和。塩からく感じる人は腎陽虚で、口や舌にも水腫が生じている（腎虚水冷）ことが多い。

口の中がネバネバするという人は脾虚で痰飲のある人が多い。

口の中に薄い唾液が多量に湧くのは脾胃虚寒の証である。

(6) 胸腹の問診

臓腑は胸腹にあるので、臓腑に異常があれば、胸部や腹部の症状として外に現われ易い。

1）胸部の症状

㉛「のどに何かつかえた感じがする」
㉜「せき・たんが出る」

のどに何かつかえた感じがするのは、咽中炙臠、或いは梅核気などと呼び、多くは感情の鬱結（気滞）があり、気滞と痰飲（水毒）とが結びついて、咽喉に停留して下らなくなっている状態であるが、肺気不足（気虚）のこともある。

咳は肺の症状であるが、聞診に際してもその特徴を聞き分ける。肺熱によるものと肺寒によるものとがあり、また痰飲を伴うものとそうでないものとがある。

ただ咳嗽があり、無色の喀痰を伴うのは通常外感病に伴う咳嗽で、傷寒なら

少陽病、温病では気分証の初期である。

　喘咳と共に黄色い粘痰を喀出するものは肺熱。喀痰の多いものは肺湿熱。喀痰の喀出が困難であるのは肺の燥熱か陰虚の熱である。

　咽がイガイガ、ムズムズして顔を真赤にして咳き込む症状は大逆上気、あるいは咽喉不利といい、肺と胃の陰虚火旺による気道の乾燥があるための反射性咳嗽である。

　逆に薄いタンが大量に出、水鼻を伴う喘咳は肺寒裏水の証である。

㉝「胸が苦しい、痛い」
㉞「動悸がする」

　胸苦しいとか、胸が痛いという症状は、胸痺、或いは心痛と呼んでいるものに当り、これには虚証と実証とがある。

　実証は、胸部に気滞や瘀血があるものである。虚証は胸部の陽気が虚して、そこに寒陰の邪が入り込んで生ずる。動悸は多く心気虚の症状である。精神の不安定により起こるものと、水飲が内停して（水毒）起こる場合とがある。

2）腹部の症状

㉟「みぞおちのあたりが痛む」
㊱「みぞおちに何かつかえる感じがある」

　みぞおち（心下）に痞えがあるのは心下痞といい、胃気は降り脾気は昇るという脾胃の気の正常な昇降が失調して脾胃不和（脾気と胃気とが互に交わらず錯綜する）を生じる時に痞となる。

　みぞおち（心下）が痛む症状には寒熱虚実がある。実熱証は胃熱や食積（食べ過ぎ）や結胸によるものであり、虚寒証は陽虚裏寒や寒陰の邪によるもので、寒冷にさらされたり冷たい物を飲食することにより症状が増悪する。

　腹の中でガボガボ、パチャパチャ水音がするのは胃内振水音とか胃内停水と言われる症状で、脾虚湿痰の症候である。脾が虚して湿痰を生じる場合と、水分摂取過剰の場合とがある。

㊲「おなか（腹）が痛む」

　腹痛があり、腹を触られるのを嫌がる病人は実証で、触られるのをむしろ好む病人は虚証である。

急性の腹痛は外感病や胆石症、腸癰などで起こる。慢性の腹痛では、便秘を伴うものは実証、下痢軟便のものは虚証である。

実証の腹痛は腸胃の気滞、瘀血、便秘、慢性の腸癰等で起こり、虚証の腹痛は脾胃裏寒や血虚などで起こり易い。

㊳「下腹が張る、ガスがたまる」

多くは気滞や瘀血がある。

㊴「腹鳴りがする」

腹がゴロゴロいうのは気滞か腸管内に水飲が過剰にある場合で、寒冷によって増強し腹痛を伴うものは虚証で寒飲を伴っている場合である。

(7) 目と耳の問診

肝の病症は目、腎の病症は耳に現われ易い。

㊵「耳鳴りがする」

耳鳴は多く聴力減退を伴い老人に多く、一般に気虚、腎虚の現れとされる。

㊶「眼が疲れる、眼がかすむ」

眼精疲労、視力減退は多く肝腎不足である。

「眼が充血する、涙が出る」

眼の充血、鞏膜の出血、眼がチカチカする、めまい感等の症状があれば、肝火上炎（実熱）か肝陽上亢（虚熱）を疑う。

(8) 睡眠の問診

㊸「眠りは良い、普通、すぐ目がさめる」

㊹「よく夢をみる」㊺「驚きやすい、よく不安になる」

熟睡できず、よく夢を見、驚き易く不安を伴うのは心血虚。

不眠は心血が騒擾される時生じる。その原因は次のような場合が考えられる。

① 虚証の人で肝気が昂りすぎた時。

② 肝血虚があって虚熱を生じ興奮する時。

③ 脾虚の人が心配し過ぎて心血虚を生ずる時。

④ 肝胆の湿熱が心を上擾する時。

⑤ 脾虚、食積、痰飲等で消化不良を起こす時。及び煩悶興奮等様々である。

四肢が火照って殆んど一晩中眠れない場合は虚実があり、実証では血熱、胃熱、肝熱の上擾による心の実熱、虚証では腎陰虚と心血虚が同時にある心腎不

交である。

　漢方では、夢は陰陽や五臓の状態を反映すると考えている。漢方の夢判断の一例を挙げると、水の上を渡る夢は人の陰気が旺んな時、火事や物を燃やす夢は陽気が旺んな時。

　人と争う夢は陽気陰気共に旺んな時、空を飛ぶ夢は上半身の気が盛んである証拠、高い所から落ちる夢は下半身の気が盛んである証拠。

　怒る夢を見るのは肝気が旺盛な人。笑う夢を見るのは心気が旺盛な人。身体が動かなくなる夢を見るのは脾気が旺盛な人。大声で泣く夢を見るのは肺気が旺盛な人。腰や背がバラバラになる夢を見るのは腎気が旺盛な人、といった具合である。

9．月経、帯下の問診

　月経と妊娠分娩は婦人の子宮や卵巣の機能に関係するだけでなく、心、脾、肝、腎等の臓腑や、衝脈、任脈などの経脈とも密接な関係がある。
まず婦人では、㊼現在妊娠の有無を確認する。
「婦病ヲ看テハ、当ニ先ズ孕（妊娠）ヲ問ウベシ。モシ孕疑似ニアルノ間、破気行血ノ薬ヲ軽用スベカラズ（張子和）

　妊婦に対しては投薬は慎重を要し、用いられる方薬は非常に制限されてくる。
　㊻「御婦人の方にお尋ねします。月経は順調、不順、閉経している。期間は
　　　長い、短い、（　　）日位。おりもの（帯下）はある、ない。月経の時腹痛
　　　や腰痛がある、ない。」

　子宮や卵巣に器質的障害がなく、排卵も正常な婦人の不妊は、単に婦人科だけの問題ではない。閉経直後では謂所更年期障害が起こり易いが、更年期障害の原因も決して単一ではない。

　月経不順の婦人は、衝脈、任脈に不調があることが多い。

　月経周期が短く（先期）、月経血の色が紅で最も多いのは血熱、量の少ないものは陰虚である。

　月経周期が長く（後期）、月経血の色が淡く量も少ないのは血虚。

　月経血は淡紅色のものは気虚か気血両虚、深紅色で粘稠なものは気滞、血瘀あるいは温熱である。

　月経血が紫色で、血塊があるのは瘀血。

月経血が多いものは虚証が多く、色の淡いものは血虚。

月経血が少ないものには虚実があり、虚証は気虚や血虚、実証は瘀血や寒凝である。

月経痛は、瘀血、血虚、陽虚（虚寒）、気血両虚いずれでも起こる。

帯下については、着色して粘稠なものは熱証、透明で稀薄なものは寒証が多い。

(10) その他の問診

「㊽その他の症状（上記のものにはないとき）や問診表にない症状があれば詳しく問い正す

「前に薬や注射でじん麻疹やショックをおこしたこと：あり、なし」

アレルギーや過敏体質について有無を確かめる。また、過去の治療の適否を確かめる。「今迄に重い病気にかかったことがありますか。あり（病名　　　年頃）、なし」

過去の病歴を問うことは、今回の疾患の治療に重要な意義を有す。宿痾の有無、体質的な弱点などを弁証施治の参考とする。

また現在、他の医療機関で何か現代医学の薬（新薬）を投与されていないか、或いは薬局などで保健薬や漢方薬、健康食品、サプリメントの類を購入して常用していないか、詳しく問い正すことが必要である。

4. 脉診

1）脉診の方法

漢方では病人の現わす脉状によって、全身の臓腑や気血水の調和の具合（陰陽、気血）、病気の場所や深さ（表裏）、病気の性質（寒熱）、病気に対する病人の抵抗力の状態（虚実）などが判断できると考えている。従って漢方の診断技術の中で脉診は必須のものとされている。

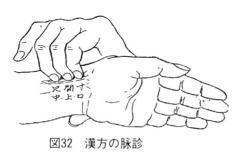

図32　漢方の脉診

脉診の方法は時代や流派によっていろいろなやり方や変遷があるが、現代では「寸口の脉」と称して、左右の手首の橈骨茎状突起（漢方で高骨と呼んでいる部位）で橈骨動脈の拍動を示指、中指、環指3本の指で触知する方法が一般に行われている。図30のように高骨の部分を関上（関）と呼び、それに接する手掌側を寸口（寸）、肘関節側を尺中（尺）と呼び、先ず病人の寸口に医者の示指、次に関上に中指、最後に尺中に環指を当て、これらを左右それぞれで軽、中、強と3段階の強さで押さえつけて脉状を取り、これらの深浅、強弱、硬軟、大小などの具合を総合して、病人の陰陽虚実や気血臓腑の状態を判断する。

左右の寸、関、尺計6ヶ所の脉をそれぞれ寸脉、関脉、尺脉と呼び、その脉状は五臓六腑の状態に対応すると中国歴代の医書は教えている。非常に詳細なやり方から簡略なもの迄諸説あるが、現在では大体表15のようなところに落ち着いているようである。それぞれの部位の脉の虚実が対応する臓腑の虚実を反映すると考え、左右の寸関尺の脉状の虚実によって五臓六腑の虚実の状態や相互の調和の具合を診断できるとされ、弁証の大きな拠り所となっている。

表15　寸口の脉による臓腑配分

	寸 口	関 上	尺 中
左	心・小腸	肝・胆	腎・膀胱
右	肺・大腸	脾・胃	腎・三焦

通常、脉と証（証候）とは相関しており、一つの証に対して一定の相応した脉がある。脉と証とが一致しているものを「順」といい、病は一般的な規則に合致した進展を示すことが多い。

一方脉と証が合致せず互に矛盾するものを「逆」と呼んでいる。この場合病の変化や進展は通常の規則に沿わない事が多く、特異的な経過を示す。

弁証論治に際し、脉と証が一致しない時、証を捨てて脉に随う時この証を「仮証」とし、逆に脉を捨てて証に随う時その脉を「仮脉」と呼ぶ。

しかし、初歩的な脉診では個々の指に触れる脉状よりも、総合的に見た脉状から病人の陰陽虚実の状態を判断する事が多い。

2）脉の種類

　病人が静かにしている時、医者の指に感じられる脉拍の波動の形を脉象（状）と呼んでいる。脉象は脉拍の最もよく感知できる深さ、脉拍数、拍動の強さ、緊張度、波動の緩急、脉を触れる血管の巾（太さ）など種々の要素の組合わさったものである。漢方の脉診では脉拍は指の腹で触れるのではなく、最も敏感な指の先端部で脉を感知するのが正しい触れ方である。

　脉は胃、神、根を有していることが大切であるとされる。『素問』平人気象論に「脉胃気ナケレバ亦死ス」とあるが、一般に脉に胃気があるとは脉の去来がゆったりとして、リズムが整っているということである。神気があるとは血脈を主る心の機能の正常性を現わしており、脉が充実して力があり柔和である。根とは腎脉である尺脉に力があるということで、有根の脉とは腎の精気旺盛を示す。逆に尺脉が無力であれば先天の本が衰え、生命の根源が尽きかけていることを示す。

　正常人の脉象は平脉といって搏ち方は均一でおだやかな脉状である。代表的且つ基本的な脉の種類は下記のようなものである。

(1) 浮脉と沈脉

　脉の浮沈は病位、即ち病のある場所の深浅や病の新旧などを示している。入浴や運動した後などに見られるような、一寸指を当てるだけで触れる脉を浮脉という。浮脉は気血が外向性、発散性の状況にあることの表現と考えられる。従って浮脉は外感病の初期などによく現れ、一般に疾病が初期、或いは病が体の浅い処にある（表証）ことを示している。傷寒の太陽病や温病の衛分証などでは浮脉を呈する。

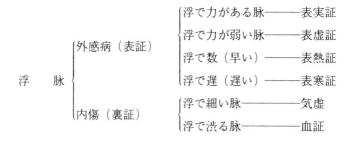

太陽病傷寒では浮緊、太陽の中風では浮緩或は浮弱、温病衛分証では浮数の脉状がそれぞれ出現する。

指を軽く押し当てただけでははっきり搏動を触れず、深く押し当てて始めてはっきり触れる脉を沈脉という。沈脉は気血が内向性、収斂性の状況にあることを示すと考えられる。従って沈脉は病が体の深い処にある（裏証）か、また慢性病或いは寒性であることを示している。

沈脉（裏証を意味する）
- 沈実の脉――――――体内に積滞がある
- 沈緊の脉――――――陰寒、冷痛がある
- 沈弦の脉――――――体内に癖飲がある
- 沈で微かな脉――――陽虚
- 沈で渋る脉――――――血瘀、或は気滞
- 沈で数（早い）脉――体内深い処に熱がある

(2) 数脉と遅脉

脉の数と遅は脉拍の早さである。本来は一呼吸の間に5拍以上打つ脈を数脉、4拍に満たない脉を遅脉としてきたが、現代では脉拍が早く1分間に90拍以上打つ脉を一般に数脉、逆に脉拍が遅く1分間に60拍以下の脉を遅脉としている。

数脉は主として、熱証を表現するとされており、数で力強い脉は実熱、数だが力のない脉、或は細い脉は虚熱を示すとされている。数脉は精神的緊張や興奮、或は心不全の時などにも出現するのでその点を考慮して鑑別する必要がある。

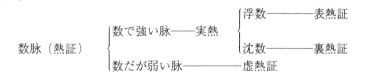

遅脉は一般に寒証の表現とされ、陽虚で裏寒のある場合や、寒冷下に置かれた時などに現れる。但しマラソン選手のように日頃心肺機能を鍛練している人の遅脉は病気ではない。

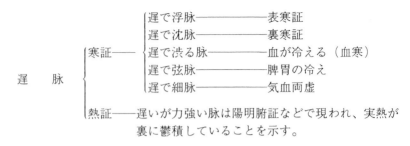

(3) 実脉と虚脉

脉の虚実とは脉の拍動の力強さで、血管内を流れる血液の充実度の表現と考えられる。

実脉は脉の巾が大きく、拍動は力強く、浮中沈(軽中強)、どの深さどの強さで触れてもはっきりとした拍動を感知できる脉象である。実脉は病邪の勢力が盛んで、それに対する病人の正気も旺盛で邪正闘争が強烈に行われていることを示す。実脉が現れる時はおおむね実証である。

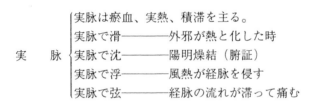

虚脉は脉の巾は大きいが軟かく拍動は弱く無力である。浅く或は中位に触れてもわかりにくく、深く探ってようやく弱く触れる脉象とされる。虚脉は病人の正気が虚衰していることを示す。従って臨床的には気虚、陽虚だけでなく血虚、陰虚でも現れる。

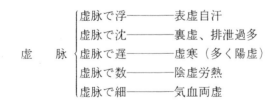

(4) 弦脉、緊脉、緩脉

　これらは主に血管の緊張度或は硬さを表現するものである。

　弦脉は楽器の弦のように硬く直線的に緊張した脉状である。弦脉は肝気の状態と痰飲や痛みを現わすとされる。

　肝は血を蔵す。従って血管の緊張は肝が主る。肝の疏泄機能が阻害され肝気鬱結や肝熱があると弦脉を現わす。また寒冷刺戟や痛みも血管を収縮させ弦脉を生ずる。

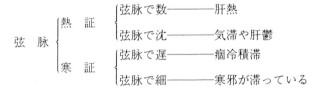

　緊脉は弦脉に似るが脉拍がより強く血管の緊張が強く、指には強く撚った紐を触れるように感知される。寒邪が盛んな時や疼痛の著しい際に出現する。

　緩脉は緊脉とは逆に虚脉に似て緊張は強くない軟い脉である。無病の時の脉はおおむね緩脉である。従って病人の脉象が緩脉に変化する時は治癒に向かう兆候とされている。また、病的な緩脉は湿飲のある際によく出現し、その時は濡脉と表現されることもある。

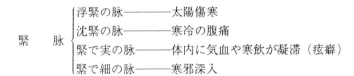

(5) 滑脉と渋脉

　これらは主に脉中の血流の流動状態を捉えた表現である。

　玉が転がるような滑らかで力のある脉を滑脉という。滑脉は血管内の気が実し血が勢いよく流れる時の脉象とされる。従って実熱、痰飲、或は食積等に際して出現する。若し女性で月経が無く、滑脉が出る場合妊娠の可能性がある。正常人が滑で緩の脉象を示す時は営衛充実した健康の印である。

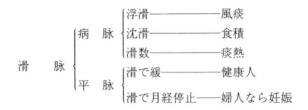

渋脉（或は濇脉）は拍動は弱く頼りない感じで、その強さが一定しない感じの脉である。血流が円滑に流れていない状態で、血管の充盈が不足しているか、血流が緩慢であることを示す。従って血液が不足しているか、血が寒冷や血瘀などで凝滞している時に生ずる。

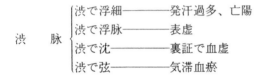

(6) 大脉と細脉

脉が大とか細（小）というのは脉の巾、即ち血管の太さを表現するものである。

血管の直径が、脉診している医者の指先より巾広いものは大脉、それより狭い（細い）脉は細脉である。大脉は多く病が進展する時に現われる（内経）が、一方大は即ち盛大少力（仲景）で気虚の脉証ともいう。細脉は血少く気衰えた状態、即ち血虚で慢性病で体が衰弱した時などに現わる。

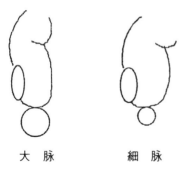

脉　診

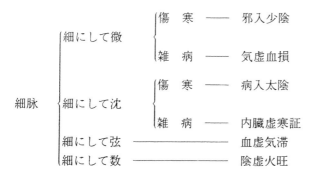

(7) 長脉と短脉

　血管に沿ったタテ方向の長さを示す。長脉とは、寸、関、尺の範囲を越えて脉が触れるものである。正常人にも現われるが、動脈硬化の病人によく現われる。

　短脉とは、寸、関、尺の三指の巾全部では脉が触れず、1～2指尖の巾でしか触れないものである。一般に気血不足か、血行が渋滞している場に現われやすい。

(8) 洪脉と芤脉

　波が打ちよせるような或は下から噴き出してくるような太く力のある脉を洪脉という。洪脉は熱邪が旺盛である状態を示し、内外共に熱している陽明熱証などでよく出現する。

洪脉（熱邪旺盛）
- 洪で力がある ——— 実熱
- 洪だが力が無い ——— 虚熱
- 洪で浮脉 ——— 表熱
- 洪で沈脉 ——— 裏熱

　芤脉は浮で、これを触れると中空のネギのように無力、空虚の脉である。芤脉は失血亡陽、陰気損傷等で出現する、いわば虚脱時の脉とされる。

(9) 結脉と代脉

諸説があるが、不整脉で不規則に脉の欠落するものが結脉、規則的に脉が欠落するとの代脉と呼んでいる。普通結代の脉と一括される。臨床的には気血凝滞、或は血行を支配する心の虚損や傷害によって生ずる。

3) 脉診のまとめ

気血と脈象

証	脈		証	脈
気 虚	虚（弱）		血 虚	細
気 陥	虚		瘀 血	細・遅・渋
気 滞	滑実		血 熱	数

八綱辨証と脈象

証	脈		証	脈
表	浮		表 実	浮緊
裏	沈		裏 寒	沈遅
寒	遅		裏 熱	沈数
熱	数		裏 虚	弱
虚	虚・細・濡・弱		裏 実	沈実
実	実		陰 虚	細数
表 寒	浮緊		陽 虚	弱
表 虚	浮緩		気 虚	虚・弱
表 熱	浮数		血 虚	細

傷寒論に於る三陰・三陽の脈象

証	脈		証	脈
太陽の表虚	浮緩		少陽（半表半裏）	浮弦
太陽の表実	浮緊		太陰（脾）の衰虚	沈緩弱
太陽の蓄水	浮		少陰の寒化	沈微
太陽の蓄血	沈渋		少陰の熱化	沈微細数
陽明の熱熾	洪		厥陰の蛔厥	沈微、伏
陽明の腑実	沈実		寒厥の頭痛	沈弦細

参考及び引用文献

(1) 邢　錫　波　　脉学闡微　河北科学技術出版社　1985
(2) 原　田　康　治　　漢方の脉診（講義プリント）

5. 腹　診
1）腹診の意義

　腹診は漢方の四診の中では脈診と共に切診に属し、病人の腹部に直接手を触れて診断するもので、脈診と共に漢方の重要な診断技術である。

　漢方の腹診は、西洋医学の触診のように腹腔内臓器の形状や大きさを直接触知しようとするものでなく、腹壁の状態の微妙な変化を漢方独特の〝腹証〟という形で捉えて、病人の陰陽虚実の状態、気血津液の過不足、五臓六腑の異常や臓腑間の調和の乱れを察知しようというものである。

　従って漢方では内臓の病気だけでなく、あらゆる病気の診断にも必ず腹診を行う。『傷寒論』でもいくつか腹証に関する記載が見られるが、腹診は漢方の本家の中国では従来あまり重視されなかった。しかし最近ではわが国の漢方医学の影響で、腹診に対する関心が高まりつつある。わが国では、腹診は江戸時代以降、特に古方派の医師達によって熱心に研究が行なわれ、いくつかの特有な腹証を〝○○湯の腹証〟というように特定の薬方に直結させて漢方治療を行なう方法を編み出した。このような腹診法は非常に簡明且つ実際的で、しかもその手技に習熟すれば非常に診断の精度が高いので、わが国独特の診断法として大いに発達し普及した。

　しかし理論を無視して、いわゆる勘と経験だけを頼りに、ある腹証を特定の薬方に直結させようとすると、時には大きな誤りに陥る危険性もある。そこで、各々の薬方に特有な腹証に習熟する一方、病人の示す腹証が体内のどういう病変を反映しているのか、という事を常に考察すべきである。

2）腹診の方法と主なチェックポイント

　漢方の腹診や、診察に際して注意すべき点は、西洋医学の腹部の触診や診察とは根本的に異なっているという点である。

(1) **患者は両膝を伸ばして抑臥させる**

　　両膝を伸ばした儘仰臥させるのが漢方的腹診の特徴である。腹に力が入ると腹直筋が緊張したり、季肋部や心窩部が硬くなり誤診の原因になるので、病人を自然の儘の姿で腹に力を入れないように、緊張を解いてゆったりと仰臥させて診察を受けさせることが大切である。腹診は息をゆっくり吐かせながら行うとよい。主なチェックポイントは以下のような事項である。

(2) 腹全体を軽く手掌で按ずる

先ず腹壁の厚さや緊張度によって病人の体質の虚実を判断する。

腹壁が厚く、全体に弾力があり皮下脂肪が十分ある患者は実証である。腹壁が厚くても抵抗がなくグニャグニャしているのは虚証である。腹部が色白軟弱で時に動悸のある者は気虚である。

腹壁が薄く、乾燥気味で腹部全体に弾力がなく皮下脂肪も少なくやせている患者は大体虚証で血虚の者が多い。腹壁が薄くても適当な緊張があり底力のあるものは実証である。

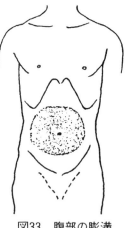

図33 腹部の膨満

腹壁の緊張が強いのは一般に実証であるが、腹壁が薄くベニヤ板のようにつっ張っているのは虚証で、**小建中湯証**などで時に見られる。

腹部の膨満にも虚実の別がある。腹部が臍を中心に盛り上がって膨満し、腹壁も厚く腹に力のあるのは腹腔内に気が充満している証拠で気滞や瘀血が多く実証。**防風通聖散証**や**承気湯証**などでよく見られる。

膨満していても腹部軟弱で蛙の腹のように横に垂れ下ったように膨れているのは気虚の証で、**防己黄耆湯証**などによく見られる。

鼓腸や腹水による膨満は一般に因虚致実であって、虚証と判断さるる

(3) 腹直筋の緊張があるか

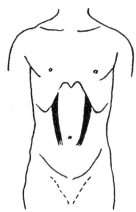

腹直筋が上から下迄、あるいは臍から上部で緊張しているものを腹皮拘急、或いは腹皮攣急と呼ぶ。腹皮拘急は肝脾の不和（不調和）を反映している。肝と脾は相克の関係にあり、腹部は脾の領域である。一方筋肉の収縮や緊張は肝が主っている。従って肝と脾の働きが調和を欠くと、腹直筋の拘縮が起こったり、同時に消化管の平滑筋の攣縮が生じて腹痛を来したりする。腹皮拘急には、虚実があり、実証は肝気鬱結が強くて木横克土するもので、**四逆散証**、虚証は脾虚があるため正常の肝気が弱い脾に乗ずる

図34 腹皮拘急（腹直筋の緊張）

（木乗土虚）もので、**小建中湯**や**桂枝加芍薬湯**の証である。腹皮拘急に際しては柔肝（肝気鬱結や肝陽上亢を鎮める）及び補脾緩急止痛の働きを持つ白芍薬の配合された**芍薬甘草湯**や**小建中湯**といった処方を用いることが多い。

臍から下の腹直筋が緊張しているものを、小腹拘急とか小腹弦急と呼び腎虚の腹証である。

小腹（下腹部）は腎が支配する領域である。腎陽が虚して下半身が虚寒に陥ると小腹の腹直筋も十分温められず血流を受けられなくなるので拘急する。また腎陰が虚すと肝血も虚すので筋肉を十分栄養できず小腹拘急を生ずると考えられる。

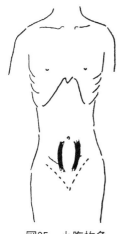

図35　小腹拘急

(4) 心窩部に抵抗があるか（心下痞）

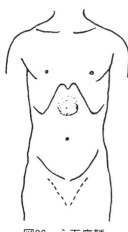

図36　心下痞鞕

自覚的に心窩部がつかえる感じがし、圧すと軟らかく痛まないものを心下痞という。また心窩部につかえる感じがあるだけでなく、圧えると抵抗や圧痛のある場合を心下痞鞕といっている。

石のように硬く、圧えると強く痛む者は結胸である。心下硬満して便秘する者は陽明病腑証である。

胃は飲食物を受納して脾や腸に送る、即ち生理的状態では胃気は下に向って働く。一方脾は飲食物を消化吸収し栄養分を心肺始め諸臓に送る。即ち脾気は正常では上行する。胃気が下行せず、脾気が上行せず、胃気と脾気がうまく交らない時、即ち脾胃が調和しない時心下に痞塞する感じが起こる。これが心下痞の原因と考えられる。心下痞は脾胃の気が滞る時、心下痞鞕は心下（脾胃の部位）に気だけでなく痰飲も停滞する時に生ずる。心下に熱と水が結合しているのは結胸である。胃中に熱と宿食が結合すれば陽明腑証である。心下痞や痞鞕は寒熱虚実様々の状態で起こり得る。従ってそれらを治療する処方も**瀉心湯類**、**承気湯類**、或は**人参湯類**と病態に応じ種々である。

(5) 季肋部に抵抗や圧痛があるか

心窩部から季肋部にかけて、自覚的には「物のつまった感じ」或は圧迫感や窮屈な感じ、他覚的には季肋下を指先で上へ押し上げると抵抗や痛みを訴える症状を胸脇苦満と呼んでいる。胸脇苦満は自覚症状はなく腹診して始めて見られる場合もある。臨床的には左より右に出現し易く、乳首と臍を結んだ線が肋骨と交わる辺り（期門）に最もよく現われる。

胸脇苦満は肝の疏泄作用が障害されて肝気鬱結を生じていることを示す腹証である。換言すれば胸脇苦満をみとめたら、肝気鬱結が存在すると判断してよい。肝気鬱結は外感病では傷寒の少陽病や温病の気分証で邪熱が少陽胆経や三焦経に侵入する時、或は内傷では怒り（ストレスや精神的緊張）が肝で十分処理されず肝内に気滞を生ずる時に発生する。

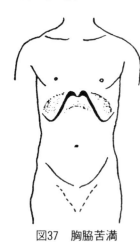

図37　胸脇苦満
（小柴胡湯）

肝気鬱結は昂じると鬱して熱証となる。肝気鬱結が胃に横逆すると、胃にも実熱と胃気の鬱滞を生ずるので、腹診では強い胸脇苦満に心窩部の実満を伴った心下満或は心下急という腹証が見られる。心下急は**大柴胡湯**証で見られる腹証である。

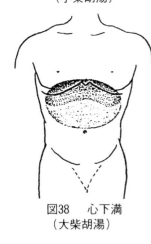

図38　心下満
（大柴胡湯）

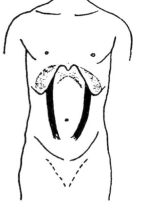

図39　胸脇苦満と腹皮拘急

肝と脾は五行の上では相克関係にあり、日常非常に密接な連携を保っている。肝気鬱結が非常に強くなって正常な肝脾の関係が保てなくなると肝強脾弱の実証的肝脾不和を生じる。この時は腹診すると胸脇苦満と腹皮拘急が同時に見られる。代表的な例は**四逆散**証である。

(6) 下腹部に抵抗や圧痛があるか

下腹部骨盤内腔は静脈が豊富に分布しており、瘀血や血虚があると下腹部の膨満感、抵抗或は圧痛などが現れ、腹診上処方の選択に直結するような腹証も幾つかある。下腹部の両側を一般に少腹と称している。

最も特異的なものの一つは**桃核承気湯証**に出現する少腹急結である。この腹証は、左右どちらでも出現するが、指頭で多くは左臍傍から斜下に左腸骨結節に向って圧擦すると左側の腸骨窩に激しい、時には病人が飛び上る程の痛みを訴えるものである。逆に右側の回盲部に強い抵抗と圧痛がある時は**大黄牡丹皮湯**の腹証とされており、これは回盲部のリンパ節の辺りの炎症性の静脈鬱血に由来するのではないかと思われる。

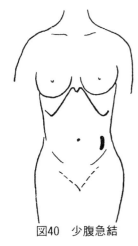

図40　少腹急結

少腹満とは下腹が硬くはないがつっ張っていて抵抗や時に圧痛のあるもので、虚証で瘀血や血虚がある時に見られる。**当帰芍薬散、四物湯、加味逍遙散証**などで現れる。これに対し下腹部が硬くて膨満しており強い抵抗や圧痛を示すものを少腹

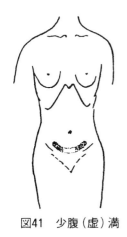

図41　少腹（虚）満

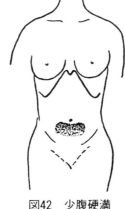

図42　少腹硬満

硬満といい**桂枝茯苓丸証、通導散証**など実証で瘀血や気滞がある時に出現する。

その他瘀血や血虚証の病人では臍の斜下や、腸骨窩或は鼡径部の少し上辺りに圧痛や有痛性の索状抵抗を触れることが多い。例えば**桂枝茯苓丸証**では臍の斜下2.5横指の辺りに強い圧痛を認めることが多い。また**当帰四逆加呉茱萸生姜湯証**では腸骨窩附近にしばしば索状の或は有痛性の抵抗を認める。下腹部は最も複雑且つ微妙な腹証を現わす部位である。

(7) 下腹の中央辺りが軟弱か（小腹不仁）

臍から下の下腹部を漢方では小腹と呼んでいる（一般に所謂下腹部を小腹、臍傍を少腹と使い分けている）。下腹部正中線、臍下丹田の辺りが軟弱空虚な腹証を小腹不仁或は臍下不仁と呼んでいる。腹部の正中線の両外側は足少陰腎経が下から上に向って走っており、正中線には人体の生殖を主る奇経八脉の一つ任脉が上行している。一般に下腹部は腎の支配する領域であり、特に腎陽（＝真陽）の根源である"命門の火"は左右両腎の間、下腹部中央に表現されると漢方では考えて来た。従って臍の下正中線辺りの軟弱無力は腎陽の虚衰の反映と考えられている。

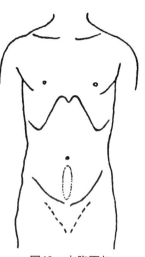

図43　小腹不仁

不仁とは元来等しくないという意で下腹部の腹力が上腹部のそれに対比して弱い場合を一般的にいうが、下腹部に知覚鈍麻をみとめても小腹不仁である。

小腹不仁の腹証は腎陽虚、腎陰陽両虚、或は腎精虚（先天的な生命の基本物質の不足）がある時現われ、臨床的には**八味地黄丸、牛車腎気丸**或は**真武湯**などを用いる重要な指針となる。これらの証では小腹不仁と共に背腰部や下肢の冷えと無力脱力が通常見られるのでこれも参考にする。

腎虚では小腹不仁の他、下腹部の腹直筋だけが緊張している小腹拘急という腹証が出現することもある。これは腎陽虚による下半身の冷えによる筋肉緊張、肝腎陰虚により肝血が腎領域の下腹部の筋肉を十分営養しない時、腎と表裏の関係にある膀胱の気化作用（尿の生成・排出の機能）の失調、或は腎の陰陽が共に虚したため腎陽が腎陰の制約を失って微弱な腎の陽気が浮上する（虚陽上浮）時など（これは**桂枝加竜骨牡蛎湯証**で見られ少腹弦急と表現されている）に現れる。

(8) 腹部に大動脈の拍動を触知するか

健康な人では腹部大動脈の拍動（悸）を感じることはなく、触れても微かである。拍動は感知される場所によって図のような名称が付されている。また下記のような病態で生ずると考えられる。

① 虚証で顕著な時

腹壁が薄く軟弱な人ではよく拍動を触れる。腎虚や脾虚で多く見られる。
(例、補中益気湯、桂枝加竜骨牡蠣湯、真武湯、etc)

② 煩驚

気が昂り、興奮したり、怒り、不安等の精神的緊張がある時は、しばしば自覚的或は腹診に際し動悸を感知する。漢方的には肝陽上亢や心肝火旺と呼ばれるもので、強い肝気の鬱滞が熱と化して上に隣接する心にも影響を及ぼす場合である。

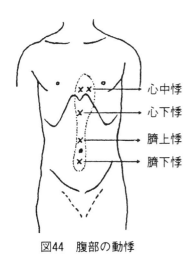

図44 腹部の動悸

(柴胡加竜骨牡蠣湯、柴胡桂枝乾姜湯、加味逍遙散、抑肝散加陳皮半夏．etc)

③ 水飲過剰

循環血漿量も含め体内の水分の過剰によると考えられる場合で、拍動の増強及び伝導率が良くなる為ではないかと考えられる。特に臍のすぐ上「水分」という経穴を中心として拍動がある時は昔から肝腎の虚或は水飲過剰（水毒）の証とされて来た。(**苓桂朮甘湯、五苓散、半夏白朮天麻湯**．etc)

拍動を強く感じる時は原則的に虚証と考える。また拍動の原因は多く単一ではなく、上の3つの病態が混在している場合も多い。

(9) その他胃内停水や蠕動不穏等があるか

上腹部を軽く叩くと水音が聴えるものを胃内停水とか胃内振水音と呼ぶ。健康人では水を飲んだ後でも普通胃内停水や振水音は生じないが、腹壁が薄く腹筋の弱い人、胃腸の弛緩している人では、しばしば消化管内に多量の水分を生じ（脾虚生痰）胃内停水や振水音を出すことが多い。胃内停水は一般に脾気虚と水飲過剰（水毒）の証で現われると考える。これらの病人は従って胃内停水の他、動悸、めまい、立ちくらみ、耳鳴、下痢、腹鳴、喘咳等、水飲過剰（水毒）の症状を伴っているので参考になる。舌も一般に軟弱肥厚して厚い白苔を見る。胃内停水をみとめる時は、利水剤である

茯苓、白朮、蒼朮、沢瀉、猪苓、半夏等に、補気剤、理気剤が配剤された処方が用いられる。

　また腹中の陽気が衰微して強い虚寒がある時、腸管の攣縮や過剰運動により腹痛や蠕動不穏を生じ、薄い腹壁を通して腸の蠕動不穏が透見或は触知されることがある（**大建中湯**．etc）。

　また腹部の正中線、白線の部分が楽器の弦か鉛筆の芯のようにピンと張っているものを正中芯と呼ぶ。腎陽虚或は脾陽虚など陽虚裏寒に際して現れることがある（**八味丸、真武湯、人参湯、小建中湯**．etc）。

3）腹診のまとめ

主な腹診所見

1. 膨　満 ┬ 全体的－腹満（実満、虚満）
　　　　 └ 限局的－心下満、少腹満

2. 腹壁緊張度
　　緊　張
　　　　季肋下－胸脇苦満、脇下硬満
　　　　心下部－心下痞、心下痞鞕、心下支結、心下痞堅、結胸。
　　　　腹直筋 ┬ 全体、上腹部－裏急、腹皮拘急。
　　　　　　　 └ 下腹部－小腹弦急、小腹拘急。
　　　　白　線－正中芯
　　弛　緩
　　　　全体－腹部軟弱
　　　　心下部－心下軟、心下濡
　　　　下腹部－小腹（臍下）不仁

3. 拍動（腹動）――――心下悸、臍上悸、臍下悸。

4. 深在性変化
　　抵抗、硬結、腫塊（血瘕、血癥等）
　　圧痛（瘀血圧痛点、少腹急結等）
　　腹鳴
　　蠕動不安
　　胃内停水音、振水音

（滝野一雄『漢方入門講座』を一部　改訂）

参考及び引用文献

大　塚　敬　節　「漢方医学」　創元社、1984.

寺　師　睦　宗　「漢方の診かた治しかた」泰晋堂、1988.

髙　山　宏　世　「腹証図解漢方常用処方解説」泰晋堂、1984.

治療篇

第1章　漢方の治療法

1．随証治療あるいは弁証論治

　日本の伝統的漢方にも、中医学にも「○○病には△△湯」といった西洋医学の病名あるいは診断名に直結した固定的な治療薬は存在しない。日本漢方と中医学では「証」の定義に若干の差異が認められるものの、どちらも治療は疾病を認識した上で、病人が現時点で示している証候を基礎として、証候に対応した治療を行うことが鉄則であり、これを日本漢方では「随証治療」、中医学では「弁証論治」と呼んでいる。どのような証候であっても、それに合致した処方や生薬の組み合わせがあると考えられており、これを「方証相対」という言葉で表現している。

　病人を診てその証を弁別診断したら、先ずその証を治すに最も効果的な治療の方針（治則）を決定し、次に証候だけでなく病人の体質、気候、環境、あるいは状況の特徴等も考慮に入れて、最も病人に適合した薬や処方（方薬）を決める。

　随証治療や弁証論治に際して、西洋医学的な検査所見や診断名は直接的には無関係であり、影響を受けることはない。しかし漢方や中医学が常に本来の疾患が現在どのような状態にあるか即ち病人の証を問題にするのに対し、西洋医学では疾患その物を総括した診断つまり弁病に重点を置くので、その診断名を知ることにより疾患の全体像が把握でき、病気の原因や、病人の証候が今後どのように進展して行くかを予測できる。つまり病人に対して疾患の全過程を考慮したより善い治療が可能になるので、診療に際しては常に東洋及び西洋両医学の知識を総動員して事に当たるべきである。

2．本治と標治

　「病ヲ治スニハ必ズ本ヲ求ム」というのが漢方治療の根本原則である。

　本とは疾病の本質であり、病因のことである。一方標とは本に対し臨床的に現れた現象を指している。即ち症状が標である。従って本治とは原因療法であり、標治とは対症療法であると言い換えることもできる。漢方医学に於ても

現代医学と同様に原因療法が本来のあるべき姿として求められている。一般に治療に当っては、先ず主因をつきとめ主因を治せば症状（標）は自然に消失するのが常である。主因をつき止める為には主症（基本の症状）と客症（随伴症状）とを正しく識別する必要がある。

本治はあく迄も根本原則であり、理想ではあるが、実際の臨床の場では必ずしもその通りに行くものではない。時によっては臨機応変の対応が必要である。例えば「急ナレバ則チソノ標ヲ治シ、緩ナレバ則チソノ本ヲ治ス」というもの臨床上の一つの鉄則である。病人が苦しんでいる時には先ずその苦痛を取り去ってやる治療が先行する。しかし諸々の症状を発生する本源を探求せず、ただ対症治療のみに終始すれば、疾病そのものは何時迄経っても治癒することがない。

臨床の場で最も多く求められるのは"標本同治"である。秀れた漢方処方はいづれも現われた症状を治療する薬物と、それを生じる病因に対する治療薬とが巧みに配合されているものが多い。

3．同病異治と異病同治

漢方治療では同一疾患でも条件が違えば当然証候も異なってくるので、当然治療も違ったものになる。即ち同病異治である。例えば同じ太陽病でも中風証は**桂枝湯**、傷寒であれば**麻黄湯**、さらに表裏両感証なら**麻黄附子細辛湯**といった具合に具体的な治療は病人の現す証候に依って同じではない。また同一の疾患でも経過と共に証候が変化する時、治療をそれに従って替えて行くのも同病異治の内である。

また異なる疾患の経過中に同じ証候が出現すれば疾患に関係なく同じ治療を施すのが異病同治である。例えば外感病の気管支炎とウイルス性肝炎で、邪が半表半裏の少陽にあって、往来寒熱、心煩喜嘔、胸脇苦満があって、脈弦であれば疾患に関係なくどちらも**小柴胡湯**を用いて主治する。また、脳血管循環障害でも冠動脈硬化性心疾患でも、それらが瘀血の証候を呈していれば共に駆瘀血剤を用いて治療する。

4．治法八法

漢方治療で常用される基本的な治療方法は、汗、吐、下、和、温、清、補、

消の8種類に集約されるので、これらを治法八法、或は単に八法と呼んでいる。総ての漢方処方はこれら八法の中のいづれかの働きを有しており、一つの処方で複数の働きを有しているものもある。

(1) 汗法（発汗）

　　主として外感症の初期、病邪が未だ体表にある時（表証）に用いられる。発汗を促す薬物を用いて汗腺を開き病邪を外に追い出す治療法である。従って解表、或は解肌、発表と呼ばれることもある。

　　汗法には二通りある。一つは傷寒の太陽病に用いられる辛温解表（温めながら発汗させる）と、もう一つは温病の衛分証に用いられる辛涼解表（清熱しながら発汗させる）である。

　　発汗はさせ過ぎると陽気を損傷させたり、津液を消耗させる。

(2) 吐法（催吐）

　　胃や食道、咽喉部に実邪がある時、催吐作用のある薬物を用いて吐かせる方法であるが、現在はあまり用いられない。しかし場合によっては吐かせるのは極めて有用な治療である。

(3) 下法（瀉下）

　　下剤を用いて大便を通じ腸内の宿便や食積を瀉下し、実熱を便と共に排泄させる。裏実証の病人に用いる。瀉下とも攻下ともいう。

　　下剤には峻下剤と緩下剤とがあり、症状の緩急により使い分ける。また、邪の寒熱により寒下剤と温下剤とを使い分ける必要がある。下法は病邪の深浅、病人の体質を考慮し、慎重に運用しないと時に体力を消耗させて症状を悪化させることがある。

(4) 和法（和解）

　　病邪が表に在れば発汗、裏に在れば瀉下させるが、半表半裏に在る時には汗法も下法も用いられないので、これを和解により中和して駆除する。外感病では主として傷寒の少陽病に対して用いられる治療法である。また雑病（慢性病）の治療に於て五臓六腑の働きを調和させて病気を治療するのも和法に属する。従って和法の応用範囲は極めて広い。

(5) 温法（温熱）

　　温性或は熱性のある薬剤を用いて寒邪を逐い出したり、或は陽気を補う方

法で裏寒証の病人の治療に用いられる。温法は新陳代謝を促進し病人を興奮させるので、実熱証の病人には禁忌である。

温法は例えば辛温解表や温下、温補などのように他の治療法と併用されることが多い。

(6) 清法（冷却）

寒性の薬剤を用いて熱を冷ます治療法で、熱性の外感病（温病）や体質的に熱証の病人に用いる。熱には表熱、裏熱の別、実熱、虚熱、の別があり、また温病でいう気分の熱や血分の熱のように熱の在る部位や熱の性質の違いにより、それぞれ用いられる清熱薬や処方が異なる。

(7) 補法（滋補）

気血や津液が不足した時これらを補う治療法である。五臓六腑の衰弱、虚損を治す。臨床的には補気、補血、補陽、滋陰等の別がある。

補薬はその性質の違いによって3種に分けられる。一つは温補剤で陽虚裏寒の病人に用いる。二つめは清補剤で、陰虚内熱の病人に用いる。三つめは平補剤で、一般的な虚弱証に対して用いる。

補剤は最終的には肝、心、脾、肺、腎の五臓のいずれかを補うものである。

(8) 消法（消導）

体内の滞積や結塊を除く治療法である。気、血、食、痰などによって形成された体内のとどこおりや塊に対しては消法で治す。下法と和法の中間的な働きをする薬剤を用い、比較的緩徐に鬱滞や腫塊を散らして行く治療法である。臨床的には利水剤や祛痰剤、駆瘀血や活血剤、理気・破気剤、消導剤（消化促進）等の方剤に代表されるものである。

5．漢方薬の性味、効能、帰経

漢方に用いられる生薬の種類は『神農本草経』に収録されているものは365種、近世の『本草綱目』（李時珍）には1,892種の生薬が収載されている。現在では約3,000種の天然生薬が漢方治療に用いられていると言われる。通常わが国に於ける常用生薬は約300種程度である。

(1) 気　味

漢方生薬の"気"とは薬の性質のことである。薬物をその性質に従って2

つに大別する。熱性を持ち興奮や充血などの作用を現わす薬物を温熱薬と呼び、寒性を持ち鎮静や消炎などの作用を現わす薬物を寒涼薬と呼ぶ。温熱薬はその温める働きの強さに従って温薬と熱薬に分けられる。寒涼薬もその冷やす働きの強さに従って涼薬と寒薬に分けられるので、薬物には、温、熱、涼、寒の4種があることになる。これらを薬物の四気と呼んでいる。また温熱薬は陽薬で陰病の治療に用い、寒涼薬は陰薬として陽病の治療に用いられる。

次に薬物をその味に従って酸、苦、甘、辛、鹹（塩辛い味）の5つに分かちこれを五味と呼ぶ。薬物は味に従って特有の各々の臓・腑への親和性があると考えられている。

酸味の薬物は肝に親和性があり、収斂し固まらせる作用がある。
苦味の薬物は心に親和性があり、熱を瀉したり、乾燥させる作用がある。
甘味の薬物は脾に親和性があり、痙攣を緩和したり虚労を補う作用がある。
辛味の薬物は肺に親和性があり、発散と湿潤させる作用がある。
鹹味の薬物は腎と親和性があり、固い物を軟化させる作用がある。

また薬物が作用する方向に従って升降浮沈の4つに分類される。升と浮は薬物の動きが上や体表に向くことで、気の上衝や発表、発汗などに働き、降と沈は薬物の働きが下や内に向くもので、降逆や瀉下、利尿などに働くものである。

(2) 効　能

薬物の中で人間の正気を補強する働きを持つものを補薬と呼び虚証の病人に用いる。一方、病邪を攻撃し、これを排除するように働く薬物を瀉薬と呼び実証の病人に用いる。

薬効をさらに細分し、宣、通、補、泄、軽、重、滑、渋、燥、湿と十通りに従来分けていたが、現代では下記のようにさらに実用的な分類が行なわれている。

　解　表　薬：発汗、解肌、透疹等の作用により、表証を解除する方剤。
　瀉　下　薬：大便を通じさせ燥尿や宿食を下す。
　和　解　薬：和解の方法を用いて病邪を解除する方剤。
　表裏双解薬：表と裏を同時に治療する方剤。解表攻裏と解表温裏とがある。
　清　熱　薬：消炎、解毒し体内の熱を冷やす。熱には実熱と虚熱とがある。
　祛　寒　薬：身体を温め陽気を回復させる。温裏補陽薬ともいう。

補　気　薬：気を補って気虚を治療する方剤である。気虚とは一般に機能低下、エネルギー不足である。
補　血　薬：血を養って血虚を治療する方剤である。血虚とは栄養及び滋潤作用の低下である。
滋　陰　薬：陰虚証を治療する方剤である。陰虚とは陰液全般の不足である。
理　気　薬：気の巡りを改善する方剤である。行気薬と破気薬とがある。
理　血　薬：血の巡りを改善し血の性状を整える方剤。駆瘀血、和血、破血等の別がある。
利　水　薬：痰飲や水腫を治療する目的で用いられる方剤をいう。
安　神　薬：精神安定、抗うつ、抗不安、催眠作用を持つ方剤である。
これらの他にも、催吐薬、開竅薬、固渋薬、駆虫薬等がある。

(3) 帰　経

薬物の作用部位、作用範囲のことである。人体は経絡によって縦横に連絡して生理的調和を保持している。経絡はまた気血の通路であり、病邪が侵入する経路でもある。総ての薬物はそれぞれ特別な経脈に親和性を持ち、親和性のある経脈を経てそれに連る臓・腑に流れて行くと考えられているので、漢方薬をある局所部位や臓腑に有効に作用させようと思えば、薬物の帰経を考慮して薬物や処方を選択する必要がある。

漢方処方の選択に際しては、効能は勿論、気味、帰経等の用薬の規律に従うことを要求される。

6．生薬の組み合わせ方

古人は漢方治療の長い歴史的な経験の積み重ねの中から、生薬の組み合わせによって薬物の効能を強化したり、薬物の作用を抑制したり、或いは薬物の長所を助長させたり、副作用の発現を予防したり、いろいろな配合の妙を発揮しうることを学び、それら薬物配合の関係をいくつかの法則にまとめている。

相須ける関係：性能の似た2種以上の薬物を配合した時、両者が互の効能を
（相須）　　　強め合う組み合わせ。例、清熱の黄連＋黄芩
相使う関係：効能の異る2種以上の薬物を配合することによって、片方が
（相使）　　　他方の薬効を高めるような組み合わせ。

例、緩急止痛の芍薬＋甘草。

相畏る関係：一つの薬物が他の薬物の毒性や劇性を規制、減少させるよう
（相畏）　　な組み合わせ。例、半夏＋生姜（半夏の毒性を減じ降逆止嘔
　　　　　　の効果を高める）

相悪む関係：配合により一方が他方の効能を低下させる組み合わせで、原
（相悪）　　則的には相対的配合禁忌。例、黄連と生姜（寒薬と温薬）。

相殺す関係：一つの薬物が他の薬物の毒性を消すような組み合わせ。例え
（相殺）　　ば黄連は烏頭や巴豆の毒性を殺す。

相反す関係：二種の薬物を配合すると、毒性、或は烈しい副作用を生ずる
（相反）　　組み合わせで、絶対的配合禁忌。例、附子と半夏。

7．漢方薬の処方構成

1）君臣佐使

　一般に漢方の薬方（歴史的に確定している処方を特に薬方と呼ぶ）は君臣佐使の四つの役割を担う薬物を配合して構成されている。

　君薬は一方中の主薬で、疾病の主証に対して主な治療効果を発揮する薬剤である。

　臣薬は君薬を補助し、その薬効を増強する薬物である。

　佐薬は臣薬と共に君薬を助ける作用と副作用を防止するものである。

　使薬は佐薬の補助薬として働くと共に方剤中の諸薬を調和する働きを持つ。また引経薬として、諸薬を直接病巣局部に導く作用を果たしていることもある。

　漢方薬の処方構成は総て、君臣佐使の法則に従ってなされている。これが一般の洋薬や民間薬と異る大きな特徴である。君臣佐使の区別のない処方は、「薬あって方なし」という無秩序な薬の寄せ集めに過ぎず、規律がなく効果の程度も方向も不明確となりやすい。加減方や合方に際してはこの点を十分配慮すべきである。

2）合　方

　2つ以上の処方を合わせて新しい別の処方を作ることを合方と呼んでいる。合方により、より複雑な症候に対応できる道が開けるが、合方に際しては各々

の処方の長所を助長する組み合わせでなくてはならないので、おのずと合方に適した組み合わせと、不適当な組み合わせがある。秀れた合方は新しい薬方として命名されて広く用いられている。

例　**温清飲**は黄連解毒湯合四物湯（血熱＋血虚）
　　柴朴湯は小柴胡湯合半夏厚朴湯（肝気鬱結と痰気の上逆）
　　柴陥湯は小柴胡湯合小陥胸湯（肝気鬱結と結胸）
　　八珍湯は四君子湯合四物湯（気血＋血虚）
　　柴苓湯は小柴胡湯合五苓散（少陽病と水飲内蓄）
　　胃苓湯は平胃散合五苓散（宿食と痰飲）

合方に際しては、重なる薬味については多い方の分量を摂る。

例　排膿散及湯は排膿散と排膿湯の合方であるがどちらにも桔梗が配合されており、分量の多い排膿湯の分量（場合によってはそれ以上）が用いられている。

また2つの処方を時間をずらして服用させる兼用という方法もある。

例　肝気鬱結（気滞）と瘀血が顕著で胃熱と便秘を伴う病人に毎食間に大柴胡湯（煎剤）を与え、毎食後に桂枝茯苓丸（丸薬）を服用させる。

3）加減方

従来からある処方の一部を入れ替え、変更したものを加減方と呼ぶ。足しただけの加味方、或は薬味を幾つか取り去った減味方もある。

例　加味方
　　加味逍遙散は逍遙散加山梔子、牡丹皮
　　加味帰脾湯は帰脾湯加柴胡、山梔子
　　桃核承気湯は小承気湯加桃仁、桂枝
　　牛車腎気丸は八味地黄丸加車前子、牛膝
　　黄耆建中湯は小建中湯加黄耆
　　当帰建中湯は小建中湯加当帰で、当帰、黄耆を両方加味すれば**帰耆建中湯**となる。
　　六君子湯は四君子湯加陳皮、半夏
　　五虎湯は麻杏甘石湯加桑白皮（及び茶葉）

その他**葛根湯加川芎辛夷**、**抑肝散加陳皮半夏**、**茵蔯五苓散**等多数ある。
減味方
四物湯は芎帰膠艾湯去艾葉、阿膠、甘草である。
加減方
調胃承気湯は大承気湯去枳実厚朴加甘草
小青竜湯は麻黄湯去杏仁五加味子、芍薬、乾姜、細辛、半夏
麻杏甘石湯は麻黄湯去桂枝加石膏
升麻葛根湯は葛根湯去麻黄、桂枝、大棗加升麻、等々。
　加減によって原方と若干異る証を治したり、時には証が全く逆になることもありうる。

8．気血津液と五臓の基本処方

　先ず外感病（外因）か内傷（内因、不内外因）かを識別する。
　外感病は一瞥してその外観、症状、病人の置かれた状況あるいは季節や環境などから大体見当がつく。多くは熱病で傷寒か温病である。（外感熱病の弁証、63頁以下を参照）
　内傷は疾病の現わす症状は複雑多岐に見えるが、帰する処は寒熱と虚実の組み合わせである。
　先ず病変の性質は寒か熱かのいずれかである。寒は陰証、熱は陽証で、寒証には温法を熱証には清熱を施す。
　治療の面から見ると補すべき状態が虚証で瀉すべき状態が実証である。生体の基礎物質である気血津液のどれかが過剰（有余）になると、鬱滞してその正常な流通が妨げられるので、これを瀉して流れを円滑にしてやらなくてはならない。逆に気血津液の不足（不及）に対してはこれを補う。
　気血津液は五臓により生成されるが一方五臓の生理作用を支えている。
　補瀉の治療を考える時は、常に何が（気血津液）何処で（五臓）有余あるいは不及であるのかを考えなくてはならない。
　気血津液と五臓の虚実に対する基本処方を次（表16）に挙げた。

気血津液と五臓の基本処方

表16 寒熱虚実に基く基本処方と使用目標

範疇	項目	虚証（不足）		実証（過剰，停滞）	
気		四君子湯	（気虚）	半夏厚朴湯	（気滞）
血		四物湯	（血虚）	桂枝茯苓丸	（瘀血）
気血		十全大補湯	（気血両虚）	通導散	（気滞、血瘀）
水（津液）		麦門冬湯	（乏津）	五苓散	（水飲内蓄）
陽（熱、働き）		八味地黄丸	（陽虚裏寒）	白虎加人参湯	（内外熱盛）
陰（寒、物質）		六味丸	（陰虚内熱）	四逆湯	（陰寒内盛）
肝	気	黄耆建中湯	（肝気虚）	四逆散	（肝気鬱結）
	血	四物湯	（肝血虚）	桂枝茯苓丸	（血瘀）
	陰	三物黄芩湯	（虚熱）	当帰四逆加呉茱萸生姜湯	（実寒）
	陽	呉茱萸湯	（虚寒）	竜胆瀉肝湯	（肝胆実火）
心	気	炙甘草湯	（心気虚）	柴胡加竜骨牡蠣湯	（心肝火旺）
	血	人参養栄湯	（心血虚）	黄連解毒湯	（心経熱盛）
	陰	黄連阿膠湯	（虚熱）	通脈四逆湯	（陰盛格陽）
	陽	桂枝人参湯	（虚寒）	桃核承気湯	（熱血互結）
脾（胃）	気	四君子湯	（脾気虚）	調胃承気湯	（胃実）
	飲	麦門冬湯	（胃肺乏津）	二陳湯	（痰飲）
	陰	麻子仁丸	（脾約）	呉茱萸湯	（陽明虚寒）
	陽	人参湯	（脾陽虚）	大承気湯	（胃燥熱）
肺	気	補中益気湯	（肺脾気虚）	柴朴湯	（気逆咳嗽）
	痰	麦門冬湯	（肺胃陰虚）	小青竜湯	（痰飲咳嗽）
	陰	滋陰降火湯	（肺腎陰虚）	麻黄湯	（風寒束肺）
	陽	麻黄附子細辛湯	（肺腎陽虚）	麻杏甘石湯	（肺熱）
腎	陰	六味丸	（腎陰虚）		
	陽	八味地黄丸	（腎陽虚）		
		真武湯	（陽虚水泛）		

第2章 症状・病名別 漢方治療

1．全身症状

発　熱
発熱の常用処方

1．発熱悪寒 　1）風寒襲表（表寒証）　　　　桂枝湯、麻黄湯 　2）風熱犯肺（表熱証）　　　　麻杏甘石湯、葛根湯合桔梗石膏 　3）風湿客表（湿熱証）　　　　防己黄耆湯、越婢加朮湯 2．往来寒熱 　1）邪入少陽（少陽病）　　　　小柴胡湯 　2）外感瘧邪　　　　　　　　　桂枝二越婢一湯、桂枝二麻黄一湯 　3）湿邪鬱阻三焦　　　　　　　竹茹温胆湯合黄連解毒湯 3．潮　熱 　1）陽明腑実（陽明病）　　　　大承気湯、調胃承気湯 　2）脾胃気虚　　　　　　　　　補中益気湯 　3）暑熱傷気　　　　　　　　　清暑益気湯 　4）陰虚火旺　　　　　　　　　六味丸、三物黄芩湯 　5）瘀血内結　　　　　　　　　大黄牡丹皮湯、桂枝茯苓丸

疾患の概念

　急性の発熱は多くは外感病に見られるが、慢性の発熱は外感病だけでなく気血津液の不調和や五臓六腑の失調に因って生じるものもある。六淫の邪は何であれ、人体を侵襲する時は邪正斗争が生じる結果、すべて熱を発する。漢方で謂う熱は体温計に表われる数字には関係なく、自覚される熱である。

　発熱悪寒とは、悪寒と発熱が同時にみられることを指し、外感表証の主症状であり、傷寒の太陽病、温病の衛分証、上焦証などで現れる。

　往来寒熱とは、悪寒と発熱・熱感が交代して生じる熱型である。悪寒がある時は熱感は消失し、悪寒が去ると熱感が生じたり体温が上昇し、発熱がある時は悪寒は自覚しない。代表的なものは傷寒の少陽病である。

　潮熱とは潮が満ちるように、一日の一定の時間になると発熱があるものである。往来寒熱の寒と熱の交代の時刻は不定で、その周期も不規則であるが、潮熱の発熱は規則正しく現れるのが最大の特徴である。

発熱弁証の要点

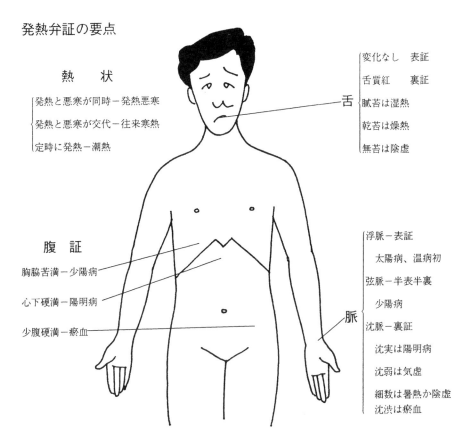

処方の運用

1．発熱悪寒

悪寒発熱は表証を呈し、治法は解表散邪であるが、風寒、風熱、風湿を弁別する必要がある。

1）風寒襲表

風寒の邪に因って発病する太陽病である。発熱悪寒と共に、頭痛、身疼、鼻汁、咳などの表寒証を伴う。

桂枝湯（桂枝4.0、白芍薬4.0、大棗4.0、甘草2.0、JP生姜1.0）

風邪に因って生じる、太陽中風（表寒虚証）を主治する。微熱、悪風があり、膚が少し汗ばんでいる。脈は浮緩、表証では通常舌に変化は出ない。

麻黄湯（麻黄5.0、杏仁5.0、桂枝4.0、甘草1.5）

風寒の邪に因って生じる太陽傷寒（表寒実証）を主治する。発熱悪寒が著明で高熱を発す。頭痛、筋肉痛、関節痛、喘咳などが同時に現れる。発汗はなく、脈は浮緊である。

2）風熱犯肺

風熱の邪によって表衛が不和になり、肺の宣散と粛降作用が失調する。高熱と軽度の悪寒と発汗がある。多く咽頭痛や咳嗽、黄色の喀タンを伴う。咽頭発赤があり、時に舌尖が赤い。脈は浮数である。

麻杏甘石湯（麻黄4.0、杏仁4.0、石膏10.0、甘草2.0）

発熱と共に「汗有リテ喘ス」というのが主症状である。太陽病でも温病でも邪が肺を犯す時に肺熱を生じる。

葛根湯合桔梗石膏（葛根8.0、麻黄4.0、桂枝3.0、白芍3.0、甘草2.0、大棗4.0、
　　　　　　　　　JP生姜1.0、桔梗3.0、石膏8.0）

葛根湯は陽明の表証を治し、**桔梗石膏**は肺熱を清す。表熱実証で、咽頭痛や咳嗽のある者に良い。

3）風湿客表

風湿の邪が肌表に侵入、あるいは風邪が体内の湿痰と結合して生じる。軽い発熱悪寒と共に体が重倦い、むくむ、あるいは関節痛などを伴う。舌には白膩苔があり、脈は浮濡で数である。

防己黄耆湯（防己5.0、黄耆5.0、朮3.0、大棗3.0、甘草1.5、JP生姜1.0）

『金匱要略』水気病篇に「風水脈浮、身重ク汗出デ悪風スル者ハ防己黄耆湯之ヲ主ル」とある通り、風邪に外感し、湿が肌腠や関節に停滞する者を治す。本方証を呈する背景には肺虚や脾虚がある。

越婢加朮湯（麻黄6.0、石膏8.0、朮4.0、甘草2.0、大棗3.0、JP生姜1.0）

防己黄耆湯の防己と黄耆を麻黄と石膏に替えた処方内容になっている。

風水証が進行して、邪が裏に入り、脈が沈となり尿不利となったものを治す。即ち表の熱が裏水と結合した湿熱証である。麻黄と石膏を組み合わせると宣肺、清熱、利水の効果が強化される。

2．往来寒熱

邪入少陽は寒邪の化熱に因る。外感瘧邪は瘧疾であり、湿邪鬱阻三焦は湿温

病である。

1) 邪入少陽

傷寒の邪が半表半裏の少陽に伝入し少陽病に転じたものである。

往来寒熱の熱型を呈することが、胸脇苦満、脈弦と共に少陽病の主症状である。邪正斗争で邪気が勝る時は悪寒し、正気が勝つ時は発熱する。少陽病は少陽胆経の枢機を阻帯するので、食欲不振、嘔気、咳嗽など多彩不定の症状を現わす。舌質は淡紅、苔は白薄である。

小柴胡湯（柴胡7.0、黄芩3.0、半夏5.0、人参3.0、甘草2.0、大棗3.0、JP生姜1.0）

少陽病を主治する基本処方で、少陽の枢機を通調すると共に邪を和解して解熱させる。柴胡で少陽の気機を通じ、黄芩で少陽に鬱した熱を散じ、半夏で利湿、止嘔する。

2) 外感瘧邪

瘧（おこり、現代のマラリアの如きもの）邪を感受して発生する間歇的な発熱である。あるいは太陽病の経過中にも瘧のような熱型を現わすものがある。

少陽病の往来寒熱に似るが、発熱は間歇的で定期的である。熱多寒少のものは重症で寒多熱少のものが軽症である。

少陽病あるいは湿熱鬱阻三焦とまぎらわしい。湿熱証を呈すものが多く、舌質紅で苔は薄白から黄膩まで一定しない。脈は弦を呈する例が多い。

桂枝二越婢一湯（桂枝、白芍薬、麻黄、甘草各2.5、石膏3.0、大棗3.0、
　　　　　　JP生姜1.0）

『傷寒論』では「発熱悪寒、熱多寒少」の者に用いる。熱多寒少（温瘧）は風寒表邪の陽熱が内壅を伴って生じたものである。エキス剤では越婢加朮湯と桂枝湯を1対2の割合で合方して用いる。

桂枝二麻黄一湯（桂枝4.5、白芍薬、大棗各3.0、甘草2.0、麻黄、杏仁各1.5、
　　　　　　JP生姜1.0）

『傷寒論』では大いに発汗させた後で脈が洪大になり、瘧のような発熱を呈する者に用いる。本方は寒多熱少（寒瘧）に用いる。エキス剤では文字通り、桂枝湯を2対麻黄湯を1の割合で合方する。

3) 湿邪鬱阻三焦

三焦は水道で気血津液が上下に交通する要路である。多くは湿温の外邪が三

焦に侵入するが、少陽病で足少陽胆と共に手少陽三焦の働きも失調し、三焦に熱と湿が鬱滞して生じる証候である。少陽胆の邪を解する基本処方は小柴胡湯であるが、少陽三焦の邪を解す基本処方は温胆湯である。舌は紅で黄膩苔を伴い、脈は弦滑。

竹茹温胆湯（柴胡3.0、竹茹3.0、茯苓3.0、麦門冬3.0、半夏5.0、香附子2.0、桔梗2.0、陳皮2.0、枳実2.0、黄連1.0、人参1.0、甘草1.0、乾姜1.0）

本来少陽病で痰熱が内擾したものを治す処方である。治癒が遷延する理由は三焦の痰熱が清解されず停滞することに因る。本方は温胆湯に清熱の黄連と小柴胡湯加減を加えた処方と考えると良い。

3．潮 熱
1）陽明腑実

潮熱は裏証に属す。陽明腑実は外感病で実証に属し、その他は内傷によって生じる。

傷寒の邪が陽明腑（胃）に入り、宿食と結合して「陽明ノ病タル、胃家実コレ也」という病態を呈するものである。

症状は、日晡（夕方）発熱、手足の発汗、腹部硬満、便秘する。舌は乾燥し黄膩で脈は沈実を呈す。治法は清熱攻下。

大承気湯（大黄2.0、芒硝3.0、枳実3.0、厚朴5.0）

邪熱が胃の腑に停留する時は、津液を涸渇させ、陰血を焼灼するので、潮熱、譫語（高熱によるうわ言、意識障害）、大便不通、腹部硬満を呈する。本方は陽明府の実邪を清熱急下排泄する最も強力な薬方である。

調胃承気湯（大黄3.0、芒硝1.0、甘草1.0）

陽明腑病の最も初期の軽い段階の者を治す。**大承気湯**より破気剤の枳実、厚朴を去り、潤下の芒硝の量を減じ、大黄と芒硝の峻下の働きを調整し胃気を補う甘草を加えてある。

2）脾胃気虚

脾胃が虚して元気が不足すると、却て乏しい気が過剰に反応してカラ元気で発熱することがある。

症状は午前中は微熱を感じ午後には解熱する。倦れ易く疲労感があり、よく自汗盗汗がある。疲れると発熱が顕著になる。舌質淡嫩で脈は弱い虚脈を呈す。

治法は甘温の剤で除熱する。

補中益気湯（黄耆4.0、人参4.0、白朮4.0、当帰3.0、陳皮2.0、甘草1.5、
大棗2.0、柴胡1.5、升麻0.5、乾姜0.5）

文字通り中（脾胃）を補い、気（元気）を益す基本処方である。黄耆は補気行水、人参は益気生津、白朮と甘草で補脾健脾、陳皮で理気、当帰は補血、柴胡と升麻で脾気を肺に昇提する。

3）暑熱傷気

小児、老令者、体質虚弱者が夏の暑熱に耐えられず気陰共に消耗して、潮熱を生じるものである。

症状は朝方発熱して夕方に解熱したり、あるいは夕方から発熱して早朝涼しくなる時刻には解熱する。口渇、多飲し、倦怠感が強く、食欲がなく水気ばかりを欲しがる。多く舌苔が膩で脈は細数である。治法は清暑、気陰双補である。

清暑益気湯（人参3.5、麦門冬3.5、黄耆3.0、白朮3.5、陳皮3.0、当帰3.0、
黄柏1.0、甘草1.0、五味子1.0）

夏期の湿熱により、脾、肺、腎を傷られ、倦怠、自汗、少気、口渇、食欲不振する者を治す。人参、黄耆、白朮、陳皮、当帰、甘草は補中益気、麦門冬、五味子は肺気を補い、黄柏は下焦の虚を療す。

4）陰虚火旺

内経に日う「陰虚スレバ、則チ内熱ス」で各種の慢性疾患や急性熱性病の後、あるいは陰虚体質、発汗、脱水、出血、下痢、嘔吐などに因り傷陰する結果、虚火上炎を生じる。骨蒸潮熱と称する。

症状は午後あるいは夜間に発熱し、手掌や足の裏の火照り（五心煩熱）不眠、盗汗、やせ、動悸などを伴う。舌質は紅で乾燥し、苔は少ないか無い。脈は沈細数である。治法は滋陰、養血、清熱である。

六味地黄丸（乾地黄5.0、山薬3.0、山茱萸3.0、牡丹皮3.0、茯苓3.0、沢瀉3.0）

腎陰不足と陰虚内熱を治す基本方である。身体の熱感、手足の火照り、口渇と共に、めまい、ふらつき、盗汗などを伴う。本方に知母と黄柏を加味した**知柏地黄丸**が陰虚火旺による骨蒸潮熱にはよく用いられる。

三物黄芩湯（乾地黄6.0、黄芩3.0、苦参3.0）

本来は産後の陰血不足に乗じて風湿の邪が侵入して化熱して、発熱、五心煩

熱、全身倦怠感などを生じた時の処方であるが、婦人の産後に限らず陰虚火旺の証に広く応用される。乾地黄で涼血滋陰し、黄芩と苦参は湿熱を除く。

5）瘀血内結

打撲、外傷、血熱妄行、あるいは寒凝気血などに因って生じた瘀血が内鬱して熱を発するものである。

症状は午後あるいは夜間に発熱し、口内乾燥するが嗽ぐだけで水は飲みたがらない。肌膚甲錯（サメ肌）があって少腹硬満し、よく固定性の鋭い疼痛や硬結を訴えることがある。舌には紫斑や舌下静脈の怒張（血絡）や毛細血管拡張（細絡）をみとめる。脈は多く渋脈である。

大黄牡丹皮湯（大黄2.0、牡丹皮4.0、桃仁4.0、芒硝4.0、冬瓜子6.0）

本来は熱毒、気血が腹腔内に壅滞して生じた腸癰を瀉熱破癥する処方である。牡丹皮は破血作用と共に清熱消炎作用に秀れ、大黄と芒硝は承気湯で体内の熱を清熱攻下する。特に腹部の炎症に伴った瘀血に奏効する。便秘を伴わないものには**腸癰湯**（薏苡仁、冬瓜子、牡丹皮、桃仁）が良い。

桂枝茯苓丸（桂枝4.0、桃仁4.0、牡丹皮4.0、赤芍薬4.0）

駆瘀血剤の基本処方である。桂枝は表熱を解し、他の3薬は瘀血を去り、内熱を清す。

発　熱

全身症状

微　熱

微熱の常用処方

```
実　証
 1. 邪滞少陽          小柴胡湯
 2. 湿　　熱          茵蔯蒿湯、竜胆瀉肝湯
 3. 肝鬱化火          加味逍遥散
 4. 血　　瘀          桂枝茯苓丸、桃核承気湯、通導散
 5. 暑　　熱          清暑益気湯
虚　証
 1. 気　　虚          補中益気湯
 2. 血　　虚          加味帰脾湯
 3. 陰　　虚
        邪伏陰分      温清飲
        陰虚火旺      三物黄芩湯、六味丸、滋陰降火湯
        気陰両虚      白虎加人参湯
 4. 陽　　虚
        陰盛格陽      真武湯
        虚陽上浮      桂枝加龍骨牡蠣湯
```

疾患の概念

　成人の正常な体温は通常腋窩温で36度前後とされているが、38度以下の発熱が数週間以上持続あるいは出没するものを微熱として取り扱う。

　原因としては、結核等も含む慢性感染症、自己免疫疾患、内分泌異常に因る基礎代謝亢進、あるいは悪性腫瘍や消耗性疾患に因る悪液質など種々考えられるが、中には慢性疲労症候群、自律神経失調症、心因性発熱や原因不明とされるものもある。

　漢方では体温が上昇する場合の他、実際には体温上昇は伴わないが病人が自覚的に熱発を感じる場合も含んでおり、臓腑機能の失調、気血津液の過不足や調和の乱れ、あるいは陰陽の偏盛偏衰などが発熱を惹き起こすと考える。それらの原因は、外感病の邪が長く体内に留滞する場合だけでなく、当然内因や不内外因に因る内傷性の発熱もあり得る。内傷性発熱は一般に発熱は緩慢で経過

微　熱

微熱弁証の要点

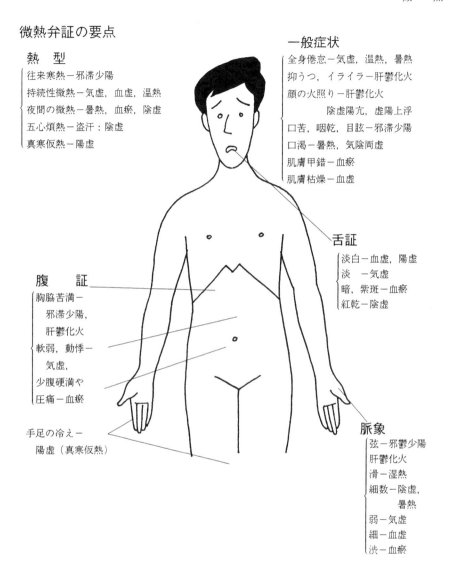

熱　型
- 往来寒熱－邪滞少陽
- 持続性微熱－気虚, 血虚, 温熱
- 夜間の微熱－暑熱, 血瘀, 陰虚
- 五心煩熱－盗汗：陰虚
- 真寒仮熱－陽虚

一般症状
- 全身倦怠－気虚, 温熱, 暑熱
- 抑うつ, イライラ－肝鬱化火
- 顔の火照り－肝鬱化火
- 　　　　　陰虚陽亢, 虚陽上浮
- 口苦, 咽乾, 目眩－邪滞少陽
- 口渇－暑熱, 気陰両虚
- 肌膚甲錯－血瘀
- 肌膚枯燥－血虚

舌証
- 淡白－血虚, 陽虚
- 淡　－気虚
- 暗, 紫斑－血瘀
- 紅乾－陰虚

腹　証
- 胸脇苦満－
　邪滞少陽,
　肝鬱化火
- 軟弱, 動悸－
　気虚,
- 少腹硬満や
　圧痛－血瘀
- 手足の冷え－
　陽虚（真寒仮熱）

脈象
- 弦－邪鬱少陽
　肝鬱化火
- 滑－湿熱
- 細数－陰虚,
　　　　暑熱
- 弱－気虚
- 細－血虚
- 渋－血瘀

が長く、発熱はあるが悪寒は伴わず、外感病初期のような表証は見られない。但だ身熱があって火照るが一寸薄着をしたり、冷たい風に当たると即座に冷えを感じるのが特徴的である。

全身症状

処方の運用

臨床上微熱の治療は、病邪を直接攻めるべき場合（実証）と、病人の陰陽気血を補った方がよい場合（虚証）とがある。

実　証

1．邪滞少陽

少陽は半表半裏にあり、三焦と胆を包括している。特に三焦は衛気と津液が昇降出入する通路であり、病邪が表から裏に侵入する時は必ず経由するので、傷寒や温熱の邪が適切に除かれず遷延する時、邪は少陽に停留しやすい。発熱と悪寒を繰り返す往来寒熱がある。舌質淡紅、苔は薄白。脈は弦である。心窩部や季肋部に不快や抵抗を感じる胸脇苦満が現れる。治法は和解少陽で、鬱熱を清し、少陽の気機を疎通し、津液を流通させる。

　小柴胡湯（柴胡7.0，黄芩3.0，半夏3.0，人参3.0，甘草2.0，大棗3.0，
　　　　JP生姜1.0）

往来寒熱、胸脇苦満、口苦、咽乾、目眩、嘔気、心煩などの症状を呈す者を治す。往来寒熱は一日数回のように頻繁なこともあり、或いは発熱が緩慢で微熱が持続しているように見えることもある。

2．湿　熱

湿熱の邪を感受したり、外感の邪が痰飲と結合したもので、飲食の不節制などがあると湿熱が臓腑に内蘊して臓腑湿熱証が形成される。臓腑湿熱証は脾胃、肝胆、膀胱、大腸などに生じやすい。湿熱証は微熱が頑固で治療に抵抗し体が重倦い。舌質は紅、苔は黄膩。脈は滑数である。

黄疸は湿熱証に属す例が多い。治法は清利湿熱法。

　茵蔯蒿湯（茵蔯蒿4.0，山梔子3.0，大黄1.0）

中焦（脾胃）の湿熱に用いる。利尿、利胆、消黄、瀉下の作用があり、清熱利湿して、よく黄疸を消腿させる。

　竜胆瀉肝湯（竜胆草2.0，柴胡3.0，黄芩3.0，山梔子2.0，木通2.0，
　　　　車前子3.0，沢瀉3.0，当帰5.0，乾地黄5.0，甘草2.0）

肝胆の実火を清すと共に下焦（膀胱）に下注した湿熱を清泄する。頭や顔の

のぼせや充血と共に膀胱や腎盂の炎症（湿熱証）を呈する者に用いる。

乙字湯（柴胡5.0，黄芩3.0，当帰6.0，升麻1.0，甘草1.0，大黄0.5）

原典に「痔疾脱肛シテ痛楚、或イハ下血腸風、或イハ前陰痒痛スル者ヲ治ス」とあるように、大腸血分の湿熱が蘊結し痔疾や下血あるいは陰部蚤痒を来した者を治す。

3．肝鬱化火

肝は疏泄を主り、昇発し暢かであることを好む。ストレスや悩み怒りなどが続くと肝の疏泄は障害されて、肝気鬱結を生じる。肝気鬱結が持続すると、多くの場合「気有余ナレバ便チ是レ火ナリ」で、肝気の鬱積は熱を生じ、さらに内火に変化して発熱に至る。抑鬱的な気分、イライラ、顔の火照り、のぼせ等があり、気滞や瘀血を生じ、女性では衝任2脈の不調により、月経不順や生理痛などを来しやすい。舌質は特に辺縁部が淡紅。脈は弦脈を呈す。腹診すると胸脇苦満がある。治法は疏肝解鬱清熱である。

加味逍遥散（柴胡3.0，白芍薬3.0，当帰3.0，白朮3.0，茯苓3.0，
　　　　　　山梔子2.0，牡丹皮2.0，甘草2.0，薄荷1.0，JP生姜1.0）

体質的に脾胃が弱く、肝血が不足した人が肝気鬱結を来すと、肝血不足のため肝気が制約されにくく、肝気鬱結が進行して肝鬱化火を生じやすい。更年期の女性ののぼせ、寒熱交錯、月経異常に伴う微熱にこの証が多い。

4．血　瘀

気滞、寒冷、血熱妄行、外傷、打撲その他の原因で生じた血瘀が慢性化して内結すると、化熱して熱を発する。午後あるいは夜間に微熱があり、固定性の疼痛や硬結がある。その他、肌膚甲錯、眼の下のくま、皮下出血、血絡、紫斑あるいは女性では月経異常などが見られる。舌質暗紅で時に瘀斑を伴う。脈は渋。少腹硬満など血瘀に特有な腹証も見られる。治法は活血化瘀である。

桂枝伏苓丸（桂枝4.0，赤芍薬4.0，桃仁4.0，牡丹皮4.0，茯苓4.0）

最も標準的な駆瘀血剤である。赤芍、桃仁、牡丹皮で瘀血を除くと共に、牡丹皮は血分の熱を清し、茯苓は利水し、桂枝で気を行らせると共に表の熱を去る。

桃核承気湯（桂枝4.0，桃仁5.0，甘草1.5，大黄3.0，芒硝2.0）

下焦に蓄血と血熱があり、便秘が強い者によい。臍傍に強い圧痛乃至は擦過痛（少腹急結）があるのを目標に用いる。

通導散（当帰3.0，紅花2.0，蘇木2.0，枳殻3.0，厚朴2.0，陳皮2.0，木通2.0，甘草2.0，大黄3.0，芒硝2.0）

本来は打撲性血瘀の治療薬として立法された方剤である。活血化瘀、行気、利水、瀉下の生薬が配材されている。

5．暑 熱

夏期、暑熱に耐えられず、或は本邦の夏は湿度が高いので発汗しても体温が発散され難く、体内に熱が鬱積して気津共に消耗して発熱するに至る。陽気陰血共に未熟な小児や、本来気陰両虚の傾向にある高齢者は特に発症しやすい。

特徴は夕方に発熱して朝解熱する、あるいは午前中気温の上昇と共に体温も上昇し夜涼しくなると解熱する。口渇多飲、倦怠感、食欲不振などがある。舌質淡紅、苔は膩。脈は細数である。治法は補気養陰清熱する。

清暑益気湯（黄耆3.0，人参4.0，白朮4.0，麦門冬4.0，陳皮2.0，
　　　当帰3.0，甘草2.0，黄柏2.0，五味子2.0）

暑邪と湿熱により気津両虚した者を甘寒の剤を以て清暑益気生津する方剤である。黄耆は甘温、身熱自汗する時之を補うので本方の君薬である。これは『医学六要』に出ている処方であるが、清暑益気湯と名づけられた処方は『脾胃論』のものを始め、数種ある。

虚 証

1．気虚（虚労発熱）

過労の連続、あるいは熱病の後などに正気が損傷され、臓腑の機能が減退することに因りかえって発熱を生じることがある。臨床的には微熱が持続して倦怠感が著るしく息切れがする。食欲がなく顔色が悪く見るからに元気がない。舌質は胖大で苔は薄白。脈は芤あるいは弱。腹部は軟弱で動悸を触知することもある。虚労発熱の発生機序は気血津液の生成巡行が不足するため陰陽が相互の協調を失って陽気が上浮する、あるいは脾気が虚して中気が下陥し、清陽が

昇らず鬱する結果と考えられる。治法は補気甘温除熱である。

補中益気湯（黄耆4.0，人参4.0，白朮4.0，甘草1.5，陳皮2.0，当帰3.0，柴胡2.0，升麻1.0，乾姜0.5，大棗2.0）

飲食不節、寒温不適、過労などにより、気血生成の源である脾胃が虚したのを補って脾気の生成を促すと共に、その気を肺に昇提して元気を合成して全身に配布し、全体の気虚を改善する。補気作用と昇提作用があるため下陥によって生じた鬱熱が解消される。

2．血　虚

出血、栄養不良、脾胃損傷などにより、血の減少や生成の不足が生じて発熱する。

臨床的には微熱が続き、動悸、不眠、眩暈などがあり、皮膚が色艶を失い（肌膚枯燥）爪や唇の血色が失われる。舌質は淡白。脈は細である。血虚発熱の発生機序は陰虚火旺と共通する部分がある。陰血の不足により相対的に陽気が旺盛となって外に浮散する結果と考えられる。治法は養血滋陰清熱である。

加味帰脾湯（柴胡3.0，黄耆3.0，人参3.0，当帰2.0，白朮3.0，茯苓3.0，山梔子2.0，酸棗仁3.0，竜眼肉3.0，遠志2.0，木香2.0，甘草1.0，大棗2.0，JP生姜1.0）

本方は血虚に虚熱を伴う者を治す。脾虚があると生血の源が損なわれ、気血共に不足する。心血虚のため心の虚火が上炎し、肝血虚があると肝鬱化火を生じやすい。

3．邪伏陰分（邪熱深伏）

外感病に対する治療が不適切であったため、病邪が陰分に伏留して余熱が何時までも去らないものである。夜間は体内の陰気が強く邪正闘争が活発になるので、夕方から夜間には微熱が出て朝には解熱するが、その際邪は依然体内にあって発散はされていないので発汗は見られないのが特徴である。舌質紅で乾燥し、苔は少ない。脈は細数である。治法は滋陰透邪である。

温清飲（黄連1.5，黄芩3.0，乾地黄3.0，当帰3.0，白芍薬3.0，川芎3.0，山梔子2.0，黄柏1.5）

全身症状

　黄連解毒湯と四物湯との合方である。熱が久しく営血を侵すと血と津液を損傷して陰虚火旺の状態になる。本方は養血滋陰しながら清熱解毒する。

4．陰　虚

　陰血が虚すと相対的に陽気が盛んになって内熱を生じる。人体で手掌、足底および心胸は陰に属すので、陰虚内熱があると咽乾口燥し午後から夜にかけて五心煩熱が現れて、手足をふとんから外に出したがり盗汗を見る。陰虚陽亢すると顔が火照り頬や額が紅潮する。舌質は紅、苔は薄いか鏡面舌（乾燥して無苔）を呈し、脈は沈細数である。

　陰虚は五臓の中では特に肺、肝、腎に現れやすい。治法は滋陰清熱除煩をはかる。

　三物黄芩湯（黄芩3.0，苦参3.0，乾地黄6.0）

　陰虚内熱に対する基本処方として広く用いられる。黄芩は清熱涼血、苦参は清熱燥湿、同時に陰を補い津を生じる。乾地黄は陰血を滋補し血熱を除く。

　六味丸（熟地黄5.0，山薬3.0，山茱萸3.0，茯苓3.0，沢瀉3.0，牡丹皮3.0）

　肝腎脾の陰精不足を補うが、補腎陰の働きが主体になっている。腎は水陰代謝を支配する。本方は腎陰を滋補し陰液を益すことに因って水気を旺んにして陽熱を抑制する壮水制火の方剤なので、滋陰の効果が主で清熱は補助的である。

　滋陰降火湯（当帰4.0，白芍薬5.0，熟地黄3.5，乾地黄2.0，麦門冬3.5，
　　　　　　白朮3.5，陳皮2.5，知母2.0，黄柏2.0，甘草2.0）

　肺腎陰虚により、微熱、乾咳、盗汗などを呈する場合に用いる。

5．気陰両虚

　熱邪が気分にあって高熱を発したり、慢性病で余熱が続いた後などに、気と共に津液も消耗すると気陰両虚証を呈する。口渇、多汗、内外の熱感があり、舌は苔が黄色、脈は洪大乃至弱数である。治法は気津双補、清熱である。

　白虎加人参湯（石膏15.0，知母5.0，粳米8.0，甘草2.0，人参3.0）

　内外熱盛に用いる白虎湯に益気生津の人参一味を加えた薬方である。暑気当たりや熱病で発汗過多で気津両虚に陥った者で口渇が強いのを目標に用いる。

6．陰盛格陽（格陽）

　体内に陰寒が旺盛で陽気は乏しい時、陰寒が陽気を外に逐い出す結果、見せかけの熱証（表熱裏寒）が現れる。これは真寒仮熱なので病人は熱がるが元気がなく、四肢は冷えており衣服や布団を脱ぎたがらない。口渇があるが水は飲みたがらない。熱いものを好む。尿は清澄。舌質淡白、苔は白い。脈は虚脈で時に浮大である。治法は熱因熱用、熱性薬を用いて真寒仮熱を治す温裏回陽法を用いる。

　真武湯（茯苓6.0，白芍薬3.0，白朮3.0，附子1.0，JP生姜1.0）

　本来は腎陽不足により水気内泛した者を温陽利水するのに用いられる。大辛大熱の附子が君薬で腎陽を補い利水すれば、裏の陰寒は自然に除かれる。

7．虚陽上浮（戴陽）

　腎の陰陽が共に虚したため陰陽が失調し、下焦で陰が陽を繋ぎ止めておくことができなくなり、制御を失った陽気が上に浮越する結果見せかけの熱証を呈するもので、これも真寒仮熱の証である。上熱下寒し、顔は上気してほんのりと紅いが四肢や下半身は冷たい。時に煩躁する。舌質淡白、苔白、脈は微細無力。治法は陰陽双補して潜陽する。

　桂枝加竜骨牡蠣湯（桂枝4.0，白芍薬4.0，甘草2.0，大棗4.0，JP生姜1.0，
　　　　　竜骨3.0，牡蠣3.0）

　腎陰腎陽が共に虚した虚寒証で、陰陽が相互に協同して正常な働きを営めなくなり腎陽は腎陰からの涵養と制約を失う結果、虚陽が浮び上がって上熱下寒し、上は不眠、動悸、下は失精、夢交する。腹部軟弱、臍動悸、少腹弦急（下腹部腹直筋緊張）。の腹証がみられる。

補　遺

　煎剤を用いる場合、下記のような薬方も応用できる。

　蒿芩清胆湯（青蒿6.0，黄芩6.0，竹筎3.0，半夏5.0，茯苓9.0，陳皮5.0，
　　　　　枳殻5.0，碧玉散〈滑石、青黛、甘草〉　9.0）出典『通俗傷寒論』

　温胆湯の加味方で、少陽（胆、三焦）に湿熱が停滞し、熱邪が湿邪より重い状態を治す。悪寒と発熱が繰り返しながら続き、午後になると特に熱感が強く、

胸脇苦満、口苦、嘔気、胃部不快感がある。舌は淡紅で苔は白か黄で膩。脈は滑数である。

黄連阿膠湯（黄連3.0，黄2.0，白芍薬3.0，阿膠3.0，鶏子黄2個後下）『傷寒論』

少陰病の熱化証で陰虚陽亢に用いられる薬方である。寒邪や温熱などの外感の邪が少陰腎に侵入して腎陰が消耗し、心火が独り盛んになって発熱、不眠、煩躁を示すもので、邪伏陰分あるいは陰虚火旺の例に用いる。舌質紅、苔黄、脈細数。

竹葉石膏湯（竹葉2.0，石膏10.0，半夏4.0，麦門冬6.0，人参3.0，甘草2.0，粳米6.0）『傷寒論』

傷寒の病後余熱が去らず気津共に損傷されて少気する者を治す。白虎加人参湯の加減方と考えられる。微熱が続き、内熱のため胸苦しさや不眠がある。気虚のため息切れ乾咳があり、津液不足の故で口渇し、胃気が失調して食欲不振、嘔気がある。病後や暑熱で気陰両虚に陥って微熱が持続する者に用いる。舌質紅、脈細弱である。

附子湯（茯苓5.0，白芍薬3.0，白朮4.0，人参3.0，附子2.0）出典『傷寒論』

真武湯の附子と白朮を倍量にして、人参を加え生姜を去ったもので温補回陽の働きがいっそう強い。舌質淡白、苔白滑、脈沈弱。真寒仮熱（陰盛格陽）の発熱に用いる。

茯苓四逆湯（茯苓4.0，甘草2.0，乾姜2.0，人参2.0，附子1.0）『傷寒論』

本来は太陽病の誤治により腎の陰陽が共に虚して煩躁を生じた時の処方である。本方証の煩躁は、腎の陰陽が共に虚したことにより急激な虚陽上浮を生じた結果と考えられるので、急性の虚陽上浮に伴う発熱には本方を応用すると良い。

微　熱

症　例
　55歳の女性。

現病歴：日頃からあまり丈夫な方ではないが大病を患ったことはない。2ヶ月前に風邪を引き、一応治癒したが、何となく微熱が続き、時々背中に悪寒を感じる。足が冷えて、もう5月になるというのに夜はアンカが離せない。夜は時々寝汗をかく。咳タン共にない。何か悪い病気が隠れているのではないかと心配して来診。

望　診：やせ型であまり顔色は好くない。

舌　診：舌は湿って赤味が少なく、薄い白苔が付着。

脈　診：脈は沈んでいるがやや弦。

腹　診：胸部の呼吸音も正常。お腹は軟かく、みぞおちの辺りに少し抵抗があって押さえると痛い。（心下微満結）臍上に動悸を触知。季肋部の辺りもやや緊張（胸脇苦満）。

検　査：念のためにレントゲンや検査もしたが全く異常は見られない。
　　　　この方は体力が弱くて気血共に不足した状態で病気を完全に追い出すだけの抵抗力がないためにカゼ症状が長引いていると考えられた。

処　方：微熱と悪寒を取るのに**紫胡桂枝乾姜湯**に人参と黄耆を加えた煎剤を投与した。

経　過：約1週間後、熱も寒気もおおかたとれた所で、気虚の微熱を去り、元気をつける目的で**補中気益湯**を一週間投与して完全に平熱に戻った。

全身症状

ねあせ（盗汗）

ねあせの常用処方

1.	心　血　虚	帰脾湯合桂枝加竜骨牡蠣湯
2.	陰虚内熱	滋陰降火湯
3.	脾虚湿疽	胃苓湯
4.	邪在事表半裏	柴胡桂枝湯、柴胡桂枝乾姜湯

疾患の概念

　睡眠中に汗が出て、目が覚めると止むものを指し、『金匱要略』血痹虚労篇に「男子ノ平人、脉虚弱ニシテ細微ナル者ハ、喜ク盗汗スナリ」とあるので、漢方では一般に盗汗という語が用いられる。ねあせの原因は外感病も内傷もある。一般にねあせは虚証に多く見られるが、虚実挾雑もある。

処方の運用

1. 心血虚による寝汗

　心身の疲労に因り、心血が消耗して心気を引き留めておけなくなる結果、心液である汗が外泄して寝汗となるものである。

　症状は眠りが浅く、寝汗の量が多い、息切れ、動悸、疲労感が強く顔色が悪い。舌質淡白で苔は白薄、脈は虚（弱）、心下や臍上によく動悸を触れる。治法は補血養心斂汗である。

　帰脾湯合桂枝加竜骨牡蠣湯（帰脾湯＝人参3.0、黄耆2.0、当帰2.0、白朮3.0、茯苓3.0、酸棗仁3.0、竜眼肉3.0、甘草1.0、木香1.0、遠志1.5、大棗1.5、JP生姜1.0、桂枝加竜骨牡蠣湯＝桂枝4.0、白芍薬4.0、大棗4.0、甘草2.0、JP生姜1.0、竜骨3.0、牡蠣3.0）

　帰脾湯は過度の労倦や憂思に因って脾が傷られ、心血が養われなくなって心血虚の症候を呈してくるものを治す。

　桂枝加竜骨牡蠣湯は腎の陰陽が共に虚す結果、腎陽が腎陰の制約を失って浮越し心を上擾するものを治す。両方を合わせると、心血を養い、心気を補い、心液の外泄を止める。遠志は心気を補い、竜眼肉は心血を養う、竜骨・牡蠣は

ねあせ（盗汗）弁証の要点

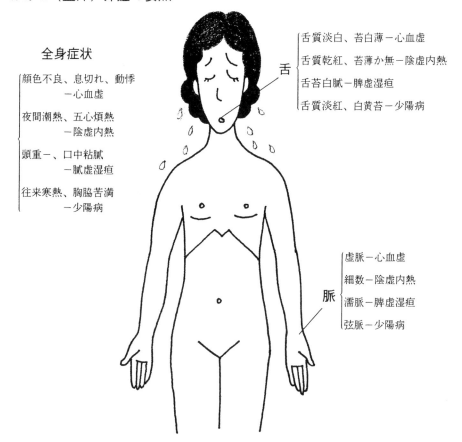

全身症状
- 顔色不良、息切れ、動悸 －心血虚
- 夜間潮熱、五心煩熱 －陰虚内熱
- 頭重－、口中粘膩 －脾虚湿痼
- 往来寒熱、胸脇苦満 －少陽病

舌
- 舌質淡白、苔白薄－心血虚
- 舌質乾紅、苔薄か無－陰虚内熱
- 舌苔白膩－脾虚湿痼
- 舌質淡紅、白黄苔－少陽病

脈
- 虚脈－心血虚
- 細数－陰虚内熱
- 濡脈－脾虚湿痼
- 弦脈－少陽病

正気を収斂して盗汗を止める。

2．陰虚内熱

　久病、消耗、失血などで陰血を消耗して陰虚に陥ると内熱を発し、虚火内盛して陰液を収蔵しておくことができず汗が出る。症状は夜間潮熱を発して盗汗が出、同時に微熱、及び煩熱、咽乾口渇がある。女性では月経不順を生じる。舌質紅で乾燥、苔は薄いか無い。脈は細数である。治法は滋陰降火し寝汗する。

　滋陰降火湯（当帰2.5、白芍薬2.5、乾地黄2.5、天門冬2.5、麦門冬2.5、
　　陳皮2.5、白朮3.0、知母1.5、黄柏1.5、甘草1.5）

肺腎陰虚を治す。腎陰が虚して虚火上炎し、心肺を焼灼して、口渇、乾咳、潮熱、盗汗等の症状を呈する者を治す。原典の『万病回春』では地黄は乾地、熟地を併せ用いるよう指示してある。清熱涼血、滋養腎陰の効果が得られる。当帰、白芍は補血滋陰、知母・黄柏は虚熱を清す。

3．脾虚湿困

飲食の不節制、食習慣の誤りなどにより脾胃を損傷し、消化吸収が悪くなって痰飲が停滞し、気の昇降や流れが失調して発生するものである。

体が重怠い、頭重頭痛、口の中が粘る、食欲がないなどの脾虚湿困の症状があり、舌質は淡で舌苔が白膩、脈は濡（軟）で、心下痞あるいは胃内振水音があることも多い。治法は補脾化痰、和中である。

胃苓湯（蒼朮、厚朴、陳皮、猪苓、沢瀉、白朮、白芍、茯苓各2.5、桂枝2.0、大棗、乾姜、甘草各1.0）

平胃散と五苓散の合方で、平胃散は胃中の宿食（消化不良の内容物）を消化し、五苓散で内蓄した湿痰を去る。

4．邪在半表半裏

熱病の初期中期、傷寒では少陽病を中心に見られる。外感の邪が侵入して表邪が解除されず半表半裏の少陽で邪正斗争が展開される結果、津液が体表に押しやられて発汗する。少陽病で盗汗を伴うのは虚証が多い。ねあせと同時に往来寒熱、胸脇苦満があり、脈は弦である。口が苦く、嘔気やめまいを伴い、舌は淡紅で、苔は白乃至黄である。治法は和解少陽である。

柴胡桂枝湯（柴胡5.0、黄芩2.5、半夏4.0、桂枝2.5、人参2.5、白芍薬2.5、甘草1.5、大棗2.0、JP生姜1.0）

太陽病と少陽病の併病を治す。少陽病に少し表証も残存し、往来寒熱と共に上半身にねあせをかく。

柴胡桂枝乾姜湯（柴胡6.0、黄芩3.0、桂枝3.0、括楼根3.0、牡蠣3.0、乾姜2.0、甘草2.0）

脾虚の者に多く、病邪は少陽と太陽と太陰にかかっている。少陽の枢機が阻害され、三焦も阻滞され津液がめぐらない。停滞した津液が少陽の邪熱で熱せられ押し上げられると顔を中心に寝汗をかく。

ねあせ

全身症状

冷 え 症

冷え症の常用処方

```
1. 陽　虚
   1) 寒邪傷陽　　麻黄附子細辛湯、五積散、当帰四逆加呉茱萸生姜湯
   2) 陽虚内寒　　人参湯、八味地黄丸
2. 水　滞
      真武湯、苓姜朮甘湯、当帰芍薬散
3. 瘀　血
      桂枝茯苓丸、桃核承気湯
```

疾患の概念

　ふつうの人は別に寒いと感じない程度の温度でも、常に手足や腰背などが自覚的にとても冷く不快に感じられる場合を一般に"冷え症"と呼んでいる。冷え症は特に女性に多く、わが国では約半数の女性が何らかの程度で冷え症状に悩まされているとも言われている。

　冷え症は中の血管運動神経の失調による局所の血流量の減少と、その知覚異常（過敏）によって起こると考えられている。ホルモン補充療法やビタミンE、あるいは自律神経調整薬などが用いられるが、顕著な効果は見られない。

　冷え症状を訴える患者の中には所謂"冷え症"だけでなく、レーノー病、貧血、低血圧症、あるいは甲状腺機能低下症などが原因となっている例もある。

　漢方では冷え症は外に寒邪や湿邪などの外因があり、これに対して非常に敏感に反応し易い体質すなわち内因が存在し、内外両因が相呼応して異常な冷えを自覚させている。

　内因としては身体を温煦すべき陽気が不足している陽虚、水飲代謝が失調して内に痰飲を生じている水滞、及び血流が瘀滞して局所的に異常な冷感や熱感を覚える瘀血などが考えられる。

　冷え症の患者は、その内因と相俟って冷え症状の他に多彩な愁訴を持つ。

冷え症弁証の要点

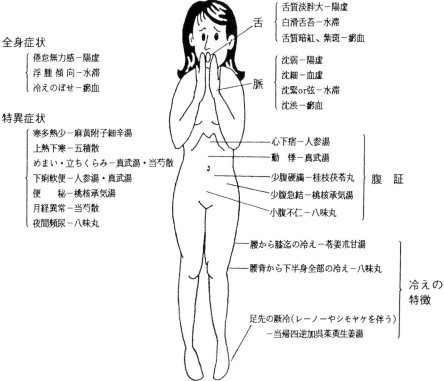

全身症状
- 倦怠無力感－陽虚
- 浮腫傾向－水滞
- 冷えのぼせ－瘀血

特異症状
- 寒多熱少－麻黄附子細辛湯
- 上熱下寒－五積散
- めまい・立ちくらみ－真武湯・当芍散
- 下痢軟便－人参湯・真武湯
- 便秘－桃核承気湯
- 月経異常－当芍散
- 夜間頻尿－八味丸

舌
- 舌質淡胖大－陽虚
- 白滑舌苔－水滞
- 舌質暗紅、紫斑－瘀血

脈
- 沈弱－陽虚
- 沈細－血虚
- 沈緊or弦－水滞
- 沈渋－瘀血

腹証
- 心下痞－人参湯
- 動悸－真武湯
- 少腹硬満－桂枝茯苓丸
- 少腹急結－桃核承気湯
- 小腹不仁－八味丸

冷えの特徴
- 腰から膝迄の冷え－苓姜朮甘湯
- 腰背から下半身全部の冷え－八味丸
- 足先の厥冷（レーノーやシモヤケを伴う）－当帰四逆加呉茱萸生姜湯

処方の運用

1．陽　虚

　虚弱体質、老人あるいは大病後、術後、産後などで気血の不足した人に見られる。外から風寒の邪が虚に乗じて体内に侵入し、陽気を損傷して内寒に陥ったものが寒邪傷陽で、もともと体内の陽気不足が著しく、体を十分に温められないものが陽虚内寒である。

　陽虚の人は手足の冷えが著しい他、元気不足で倦怠無力感が強く、色の薄い尿や下痢軟便などが出やすい。舌質は胖大で淡、脈は沈弱、時に遅である。

1）寒邪傷陽

麻黄附子細辛湯（麻黄4.0、細辛3.0、附子1.0）

　心腎陽虚の体質の人では寒邪が直接少陰に直中し、表寒と裏寒の症状が同

全身症状

時に現われる。老人や体質虚弱の者が寒い季節などに、朝何時迄も体が温まらず、咳タン、鼻水が出る場合なども本方が良い。

五積散（麻黄1.0、桂枝1.0、乾姜1.0、白芷1.0、蒼朮3.0、茯苓2.0、半夏2.0、陳皮2.0、厚朴1.0、枳殻1.0、当帰2.0、川芎1.0、白芍薬1.0、桔梗1.0、甘草1.0、大棗1.0）

脾胃虚弱で体内に寒と湿がある人が、外からの風寒の邪に当り、寒邪が経脈を伝って裏（脾胃）に入る。冷房などに敏感で、特に顔はのぼせるのに下半身は冷えが強く、腰痛や胃腸障害を起こす人に適している。

当帰四逆加呉茱萸生姜湯（桂枝3.0、白芍薬3.0、当帰3.0、細辛2.0、木通3.0、甘草2.0、大棗5.0、呉茱萸2.0、JP生姜1.0）

血虚の者が寒冷により、手足厥冷して脈細弱となり、同時に腹痛嘔吐などを起こした場合に用いる。寒邪が厥陰肝経脈に侵入して凝滞する。肝は血を蔵すので、本方で温肝去寒、養血通脈をはかる。

2）**陽虚内寒**

人参湯（人参3.0、白朮3.0、甘草3.0、乾姜3.0）

脾の陽気不足により虚寒証を呈する時の基本処方である。脾胃が冷えて元気がなく、心下が痞え、水様の唾液が多く出、食欲不振、下痢軟便などの胃腸症状、あるいは胸痛や胸苦しさなど上焦の陽気不足の症状がある。

八味地黄丸（熟地黄6.0、山薬3.0、山茱萸3.0、茯苓3.0、沢瀉3.0、牡丹皮3.0、桂皮1.0、附子1.0）

腎陽の不足、すなわち命門の火の衰微によって新陳代謝が衰え、体が温まらず、同時に足腰の冷え、排尿異常、夜間頻尿、精力減退、耳鳴等の腎虚の症状を呈する者で、老人に多く見られる。腹診で小腹不仁の腹証がある。

2．**水　滞**

水飲の代謝が悪く、痰飲が細胞内や組織間隙あるいは皮下などに停滞すれば、水は陰邪で冷え易く陽気の働きを妨げるので冷えを感じる。

舌は湿って白い舌苔を伴い、脈は沈弦あるいは沈緊を呈する。水飲の停滞があると冷えと同時に、浮腫、頭痛や神経痛、下痢、めまい、動悸、咳タンなど多彩な所謂水毒症状が出現する。

真武湯（茯苓5.0、白朮3.0、白芍薬3.0、附子1.0、JP生姜1.5）

　腎は水臓で全身の水飲代謝を支配調節している。腎の陽気が不足して水を巡らせることができなくなり、水分が全身にあふれ（陽虚水泛）、冷え症状と共に頭眩、動悸、下痢、腹痛などが起る時に用いる。

　苓姜朮甘湯（茯苓6.0、白朮3.0、甘草2.0、乾姜3.0）

　下半身が湿邪に侵され、足腰が冷えて痛む者に用いる。本方証の冷えは腰から膝迄が主に冷える。下肢の重倦さや浮腫などを伴っている。

　当帰芍薬散（当帰3.0、白芍薬4.0、川芎3.0、白朮4.0、茯苓4.0、沢瀉4.0）

　肝血の不足と脾虚湿痰がある者を治す補脾養血利水の方剤である。冷え症状と共に浮腫の傾向があって顔色が悪い。血虚のために、めまい立ちくらみ、月経異常などがみられ、肝気が脾虚に乗ずるので腹痛を起こす。

3．瘀 血

　体内で血液が停積して円滑に流通できなくなった病証が瘀血である。瘀血は気の異常、寒熱、外傷や内出血、および女性では月経・妊娠・出産など女性特有の生理の結果として生じる。

　瘀血があると、血行の停滞やそれに伴う放熱の不均等や自律神経失調などにより、自覚的な寒熱が錯雑混在して、いわゆる冷えのぼせの症状を伴うことが多い。

　瘀血証では肌膚甲錯（サメ肌）、静脈怒張（血絡）、毛細血管拡張（細絡）、異常出血、頭痛、肩こり、局所性の鋭い痛み、下腹部の緊満感や著明な圧痛などがよく見られる。
脈は一般に沈渋、舌や口唇は暗紅色～青紫色でよく舌に紫斑が現われている。

　桂枝茯苓丸（桃仁4.0、牡丹皮4.0、赤芍薬4.0、桂枝4.0、茯苓4.0）

　瘀血治療に最も繁用される。手足が冷えて顔はのぼせ気味、下腹部の鞕満圧痛、頭痛、肩こり、月経異常など瘀血特有の症状が顕著である。

　桃核承気湯（桃仁5.0、大黄3.0、芒硝2.0、甘草1.5、桂枝4.0）

　下焦に強い瘀血と実熱と便秘がある。実証タイプの赤ら顔で、冷えのぼせと便秘及び少腹急結の腹証を目標に用いる。本方証の冷えはみせかけで実態は真熱仮寒である。

全身倦怠感

全身倦怠感の常用処方

1.	気虚労倦（エネルギー不足）	補中益気湯、六君子湯、黄耆建中湯
2.	気血両虚（消耗）	十全大補湯、帰脾湯、人参養栄湯
3.	水湿肢重（浮腫）	防已黄耆湯、真武湯
4.	暑熱傷気（夏負け）	清暑益気湯
5.	気鬱身重（精神抑鬱）	四逆散、柴胡加竜骨牡蠣湯

疾患の概念

倦怠感あるいは疲労感には、大きく分けて肉体的な疲労倦怠感と精神的な疲労無力感とがある。急性、慢性疾患では、程度の差はあるが疲労倦怠感を伴うのが普通である。漢方治療の対象になるのは、主として原因疾患がはっきりせず、慢性的に疲労倦怠感が持続し、元気が出ない、体が重い、疲れやすいなどといった愁訴を持つ病人である。これらの訴えは多く活力不足を表現しているので、一般に虚証と考えられるが中にはエネルギーは生産されているが気血の巡りが悪い、あるいは体内に異常な水分が停留しているため体が重倦く感じられるといった場合もある。

処方の運用

1. 気虚労倦

老化、体質虚弱、過労、不摂生、慢性病、栄養障害、憂思過度などは、いずれも気虚を生じる。気虚があると脱力、倦怠感の他、顔面蒼白、動悸、息切れ、自汗、などがある。舌は淡で胖大、脈は弱、腹部や軟弱で臍上に動悸を感じることが多い。臨床的には水穀の源である脾胃の損傷や虚弱に因る例が多いので、治法は補脾が第一である。

補中益気湯（黄耆4.0, 人参4.0, 白朮4.0, 当帰3.0, 甘草1.5, 陳皮2.0, 柴胡1.0, 升麻0.5, 大棗2.0, 乾姜0.5）

脾胃虚弱あるいは損傷のため消化機能が衰え、元気の生成が不足して著しい疲労倦怠感を訴える。本方は脾胃を補い、水穀の精微を肺に昇提して元気を生成する。四肢倦重、腹部軟弱及び臍上の動悸などを目標に用いる。

全身倦怠感弁証の要点

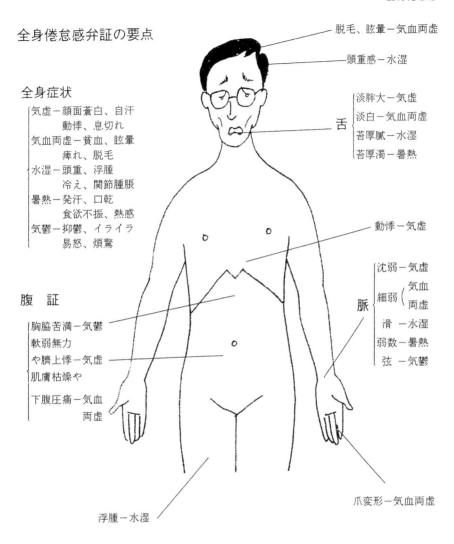

六君子湯（人参4.0, 白朮4.0, 茯苓4.0, 半夏4.0, 陳皮2.0, 甘草1.0, 大棗2.0, JP生姜1.0）

　脾胃虚弱で痰飲（異常な水分）が生じ、体が重倦く感じられる。本方は脾を補い痰飲の排泄を促進させる。倦怠感に加え、食欲減退、嘔気、胃内停水、下痢軟便などの症状と、白く厚い舌苔（膩苔）を目標に用いる。

黄耆建中湯（膠飴20.0, 黄耆4.0, 甘草2.0, 桂枝4.0, 白芍6.0, 大棗4.0, JP生姜1.0）

全身倦怠感が著るしく、やる気が出ない、気分が落ち込む。眼が疲れよく眠れて食欲もあると言う例には脾気虚よりも肝気虚が多い。脈は沈細、或いは弦弱。舌苔は膩。補肝気には黄耆を君薬にする。

2．気血両虚

虚弱体質、消耗性疾患、術後、難産、出血などで体力消耗し、栄養が低下して気血共に不足した状態である。気血両虚があると疲労倦怠感に加えて、息切れ、動悸、不眠、手足のしびれ、爪の変形などの症状が現れる。皮膚は乾燥して艶がなく、口唇や舌質が淡白、脈は細弱。治法は気血双補である。

十全大補湯（人参3.0, 白朮3.0, 茯苓3.0, 甘草1.5, 当帰3.0, 熟地黄3.0, 白芍薬3.0, 川芎3.0, 黄耆3.0, 桂皮3.0）

気血双補の基本処方で、健脾補気の**四君子湯**と養陰活血の**四物湯**を合わせ、さらに肺気を補う黄耆と心血を養う桂皮を加えた処方である。

帰脾湯（黄耆3.0, 人参3.0, 竜眼肉3.0, 酸棗仁3.0, 当帰2.0, 白朮3.0, 茯苓3.0, 遠志2.0, 木香1.0, 甘草1.0, 大棗2.0, JP生姜1.0）

過労や憂思過度によって脾胃の機能が損傷されると、栄養の消化吸収が十分行われず、気血の生成が不足する結果、心血も十分養われなくなる。心は精神活動の中枢なので、脾が虚してさらに心血が不足すると、倦怠感や食欲不振などの脾虚の症状に加えて、貧血、動悸、盗汗、不眠、不安といった心血虚の症状を呈してくる。従って本方は体質虚弱な人が精神的にも疲労困憊したようなときに良い。

3．水湿肢重

湿邪に侵された人、あるいは脾や腎の陽気（活動力）が低下した人は、水液の代謝が悪くなり水分が肌肉（皮下組織）に溢れる結果、倦怠感や頭重感に加えて肢体が重倦く感じられる。水分は重力によって下半身に集中するので、湿のある人は特に下肢の浮腫や関節腫脹、時に冷えや下痢を起こす。舌苔が厚膩、脈は滑あるいは濡である。治法は益気利水である。

防已黄耆湯（防已5.0, 黄耆5.0, 白朮3.0, 甘草1.5, 大棗3.0, JP生姜1.0）

脾虚と肺虚があり、水湿が皮下に停滞して浮腫傾向を呈す者に用いる。気

虚があり、色白で倦怠、易疲労に加えて肥満、多汗の領向がある。腹部は軟弱で膨満した謂所蛙腹を呈している。

真武湯（茯苓5.0，白朮3.0，白芍薬3.0，JP生姜1.0，附子1.0）

腎陽が不足して、体内の水分代謝が失調する結果、体内に異常な水分が溢れた病態（陽虚水足）を治す。水泛による身重、むくみ、眩暈、動悸、下痢などの他、腎陽虚による著明な冷え、倦怠無力感がある。腹部は軟弱で動悸を感じ、脈は微弱で時に遅。

4．暑熱傷気

盛夏の時期に暑邪により元気や津液が消耗される結果発症する。日本の夏は暑さだけでなく湿度が高いので発汗しても体温の放散が悪く傷気亡津して気津両虚に陥りやすい。元気がなく、全身倦怠感、食欲不振などと共に体の熱感、発熱、発汗、口渇がある。舌は湿熱を交えることが多いので舌湿紅で苔厚濁、脈は弱で数となる。治法は清熱補気滋陰。

清暑益気湯（黄耆3.0,人参3.5,当帰3.0,陳皮3.0,麦門冬3.5,白朮3.5,
　　　　五味　子1.0,黄柏1.0,甘草1.0）

暑い季節になり、全身倦怠感、食欲不振、多汗、息切れ、立ち眩みがして水物ばかり欲しがり、下痢しやすい、といった夏負け症状に用いる。過剰な発汗を止め、胃腸を整え、元気を補い煩熱を冷やす。

5．気鬱身重

身体的には全く疲労や消耗の所見がないのに、倦怠感や無力感を訴える場合があるが、多くは所謂"気が晴れない"状態で精神的抑鬱が原因している。

五臓を円滑に動かし、精神や情緒を支配調節するのは肝の疎泄作用によるものである。持続的なストレスがあると、肝気の流れが悪くなって気が鬱滞（肝気鬱結）するようになる。肝気鬱結があると、抑鬱的な気分になったり、刺激に対して過剰に反応するようになり、その結果自律神経も失調を来し身体の不調や時に無力感を訴えるようになる。肝気鬱結のある病人は抑鬱感やイライラ、易怒、不眠などを伴い、脈は弦脈を呈し、脇下や心寓部が重苦しい感じがし、腹診すると胸脇苦満を認める。治法は疏肝開鬱である。

四逆散（柴胡5.0，枳実2.0，白芍薬4.0，甘草1.5）

肝気鬱結に対する基本処方である。感情が内に鬱積して抑鬱やイライラを

全身症状

生じ何をするのも億劫といった気分になる。また鬱結した肝気が脾に影響（肝気横逆）して腹部膨満、腹痛、便通異常などの消化器症状を呈する。胸脇苦満と腹皮拘急が見られる。

柴胡加竜骨牡蠣湯（柴胡5.0, 黄芩2.5, 半夏4.0, 人参2.5, 茯苓3.0, 桂枝3.0, 竜骨2.5, 牡蠣2.5, 大棗2.5, JP生姜1.0, 大黄1.0）

ストレスや心労により、肝気鬱結を生じ抑鬱、不安、不眠などの精神症状（煩驚）と共に、倦怠無力感を覚える者に用いる。柴胡で肝気の疎泄をはかり、竜骨、牡蠣、茯苓には精神安定効果（安神作用）がある。腹診では胸脇苦満と臍動悸が見られる。

補　遺
肝気虚に因る全身倦怠感

　肝は疎泄を主っている。肝の疎泄とは全身の隅々まで気血を過不足なく輸布することである。換言すれば肝の重要な機能の一つは気血の調節作用である。

　肝は調節を主る臓であるから、現代医学で自律神経失調と呼んでいる症状には、漢方的には肝の疎泄作用の失調に起因する証候とすべきものが少なからず存在する。

　肝そのものを動かす肝気は多くの場合、有余して鬱滞し肝気鬱結を生じる結果、気滞に因る疎泄の失調を起し易い。しかし肝気鬱結が長く持続したり、あるいは肝気の源は脾より生じるので、脾胃の虚弱や損傷により脾気が十分生成されないと、場合によっては肝気も不足に陥り疎泄が十分に行なわれなくなる。即ち肝気不足に因る疎泄の失調である。その結果、全身への気と血の供給が不足して全身あるいは局所性の気虚、血虚を生じ、著しい全身倦怠感を起すことがある。この病態を肝気虚という。

　肝気虚の治法は補肝気で、それには肝気を補益するため大量の黄耆を用いて君薬とし、白芍薬及び当帰を以て肝血を補い陰を収飲し、少量の柴胡を用いて肝気の昇提条達をはかるべきである。

補肝益気湯（黄耆8.0, 人参, 白芍薬, 当帰各3.0, 川芎2.0, 柴胡, 枳実, 甘草各1.5）

　補中益気湯の改変である。少量の枳実は肝気を上方ばかりでなく下方にも向けるためである。甘草は補脾調整であるが大量に過ぎると気滞を生じる。気虚

であるから理気剤特に破気剤の大量使用は禁忌で少量にとどめる。
　黄耆により、上半身にのぼせを生じる時は知母を加味する。

症　例

患　者：M・K　女性　21才　初診　2002年6月11日
主　訴：倦怠感、めまい、頭痛
現病歴：生来虚弱体質で冷え性である。4月中旬カゼをひき、近医で抗生剤などの治療を受けた。カゼが治って以来、全身が冷えてひどく倦い。毎朝めまい、たちくらみがあり起床できない。いつもアクビが出て睡い。夜はすぐ入眠するが朝がなかなかおきられない。食欲はある。便通は2日に1行。月経は少し遅れ気味であるが順で生理痛は軽度。脳神経科で検査を受けたが起立性低血圧症という診断であった。リズミック、ハイペンなどの西洋薬を投与されたが無効であった。
望　診：身長155cm、体重48kg、標準的体格、やや色白で貧血様変貌。
問　診：眼が疲れやすい。よく頭痛がする。
舌　診：舌質淡、薄白苔がある。（気虚）
　　　　（血圧103－60mmHg、脈拍78／分、整）
脈　診：左右寸関尺すべて弱い。
腹　診：腹部軟弱で軽い胸脇苦満、臍動悸、左右少腹に軽い圧痛。
弁　証：気虚、食欲と便通の状態から脾虚は考えにくい。肝気虚で肝胆の疏泄作用が低下し、脾陽も不足していると診断。
治　法：補肝気、温脾を目的とし、処方は**益気補肝湯**（黄耆8、人参4、白芍3、当帰3、香附子3、枳実1、厚朴1.5、甘草1.5、JP生姜1）
経　過：第2診時、薬は飲みやすい。漢方薬だけで体調が良くなり大分元気が出た。脈は弦弱。さらに同処方14日分。
　　　　第3診時、体調は良く頭痛の回数も減った。朝も7時には起きて出勤できるようになった。食欲も便通も正常となった。
　　　　第4診時、同処方を35日続けたところで、体調はさらに良いが顔が少し腫れるようだというので、甘草を1.5より0.5グラムに減量したところこれも消失。以後は全く愁訴は消失し良好に経過した。

全身症状

肥　満　症

肥満症の常用処方

1.	食　　積（脂肪肥り）	防風通聖散
2.	痰　　飲（水　肥　り）	防已黄耆湯
3.	気　　滞（肉　肥　り）	大柴胡湯
4.	瘀　　血（赤　肥　り）	桃核承気湯、通導散

疾患の概念

　肥満とは体脂肪が過剰に蓄積した状態である。臨床的には標準体重を20％以上超過している者を病的肥満として治療や指導の対象としている。
　標準体重の算出は一般には下記Broca変法（桂法）で行う。
　標準体重＝〔身長（cm）－100〕×0.9（kg）
　肥満症は単純性肥満と症候性肥満とに分類される。肥満の大部分（90％以上）は体質的要因や生活習慣、特に食生活の在り方に原因がある単純性肥満で、残りの極く一部が内分泌異常、代謝異常、或は薬物などに起因する症候性肥満である。単純性肥満は加齢と共に増加進行する傾向がある。
　漢方治療の対象となるのは主に単純性肥満である。適切な食餌療法と運動療法に漢方治療を組み合わせると治療効果が一層高まる。
　漢方医学的に見ると肥満の原因となる病態は、食積、痰飲、気滞、それに瘀血が考えられる。

処方の運用

1. 食積肥満（脂肪肥り）

　日頃から美食、過食による栄養過多に加えて、運動不足などがあって肥満するもので、飽食の時代といわれる現代にあっては最も多いタイプである。
　防風通聖散（大黄1.5、芒硝1.5、防風1.2、麻黄1.2、荊芥1.2、滑石3.0、梔子1.2、薄荷1.2、桔梗2.0、黄芩2.0、石膏2.0、連翹1.2、川芎1.2、白芍薬1.2、白朮2.0、甘草2.0、JP生姜1.0）
　解表（発汗）、攻下（瀉下）、利尿に清熱の働きを有し、主に中年の脂肪

肥満症

肥満症弁証の要点

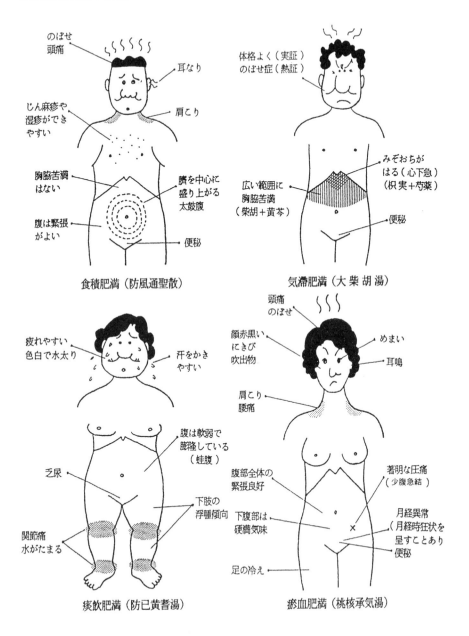

全身症状

肥りの人の食積、体毒を汗、便、尿にして排泄させる。肥満、便秘、のぼせを目標に用いる。脈は沈滑。舌質紅で黄膩苔。腹部は臍を中心に充実して盛り上る所謂太鼓腹。皮膚の新陳代謝が悪く、蕁麻疹や湿疹ができやすい。

2．痰飲肥満（水肥り）

肥満しているが体質的には虚証である。脾気虚（消化機能減弱）があるため、水飲が停滞し、水腫（全身的浮腫傾向）を呈するもので、臨床的には色白でブクブクと肥り、多飲多汗し、すぐ疲労し息切れを訴えるタイプの肥満である。治法は補気袪痰である。

防已黄耆湯（防已5.0、黄耆5.0、白朮3.0、甘草1.5、大棗3.0、JP生姜1.0）

虚証の中年女性や肥満児によく見られるポッテリ肥ったタイプの肥満者である。下肢のむくみ、膝や足関節の変形性関節症、陰のう水腫等を合併し易い。脈は浮弱。舌質肥絆し白滑苔がある。腹部は軟弱に膨満した所謂蛙腹である。治法は補気袪痰である。

3．気滞肥満（肉肥り）

活動的で食欲旺盛、筋肉質の肥満者にみられる。このタイプの者は精神的ストレスや不快な事があると肝気鬱結を生じ易く、イライラ、易怒、のぼせ、口が苦い、或は眼の充血などを起こす。肝気が胃に横逆すると、脾胃の機能を乱し、時に胃酸過多となり、食欲を異常に亢進させ、その結果さらに肥満を生じることがある。このタイプの肥満者は高血圧症や脂肪性肝障害、糖尿病等を併発し易い。治法は理気疏肝する。

大柴胡湯（柴胡6.0、黄芩3.0、半夏4.0、枳実2.0、白芍薬3.0、
　　　　　大黄1.0～3.0、大棗3.0、JP生姜1.5）

がっしりした筋肉質の肥満者で、著明な胸脇苦満と心下部の膨満感と抵抗（心下満）、便秘傾向を目標に用いる。脈は沈実或は弦。舌質は紅で白或は黄色の膩苔が見られる。

4．瘀血肥満（赤肥り）

更年期になって急に肥り出す女性などに多いタイプである。瘀血がある人は血が顔に上って充血するので顔色は暗赤色を帯び、舌や口唇の粘膜は暗紫色、皮膚や粘膜に血絡（静脈怒張）や細絡（毛細血管拡張）、肌膚甲錯（サメ肌）があり、また冷えのぼせなどの自律神経症状を伴い、下腹部の膨満、抵

抗、圧痛がある。また体のあちこちにしびれや痛みを訴えることが多い。

　瘀血はまた更年期の女性だけでなく、食積や気滞のある人には合併し易い。瘀血証の人は高脂血証や動脈硬化症、静脈血栓症などを伴う者が多い。

桃核承気湯（桃仁5.0、桂枝4.0、大黄3.0、芒硝2.0、甘草1.5）

　最も実証向けの駆瘀血剤である。顔面充血し、のぼせと瘀血症状の強い肥満者に用いる。便秘と左下腹部を指先で圧迫或は擦過する時強い痛みを訴える（少腹急結の腹証）のを目標に用いる。脈は沈渋。舌質暗紅、紫斑や舌下静脈の怒張があり、舌苔は白乃至は黄色である。

通導散（当帰3.0、紅花2.0、蘇木2.0、枳殻3.0、厚朴2.0、陳皮2.0、
　　　　木通 2.0、甘草2.0、大黄3.0、芒硝1.8）

大柴胡湯合桂枝苓丸（柴胡6.0、黄芩3.0、半夏4.0、枳実2.0、白朮3.0、大黄1.0～3.0、大棗3.0、JP生姜1.5、桃仁3.0、牡丹皮3.0、赤芍薬3.0、桂枝3.0、茯苓3.0）

　瘀血に気滞を伴う肥満者には**通導散**或は**大柴胡湯合桂枝茯苓丸**また瘀血に食積を伴う肥満には**防風通聖散合通導散**などの処方がよく用いられる。

症　例

54才　女性

現病歴：40才過ぎから体重が増加し始め、初診時身長158Cmに対し体重83Kgになった。肥満と共に高血圧症、便秘、腰痛を合併している。

四　診：のぼせ症、顔面充血して多汗症である。
　　　　舌質暗紅、舌下静脈の怒張と蛇行が著明、白膩苔。
　　　　脈は沈実（血圧176／96mmHg）。腹部は充実して膨満、少腹硬満し、臍両側斜下に圧痛著明。

弁　証：食積、気滞、瘀血。

処　方：防風通聖散（煎剤）に桂枝茯苓丸（生薬丸剤）を兼用。
　　　　同時に減食ならびに運動を指示。

経　過：1ヶ月後、血圧160／90mmHg、体重は10Kg減少した。
　　　　最終的には体重71Kg、血圧153／90mmHg迄減量と血圧降下に成功した。

全身症状

体重減少（るいそう）

体重減少（るいそう）常用処方

1．気　虚
   四君子湯、六君子湯、補中益気湯（脾）
2．気血両虚
   十全大補湯（脾）、人参養栄湯（肺）、加味逍遙散（肝）
3．陰　虚
   啓脾湯（脾）、滋陰降火湯（肺）、六味丸（腎）

疾患の概念

　体重減少や、やせに対して明確な診断基準はなく、栄養状態が良好で健康状態に支障のないものは問題にされない。

　一般的には1ケ月5 kg以上の体重減少や、Broca指数（標準体重〈kg〉＝（身長〈cm〉－100）×0.9を20％以上下回るものは何らかの病的状態の介在を疑う。

　数日間での急激な体重減少は脱水によることが多く、その他、慢性に体重が減少し続ける場合は
① 　食物摂取量の減少
② 　摂取された食物の吸収障害
③ 　エネルギー消費の増加
体重減少を引き起こす疾患としては一般に以下のような例が考えられる。
1．慢性消耗性疾患：悪性腫瘍、肺結核、肝硬変、他
2．精神神経的要素：うつ病、精神的ストレス、精神性拒食症など
3．消化器疾患や慢性炎症性疾患など
4．内分泌異常：アジソン病、シーハン病、甲状腺機能亢進など
5．代謝性疾患：糖尿病など
漢方では消痩とかるい痩などと称しているもので、筋肉が細くなって体重も
　異常に減少するものである。肌肉の栄養不良に依るもので、一般に虚証が多いが中には実証もある。虚実を見極めて虚証は直接気血生化の源を滋補し、実

るいそう弁証の要点

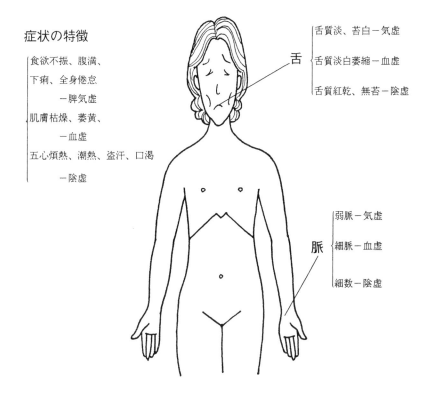

症状の特徴
- 食欲不振、腹満、下痢、全身倦怠 —脾気虚
- 肌膚枯燥、萎黄 —血虚
- 五心煩熱、潮熱、盗汗、口渇 —陰虚

舌
- 舌質淡、苔白—気虚
- 舌質淡白萎縮—血虚
- 舌質紅乾、無苔—陰虚

脈
- 弱脈—気虚
- 細脈—血虚
- 細数—陰虚

証ならば祛邪して正気を回復させ、自然に正常な体重に回復させることを考える。

処方の運用

1．脾気虚

脾は肉を養う脾胃の損傷や脾気の不足によるもので、消化器疾患、飲食不節制、憂思過度などによって生じる。

食欲不振、食後の腹満、軟便、倦怠疲労感などを伴ってやせるのが特徴で腹部軟弱、舌質淡苔は白、脈は虚弱で無力である。治法は補脾益気である。

全身症状

四君子湯（人参4.0、白朮4.0、茯苓4.0、大棗1.0、甘草1.0、JP生姜1.0）

脾胃気虚に対する基本処方である。食欲不振、胃部膨満感、下痢軟便など消化機能の虚弱を主症とする者に用いる。

六君子湯（人参4.0、白朮4.0、茯苓4.0、半夏4.0、陳皮2.0、大棗2.0、甘草1.0、JP生姜1.0）

四君子湯に陳皮、半夏を加味した処方で、脾気虚に痰飲を伴う者に用いる。四君子湯証に加えて、悪心、嘔吐、胃内振水音など痰飲の証がある者に用いる。舌では白膩苔が見られる。

補中益気湯（黄耆4.0、人参4.0、白朮4.0、当帰3.0、陳皮2.0、大棗2.0、甘草1.5、柴胡1.5、乾姜0.5、升麻0.5）

脾肺の虚と中気下陥があり、疲労感や全身倦怠感、物を言うのも億劫、言葉に力がなく、内蔵下垂や低血圧、微熱などの症状を伴う。腹部の軟弱な上に心下動悸を触れる例が多い。

2．気血両虚

過労、不眠、ストレス、慢性病、老令などにより気血の生化が不足して消耗に陥りやせるものである。

顔色が萎黄、肌膚枯燥、めまい、ふらつき、動悸、不眠などの血虚の症例を伴う。舌質淡白、苔は薄い、脈は細い。治法は補気養血である。

十全大補湯（人参2.5、黄耆2.5、白朮4.0、当帰3.5、茯苓4.0、熟地黄3.5、川芎3.0、白芍薬3.0、桂枝3.0、甘草1.0）

気血は同源なので、脾気虚が進むと血虚を伴うようになる。本方は四君子湯に養血の基本処方である四物湯を合方し、さらに脾気を補う黄耆と心血を養う桂皮を加えてある。

人参養栄湯（熟地黄4.0、当帰4.0、白朮4.0、茯苓4.0、人参3.0、桂枝2.5、白芍薬2.0、黄耆2.0、陳皮2.0、遠志2.0、甘草1.0、五味子1.0）

十全大補湯の加減方である。心と肺を補う働きがあるので、慢性呼吸器病による消耗、貧血や心臓が弱くてやせる者には本方が良い。

加味逍遙散（柴胡3.0、白芍薬3.0、当帰3.0、白朮3.0、茯苓3.0、牡丹皮2.0、山梔子2.0、甘草2.0、薄荷1.0、JP生姜1.0）

脾気が虚して肝血を養わなくなり気血両虚して肝鬱化火する者を治す。体質

虚弱あるいは更年期の人が、ストレス、食欲不満などのため、イライラして精神不安定に陥り、不眠や食欲不足に陥りるい痩を生じる者によい。

軽い胸脇苦満があり、舌は先端と辺縁が淡紅、脈は弦弱である。

3．陰虚

慢性疾患に因る消耗、消渇（糖尿病）、暑熱による脱水などで津液を損傷してるい痩を生じるものである。

水飲代謝に最も深く関与する臓は脾、肺、腎で、損傷される部位により、それぞれ症状は若干異る。

五心煩熱（手足の大照り）、潮熱、盗汗、口渇など陰虚火旺の症状を伴う。

舌質は紅くて乾燥し、苔は薄いか無苔で光っている。脈は沈細数である。

治法は滋陰補虚である。

啓脾湯（人参3.0、蓮肉3.0、山薬3.0、白朮4.0、茯苓4.0、山梔子2.0、
　　　陳皮2.0、沢瀉2.0、甘草1.0）

脾気虚治療の基本方剤である**四君子湯**の加味方で、脾気を補うと共に、脾陰を滋補する山薬、蓮肉、利湿の沢瀉、消導の山梔子を加えることにより、脾陽と脾陰を共に補い、脾胃の消化機能を高め、下痢を止めるように働く。

滋陰降火湯（乾地黄2.5、当帰2.5、白芍薬2.5、天門冬2.5、麦門冬2.5、
　　　　陳皮2.5、白朮3.0、知母1.5、黄柏1.5、甘草1.5）

肺は水の上源であるから、肺陰が損傷されると粛降作用が行われなくなるので、腎陰も損傷される。腎陰虚があると虚火上炎して肺の津液は益々損傷される。肺陰虚があると、乾咳、血痰、脱津、潮熱盗汗等を伴いやせる。

六味丸（地黄5.0、山薬3.0、山茱萸3.0、茯苓3.0、沢瀉3.0、牡丹皮3.0）

腎陰虚を治す基本処方である。腎は全身の陰陽の根源であり、水飲代謝を司っているので、腎陰虚では陰虚火旺の症状が状が特に顕著に現れる。

全身症状

浮　腫

浮腫の常用処方

1. 心性浮腫
   木防己湯（支飲、飲停胸痛）、炙甘草湯合真武湯
2. 肺性浮腫
   防己黄耆湯（皮水）、越婢加朮湯（裏水）、苓甘姜味辛夏仁湯（支飲の浮腫）
3. 脾性浮腫
   胃苓湯（脾胃湿困）、苓桂朮甘湯（脾陽不足）
4. 肝性浮腫
   九味檳榔湯（気滞寒湿）
5. 腎性浮腫
   牛車腎気丸（腎陽虚・水湿停滞）、真武湯（陽虚水泛）、五苓散（膀胱気化不利）

疾患の概念

　浮腫はその発生部位の分布により、全身性浮腫と局所性浮腫とに大別される。全身浮腫の主因は鬱血性心不全、ネフローゼ症候群、肝硬変の3つである。

　浮腫には血管外の細胞外液が蓄積し、指で押すと圧痕を生じるpitting edemaと、リンパ液性あるいは粘液性水腫によるnon pitting edema とがあるが、一般に浮腫という時はpitting edemaを指している。

　漢方では体表部の浮腫のうち押すと陥凹して元に戻りにくいものを「水腫」、押しても圧痕を残さないものを「気腫」としているが、一般的には浮腫という時は水腫を指している。浮腫は五臓いずれの原因からでも発生し得るが、水飲代謝に直接関係する脾、肺、腎に起因するものが多い。「金匱要略」の痰飲病篇には、異常な水分を停滞する場所によって痰飲、懸飲、溢飲、支飲に分かち、水気病篇では症候によって、風水、皮水、正水、石水、黄汗に分かち、また五臓に因って心水、肝水、肺水、脾水、腎水の別があるとしている。浮腫はこれら様々な名称の中では、溢飲や支飲、あるいは風水、皮水、裏水などに該当する。

浮腫弁証の要点

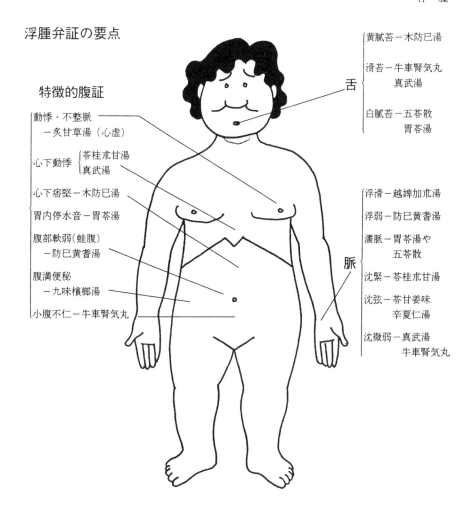

処方の運用

1．心性浮腫

　慢性心不全に因る全身性浮腫で、外感病あるいは内傷の結果心の気血不足あるいは心の陽気不足によって惹き起こされる。肺や腎の病が心に及んで心不全をひき起こす場合も多い。

全身症状

木防己湯（防己4.0、石膏10.0、桂枝3.0、人参3.0）

胸隔内に水飲が停積したもので、うっ血性心不全や肺水腫などに因る呼吸困難や浮腫に用いる。防已と石膏で清熱利水し、人参で補気、桂枝で行水を助ける。顔色がどす黒く、舌苔は黄膩、脈は沈緊、腹証では心窩部が硬く張った心下痞堅を呈する。

炙甘草湯合真武湯（炙甘草湯＝炙甘草3.0、桂枝3.0、人参3.0、JP生姜1.0、
　　　　　大棗3.0、地黄6.0、麦門冬6.0、麻子仁3.0、阿膠2.0、
　　　　　　真武湯＝茯苓5.0、白芍薬3.0、白朮3.0、JP生姜1.0、附子1.0）

炙甘草湯は心の陰陽が共に虚し、動悸や不整脈を生じ、心の拍出力も低下した状態を治す。**真武湯**は腎陽が虚（陽虚水泛）して水を制することが出来ず、体内に余分な水飲が溢れるものを治す。両者を合方すると、心気を回復し、体内に溢れた水飲を利す。

２．肺性浮腫

肺は「水ノ上源」で、脾より上輸された水飲は肺の宣発粛降作用によって、体表及び全身に配布される。

　風寒や風熱などの外邪が肺気の宣発や粛降を阻害するため、三焦の水道が不通になり浮腫を生じる。

防己黄耆湯（防己5.0、黄耆5.0、朮3.0、大棗3.0、甘草1.5、JP生姜1.0）

気虚による表衛不足と、水湿停留がある。衛気不足に乗じ風邪が侵入して水湿と結合して肌腠に停積するので、水腫を生じた風水証である。悪風、発汗、尿量減少、関節腫脹（下半身）などを呈する。顔は腫れぼったく、体が重倦い、腹は軟弱膨満（蛙腹）している。舌質淡、舌苔白。脈は浮弱のことが多い。

越婢加朮湯（麻黄6.0、石膏8.0、朮4.0、大棗3.0、甘草2.0、JP生姜1.0）

裏水、すなわち体表の邪と元来停滞していた水湿が結合し、湿熱証となったもので実証である。全身浮腫の他、発熱、発汗、尿不利、時に関節腫痛なども見る。舌質淡紅、白膩苔、脈浮滑。

苓甘姜味辛夏仁湯（茯苓4.0、甘草3.0、乾姜3.0、五味子3.0、細辛2.0、
　　　　　半夏4.0、杏仁4.0）

肺中の水飲が皮毛に溢れ出て浮腫を生じる（支飲の浮腫）。麻黄や石膏を用いずに、散寒薬、化痰薬、利水薬で浮腫を取る。脾胃を損ったり、陽気を散じる

恐れがない。冷えと支飲で舌苔は白滑で脈は沈弦である。

3．脾性浮腫

脾は水飲の吸収運化を支配している。本来脾虚がある上に、水分を過剰に摂取したり、湿邪が存在した結果、水分が脾胃に停滞し、吸収排泄が障害されて浮腫を生じたものである。脾は四肢を主るので四肢に初発し、慢性に経過する浮腫には脾虚湿困に因るものが多い。頭重、全身倦怠感、下痢軟便、嘔気などを伴うことが多い。脈は緩脈や濡脈、舌質淡で舌苔は白膩あるいは白滑。腹部軟、胃内振水音を聞くことがある。

胃苓湯（蒼朮、厚朴、陳皮、猪苓、沢瀉、白朮、茯苓、白芍薬、各3.0、
　　　　桂枝、甘草、各2.0）

胃中の食物宿滞や水滞を治す**平胃散**と水飲内蓄による浮腫を治す**五苓散**との合方である。脾虚、或いは暴飲暴食による水飲停滞に続発した浮腫、尿不利、下痢などに用いる。

苓桂朮甘湯（茯苓6.0、桂枝4.0、白朮3.0、甘草2.0）

脾の陽気不足で水飲を運化することができず水飲が心下に停聚した状態である。この水飲が上衝するとめまいや動悸を生じ、皮毛の間に溢れ出ると浮腫を生じる。心下に動悸、脈は沈緊である。

4．肝性浮腫

肝は疏泄を主り、また三焦と密接に関係している。三焦は水道である。肝の疏泄作用が失調して気滞を生じると、脾の水飲を運化することができなくなり、三焦は水を通調せず水湿が全身に停滞する結果浮腫を生じる。

九味檳榔湯（檳榔子4.0、厚朴3.0、橘皮3.0、桂枝3.0、茯苓3.0、蘇葉1.5、
　　　　　木香1.0、呉茱萸1.0、甘草1.0、大黄1.0、JP生姜1.0）

理気薬を主とし、これに化痰、利水、逐水薬を配合した方剤である。主薬の檳榔子は苦、辛、温で通瀉、利水、消腫の効能があり、これを大黄が助けている。茯苓は利水薬の代表、呉茱萸も利水に働く。桂枝、厚朴、橘皮、蘇葉、木香も理気の働きにより、瀉下、利水、消腫を助ける。本方は、腹満便秘の傾向と共に全身特に下半身が重倦く、浮腫を生じる人によく奏効する。

5．腎性浮腫

腎は一身の陰陽の根本であると共に全身の水飲代謝を支配している。腎陽が

衰えると水飲の循環や排泄が悪くなるので浮腫を生じる。腎陽虚の浮腫は脾陽虚の浮腫より重篤で全身性の浮腫を呈する。人は高令になると腎陽が衰えるので老人では腎陽虚に因る浮腫を起こしやすく、老人に多い軽いうっ血性心不全に因るむくみもこの範疇に属す。冷えがあり、腰から下半身が倦く、浮腫は下半身から生じ、夜間頻尿などを伴う。

牛車腎気丸（熟地黄5.0、山薬3.0、山茱萸3.0、茯苓3.0、沢瀉3.0 、牛膝3.0、牡丹皮3.0、車前子2.0、桂枝1.0、附子1.0）

腎陽虚を治す基本処方である**八味丸**に、利水の車前子と肝腎を補い諸薬を下方に導く牛膝を加味し、腎より膀胱を通じて尿を排泄する働きを一層強めた処方である。脈は弱い。

真武湯（茯苓5.0、白芍薬3.0、白朮3.0、JP生姜1.0、附子1.0）

陽気不足により生理機能の低下し、水飲代謝も失調して浮腫を生じた者に用いる。冷えと元気不足が著明である。本方は湿経散寒することにより、陽気をめぐらし水湿を散らす。脈は沈で弱い。

五苓散（沢瀉6.0、猪苓4.5、茯苓4.5、白朮4.5、桂枝3.0）

体内の不用になった水分は腎の支配を受けた膀胱の気化作用により尿として排泄される。膀胱の気化作用が失調して水が停滞し、尿不利、浮腫を呈した者を治す。本方はあらゆる尿不利の証に用いて良い。

浮　腫

健忘（物忘れ）

健忘の常用処方

1．心腎両虚	六味地黄丸、八味地黄丸	
2．心脾両虚	帰脾湯、補中益気湯、甘麦大棗湯	
3．痰濁擾心	半夏白朮天麻湯	
4．瘀血衝心	桂枝茯苓丸、桃核承気湯、通導散	

疾患の概念

　記憶とは過去の体験や思考などを貯蔵しておき、必要に応じて意識に上らせることである。記憶には

　1）新しく体験した事柄を貯蔵する作業（記銘）
　2）記銘された事柄を維持する作業（保持）
　3）保持された事柄を意識に呼び出す作業（想起）
　4）想起された事柄が記銘されていたものと同一であるかを確認する作業
　　（再任）

の四つの過程がすべて正常に働くことが必要である。記憶は時間的経過により即時記憶、短期記憶、長期記憶に分けられる。

　健忘とは一定期間、あるいは一定の事柄に限定された想起の障害であると定義されるが、器質的な原因に因るものと、心因性のものとがある。

　一般に健忘という時は、俗に言う物忘れの烈しい状態を指し、多くは記銘と保持の能力が減退することに起因し、極端な場合、経験した事柄を片端から忘れてしまうということもある。

　歴代の医書には「喜忘」「善忘」などと記載されており、後世の医家は「健忘」「好忘」あるいは「易忘」などと称している。

　心は神（精神）を蔵して神明を主り、腎は精を蔵して髄（脳）を養い、脾は気血生化の源で意を主るところから、健忘は直接には心の症状であるが、その原因は心、腎、脾の不足や失調に因るものと考えられる。従って一般的な治則は養心血、滋腎精、補脾気などである。老令者がよく訴える健忘は多くは老化に伴う生理的な現象であり、漢方治療でも限界があり、目をみはるような効果

健忘弁証の要点

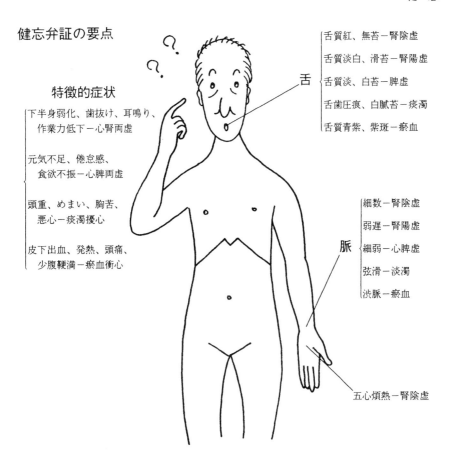

特徴的症状

- 下半身弱化、歯抜け、耳鳴り、作業力低下－心腎両虚
- 元気不足、倦怠感、食欲不振－心脾両虚
- 頭重、めまい、胸苦、悪心－痰濁擾心
- 皮下出血、発熱、頭痛、少腹鞕満－瘀血衝心

舌
- 舌質紅、無苔－腎陰虚
- 舌質淡白、滑苔－腎陽虚
- 舌質淡、白苔－脾虚
- 舌歯圧痕、白膩苔－痰濁
- 舌質青紫、紫斑－瘀血

脈
- 細数－腎陰虚
- 弱遅－腎陽虚
- 細弱－心脾虚
- 弦滑－痰濁
- 渋脈－瘀血

五心煩熱－腎陰虚

は期待できないようである。

処方の運用

1．心腎両虚

　腎は精を蔵し、髄を生じ脳に通じているので、腎精が不足すると脳髄が乏しくなる。また腎は心と相済け合っている（心腎相交）ので、腎が虚すと心を扶けることができなくなり（心腎不交）健忘を生じる。腎虚に因る健忘ではその他に、下半身の弱体化、歯の脱落、耳鳴、作業能力の低下、時には痴呆などが見られる。

全身症状

六味地黄丸（熟地黄5.0、山薬3.0、山茱萸3.0、茯苓3.0、沢瀉3.0、牡丹皮3.0）

老年、慢性病、房事過度などで腎陰が虚し、心陰を滋養できなくなったものである。健忘の他、不眠、盗汗、手足の火照り、口渇、腰の脱力、遺精などが見られる。

舌質が紅で無苔、脈は細数である。

八味地黄丸（乾地黄6.0、山薬4.0、山茱萸4.0、茯苓4.0、沢瀉4.0、牡丹皮2.0、
　　　　　　桂枝2.0、附子1.0）

腎陽不足、或いは陰陽両虚した場合に用いる。足腰や背中などの冷えが強く、夜間頻尿、インポテンツ等が見られる。

舌質は淡白湿潤、苔は滑である。脈は弱で遅のことが多い。腹診では臍の下が軟弱な臍下不仁（水腹不仁）が特徴である。

2．心脾両虚

心は神（精神）を主り、脾は思を主っている。体質的な脾胃虚弱や過労が続くと脾が虚して十分心血を養う事ができず、心の気血が不足するのでその結果精神活動が不活発になり健忘を生ずる。心脾虚が関係した健忘は、元気がなく、食欲不振、腹部膨満や、便通異常を伴い、息切れ、動悸、倦怠、疲労感など気虚の症状がある。

舌質は淡、苔は白い。脈は細弱である。腹部は軟弱で心窩部に動悸を触れる者が多い。

帰脾湯（人参3.0、白朮3.0、茯苓3.0、竜眼肉3.0、酸棗仁3.0、黄耆2.0、
　　　　当帰2.0、遠志1.5、木香1.0、甘草1.0、大棗1.5、JP生姜1.0）

健忘、不眠、不安、驚き易いなど心血虚の症状の方が顕著な者に用いる。

補中益気湯（黄耆4.0、人参4.0、当帰3.0、陳皮2.0、甘草1.5、乾姜1.0、
　　　　　　柴胡1.5、升麻0.5、大棗2.0）

元気不足、易疲労、倦怠、動悸、息切れ、声に力がない、自汗など脾虚の症状の方が顕著な者に用いる。

甘麦大棗湯（甘草5.0、大棗6.0、小麦20.0）

心気不足による健忘に用いる。慢性の心気虚により、健忘、全身倦怠、自汗などが続く場合と、蔵躁と呼ばれる一種の錯乱状態に陥って、記憶を一時的に失うような場合に用いる。

3．痰濁擾心

ストレス、緊張、疲労などで肝気鬱結が生じ、肝脾不和となり、脾の運化が失調して痰飲が生じ、痰が気と共に上逆して清竅（清気が外に出る五孔）をふさぐと同時に神明を擾乱して生じる。

半夏白朮天麻湯（半夏3.0、白朮3.0、蒼朮3.0、茯苓3.0、陳皮3.0、麦芽2.0、天麻2.0、神麹2.0、人参1.5、黄耆1.5、沢瀉1.5、黄柏1.0、JP生姜0.5、乾姜0.5）

健忘と共にめまい、ふらつき、頭重感、胸苦しい、悪心などが現れる。
舌は淡、時に胖大して辺縁に歯圧痕があり、苔は白膩、脈は弦滑。

4．瘀血衝心

瘀血体質や更年期、或いは転倒、衝突、墜落などによる打撲によって生じた血瘀によって、気血が行らず心神が良く栄養されない為、神明が明澄さを失う結果生じる。健忘の他に皮下出血、頭重、頭痛、発熱などがあり、口が乾くが水は飲みたがらない。便秘があり黒色便が出るなどの症状があり、女性では月経異常を生じやすい。舌は暗赤乃至は青紫色でしばしば紫斑がある。脈は渋脈のことが多い。腹診すると少腹（下腹部）硬満して強い圧痛がある。

桂枝茯苓丸（桂枝4.0、茯苓4.0、桃仁4.0、牡丹皮4.0、赤芍薬4.0）

最も基本的駆瘀血剤である。桃仁、牡丹皮、赤芍薬で活血化瘀し、桂枝で気を巡らせ、茯苓で水を行らせる。

桃核承気湯（桃仁5.0、桂枝4.0、大黄3.0、芒硝2.0、甘草1.5）

調胃承気湯加桃仁桂枝である。下焦に強い熱邪と瘀血があり、月経時に症状が悪化する例が多い。下腹部（多くは左）は硬満し、圧痛過敏帯（少腹急結）がある。

通導散（大黄3.0、芒硝4.0、枳殻3.0、厚朴2.0、当帰3.0、紅花2.0、蘇木2.0、陳皮2.0、木通2.0、甘草2.0）

外傷性の瘀血に対し、これを攻め下す目的で立法された処方である。活血化瘀、破気導滞の働きを兼有している。さらに作用を強める目的で理気剤の**大柴胡湯**や**四逆散**あるいは駆瘀血剤の**桂枝茯苓丸**などと合方して用いることもある。

補　遺

　頭部の瘀血を去り血流を改善してやれば、脳血管障害性の健忘は改善されるのではないかと期待される。煎剤を用いる場合下記の処方も有用である。

　通竅活血湯（桃仁9.0、紅花9.0、赤芍6.0、川芎6.0、葱白6.0、生姜9.0、
　　　大棗6.0、麝香0.15）《医林改錯》

　頭蓋内の瘀血証に用いてよく奏効する。開竅の為に配剤されている麝香は手に入りにくいが、他の開竅薬を用いたり、あるいは香附子と細辛を用いても或る程度は効くようである。

　補陽還五湯（黄耆30～120.0、当帰6.0、赤芍6.0、川芎6.0、桃仁6.0、紅花3.0、
　　　地竜6.0）《医林改錯》

　気虚があって同時に脳血管の瘀血を伴う者に良い。必ず黄耆を大量に用いることが必要である。黄耆は大量に用いると脳血管の血流を改善する働きがあることが最近発見された。また本方を用いる際は決して実脈の者に用いてはならない。必ず脈が虚であることを確認してから投与すること。

　上記2方の他に健忘に対しては、

　古今録験続命湯（杏仁4.0、麻黄3.0、桂枝3.0、当帰3.0、人参3.0、乾姜2.0、
　　　川芎2.0、甘草2.0、石膏6.0）

　小続命湯（附子1.0、防風2.0、麻黄2.0、桂枝2.0、防己2.0、黄芩2.0、川芎2.0、
　　　白芍薬2.0、杏仁4.0、人参1.0、甘草1.0、生姜1.0）

なども用いられるようである。経験的に少量の麻黄は高令者の頭をはっきりさせる効果を現わす。

健　忘

全身症状

不 眠 症

不眠症の常用処方

```
虚　証
1．血　　虚　　（肝）酸棗仁湯
2．気血両虚　　（脾心）帰脾湯
3．陰　　虚　　（心腎不交）清心蓮子飲
4．陰陽両虚　　（虚陽上浮）桂枝加竜骨牡蠣湯
実　証
1．心実火　　　黄連解毒湯
2．心肝火旺　　柴胡加竜骨牡蠣湯
3．肝胆火旺　　竜胆瀉肝湯
4．痰熱上擾　　竹筎温胆湯
```

疾患の概念

　健康人の睡眠パターンはノンレム睡眠とレム睡眠が一定の周期で繰り返されている。

　不眠は①入眠障害、②熟眠障害（中途覚醒、早朝覚醒）、睡眠時間短縮に大別される。

　不眠症とは本人が十分に眠れないと自覚することにより苦痛を感じている状態で、実際には必ずしも睡眠が不十分であるとは限らない。いわば不眠神経症とでもいうべき例が多く、こういった人達は僅かな刺戟によっても一過性に浅眠状態になって周囲の音や光を知覚し、その記憶が強く残って満足な熟睡感を得ることを妨げていると思われる。こういった例では長期に不眠の訴えが続いても、消耗や意識の障害などは生じないものが多い。

　勿論種々の身体疾患、神経症、精神疾患、器質的脳障害、薬物、アルコールなどが本当の不眠を惹き起こすこともある。

漢方では陰陽の気の交代が睡眠と覚醒のリズムを支配すると考えている。『霊枢』口問篇第二十八に「人の陽気である衛気は昼は陽分（体表や六腑）を行り、夜になると陰分（体内の五臓）に行く。夜は陽気が衰え陰気が盛んになるので人は瞑目して眠り、夜が明けると陰気が尽きて再び陽気が盛んになるので人は目

不眠症

不眠症弁証の要点

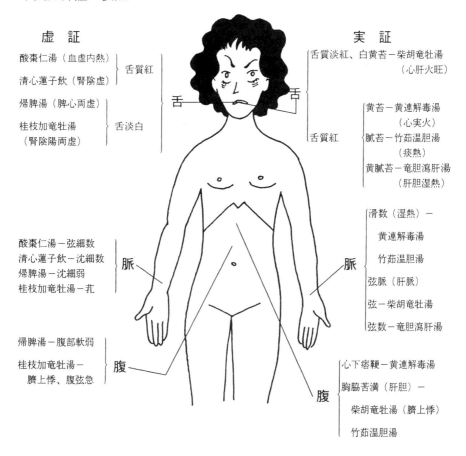

覚める」とあり、また安眠できない原因について、同じく大惑論篇第八十に「それは衛気が陰分に入ることができず、いつ迄も陽分に停留してそこで巡っているからである。衛気が陰分に入ることができないと陰気が虚してくるので、人は瞑目できなくなるのだ」と記されている。

　不眠には虚実の別がある。陽気が過剰にあって夜間陰分に収まりきれないものが実証で、多くは肝火、心火、湿熱に因る。夜間陽気を収容すべき陰分が不足するものが虚証で、心脾肝腎の不足に起因している。

全身症状

処方の運用
虚　証
1．血虚
酸棗仁湯（酸棗仁15.0、川芎2.0、知母3.0、茯苓5.0、甘草1.0）

肝血が不足して陰虚内熱を生じ虚煩して眠れない者を治す。肝は血を蔵す。ここでいう陰分とは肝血である。肝血が不足すると衛気が夜陰分に収まりきれず瞑目できない。臨床的には心身疲労し、却て興奮して目が冴えて寝付かれない場合に用いる。舌質紅。脈は弦細数のことが多い。

2．気血両虚
帰脾湯（人参3.0、黄耆3.0、白朮3.0、茯苓3.0、当帰2.0、酸棗仁3.0、
　　　　　竜眼肉3.0、遠志2.0、木香1.0、甘草1.0、大棗2.0、JP生姜1.0）

憂思過度あるいは体質的に脾虚で脾の働きが衰えた為、気血の生成が不足し、心陰も栄養されなくなったため、心陰不足による不眠や健忘、驚悸などを生ずる場合。元気不足で顔色が冴えず、舌質は淡白、脈沈細弱。腹部軟弱である。

3．陰虚
清心蓮子飲（蓮肉4.0、黄芩3.0、麦門冬4.0、地骨皮2.0、茯苓4.0、車前子3.0、
　　　　　　　人参3.0、黄耆2.0、甘草1.5）

正常な状態では心陽は降って腎陽を温養し、腎陰は昇って心陰を涵養している（心腎相済）。本方は腎陰虚があって心陰を養えなくなった（心腎不交）結果、腎陰虚による淋症と共に心火旺による不眠、イライラ、動悸などが生じるものである。口渇があり、舌質紅で乾燥、脈は沈細数となる。

4．陰陽両虚
桂枝加竜骨牡蠣湯（桂枝4.0、白芍薬4.0、竜骨3.0、牡蠣3.0、甘草2.0、
　　　　　　　　　　大棗4.0、生姜1.0）

腎の陰陽が共に虚して気血不足があり、腎陽が腎陰からの涵養と制約を失って虚陽上浮して心を上擾することにより、心（精神）の安寧が脅かされて、不眠、多夢、動悸等の精神不安定症状を生ずる。冷えに加えて腹部軟弱、臍上悸、小腹弦急等の腹証があり、舌質淡白、薄白苔があって脈は虚脈（芤）である。

実　証
1．心火旺
　黄連解毒湯（黄連1.5、黄芩3.0、黄柏1.5、山梔子2.0）

　実熱旺盛で熱が心に入り神（精神）を侵すと煩躁し、不眠と共にのぼせ、充血、興奮等を生じる。強い炎症性疾患（火邪）の経過中や、実熱証の高血圧等に伴う不眠に用いる。赤ら顔、充血性で腹力充実して心下痞鞕し脈滑数である。口が苦く、舌質紅で黄苔を見る。

2．心肝火旺
　柴胡加竜骨牡蠣湯（柴胡5.0、黄芩2.5、半夏4.0、人参2.5、竜骨2.5、牡蠣2.5、茯苓3.0、桂枝3.0、大棗2.5、JP生姜1.0、大黄1.0）

　肝胆の邪熱が上擾して心火旺を生じ、そのため不眠、多夢、イライラ、のぼせ、動悸、不安等の精神症状を生じた時の処方であるが、一般的には肝気鬱結が精神や自律神経の失調（煩驚）を生じた場合に広く用いられる。腹診で胸脇苦満と臍上悸があり、舌質淡紅で白黄苔があり、脈は弦である。

3．肝胆火旺
　竜胆瀉肝湯（竜胆1.0、黄芩3.0、山梔子1.0、木通5.0、車前子3.0、沢瀉3.0、乾地黄5.0、当帰5.0、甘草1.0）

　肝胆の実火と湿熱を瀉す方剤である。ストレスや怒りで肝の疏泄が失調し肝気鬱結が昂じて化火するか、あるいは酒食の不摂生で湿熱を生じ肝胆に鬱滞して化火したものである。肝火が上逆して胸脇苦満、イライラ、易怒と共に眠りが浅くよく夢を見て目が醒め易くなる。口が苦く、舌質紅で黄膩苔を伴い、脈は多く弦数である。

4．痰熱上擾
　竹茹温胆湯（柴胡3.0、黄連1.0、竹茹3.0、半夏5.0、茯苓3.0、枳実2.0、陳皮2.0、香附子2.0、人参1.0、麦門冬3.0、桔梗2.0、甘草1.0、JP生姜1.0）

　主に傷寒の経過がこじれて生じる少陽（胆、三焦）の痰熱と気陰両虚証である。少陽の痰熱が心に上擾して不眠、煩躁、多夢等の精神神経症状を生じ、これに気陰両虚による易疲労、食欲不振、口渇等の症状が加わる。眠りが浅く夢をよく見、胸苦しく、咳やタンが出る。胸脇苦満があり、舌質紅で膩苔。脈は多く滑数である。

2. 呼吸器疾患

かぜ症候群

かぜ症候群の常用処方

```
1．傷寒系のかぜ（表寒証）辛温解表剤
  1) 太陽傷寒           麻黄湯（実証）
  2) 表寒裏水           小青竜湯（実証）
  3) 傷寒、内犯胃腸     葛根湯（虚実錯雑）
  4) 太陽中風           桂枝湯（虚証）
  5) 小邪残留、無汗掻痒 桂麻各半湯（虚証）
  6) 表裏両感証         麻黄附子細辛湯（陽虚）
2．温病系のかぜ（表熱証）辛涼解表剤
  1) 上焦風熱    銀翹散（エキス剤なし）
  2) 熱多寒少    葛根湯合桔梗石膏
  3) 身熱発疹    升麻葛根湯
```

疾患の概念

一般にかぜ症候群と急性上気道炎とはほぼ同義語である。約80％はウイルス性と考えられる。かぜ症状を惹き起こすウイルスは100種類以上あるといわれている。残りの20％がマイコプラスマや細菌、あるいは寒冷、塵埃、刺戟性物質、アレルギー等の非感染因子によるものである。

臨床上の病型は厳密に見れば(1)普通感冒、(2)咽頭炎、(3)喉頭結膜炎、(4)急性気管支炎、(5)流行性感冒、(6)異型肺炎、などに分けられる。

漢方的に定義すれば、かぜ症候群は発熱悪寒、倦怠感、頭痛、関節痛等の全身症状と、鼻汁鼻閉、咽頭痛、咳嗽、嗄声等の呼吸器症状を伴う外感病の初期段階のものを総称したものである。

外邪が人体を侵襲すると、先ず体表で所謂表証を呈し、次に邪と正気による邪正斗争の結果熱を発するので、発熱が主症状となる。病の部位は主に鼻から咽喉を経て肺に至る呼吸器である。従って治療は解表、清熱、宣肺である。

原因により風寒の邪に外感して発症する傷寒と、四季の温熱の邪に外感して発症する温病とに大別される。傷寒と温病では症状が異なっており、治療方薬も異なる。

かぜ症候群

かぜ症候群弁証の要点

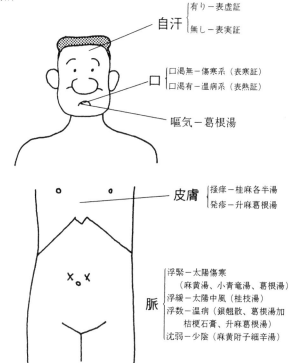

熱
- 発熱悪寒－傷寒系
- 熱多寒少－温病系
- 寒多熱少－少陰病
  （麻黄附子細辛）

主症状
- 悪風鼻閉－桂枝湯
- 水様鼻汁－小青竜湯
- 頭項強痛－葛根湯
- 咳、筋肉痛－麻黄湯
- 熱感、咽痛－銀翹散
- 微熱、頭痛－川芎茶調散

自汗
- 有り－表虚証
- 無し－表実証

口
- 口渇無－傷寒系（表寒証）
- 口渇有－温病系（表熱証）

嘔気－葛根湯

皮膚
- 搔痒－桂麻各半湯
- 発疹－升麻葛根湯

脈
- 浮緊－太陽傷寒
  （麻黄湯、小青竜湯、葛根湯）
- 浮緩－太陽中風（桂枝湯）
- 浮数－温病（銀翹散、葛根湯加桔梗石膏、升麻葛根湯）
- 沈弱－少陰（麻黄附子細辛湯）

　傷寒は皮毛から入って足太陽膀胱経脈を侵すが、温病は多く口・鼻腔から入って手太陰肺経脈を侵襲する。傷寒の原因である寒邪は陰邪であって陽を傷つけ易く、温病の原因である温邪は陽邪で陰を傷つけ易い。
　その他に、風寒の邪に外感し、病人の体質によっては特徴的な症状を現わすものもある。

処方の運用

1．傷寒系のかぜ

　寒邪が体表にとりつき太陽膀胱経を伝って体内に侵入することに因るもので、その症状の主徴は寒気を強く感ずることである。即ち表寒証を呈する。

—184—

傷寒と温病の初期における証治の比較

病証	証候								病機	治法
	熱感	悪寒	頭痛	身体痛	口渇	小便	舌質	舌苔	脈象		
傷寒	比較的軽い	重い	重い		ない	正常	正常	白薄	浮緊	鬱滞 寒邪が表に	辛温解表
温病	重い	比較的軽い	軽い		わずかにある	微黄	舌尖・舌辺紅	白薄	浮数	侵襲 温邪が表を	解毒辛涼疏表

(成都中医学院編『温病学』より)

脈は浮脈で緩または緊であるが数ではない。表寒証は辛温解表剤を用いて治療する。鼻かぜのような軽症なものを太陽中風、インフルエンザのような重症のものを太陽傷寒という。基本処方は麻黄湯と桂枝湯である。

麻黄湯（麻黄5.0、桂枝4.0、杏仁5.0、甘草1.5）
病　　態：寒邪による太陽傷寒で、営衛凝結、腠理閉塞。
主症状：発熱悪寒、無汗、身痛、喘咳、脈浮緊。
薬　　効：寒邪を解表散寒し、併せて喘を平らげ咳を止める。
臨床応用：インフルエンザ初期、発熱悪寒の著しい時、喘息やアレルギー性鼻炎の発作期、小児の感冒、乳幼児の鼻閉。

小青竜湯　（麻黄3.0、桂枝3.0、白芍薬3.0、五味子3.0、細辛3.0、乾姜3.0、半夏6.0、甘草3.0）

麻黄湯の加減方で麻黄湯去杏仁加芍薬五味乾姜細辛半夏である。
病　　態：外寒兼内飲証で、病人は体質的に痰飲証の者が多い。
　　　　　傷寒に属して同時に痰飲を兼ねるものである。
主症状：① 傷寒の要素－無汗、発熱悪寒（脈浮緊）。
　　　　② 痰飲の要素－痰飲が停滞し異常な場所に現れる。
　　　　　　上焦（肺）－咳、薄タン、鼻水、鼻閉、くしゃみ（支飲）。
　　　　　　中焦（胃腸）－嘔気（水飲上逆）、下痢（水飲が腸に）。

　　　　　　下焦（腎、膀胱）－小便不利、少腹満、浮腫（溢飲）。
　　　　　これらが腹証に表われれば〝心下有水気〟となり、脉に反映すれば弦脉、舌に反映して湿舌白滑苔となる。
薬　　効：麻黄＋桂枝で発汗解表、止咳平喘。（有汗には用いない）。
　　　　　桂枝＋芍薬（白）で営衛調和。
　　　　　乾姜、細辛、五味、半夏で温中散寒し痰飲を除く。

葛根湯（麻黄3.0、桂枝2.0、葛根4.0、白芍薬2.0、甘草2.0、大棗3.0、JP生姜2.0）

　麻黄湯去杏仁加葛根大棗生姜、或は桂枝湯加麻黄葛根で、麻黄湯と桂枝湯の中間に位置する薬方である。

病　　態：① 太陽傷寒で太陽膀胱経脉の経気の流れが悪くなり、津液が上に運ばれなくなった為に筋肉が滋養されなくなり、項背強痛の症状が出たもの。
　　　　　② もう一つは太陽陽明２経の合病。
主 症 状：① 発熱悪寒、無汗、項背強痛、脉浮緊（太陽傷寒）。
　　　　　② 発熱悪寒、下痢、嘔、腹痛（太陽陽明合病）。
臨床応用：臨床的には、感冒症状、熱性疾患初期、鼻耳科疾患、上半身の諸疼痛や筋肉のこりのみでなく、腹痛・下痢・嘔気など消化器症状を伴う感冒性胃腸炎などにも用いられる。

桂枝湯（桂枝4.0、白芍4.0、甘草2.0、大棗4.0、JP生姜1.0）

病　　態：太陽中風に因る営衛不和。
主 症 状：発熱、悪風、自汗、脉浮緩、舌は正常。
　　　　　（緩脉とは脉拍が穏和で毎分65位で遅脉には至らないもの）
治　　則：営衛調和、肌表の風邪を解除（解肌）。
臨床応用：カゼ症状の極く初期（鼻カゼ）や、病後、微熱や自汗があり気分の秀れぬ場合。
薬　　効：本方は桂枝で発汗解肌。芍薬でよく陰を和し、姜棗もまた裏を和すので、外感病に対する発汗解肌のみの方剤ではなく、病後、産後或は数々の原因により営衛不和となり、微汗、有熱、あるいは微悪寒等の症状を呈する者に広く応用される。

桂麻各半湯（桂枝3.0、白芍薬2.0、甘草2.0、麻黄2.0、大棗2.0、杏仁2.0、JP生姜1.0）

太陽中風の桂枝湯証 ⎫
太陽傷寒の麻黄湯証 ⎭ いずれにも属さない太陽経表証。

病　　態：大邪は去ったが小邪が表に留っている状態。
症　　状：汗無く、脉浮、発熱、身痒。

麻黄附子細辛湯（麻黄4.0、細辛3.0、附子1.0）

病　　態：太陽と少陰の表裏が共に寒邪に侵された両感病。老人や虚弱な人では陽気が不足しているので外邪に対する防衛力が無力であり、寒邪を感受すると邪は直接裏に達し、表も裏も共に病む。病人は元気がなく、冷えや寒気を訴え多くの場合、但だ寝ていたいという。
主　症　状：寒が主で脉沈（少陰病）であるが、幾分発熱（太陽病）もある。舌質淡白、温白舌。
薬　　効：辛温の剤で表裏を共に温め陽気を補いながら解表する。
　　　　（補陽辛温解表）

2．温病系のかぜ

　風温の邪が口腔、鼻腔より入り、主に太陰経脉を伝って侵入する。熱感が強く体表よりも咽頭や気管支の症状が強く表れる。従って初期より寒気はあっても僅かで傷寒や中風のように背中や全身がゾクゾクするということはなく、咽頭痛、咳、タンなどの呼吸器症状が強い。脉は浮数。舌は比較的初期の衛分証の時期には変化は見られないが、気分証にかかると舌に紅点が散在したり或は先端が紅くなる。熱が続き次の営分証にかかると全身症状が強く、舌は紅く乾燥傾向を示すこともある。咽は発赤している。

　要約すると、寒気を強く感じ、背中がゾクゾクして頭痛や筋肉の強ばりがあるの傷寒系で、熱感が強いが寒気は殆どなく、咽頭痛や咳の強いのは温病である。鼻水鼻閉はどちらでも見られる。

　温病は表熱証であるから、辛涼解表剤、軽いものは辛微解表剤を用いて治療する。温病はわが国の伝統的漢方では傷寒ほど重視されていなかったので、適当な方剤が乏しい。

銀翹散（金銀花12、連翹12、薄荷6、淡豆鼓9、荊芥6、淡竹葉9、芦根15、牛旁子9、桔梗6、生甘草3、水煎服、実際にはこの⅓量位で十分である。）

病　　態：風温の邪が肺（上気道）を犯し表熱証を呈する。

主 症 状：温病の初期で熱感はあるが悪寒はないか、あっても微かである。口渇、咽痛、咳嗽があり、脈は浮数で、舌質は紅、舌苔は薄白か薄黄である。

薬　　効：辛涼の金銀花、連翹が主薬で清熱解表。芦根、竹葉は清熱。薄荷は風熱を発散。牛旁子は清熱解毒。豆鼓は清熱除煩。荊芥は辛温解表。桔梗は祛痰排膿。甘草は消炎作用を有する。諸薬が協力して発汗清熱解表する。

臨床応用：感冒、インフルエンザ、咽頭炎、扁桃腺、流行性耳下腺炎等の初期などで表熱証を呈するものに用いる。

本方は温病初期の表熱証を治す基本処方であるが保険適用のエキス剤がない。エキス剤では**荊芥連翹湯**などで代用する。

葛根湯合桔梗石膏（葛根4.0、麻黄3.0、桂枝2.0、白芍薬2.0、甘草2.0、大棗3.0、JP生姜1.0、桔梗3.0、石膏10.0）

発熱し悪寒少く、頭痛、口渇、咽痛等を伴い、脉浮数の時は、表寒実証用の**葛根湯**に寒涼の石膏或は**桔梗石膏**を加えると表熱実証用方剤となり、辛涼解表剤として温病初期（衛分証）に用いられる。

葛根は辛涼解表で、清熱の石膏を加えると清熱解表の**銀翹散**の方意に近くなる。エキス剤の場合、**葛根湯**エキスと**桔梗石膏**エキスを合方する。

升麻葛根湯（葛根5.0、白芍薬3.0、升麻2.0、甘草1.5、JP生姜1.0）

病　　態：身熱、頭痛に加え、発疹が出るべきものが不十分な状態。

主 症 状：麻疹未発、発熱悪風、頭痛、眼充血、口渇。
舌は紅で脉浮数。温病の衛分証。

薬　　効：辛涼解表剤で同時に透疹解毒の作用を有する。従って麻疹の初期だけでなく温病初期にも用いられる。升麻＋葛根は清熱作用と共に透疹作用がある。清熱作用を強めるためには桔梗石膏を合方するとよい。

呼吸器疾患

その他の感冒

その他の感冒の常用処方

1. 少陽病
   (1) 小柴胡湯　　(2) 小柴胡湯加桔梗石膏
   (3) 柴胡桂枝湯　(4) 柴胡桂枝乾姜湯
   (5) 竹筎温胆湯
2. 胃腸炎型感冒
   (1) 黄芩湯　(2) 黄連湯　(3) 桂枝人参湯　(4) 桂枝加芍薬湯
3. 気滞感冒　香蘇散
4. 気虚感冒　参蘇飲
5. 陽虚感冒　麻黄附子細辛湯
6. 経絡中寒　五積散
7. 頭　　風　川芎茶調散

疾患の概念

　発熱、悪寒、頭痛、鼻汁、鼻閉、咳、タン、全身倦怠感等の上気道炎症状が仲々緩解しないものを漢方では感冒と称している。腹痛、嘔吐、下痢等の消化器症状が強く出る胃腸炎型感冒もある。咳嗽、喀痰、あるいは喘息を主症状とするものは別項で述べる。

処方の運用

1. 少陽病

　傷寒系のかぜ症状が初期の太陽病の段階で治癒せず、風寒の邪がさらに深達して、半表半裏証を呈する段階を少陽病と呼んでいる。

　少陽病では呼吸器症状である咳やタンがあり、食欲不振や嘔気などの消化器症状も現われる。発熱と悪寒が繰り返して現われる寒熱往来の熱型が現われ、脈はピンと強く緊張して硬い弦脈を呈する。舌は淡紅色を呈し、薄い白苔が見られる。腹診すると心窩部より季肋下にかけて不快感や抵抗圧痛を感ずる胸脇苦満という腹証を呈する。

　　小柴胡湯（柴胡7.0、黄芩3.0、半夏5.0、人参3.0、甘草2.0、大棗3.0、
　　　　　　JP生姜1.0）

その他の感冒弁証の要点

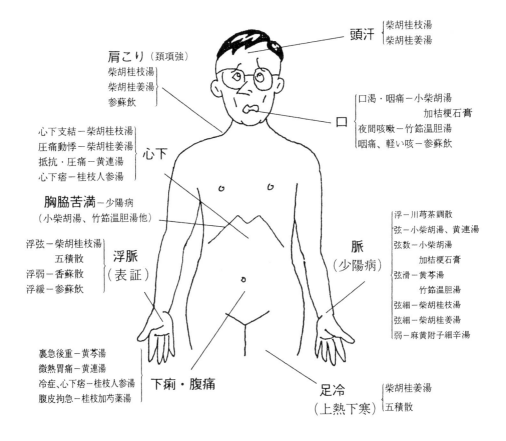

病　　態：少陽病の基本処方。解熱、消炎、鎮静の働きにより、少陽、半表半裏にある病邪を和解して治す。

主症状：往来寒熱、胸脇苦満、嘔気や口中苦味、食欲不振等を伴い身体不快感がある。軽い咳やタンがある。脈は弦で、舌は先端や辺縁が紅い。薄い白苔があることが多い。

薬　　効：柴胡と黄芩は半表半裏の熱を散ず（清熱）。半夏は咳や嘔気を止める。人参、甘草、生姜、大棗は健脾和胃。

小柴胡湯加桔梗石膏（小柴胡湯＋桔梗3.0、石膏10.0）

- 病　　態：小柴胡湯証で熱症状の顕著な例に用いる。風熱の邪で発病した温病型のかぜ症状が持続する例に用いると良い。
- 主 症 状：口渇、咽痛、胸脇苦満。舌質紅で乾燥、薄白で黄苔。脉は弦数。咽頭発赤、扁桃腺腫張がよく見られる。
- 臨床応用：急性或いは慢性扁桃炎、咽頭炎、喉頭炎などに有効。
- 薬　　効：桔梗は排膿、消炎、鎮咳、袪淡。石膏は強い清熱作用と滋潤作用。

柴胡桂枝湯（柴胡5.0、黄芩2.0、半夏4.0、人参2.0、桂枝2.0、白芍薬2.0、甘草2.0、大棗2.0、JP生姜1.0）

- 病　　態：太陽中風に罹り、病邪が一部太陽病の次の段階の少陽病に入った太陽と少陽の併病。（病邪は少陽より太陽にやや偏在している）
- 症　　状：桂枝湯と小柴胡湯の合方で太陽病少陽病両方の症状が併存する。
  - 桂枝湯証－自汗、脈浮弱、軽い腹皮拘急
  - 小柴胡湯証－寒熱往来、胸脇苦満、脈弦、薄白舌苔
  - これらを合わせて脈浮弦、腹証は心下支結。
- 臨床症状：発熱悪寒、汗出、頭痛、肩こり、身体痛に嘔気を伴うかぜ症状。

柴胡桂枝乾姜湯（柴胡6.0、黄芩3.0、桂枝3.0、乾姜2.0、栝楼根3.0、牡蠣3.0、甘草2.0）

- 病　　態：脾胃虚弱で脾陽が虚し冷え症、神経過敏の傾向ある人の感冒。
- 主 症 状：体質虚弱、冷え症と共に発熱悪寒、盗汗、尿不利、口乾、時に下痢腹痛を伴う。腹部軟弱、心下に軽い抵抗圧痛と動悸を触知する。脉は弦弱。
- 薬　　効：熱を清し、脾胃の虚寒を補い、精神を安定させ、津液の巡りを助け利尿を促す。

竹筎温胆湯（柴胡3.0、黄連1.0、竹筎3.0、半夏5.0、茯苓3.0、陳皮2.0、麦門冬3.0、桔梗2.0、枳実2.0、香附子2.0、人参1.0、甘草1.0、JP生姜1.0）

- 病　　態：少陽病の後も肝胆の余熱が残存し、痰と熱が上擾して心肺を犯す。従って微熱があり、咳タン等肺熱の症状と、不眠、多夢、恍惚、煩躁等心熱の症状が表れる。（胆熱上擾）

主症状：夜間に増強する咽痛、咳、タン。胸脇苦満、脈弦滑、舌紅、白膩苔。

2．胃腸炎型感冒

多くは発熱悪寒と共に下痢、腹痛、嘔吐を伴うもので、陽病（経証）の合病、誤治の結果、あるいは霍乱（かくらん）の範疇に入るものもある。外からの病邪が太陽経や肺経と同時に少陽経（胆、三焦）、陽明経（胃、大腸）、或いは太陰経（脾）にも侵入した時に起こると考えられる。

黄芩湯（黄芩4.0、大棗4.0、白芍薬3.0、甘草3.0）

太陽病と少陽病の合病（同時に発病するもの）である。足少陽胆と手太陽小腸の邪熱が手陽明大腸に下注するので、大腸平滑筋の痙攣による強い腹痛、裏急後重を伴う下痢（熱痢）及び嘔気等胃腸湿熱の症状が強く現れる。脈弦滑で舌には黄膩苔を見る。本方は熱痢の基本処方である。

黄連湯（黄連3.0、半夏6.0、桂枝3.0、乾姜3.0、人参3.0、大棗3.0、甘草3.0）

少陽病で脾胃の働きが失調しているものの一型である（泄瀉）。若干の表証（微熱）と裏証（胃寒）が共存している。主な症状は微熱、悪心嘔吐、下痢、腹痛で、心窩部に自発痛や圧痛があり、脈は弦、舌質淡紅で白滑苔がある。

桂枝人参湯（桂枝4.0、人参3.0、白朮3.0、乾姜2.0、甘草3.0）

太陽中風を誤治して下剤を用いたり、或は脾胃虚寒の人が風寒の邪に侵される時、表証（太陽病）と同時に下痢腹痛（太陰病）を起こす（協熱下痢）。

桂枝で表証を治し、人参湯で脾胃虚寒を補い、下痢腹痛を止める。辛温解表と温中散寒の働きで表裏双解する。

桂枝加芍薬湯（桂枝4.0、白芍薬6.0、大棗4.0、甘草2.0、JP生姜1.0）

太陰病の下痢腹痛を治す。胃腸虚弱な人が感冒の経過中、腹がひきつり痛み、下痢などを伴う時に用いる。

脈は弦細で、腹診すると両側の腹直筋が緊張している（腹皮拘急）。

3．気滞感冒

香蘇散（蘇葉2.0、香附子4.0、陳皮2.0、甘草1.5、JP生姜1.0）

解表剤と理気剤が配合されている理気解表剤。香附子は疏肝解鬱の作用がある。外感病による表証に気うつ、肩こり、腹満など気滞の症状を併せ持つ場合に使用。重症の表寒証には無効である。脈浮弱、舌質淡紅に薄い白苔。

4．気虚感冒

参蘇飲（蘇葉1.0、前胡2.0、人参1.5、茯苓3.0、枳実1.0、陳皮2.0、半夏3.0、葛根2.0、桔梗2.0、甘草1.0、大棗1.5、JP生姜0.5）

胃腸虚弱で、気虚と痰飲があり、これに咽頭痛、咳嗽や微熱等の風寒の邪による表証が加わった者を治す。脈は浮緩、舌質淡紅で白膩苔。

5．陽虚感冒

麻黄附子細辛湯（麻黄4.0、細辛3.0、附子1.0）

陽気不足で、体が冷え、元気のない者は感冒を反復し、一度かかるとなかなか治癒しない。陽気を補いながら辛温解表する。（かぜ症候群の項参照）

6．経絡中寒

五積散（麻黄1.0、桂皮1.0、白芷1.0、乾姜1.0、当帰2.0、川芎1.0、白芍薬1.0、蒼朮3.0、茯苓2.0、厚朴1.0、陳皮2.0、半夏2.0、桔殻1.0、桔梗1.0、甘草1.0、大棗1.0）

風寒の邪が体表をおおい、いくつもの経絡を同時に犯して裏に侵入するものである。体表の衛気が乏しい虚弱者や、冷房病などでよく見られる。本方は辛温解表剤に属するが、同時に温中散寒、理気化湿、補血する表裏双解の薬方である。上熱下寒し脈浮弦。舌質蒼白で白膩苔を見る。

7．頭　風

川芎茶調散（薄荷2.0、川芎3.0、荊芥2.0、羌活2.0、防風2.0、白芷2.0、香附子4.0、甘草1.5、茶葉1.5）

病　　態：外からの風邪による頭痛を治す薬方である。風邪が肝に侵入して伏在し、外邪やストレスで肝風が誘発され上擾して習慣的、反復性の頭痛を生じる。発症時は表証を伴うが熱証はあまり著しくない。祛風しながら肝の疏泄をはかる。香附子と川芎は肝の疏泄を促進する。荊芥、羌活、防風、白芷、薄荷は祛風の剤である。太陽、陽明、少陽、厥陰経に行き、それらの経の頭痛を治す。

主 症 状：頭痛、体痛、悪寒発熱、鼻閉、脈は浮で舌は淡白湿で薄白苔。

薬　　効：祛風、解表、止痛。

かぜ症候群（除気管支炎）の類証鑑別

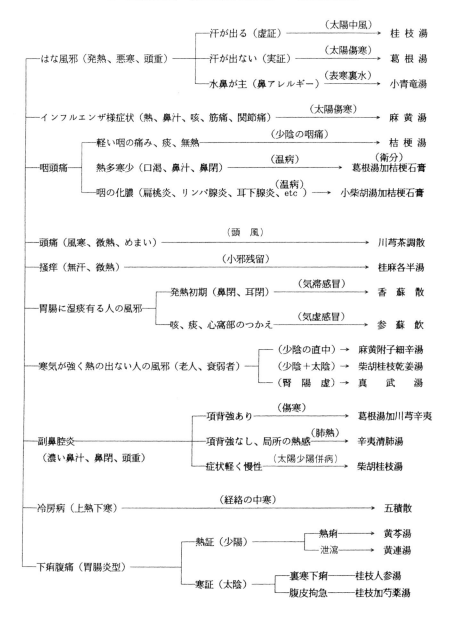

感冒症状系統図

```
←―――――――――初　期―――――――――→
```

傷寒系
（辛温解表剤）
- 発熱悪寒（六経弁証）
  - 表寒実証（太陽傷寒）
    - **麻黄湯**（脉浮緊、発熱、悪寒、無汗、体痛）
      - └→ 加減方　**小青竜湯**（表寒、肺寒痰飲）
      - **葛根湯**（太陽、陽明合病）
  - 表寒虚証（太陽中風）
    - **桂枝湯**（脉浮緩、発熱、悪風、自汗）
      - └→ 加減方　**柴胡桂枝湯**（太陽少陽合病、表証）
      - **五積散**（経絡中寒）
- 寒多熱少（太陽病＋少陰病）
  - **麻黄附子細辛湯**（少陰直中）

温病系
（辛涼解表剤）
- 熱多少寒（衛気営血弁証）
  - 表熱実証（温病衛分証）　　（肺燥熱）
    - **葛根湯加桔梗石膏** →　**麻杏甘石湯**
    - **升麻葛根湯**（陽明表証）　**五虎湯**
    - 　　　　　　　　　　　（肺湿熱）
  - 表熱虚証（軽症）
    - **香蘇散**（気滞感冒）　　┐
    - **川芎茶調散**（辛微解表剤）┘ → **参蘇飲**（脾虚湿痰感冒）

その他の感冒

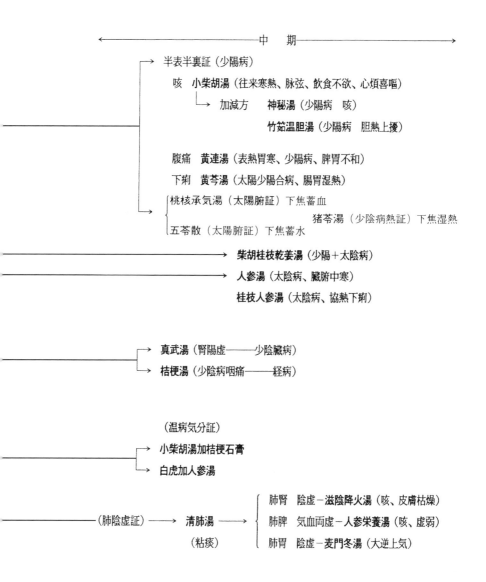

呼吸器疾患

咳喘（慢性気管支炎、気管支喘息）

咳喘の常用処方

```
1．肺寒の咳
  (1) 風寒束肺      麻黄湯
  (2) 表寒裏水      小青竜湯
  (3) 肺寒支飲      苓甘姜味辛夏仁湯
  (4) 陽虚肺寒      麻黄附子細辛湯
2．肺熱の咳
  (1) 風熱犯肺      麻杏甘石湯
  (2) 肺熱挾痰      五虎湯
  (3) 痰熱互結      柴陥湯
3．陰虚肺熱
                   清肺湯、滋陰降火湯、麦門冬湯
4．肝気鬱結の咳
                   神秘湯、柴朴湯
```

疾患の概念

　肺は呼吸によって、吸清呼濁して外界の清気を取り込み、脾、腎と協力して一切の生命活動を営むのに必要な気（エネルギー）を生成する。また肺は「水ノ上源」で、呼気と同時に全身の皮毛を養い、発汗や体温を調節する宣散と、吸気や五臓六腑や全身諸器官に水分（津液）を配付する粛降という2つの生理機能を営んでいる。

　肺の病変ではこれら宣散、粛降の機能が失調して、咳嗽、喀痰、或は咽頭痛、咽乾、嗄声等を生じ、さらに進んで喘息（呼吸困難）を起こす。肺機能失調の原因は大別して、風邪、寒邪、温熱等による外感病と、気滞、気虚、痰飲、陰虚肺燥などによる内傷がある。外感病は傷寒系であれば主に少陽病、温病衛気営血弁証に従えば気分証、三焦弁証に従えば上焦証である。治療に際しては、外感病であれ内傷であれ咳その他の症状が肺熱によって生じたものか、或は肺が冷やされる肺寒によって生じたものかを先ず弁別することが必要である。次に湿性の咳か燥性の咳かを弁別する。

気管支炎・喘息

咳喘弁証の要点

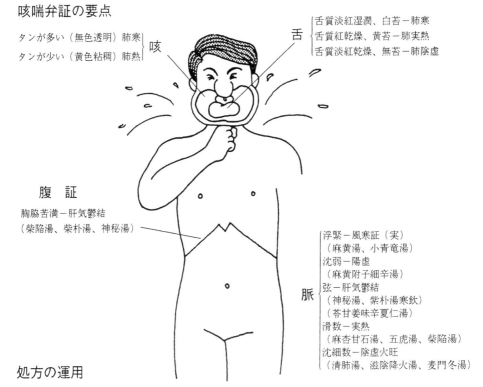

処方の運用

1．肺寒の咳

　肺寒を生じる原因は外からの風寒の邪、痰飲証体質（水分過剰）、陽気不足による裏寒証等である。肺の働きが阻害されるので咳を生じると共に、肺に水飲が停滞するので薄いタンを伴うのが特徴的である。

　麻黄湯（麻黄5.0、桂枝4.0、杏仁5.0、甘草1.5）

　風寒の邪が体表から侵入して発熱悪寒の表寒証を生じ、次いで肺の宣散作用が障害されて肺気が上逆し、咳嗽や呼吸困難を生じる。寒邪は体表と肺にあり、未だ裏に深達して熱と化した状態ではないので、発熱と共に悪寒も強く、脈は浮緊（表寒実）、舌質淡紅、湿った薄白苔（舌は殆ど変化がない）を見る。

　臨床的には冬期の感冒やインフルエンザに続発した咳タンの強い例に用いられる。

　麻黄＋杏仁

麻黄の寒邪を散じて喘咳を治す働き（宣肺平喘）と、杏仁の鎮咳、祛痰、平喘の働きを組み合わせたもので、両者は相使（杏仁が麻黄の働きを強化する）の関係にあり、鎮咳平喘の基本的な用薬である。

　小青竜湯（麻黄3.0、桂枝3.0、白芍薬3.0、五味子3.0、細辛3.0、乾姜3.0、半夏6.0、甘草3.0）

　平素から痰飲（水毒証）を持つ者が風寒の邪に犯され、肺の宣散粛降が阻害され、痰飲が多量の喀痰や鼻汁として気道を閉塞し、咳、水様タン、鼻汁、あるいは喘息を生じるものである。表寒証なので脈は浮緊。痰飲証なので舌は湿潤して白苔がある。

　臨床的には気道分泌の亢進するタイプの鼻アレルギーや気管支喘息に用いられる。

　細辛＋五味子

　細辛の肺気を温めて水飲を除く働きと、五味子の肺気を収斂する働きとの組み合わせである。この組み合わせは水飲が寒邪を受けて起る喘咳の治療によく用いられる。

　苓甘姜味辛夏仁湯（茯苓4.0、乾姜2.0、五味子3.0、細辛2.0、半夏4.0、杏仁4.0、甘草2.0）

　本方は小青竜湯去麻黄桂枝芍薬加茯苓杏仁である。肺に水飲が過剰にあり、その結果咳嗽、水様タン、鼻汁、喘息を生じる（支飲）。臨床的には寒証で表証はなく、タンの多い咳嗽に用いる。麻黄が配合されていないので脾胃虚弱の者にも用いられる。咳嗽を止める働きは弱いが祛痰作用に優れている。脈は寒飲の証を反映して弦。舌色淡で舌苔は白滑である。

　茯苓＋半夏

　茯苓は健脾利湿の働きがあり半夏には祛痰降逆の働きがある。この二薬の組み合わせは痰を除去し嘔を止める働きがある。

　麻黄附子細辛湯（麻黄4.0、附子1.0、細辛3.0）

　腎陽不足で虚弱で冷え症体質の者が寒邪に外感して、咳、タン、鼻汁などを呈する時に用いる。

　臨床的には元気がなく、寒がりで、脈が沈弱などを目標に用いる。

　麻黄＋附子

麻黄は辛温、寒邪を発散させる働きがある。附子は辛熱、経絡を温め裏寒を除く。二薬を組み合わせると温経通脈、補陽散寒の働きをし風寒、陽虚による諸症を除く。

細辛＋麻黄

両方とも表より風寒の邪を逐う働きがある。風寒によって惹き起こされた症状を治す働きが増強する。

2．肺熱の咳

肺熱は温熱や風燥の邪に外感した時、寒邪が内鬱して化熱する（炎症を起こす）時、あるいは肺の津液が不足して陰虚内熱の状態にある時などに生じる。

肺熱の咳は咽頭痛や咽のひりつくような感じを伴って、烈しく咳込み、タンは粘稠で喀出しにくい事などが特徴的である。

麻杏甘石湯（麻黄4.0、石膏10.0、杏仁4.0、甘草2.0）

外からの寒邪が肺に侵入し炎症を起こして熱を生じる（化熱）か、温熱の邪が直接肺を侵襲するか、或はストレスやアレルゲンに対し過剰に反応（五情鬱結）するなどして肺熱を生じるもので、津液も傷害されて、咳嗽や呼吸困難と共に粘稠なタンを生じる。実熱であるので脈は滑数、舌はやや乾燥して黄苔が附着する。

臨床的にはタンが切れにくく、ラ音や呼気の延長を伴い、顔を紅くして咳込むような喘咳によい。

麻黄＋石膏

麻黄に石膏の辛涼の性を加えることにより麻黄の定喘の効能を損なうことなく温燥にかたよるのを抑える。この二味の配合は肺熱を清泄して喘咳を鎮めるので、肺熱による咳、呼吸困難に用いられる。

五虎湯（麻黄4.0、石膏10.0、杏仁4.0、甘草2.0、桑白皮3.0）

麻杏甘石湯に桑白皮を加味した処方である。桑白皮は甘辛寒、肺熱を瀉し水を巡らす働きがあるので**麻杏甘石湯**証より湿熱の強い咳嗽や喀痰を治す。さらに痰飲が強い時には**二陳湯**（茯苓、半夏、陳皮、甘草、生姜）を合方し、**五虎二陳湯**として用いる。

柴陥湯（柴胡5.0、黄芩3.0、黄連1.5、半夏5.0、栝楼仁3.0、人参2.0、

甘草1.5、大棗3.0、JP生姜1.0）

小柴胡湯加黄連栝楼仁である。方意は少陽病の基本処方である**小柴胡湯**に、傷寒の邪と胸部の水飲が結合して生じた小結胸を治す**小陥胸湯**を合方した処方である。少陽病半表半裏証と共に熱痰が胸中に結聚しているため、胸痛、咳嗽、粘稠黄色の喀痰を呈す。口乾があり、舌質紅で膩苔が附着し、脈は滑数である。腹証は胸脇苦満と心下の圧痛（心下痞鞕）が見られる。

臨床的には気管支炎や胸膜炎による咳、胸痛に用いる。

半夏＋栝楼仁

半夏は降逆して湿邪を除き、栝楼仁は胸中の痞を除き痰を去る。この二薬の組み合わせで降逆祛痰の作用が強められる。またこれに黄連を加えると、熱と痰が結合して起る胸部の痞満、咳と粘痰を治す。

3．陰虚肺熱

燥熱の邪や陰虚による内熱（陰虚火旺）で肺の津液が焼灼され、肺熱枯燥の状態に陥ったものである。

清肺湯（黄芩2.0、山梔子2.0、竹筎2.0、麦門冬3.0、天門冬2.0、貝母2.0、桔梗2.0、桑白皮2.0、杏仁2.0、五味子1.0、当帰3.0、茯苓3.0、陳皮2.0、大棗3.0、JP生姜1.0）

肺は繊細な臓で常に湿潤を好む。本方は肺熱が持続した結果、肺陰が傷害され、津液枯渇と虚熱内生の状態に陥ったものを治す。

肺熱のため咳嗽急喘があり、津液不足のため咽痛、嗄声、粘痰を生じ、陰虚火旺により潮熱、盗汗、四肢煩熱等が見られる。

舌質は紅色で乾燥し無苔か薄い黄苔。脈は沈細数である。臨床的には喀出しにくい粘痰があり、タンを出すと楽になる咳と微熱を目標にする。

黄芩＋山梔子

黄芩は肺熱をさまして、湿熱を除く働きがある。山梔子は肝胆の熱を清泄し、湿熱を排除する働きがある。この二薬は互に性質の似たもの同志が、協同して作用を増強し合う（相須）の関係にあり、湿熱を除く働きが強められる。

麦門冬＋五味子

麦門冬は陰虚を補い、津液を生じると共に大逆上気に因る咳を止め、心肺

の熱をさます。五味子は心肺の消耗した気を収斂して止咳する働きがある。この二薬を配合すると、滋陰斂気して止咳する効能が表れるので、肺の陰虚や、肺気が消耗して起る咳嗽に用いる。

　貝母＋杏仁

　貝母は肺を潤して痰飲を除き、杏仁は気の上逆を下し止咳祛痰する働きがある。この二薬を合わせ用いると止咳して痰飲を除くことが出来るので、喀痰が多く呼吸困難のある咳嗽によく用いられる。

　滋陰降火湯（乾地黄2.5、白芍薬2.5、当帰2.5、天門冬2.5、麦門冬2.5、
　　　　知母1.5、黄柏1.5、陳皮2.5、白朮3.0、甘草1.5）

　肺熱が持続して肺陰虚に陥ると、肺の津液が損傷される。その結果、肺の粛降も行われなくなって腎水が供給されなくなり、腎水が不足して腎陰虚を生じる。

　本方は肺腎陰虚の結果、全身の皮膚枯燥、咽乾、口渇、乾咳、粘痰、血痰等の症状を呈するものを治す処方である。虚熱のため、火照り、のぼせ、潮熱、盗汗があり、脈は沈細数、舌質紅で乾燥し、無苔か薄苔。

　地黄、当帰、白芍薬は**四物湯**で補陰養血を主治する主薬である。

　知母＋黄柏

　知母は肺の燥熱をさまし、腎陰を補って虚火を降す。黄柏は虚熱を除いて腎陰を堅固にする。二薬を配合すれば、相互に似た性質の薬味が互に須け合って互の働きを増強する（相須）。従って滋陰降火の効果が顕著になるので、よく陰虚の発熱や、盗汗を治す。

　知母＋麦門冬

　二薬共肺火を瀉し、肺陰を滋潤する。さらに知母は腎陰を補い麦門冬は肺陰と胃陰を補う。二薬を配合することにより、互いに薬力が増強され、肺熱で津液が損なわれて、痰が切れにくくなった燥性の乾咳によく効く。

　天門冬＋麦門冬

　天門冬は性寒、滋陰清熱の効力が強く、腎陰を滋養し清熱する。麦門冬は肺陰を滋し鎮咳する。この二薬を配合すると、互に助け合って薬力を増強（相須）し、陰虚を補って虚熱をさまし、潤いを与えて咳を止める効果を顕わす。従って陰虚火旺による口渇や燥熱による咳嗽をよく治す。

麦門冬湯（麦門冬10.0、半夏5.0、人参2.0、粳米5.0、甘草2.0、大棗3.0）

慢性の炎症や消耗性疾患のため胃中の津液が欠乏すると、気道の津液も不足して燥熱を生じ、刺激に過敏になり、咽痛や咳込みを生ずる。

本方は胃の津液を生じさせ、気道の乾燥を改善することにより、咽乾喉燥や乾咳を治す。臨床的には、咽乾口燥し、咳込んだり、仲々止まらない慢性の咳、夜間就寝時などによく起こる咳込み、少しの刺激で出る乾咳などを目標に用いる。また妊婦の咳嗽をよく治す。

脈は沈細数、肺胃陰虚を反映して舌質紅で無苔、薄白苔、或は剥離苔（半戴剥苔）である。

人参、粳米は補気生津の生薬である。

麦門冬＋半夏

麦門冬は、性は寒、陰虚を補い胃を補益し津益を生ずる働きがある。半夏は麦門冬の清熱滋潤作用により、その温燥の薬性が抑制される。（但しその時は麦門冬の量は半夏の倍以上ないといけない）。この二薬を配合することにより、胃熱により津液が不足して起る大逆上気、咽喉不利といった症状に効果がある。

4．肝気鬱結の咳

外感病に因る少陽の気機の阻滞、あるいは精神的なストレスや怒りの感情などは、肝の正常な気血の流れ（疏泄作用）を阻害し、肝気鬱結を生じさせる。肝に鬱積した気は肺に上逆して咳嗽を生じる。この時は弦脈を呈し、胸脇苦満がみとめられるのが特徴的である。

神秘湯（麻黄5.0、杏仁4.0、柴胡2.0、厚朴3.0、陳皮2.5、蘇葉1.5、甘草2.0）

肝気鬱結があると脾胃の働きも失調して痰飲を生じ易い。肝気が痰飲を伴って上逆する時は、咽喉頭閉塞感（梅核気或は咽中炙臠）や咳嗽、喀痰を生じる。本方は肝気鬱結を治す柴胡に鎮咳平喘の麻黄と杏仁を配しているので、胸脇苦満を伴って咳嗽、喘鳴、タンなどを呈する者に用いる。

臨床的には精神的ストレスや緊張などによって誘発或は増強される喘咳及び少陽病期の頑固な喘息や咳嗽に用いる。熱証（炎症）を伴う例には清熱作用のある**清肺湯**を合方する。

厚朴＋杏仁

厚朴の消痰下気作用と杏仁の宣肺降逆祛痰作用が組み合わされて、肺気を

通じ喀痰を除き、喘咳を止める作用が増強される。

杏仁+蘇葉（蘇子）

杏仁は降気により咳を止め蘇葉は解表して痰飲を除く。この二薬の配合で喘咳を止める働きと解表散寒の働きが得られ止咳祛痰作用が高まる。

柴朴湯（柴胡7.0、黄芩3.0、茯苓5.0、半夏5.0、厚朴3.0、人参3.0、蘇葉2.0、甘草2.0、大棗3.0、JP生姜1.0）

本方は小柴胡湯合半夏厚朴湯である。少陽病半表半裏証に加えて、湿痰が上逆して咳嗽、喀痰、喘鳴などを呈する者、或は怒りや憂慮などの感情が過度になって肝気鬱結が起り、気と痰飲が胸中や心下に凝滞して散せず咽喉頭異物感や閉塞感（梅咳気）と共に咳、タン、呼吸困難等を呈する者を治す。

胸脇苦満と咽頭の閉塞感（梅核気）が本方使用の目標である。

半夏+厚朴

この二薬は共に燥湿化痰の働きを有している。さらに半夏は気逆を降し、厚朴は気を巡らせる。この二薬を組み合わせると、行気、降逆、消痰の働きが強くなり、咳嗽喀痰、および咽喉の浮腫や閉塞感などを治す。

補　遺

小柴胡湯気管支炎方（柴胡6.0、黄芩3.0、半夏5.0、前胡3.0、枇杷葉3.0、紫苑3.0、桔梗2.0、蘇子2.0、甘草2.0、大棗3.0、JP生姜1.0）

老中医、焦樹徳氏に成る小柴胡湯加減の一つである。小柴胡湯より温性で湧痰や煩躁を生じる恐れのある人参を去り、寒性の鎮咳祛痰の剤を加味してある。臨床的には咳嗽喀痰の多い気管支炎に有効である。

蘇子降気湯（紫蘇子3.0、半夏4.0、陳皮2.5、厚朴2.5、前胡2.5、桂枝2.5、当帰2.5、大棗1.0、甘草1.0、乾姜1.0）《和剤局方》

高齢者や身体虚弱者で、肺、脾、腎が虚したため、冷えやすく、痰涎多く、咳やタンが続く病人に用いると奏効する。降気平喘、温化痰温の働きがある。

清燥救肺湯（桑葉5.0、石膏10.0、人参2.0、胡麻仁3.0、阿膠3.0、麦門冬6.0、杏仁3.0、枇杷葉4.0、甘草2.0）

咽喉炎、気管支炎などで肺熱が持続、あるいは乾燥期の感冒などで燥熱傷肺した者は早期に清肺潤燥の方剤を用いて肺の陰虚津液枯脱を予防する。

アレルギー性鼻炎

アレルギー性鼻炎の常用処方

1．発作期（標治）
 1）風寒証
    小青竜湯（表寒、寒痰）、葛根湯加川芎辛夷（表寒、鼻淵）、
    桂枝湯合防己黄耆湯（表寒、風水）、香蘇散（表寒、気滞）、
    麻黄附子細辛湯（表寒、陽虚）、苓甘姜味辛夏仁湯（寒痰、表証無し）
 2）風熱証
    小青竜湯加桔梗石膏（表寒、熱痰）、荊芥連翹湯（熱毒膿痰）、
    辛夷清肺湯（肺熱、鼻淵）、麦門冬湯（肺陰虚、燥熱）
2．寛解期（本治）
 1）脾肺両虚
    小柴胡湯、柴胡桂枝湯、柴胡桂枝乾姜湯、補中益気湯、六君子湯、
    黄耆建中湯、人参湯
 2）肺腎両虚
    真武湯、八味丸、牛車腎気丸

疾患の概念

　吸入抗原によるⅠ型アレルギー疾患で、くしゃみ、鼻水、鼻閉を特徴とする。時に眼、皮膚、咽喉頭の症状を伴うこともある。

　近年増加の傾向にあり、国民の10％以上が罹患していると考えられている。

　抗原に対する特異的IgE抗体が産生され、抗原抗体反応によりIgE抗体が鼻粘膜の肥満細胞や好塩基球を破壊し、ヒスタミンを主とするchemical mediatorが遊離されて、これが鼻粘膜を刺戟する。IgE抗体は抗原曝露により次第に蓄積され、或る域値を越えた処で発症すると考えられる。従って臨床的には或る時期から突如として発病するように見える。

　好発時期は抗原の種類によって通年性のもの（ハウスダスト、ダニ、カビ、etc.）と、季節性（春＝スギ花粉、ヒノキ、etc、秋＝ブタクサ、ヨモギ、etc.）のものとに分かれる。抗原別ではハウスダスト、ダニが最も多く、花粉がこれに次ぐ。漢方治療では、抗原は寒熱・燥湿が問題で、種類はほとんど問題にはされない。

アレルギー性鼻炎(発作期)弁証の要点

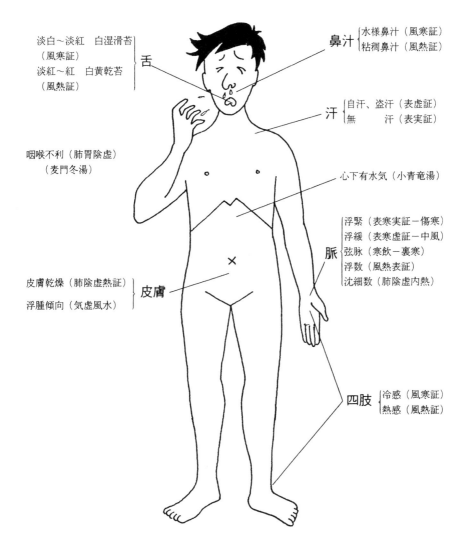

鼻は肺が外界に開く所であり従って鼻腔は漢方では肺に属す。

漢方的にはアレルギー性鼻炎では内因的要素が重要で、体内に過剰な水飲があって痰飲と化して肺(上気道)にあり、それが風(アレルゲン)や寒(寒冷

刺戟）等の外因によって刺戟されると流涕（鼻汁）と化して鼻腔に流れ出し、クシャミ、鼻汁、鼻閉を惹き起こすものと考えられる。

内経の臓象学説によると、水分の代謝は先ず脾によって吸収されて肺に運び上げられ、肺から一部は汗として皮膚に排泄され、残りは腎の働きによって三焦を通って五臓六腑に四布され、最後は膀胱に集められて一部は再利用され、残りは尿となって排泄されると考えられている。（基礎篇－気、血、水：津液の代謝参照）

従って体内の水分を調節に関係するのは、脾、肺、腎の三臓で、このうちの何かの代謝や働きが失調しても水分の分布や排泄が正常に行なわれなくなり体内に異常な水分（痰飲）が生じる。

従ってアレルギー性鼻炎は肺の病として現われるが、それは標（症状）であって、その本（原因）は肺ではなく脾や腎の虚に起因した水飲代謝の失調である場合が多い。

鼻アレルギーの発作（症状）が起っている時は標治を優先し、病状が寛解した時期に本治により体質改善をはかる。

処方の運用

1．標治法（発作時）

寒熱、虚実、表裏の弁別が大切である。

1）風寒証

元来肺に寒飲があって風寒の邪に誘発されて、鼻汁、鼻閉が生じるタイプである。

無色で薄い大量の鼻汁、鼻閉、クシャミの連発がある典型的な鼻アレルギー発作はこの型のものである。舌質淡紅で舌苔は白で湿っている。

表証を伴うものと、表証の顕著でないものとがある。表証を伴うものは脉は浮で、発熱悪寒に頭痛を伴うこともある。虚実があり、実証の者は脉浮緊で無汗、虚証の者は脉浮緩で微自汗を伴う。

表証の無い者は裏寒の症候だけが顕著で裏証のため脉は沈あるいは寒飲のため弦脉を現わす。

小青竜湯（麻黄、桂枝、芍薬、五味子、細辛、乾姜各3.0、半夏6.0、）

本方はアレルギー性鼻炎治療の代表的な方剤である。

太陽傷寒を治す**麻黄湯**の加減方で、表寒実証用の方剤である。

麻黄は解表発汗作用があり、桂枝は解肌発表作用がある。麻黄と桂枝を供用すると寒邪を散じ表証を除く。

桂枝と芍薬で営衛を調和させる。甘草で諸薬を調和する。

五味、細辛、乾姜、半夏で肺を温め痰飲を除く。

病態は外寒兼内飲証。即ち傷寒に属し同時に痰飲を兼ねるものである。

従って症状は、①傷寒の要素＝発熱悪寒し、無汗。②上焦（肺）痰飲の要素＝鼻水、クシャミ、鼻閉、咳、薄いタン、時に流涙（支飲）。痰飲は中焦（脾腎）にあれば嘔気（水飲上逆）や下痢、下焦（腎、膀胱）にあれば小便不利や浮腫となる。

従って脉証は浮緊（傷寒）或は弦（寒飲）。舌は淡紅湿舌白滑苔（表寒裏水）。腹証に反映される時は「心下有水気」即ち心下痞、胃内停水或は動悸、浮腫などが見られる。

葛根湯加川芎辛夷（葛根4.0、麻黄、大棗各3.0、桂枝、芍薬、甘草、川芎、辛夷各2.0、JP生姜1.0）

太陽傷寒で若干津液が不足したため項背部の筋肉の強ばりと鼻閉を生じたものである。

麻黄と桂枝、桂枝と芍薬の組み合わせは**小青竜湯**と同じで発汗解肌により表寒証を治し、営衛を調和させる。川芎は辛温升浮、排膿作用と頭痛緩解作用及び薬効を上に向ける作用があり、辛夷は辛温軽浮「鼻渕鼻塞ヲ治ス」（本草備要）とあり、鼻汁、鼻閉の緩解作用が強い。

従って本方は傷寒（表寒実証）に鼻閉、鼻汁を伴う者を治す。脉浮緊（傷寒）、無汗、項背強痛、舌は淡紅薄苔がある。臨床的には傷寒で鼻汁の強い者は小青竜湯、鼻閉の強い者には本方がよく用いられる。

桂枝湯合防己黄耆湯（桂枝湯＝桂枝、芍薬、大棗各4.0、甘草2.0、JP生姜1.0、防己黄耆湯＝防己、黄耆各5.0、白朮、大棗各3.0、甘草1.5、JP生姜1.0）

桂枝湯は太陽中風（表寒虚証）を主治する基本処方で、風邪により営衛不和となった者を治す。〝衛〟は体表を防衛する陽気で、皮膚を温養し、

毛孔を開閉して寒温を調節し、外邪に対し抵抗防衛する働きをしている。
"営"とは汗液の物質的基礎で発汗させる働きは営に在る。営衛が不和であると自汗盗汗が出る。
従って桂枝湯証では発熱、悪風、自汗、脉浮緩で、舌証と腹証は正常である。

防己黄耆湯は気虚があって風水証を伴う者を治す。
黄耆は表を固め肺気を益し、腠理（皮膚と筋肉の交る部分）を実す。汗ある者は止め汗無きは能く発す（本草備要）。
防己は腠理を通じ九竅を利し、風水を療す要薬である。
桂枝湯と**防己黄耆湯**を合方すると、風邪によって誘発された表寒虚証（悪風自汗）に鼻汁や薄いタンを伴う者を治す。（益気固表の**玉屏風散**に近い。）
アレルゲンと接触して鼻汁を発すると共に発汗する者は小青竜湯では駄目で、本方を与えるべきである。

香蘇散（香附子4.0、蘇葉、陳皮各2.0、甘草1.5、JP生姜1.0）
平素より気滞ある者が風寒の外邪に侵され、風寒表証と気滞の挟雑した症候を呈する時。
従って発熱、悪寒、頭痛、無汗の表証と、気滞による胸苦しさ、腹満と共に鼻閉を伴う。脉は浮、舌には薄苔を見る。
蘇葉は本方の君薬で表に在る風寒の邪を発汗解肌して解すと共に気の流れを流暢にし、一味で解表と理気の働きを兼ねる。
香附子は理気薬の総司で蘇葉を助ける。臣薬である。
陳皮は能く散じ能く泄す。理気の働きを増強させる。佐薬である。
甘草は和胃健脾、補気の働きを有す。使薬である。

麻黄附子細辛湯（麻黄4.0、細辛3.0、附子1.0）
腎陽虚のため裏寒があって外邪に対する防衛力のない虚弱者や老人が風寒の邪に侵されると、表裏両感証を呈する。
本方証では若干の表証（太陽病）と裏寒証（少陰病）とが共に在る。従って脉沈弱、無汗、四肢の冷えがある。
麻黄は発汗解肌、祛風散寒利水の作用がある。

附子は温経散寒、裏に在る冷湿を遂う。

細辛は表裏を通じ、少陰の寒邪を散ずると共に、温肺化痰をはかる。

本方は全体として温表利水の作用があるので、臨床的には元気が乏しく冷え症で寒冷により鼻汁、鼻閉が増強する血管運動性鼻炎に用いてよく効奏する。

苓甘姜味辛夏仁湯（茯苓、半夏、杏仁各4.0、五味子3.0、細辛、乾姜、
　　　　甘草各2.0)

本方は表証はなく寒痰による咳嗽、多痰に対する処方で、**小青竜湯**から麻黄、桂枝、芍薬を去り、茯苓、杏仁を加えた処方と考えられる。従って解表の効能はないが祛痰利水の効果は増強されている。麻黄を含まないので胃腸障害は起こしにくい。

細辛は肺気を温めて水飲を除く。

五味子は肺気を収斂する。五味子と細辛を組み合わせると水飲のある者が寒邪を受けて起こる鼻汁、鼻閉、喘咳を治す。

茯苓は健脾利湿の働きがあり、胃内停水や肺水腫を治す。

半夏は除痰降逆の働きがある。茯苓と半夏を配合すると痰を除去し嘔を止める。

杏仁は祛痰、胸間の停水を去る。

乾姜は温肺化痰、補陽散寒、冷えを除き痰飲を去る。

臨床的には冷え症でうすい多量の痰、くしゃみ、鼻水を伴う鼻炎や喘息等を治す。脈は弦、舌は湿潤して白滑苔がある。

2）風熱証

風熱の邪を外感して発生する鼻炎である。臨床的には副鼻腔炎や扁桃炎を合併している例が多い。肺熱証を呈し、黄色粘稠な多量の鼻汁、或は鼻閉、頭痛、口苦等があり、舌質は紅、舌苔は白或は白黄色。脈は一般に浮数であるが、肺陰虚熱のものは沈細数となる。

小青竜湯合桔梗石膏（半夏6.0、麻黄、桂枝、芍薬、五味子、細辛、乾姜、
　　　　甘草各3.0、桔梗3.0、石膏10.0)

表寒内飲証を治す小青竜湯に消炎清熱排膿の**桔梗石膏**を合方することにより、肺熱により濃い粘稠な鼻汁を出す鼻炎に用いる。

荊芥連翹湯（柴胡、桔梗、白芷各2.0、荊芥、連翹、防風、薄荷、黄連、黄芩、黄柏、山梔子、地黄、当帰、芍薬、川芎、枳殻、甘草各1.5）

本方は温清飲加柴胡、薄荷、連翹、荊芥、防風、白芷、桔梗、甘草である。

温清飲は清熱瀉火と補血の働きを持つ。

柴胡、薄荷、連翹は辛涼解表剤である。

荊芥、防風、白芷は辛温解表剤である。

桔梗は祛痰排膿作用。

甘草は消炎と諸薬を調和する作用。

本方は一貫堂医学で青年期の解毒証体質を治す処方である。解毒証体質とは肝気鬱結と肝血虚があり、それに熱証を伴っている体質で臨床的にはアレルギー傾向と慢性炎症を有し、疏肝、清熱、解毒の適応となりやすい体質を持つ者ものである。本方は主として上焦の熱毒（炎症）に用いられる。臨床的特徴として皮膚は浅黒く乾燥し、肝経に沿って知覚過敏、或は胸脇苦満が見られる。

辛夷清肺湯（石膏、麦門冬各5.0、黄芩、山梔子、知母、百合各3.0、辛夷、枇杷葉各2.0、升麻1.0）

肺熱があって肺陰が損傷され肺の虚熱が上炎して鼻閉、粘稠な膿性鼻汁、咽痛、粘痰、口渇、頭痛等の症状を呈するものを治す。清肺滋陰と共に通竅。黄芩と知母の二葉は相須の関係にあって肺熱を清す。

山梔子と黄芩を配合して肺の湿熱を瀉す。

石膏は清熱瀉火、肺熱を清す。

枇杷葉は、清熱（消炎）し肺熱上逆を降泄する。

百合と麦門冬は共に肺の陰虚熱を清す。

辛夷は表の風寒を散じ温肺通竅する。

升麻は風熱を散ずると共に咽喉や鼻腔の瘡瘍を治す。

全体として本方は肺に実（湿）熱と虚（燥）熱が錯雑し、肺熱上充して鼻炎症状を呈するものに対応した処方である。

麦門冬湯（麦門冬10.0、粳米、半夏各5.0、大棗3.0、人参、甘草各2.0）

本方は大逆上気、咽喉不利して、咽喉部の刺戟感、反射性咳嗽発作、或

はクシャミの連発等を呈する者を治す。本方の病態は胃に虚熱があって津液が不足し、その虚火が上逆して肺に燥熱を生じ、その結果咽喉不利、大逆上気の症候を生ずるものである。

従って本方証のクシャミは咽喉頭や鼻の燥熱の刺戟によって生ずるものなので、鼻汗は殆どないか出ても粘性の鼻汁が少量出るだけである。

麦門冬は肺を滋潤し、胃気を補益し、心熱を清す。

人参、甘草、大棗、粳米はいずれも胃陰を滋し、津液を生じ、肺の清熱滋潤をはかる。

半夏は温燥化痰、逆気を下降させるが、麦門冬始め潤燥の効能を持つ諸薬の中に反対に燥湿の半夏を1味配剤することにより、潤燥の薬性を一層増強させる反佐の作用を有している。

2．本治法（寛解期）

本治は発作の寛解期に発症の原因となっている体質的欠陥を矯整するもので、具体的には五臓の中で体質的に弱い臓を補って強化する。

1）脾肺両虚

小柴胡湯（柴胡7.0、半夏5.0、黄芩、人参、大棗各3.0、甘草2.0、
　　JP生姜1.0）

小柴胡湯加桔梗石膏（小柴胡湯に石膏10.0、桔梗3.0を加味）

アレルギー性鼻炎のうち風寒証の寛解期は少陽病、風熱証は温病気分証肺熱型を呈す者が多い。従って上記2処方のいずれかを用いる。

柴胡桂枝湯（柴胡5.0、半夏4.0、黄芩、桂枝、芍薬、人参、大棗、
　　甘草各2.0、JP生姜1.0）

桂枝湯と小柴胡湯の合方で、太陽病と少陽病の併病を治す。表寒虚証が残存している者に用いる。

柴胡桂枝乾姜湯（柴胡6.0、黄芩、桂枝、栝呂根、牡蛎各3.0、
　　甘草、乾姜各2.0）

少陽病と太陽病、太陰病が併存している者を治す。胃腸虚弱で手足や背中が冷え、発熱、悪寒、鼻汁等の表証を伴っている者に用いる。

補中益気湯（黄耆、人参、白朮各4.0、当帰3.0、陳皮、大棗各2.0、柴胡、
　　升麻各1.0、乾姜0.5）

黄耆と人参が主薬で脾虚と肺虚を同時に補う。脾胃（中）を補い元気を益すことにより、体力を増し、抵抗力をつけ、アレルギー反応や感冒症状を起こりにくくさせる。

六君子湯（人参、白朮、茯苓、半夏各4.0、陳皮、大棗各2.0、甘草、
JP生姜各1.0）

脾虚により痰飲を生じている者を治す。痰飲を去れば流涕（水様鼻汁）は起こりにくくなる。

黄耆建中湯（芍薬6.0、黄耆、桂枝、大棗各4.0、甘2.0、JP生姜1.0、
膠飴20.0）

気血共に不足し、体質虚弱で風寒の邪に侵され易い者を強化する。黄耆は皮膚と肺を補う。

人参湯（人参、白朮、甘草、乾姜各3.0）

脾陽虚があり、内に寒があって風寒の邪に侵され易い体質虚弱な人に用いる。

2）肺腎両虚

真武湯（茯苓4.0、白朮、芍薬各3.0、JP生姜1.5、附子1.0）

腎陽虚があり、水分代謝を制禦できないために内寒と余剰の水分が体内に溢れている者に用いる。

八味丸（地黄6.0、山薬、山茱萸、茯苓、沢瀉、牡丹皮各3.0、桂皮、
附子各1.0）

腎陽虚の為、背中や足腰が冷え、風寒の邪に侵され易くなっている者に用いる。下半身の脆弱、尿利異常、臍下不仁を目標にする。

牛車腎気丸（地黄5.0、山薬、山茱萸、茯苓、沢瀉、牡丹皮、牛膝、
車前子各3.0、桂皮、附子各1.0）

八味丸の証に加えて、尿不利で、体内に水飲が貯溜し日頃から浮腫や鼻汁、水様タンを伴う者に用いる。

アレルギー性鼻炎

3. 循環器疾患

高血圧症
常用処方

```
1. 実　証
  1）肝気鬱結型（ストレス型）
      大柴胡湯、柴胡加竜骨牡蠣湯
  2）積熱邪火型（実熱型）
      （血熱証）黄連解毒湯、三黄瀉心湯
      （湿熱証）竜胆瀉肝湯
  3）食積肥満型（飲食不節制型）
      大承気湯、防風通聖散
  4）瘀血型（血流障害型）
      桃核承気湯、通導散、桂枝茯苓丸
2. 虚　証
  1）血虚内風型（めまいふらつき型）
      釣藤散、七物降下湯
  2）虚火型（のぼせ型）
      （肝血虚）加味逍遙散
      （腎陰虚）六味丸
  3）虚寒型（冷え症型）
      （腎陽虚）八味地黄丸
  4）水飲停滞型（水分過剰型）
      （脾虚痰飲）半夏白朮天麻湯
      （腎虚水滞）牛車腎気丸
```

疾患の概念

　高血圧症は、脳卒中や虚血性心疾患の重要な risk factor であり、日本に推定1,000万人と考えられている。2003年のJNC-7報告では正常血圧は120/80mmHgに設定され、年令に関係なく140／90mmHg未満を治療目標としている。

　漢方医学の歴史の中には高血圧症という概念は出てこない。現代の漢方では血圧が高くなるのは、五臓の機能に乱れがあって全身の調和が破られる結果、その現われとして高血圧が出現してくると考える。従って漢方には、西洋医学のような降圧剤という範疇に属する薬はなく、治療に際しては病人の病態とそれが現わしている症状（証）を把握して、個々の病人の病態に最も適した方剤

高血圧症

高血圧症鑑別の要点

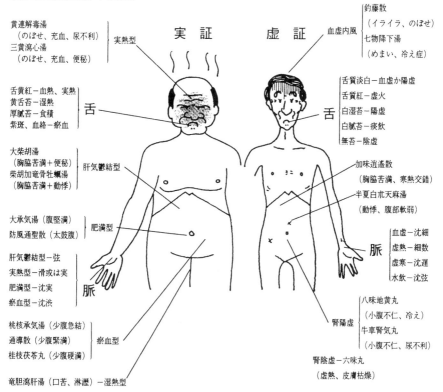

を選択して、病人の身体的歪みを正し、その結果として望ましい血圧が得られるように考える。漢方治療を行う場合、まず自覚症状が著明に改善し、それから血圧が次第に下ってくることが多い。漢方治療の対象となる高血圧はおおむね本態性高血圧症である。

処方の運用

　先ず病人が実証か虚証かを判別する。実証とは血圧を上昇させる邪が過剰に作用しているもので治療には、病邪を攻撃排泄する処方（瀉剤）を用いる。虚証とは寒熱や気血水を正常に保持する正気が不足している為、正常な生理機能が乱されてその反動として血圧上昇が起こるもので、不足している正気を補う

処方(補剤)を用いて治療すべき場合である。

1．実証の高血圧症

1）肝気鬱結型

漢方では人間の感情を支配しコントロールするのは肝の役目と考えている。ストレスや精神的緊張がたまると、肝に心理的エネルギー(肝気)が鬱積し、これが新陳代謝の調和を乱して血圧を上昇させる。『素問』至真要大論(第七十四)にも「諸風悼眩ハ皆肝ニ属ス」とあって、高血圧症の呈する症状はおおむね肝証と考えられていたようである。このタイプの主症状は、口苦、目眩、眼の充血、易怒、胸脇苦満で、舌は淡紅～紅で白或は淡黄色の舌苔を呈す。脈は弦脈である。

大柴胡湯(柴胡6.0、黄芩3.0、芍薬3.0、枳実2.0、半夏4.0、大黄1.0、JP生姜1.5、大棗3.0)

ストレスが強い肝気鬱結を生じ、それが熱と化して肝胆と脾胃に実熱が充満している。緊張、興奮のぼせ傾向があり、胸脇苦満、心下の痞え、腹満便秘があるのを目標にする。

柴胡加竜骨牡蠣湯(柴胡5.0、黄芩2.5、半夏4.0、人参2.5、JP生姜1.0、大棗2.5、桂枝3.0、茯苓3.0、大黄1.0、竜骨2.5、牡蛎2.5)

肝気鬱結があり肝胆に湿熱を生じ、その邪熱が神の居所である心を上擾する結果、不安、イライラ、驚き易い、不眠等の所謂煩驚といわれる症状を起こすものである。病態は心肝火旺で胸脇苦満、臍上の動悸、煩驚を目標に用いる。

2）積熱邪火型

鬱結した肝気が熱と化して鬱積し、実火が心につき上げるタイプである。心は血脈を主る、心が熱せられると血熱となって実熱が全身に充満する。

このタイプの主症状は頭痛、のぼせ、目の充血、顔面紅潮、イライラ、耳鳴、不眠などで、舌は紅く、白乃至は黄色味を帯びた厚い乾燥した舌苔が見られる。脈は沈滑或は実である。またこのタイプは血熱妄行して脳出血などを起し易い。

高血圧症に高脂血症と多血症を伴うものは脳卒中の危険性が非常に高い

とされているが、このタイプはおおむねこの範疇に入る。

黄連解毒湯（黄連1.5、黄芩3.0、黄柏1.5、山梔子2.0）

上焦、中焦、下焦総てに実熱があり、のぼせと充血を伴って血圧上昇や出血を起こす。黄連は心火と中焦の熱を清し、黄芩は上焦の熱を清す。黄柏は下焦の熱を清し山梔子は三焦の湿熱を尿と共に膀胱より排泄する。利尿効果があるので、湿熱証に用いる。

三黄瀉心湯（黄連3.0、黄芩3.0、大黄3.0）

心・肝・胃に実火があり血熱妄行するものである。黄連、黄芩、大黄と実熱を清し積滞を瀉す薬物が大量（3gづつ）に配合されている。この三者の組み合わせは非常に互の力を強め合う。燥熱証用の処方で、実熱と便秘を目標に用いる。

竜胆瀉肝湯（地黄5.0、当帰5.0、木通5.0、黄芩3.0、車前子3.0、
　　　　　　沢瀉3.0、甘草1.0、山梔子1.0、竜胆1.0）

肝胆火旺に湿熱を兼ねたものである。実熱が上行し頭部、顔面に充血と熱証が著明である。肝火が上逆するので胸脇痛、口苦、心中煩熱、目の充血、耳痛などの症状を伴う。本方は肝火を瀉し湿熱を排泄しながら養肝補血する。

3）食積肥満型

飲食の不節制と運動不足は〝脾胃〟を損傷する。食毒と水毒が体内に蓄積して肥満と高血圧を惹起するタイプである。臓腑に滞積した毒を体外に排泄させる必要がある。このタイプの病人は腹は厚く実満し、舌は紅色で、厚く汚い舌苔（膩苔）が附着している。脈は沈で実脈である。

大承気湯（大黄2.0、芒硝2.0、枳実3.0、厚朴5.0）

胃の実熱を主証とする陽明病を攻下する代表的方剤である。働きは熱結を強力に瀉下（峻下）する。清熱瀉下の働きにより血圧を下降させる。

防風通聖散（大黄1.5、芒硝0.7、麻黄1.2、防風1.2、荊芥1.2、薄荷1.2、
　　　　　　滑石3.0、梔子1.2、石膏2.0、桔梗2.0、連翹1.2、黄芩2.0、
　　　　　　川芎1.2、当帰1.2、白朮2.0、甘草2.0、芍薬1.2、JP生姜0.3）

臓毒を解表、清熱、攻下により皮膚、消化管、泌尿器を通じて排他させる。

4）瘀血型

瘀血は全身の末梢血管抵抗の増加と、しばしば自律神経失調状態を惹起し血圧上昇の一因となり得る。特に更年期の婦人に見られる高血圧症は、瘀血を治療してやることにより改善が見られる例が多い。また高血圧や脳卒中の要因の一つである血管抵抗増大、血液粘度の上昇、凝固亢進などは瘀血と関係があると考えられる。

瘀血のある病人には、皮膚や粘膜の静脈怒張（血絡）や毛細血管拡張（細絡）あるいは肌膚甲錯がみられる。また少腹硬満と瘀血圧痛点の腹証があり、舌には紫斑や血管怒張が現われ、脈は沈で渋っている。

桃核承気湯（桃仁5.0、桂枝4.0、大黄3.0、芒硝2.0、甘草1.5）

代表的且つ最も強力な駆瘀血剤で、下焦の瘀血を去り、熱を清し、病邪を攻下する。少腹急結の腹証を目標に用いられる。

通導散（枳殻3.0、厚朴2.0、当帰3.0、紅花2.0、蘇木2.0、木通2.0、陳皮2.0、大黄3.0、芒硝4.0、甘草2.0）

強力な駆瘀血作用に併せて気の滞りをめぐらす理気作用を有する方剤である。瘀血に伴う高血圧には好んで用いられる。瘀血の症状に加えて気滞の症状がある。

桂枝茯苓丸（桃仁4.0、牡丹皮4.0、赤芍薬4.0、茯苓4.0、桂枝4.0）

最も標準的な駆瘀血剤で、いろいろな病態に瘀血を伴っている時などにはよく兼用される。少腹硬満の腹証が見られる。他の方剤と併用されることも多い。

2．虚証の高血圧症

1）血虚内風型

血虚とは血の持つ栄養滋潤の作用が不足して臓腑の虚損が現われることであるが血圧上昇に関係するのは血を蔵している肝に血虚を生じる時である。肝血が不足すると、肝気は肝血の抑制を受けなくなって肝気が浮揚する。これを血虚内風或は肝風内動という。めまいや身体浮遊感などの症状を指し、中枢神経系の症状は内風に属するものが多い。血虚があると血色が悪く皮膚がガサつく。舌は萎縮性で淡白、脈は沈細となる。

釣藤散（釣藤鈎3.0、菊花2.0、茯苓3.0、半夏3.0、人参2.0、石膏5.0、陳皮3.0、防風2.0、麦門冬3.0、甘草1.0、JP生姜1.0）

血を生成する源は脾である。本来脾が虚した人は気虚痰飲と共に血虚を生じ易い。脾虚の人がストレスや精神的緊張を強いられると、肝気は肝血の抑制を十分受けないので、昂りやすく、脾の痰飲を伴って肝陽上亢し、めまい、耳鳴り、頭痛或は血圧上昇を起こす。本方は脾虚痰飲の人の肝陽上亢を治す。

七物降下湯（当帰4.0、地黄3.0、川芎3.0、白芍薬4.0、釣藤鈎3.0、
　　　　　黄耆3.0、黄柏2.0）

血虚を改善する基本処方である**四物湯**に、平肝潜陽し降圧効果を持つ釣藤、補益作用と共に脳血管の血流を改善するという黄耆、それに虚熱を清す黄柏を加えた処方である。本方は血虚の人の肝風内動を治す。

2）虚火型

慢性的なのぼせ、血熱、基礎代謝の亢進、消耗、脱水等があると、体の陰血（物質的基盤）を消耗し、相対的に陽気が勝った状態になり虚熱を生ずる。これを虚火或は陰虚火旺と称している。臨床的には微かな熱感、午後の潮熱、四肢の煩熱、口乾、寝汗、皮膚や粘膜が乾燥し、舌は深紅で無苔、脉は沈細数となる。虚火の原因のうち主なものは、①肝血虚があり、肝気鬱結が強く起って肝鬱化火を生じる場合、②腎の陰水が不足する結果腎陰が焼灼される腎陰虚の場合、③腎陰（水）が不足し、腎が心陰を養わなくなる結果、心火が独り旺盛になる心腎不交の場合、などである。いずれの場合も虚熱やのぼせを生じ同時に血圧も上昇する。

加味逍遙散（柴胡3.0、芍薬3.0、当帰3.0、白朮3.0、茯苓3.0、
　　　　　　山梔子2.0、牡丹皮2.0、甘草1.5、JP生姜1.5、薄荷1.0）

肝血不足した者が肝気鬱結を呈し、肝気が熱と化して虚熱と興奮症状を現わす時の処方で、胸脇苦満、脾胃の消化機能低下などと共に時に血圧上昇も現われる。本方証の特徴は逍遙散の名の通りに気血両虚と虚熱に由来する不定愁訴と、寒熱交錯である。婦人の更年期に起こり易い。

六味丸（地黄5.0、山薬3.0、山茱萸3.0、茯苓3.0、牡丹皮3.0、沢瀉3.0）

腎陰が不足するため、腎陽を制禦できなくなって相火が亢進し陰虚内熱を現わし、五心煩熱、口渇、のぼせ、尿利減少などと共に時に血圧上昇を見る。本方は腎陰を補い陰液を増やし、水気を旺んにして陽気、熱邪を制

する（壮水制火）。虚熱、舌紅、脉沈細数、少腹不仁を目標に用いる。
3）虚寒型

腎は「先天ノ本」であり、全身の陰陽の基礎である。腎陽は体温を生じ、腎陰は水分代謝を支配する。内分泌系も総て腎の範疇に入る。陽気が不足すると体の中で熱が十分産生されないので陽虚裏寒の症候を呈する。あるいは正気が不足している上に寒邪があると虚寒証を呈する。寒証があると血管が収縮、血行が阻害され血圧上昇を来すことが多い。臨床的には虚寒による血圧上昇は腎陽の不足によることが多い。

八味地黄丸（地黄6.0、山薬3.0、山茱萸3.0、茯苓3.0、牡丹皮3.0、
沢瀉3.0、桂枝1.0、附子1.0）

腎陽が虚して足腰の冷え、下肢の脱力、夜間頻尿、頭痛、耳鳴、健忘等の症状と共に血圧の異常を訴える。虚寒の症候と共に下半身の痺れや脱力がある。小腹不仁の腹証を目標に用いる。

4）水飲停滞型

生理的な水分（津液）は脾で吸収された後、肺に運び上げられ、肺の宣散粛降作用によって一部は皮膚から汗となって発散され、他は体内に輸布された後、腎の働きにより膀胱から尿となって排泄される。津液の代謝が失調して水分の輸布や排泄が障害されると体内に異常な水分が停滞蓄積して体液過剰となり血圧上昇や心不全の原因となる。

半夏白朮天麻湯（半夏3.0、陳皮3.0、茯苓3.0、白朮3.0、沢瀉1.5、
黄耆1.5、黄柏1.0、天麻2.0、生姜0.5、乾姜0.5、麦芽2.0）

脾虚によって痰飲を生ずると同時に、肝血を滋養することができず肝血虚を生じ、肝血が肝気を抑制できなくなって肝風内動を生じ、その肝風が痰飲を伴って上衝し、頭痛、めまい、耳鳴、高血圧などを呈する人を治す。

牛車腎気丸（地黄5.0、山薬3.0、山茱萸3.0、茯苓3.0、牡丹皮3.0、
沢瀉3.0、桂枝1.0、附子1.0、牛膝3.0、車前子3.0）

八味地黄丸に利水の車前子と、肝腎を補い薬効を少陰腎経に導く牛膝を加味した処方で、八味地黄丸の証に加えて尿不利や浮腫を伴う者を治す。

症　例

47才男性、会社員

高血圧症

主　訴：頭痛（初診 S 61.1.24）
現病歴：7～8年来、会社の検診のたびに高血圧を指摘されていたが、放置していた。最近いつも頭が重く、時々頭が痛い。食欲良好、便秘傾向。アルコールは好きで毎日のように飲む。タバコは嗜まない。
家族歴：父親が心筋梗塞で死亡している。
現　症：身長161cm、体重63kg。標準体重より16％超過。望診上肥満している。顔面は充血し頬、鼻に細絡がある。舌は舌質軟で湿、紅、黄褐色の舌苔。血圧 161/113mmHg、脈拍は79/分で整。脈は弦。腹壁は厚く、胸脇苦満著明、心下満の腹証。

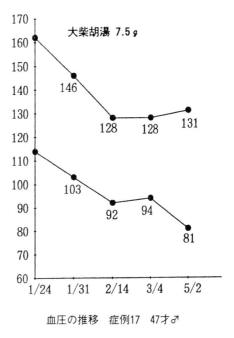

血圧の推移　症例17　47才♂

検査成績：一般検尿で蛋白（＋）、糖（－）。血沈 10/36。末梢血は赤血球544万、白血球7,600、Hb16.7g/dl、Ht49％やや多血症の傾向。血中総コレステロール295mg/dl、HDL-コレステロール33mg/dl、中性脂肪548mg/dl、リン脂質397mg/dlでやや高脂血症が認められる。血中クレアチニンは0.8mg/dlで正常。胸部X線では心胸廓比50％、心電図は左室肥大（ミネソタコード3-1-0）を認む。
処　方：実熱証。強い肝気鬱結と肝気が胃に横逆していると考え、ツムラ大柴胡湯7.5g（分3）を投与。
経　過：一週間後の血圧は146/103、やや降下。気分は大変良いという。初診より1ヵ月半後の血圧は128/94、自覚症状消失。さらに2ヵ月後には血圧は131/81と正常値を示した（図）。同時に血清総コレステロール及びリン脂質値にも改善が認められた。

循環器疾患

虚血性心疾患（心筋梗塞、狭心症）

虚血性心疾患の常用処方

1．虚証用	
1）上焦（胸部）の陽虚	人参湯
2）心の気血両虚	炙甘草湯
3）気血寒凝	当帰湯
2．実証用	
1）瘀血	桂枝茯苓丸
2）気滞	柴胡加竜骨牡蠣湯

疾患の概念

　心筋梗塞は急性心筋梗塞と、梗塞発症後の回復期にある陳旧性心筋梗塞とに分けられる。

　狭心症は冠動脈のアテローム硬化や一過性のスパスムスによって生じる、心筋の酸欠状態である。大別して、労作時の酸素需要の増大に対し酸素供給が不足する時生じる労作性狭心症と、冠動脈のスパスムスにより酸素供給が有意に減少することにより生ずる安静狭心症の2つの型に分けられる。

　漢方治療の対象となる虚血性心疾患は、主として急性心筋梗塞と不安定狭心症を除く他の型の狭心症および陳旧性心筋梗塞である。

　前胸部の発作性の絞るような痛み、心胸部の重苦しい感じなど狭心症に該当する症状を漢方では、真心痛と呼んでいる。

　虚血性心疾患は、心を養う気血が不足するか、或は気血の巡りが妨げられて生ずる。虚実があり、虚証は陽虚、気血両虚、寒冷に因る気血の凝滞等で生じ、実証は気滞、瘀血等に因る。しかし症状は実証を呈していても、その真の原因は身体の虚に由来しているので、本症は本虚標実と考えられる。冠動脈硬化症は老年性の疾患であるから、高齢による腎や脾の虚衰が背景にある場合が多い。証に随って必ずこれらの臓を補ってやることが大切である。

虚血性心疾患

虚血性心疾患弁証の要点

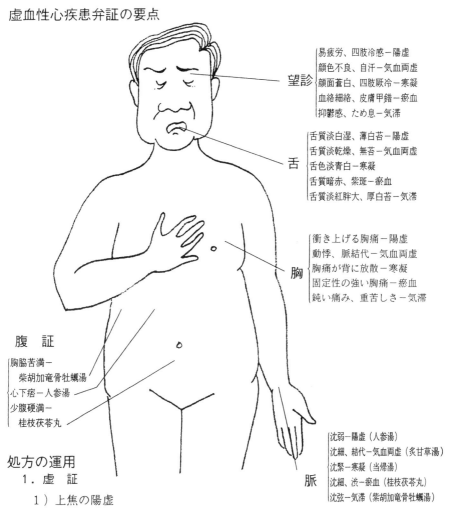

望診
- 易疲労、四肢冷感－陽虚
- 顔色不良、自汗－気血両虚
- 顔面蒼白、四肢厥冷－寒凝
- 血絡細絡、皮膚甲錯－瘀血
- 抑鬱感、ため息－気滞

舌
- 舌質淡白湿、薄白苔－陽虚
- 舌質淡乾燥、無苔－気血両虚
- 舌色淡青白－寒凝
- 舌質暗赤、紫斑－瘀血
- 舌質淡紅胖大、厚白苔－気滞

胸
- 衝き上げる胸痛－陽虚
- 動悸、脈結代－気血両虚
- 胸痛が背に放散－寒凝
- 固定性の強い胸痛－瘀血
- 鈍い痛み、重苦しさ－気滞

腹証
- 胸脇苦満－柴胡加竜骨牡蠣湯
- 心下痞－人参湯
- 少腹硬満－桂枝茯苓丸

脈
- 沈弱－陽虚（人参湯）
- 沈細、結代－気血両虚（炙甘草湯）
- 沈緊－寒凝（当帰湯）
- 沈細、渋－瘀血（桂枝茯苓丸）
- 沈弦－気滞（柴胡加竜骨牡蠣湯）

処方の運用

1．虚証

1）上焦の陽虚

　　中焦脾胃の陽気が不足すると、脾は正常な消化吸収機能（運化）を行うことができず、上焦心の陽気も不足する。陽気が虚せばそこに陰邪である寒邪が容易に侵入して結聚し、心中の痞え、胸満、痛みが下から心を衝き上げる等の症状を呈する。体質的に陽虚があると疲労や寒冷によって動悸、心下の痞え、胸痛が生じ易い。四肢の冷感があり、脈は沈で虚弱。舌質は淡白で湿潤して肥胖、湿った薄い白苔を伴うことが多い。

-224-

人参湯（人参3.0、白朮3.0、甘草3.0、乾姜3.0）
　冷え症、心下痞、沈弱の脈を目標に用いる。人参は脾陽を補う。白朮は補脾燥湿、甘草で急迫を緩和し、乾姜で心脾を温め血行を改善する。

２）心の気血両虚
　心は血脈を主り、気血を全身に循環させる働きを担っている。過度の虚労、久病、虚損等があると当然脾胃から供給される気血が不足し、心の陰陽気血も養われなくなるので、心は虚し活動力を失って、動悸や脈の結代等を生じ、気血の循環に障害が生じる。
　気血両虚の病人は顔色が悪く、疲れ易く、汗をかき易い。すぐに動悸がしたり、脈が乱れたりしやすい。脈は沈細、時に結代（不整）する。
　舌質は淡紅でやや乾燥、無苔あるいは白薄苔をみる。
　炙甘草湯（炙甘草3.0、人参3.0、大棗3.0、桂枝3.0、JP生姜1.0、
　　　　乾地黄6.0、麦門冬6.0、麻子仁丸3.0、阿膠2.0）
　昔から本方は脈の結代、動悸を治す主方である。自汗、盗汗、口渇、不眠、四肢煩熱し、心下に動悸を触知することが多い。炙甘草は気血を利し心悸を治す。地黄、阿膠、麦門、麻仁で陰血を養い、人参、大棗で補気、桂枝で経脈を通じさせる。

３）気血寒凝
　寒冷に遇うと気も血も凝聚して動かなくなってしまう。寒邪は陰邪で陽気を損傷するので、元来、気虚陽虚の傾向の者が、寒冷にさらされると益々裏寒証が強まる。寒邪が脾陽を損傷して次に害が心に及ぶ場合と、心や腎が直接寒邪によって侵襲される場合とがある。寒邪の侵入による場合は、突然強い胸痛に襲われ、胸が張って苦しい感じがあり、甚しい時には疼痛が背部に放散する。
　顔面蒼白、口唇紫色に変じ、四肢厥冷し、脈沈緊或は弦遅で、舌質は淡白或は淡青である。
　当帰湯（当帰5.0、白芍薬3.0、人参3.0、桂枝3.0、厚朴3.0、半夏5.0、
　　　　黄耆1.5、蜀椒1.5、甘草1.0、乾姜1.0）
　元来、気血共に虚し、冷え症の人が寒冷により胸背痛や心窩部痛が誘発或いは増強する場合に用いる。本方は温中、補陽、散寒の効能があり、人

参湯や大建中湯の方意を含んでいる。

寒証が強い時には加工附子末（0.5〜1.5ｇ）を加える。

2．実　証

1）瘀　血

　瘀血は全身性或は局所性の血流の停滞である。血は気によって推動させられているので、気滞や気虚があると瘀血が生じる。また血は寒冷にさらされると凝滞するので、寒冷刺戟や陽虚による内寒も瘀血を生じる。

　瘀血による時は固定性の強い刺すような胸痛があり、甚しい時は冷汗や動悸、不安感を伴う。重症の狭心症や心筋梗塞は瘀血によるものが多い。瘀血の際発生する疼痛は、静脈系の鬱血による組織の緊張性疼痛、酸素不足、栄養不良、代謝異常等によって生じるものと考えられる。

　瘀血があると舌質は暗紅色で青紫の瘀斑があったり、舌下に静脈の怒張（血絡）や毛細血管拡張（細絡）が見られる。口唇や歯齦も青紫を呈し、肌膚甲錯、下腹部に特徴的な瘀血の圧痛が見られる。脈は沈細或は渋脈を呈する。

桂枝茯苓丸（桂枝4.0、茯苓4.0、桃仁4.0、牡丹皮4.0、赤芍薬4.0）

　標準的駆瘀血剤である。桃仁、牡丹皮、赤芍薬が駆瘀血薬、桂枝で温陽通脈し、茯苓は鬱血によって生じた水滞を吸収排泄すると共に安心（精神安定）作用がある。駆瘀血作用を補強するには**紅花末**（0.5〜1.5ｇ）或は**丹参末**（0.5〜1.5ｇ）を加えると良い。瘀血は気滞を伴うことが多いので、咽や胸がつかえる時は**半夏厚朴湯**、イライラして気が昇る時には**抑肝散**、胸脇心下の痞満や抑鬱感のある時には**四逆散**等を適宜加味或は合方する。

2）気　滞

　血は気により脈管内を推動され循環しているので、気滞が生じて気が巡らなくなると血もまた動かなくなり、心の血脈内の血流も阻害される。気滞は「百病ハ気ニ生ズ」と言われるように、種々の疾病の初期から、機能障害のある処には必ず生じる。また気滞は七情（喜、怒、憂、思、悲、恐、驚）過度や寒冷によっても生じる。心胸に気滞があると漠然とした痛みや重苦しさを感じ、よく大きいため息をつくようになる。脈は沈弦、舌は淡紅でやや厚い白苔を見る。

柴胡加竜骨牡蠣湯（柴胡5.0、黄芩2.5、半夏4.0、人参2.5、桂枝3.0、竜骨2.5、牡蠣2.5、茯苓3.0、大棗2.5、JP生姜1.0、大黄1.0）

気滞が生じると先ず肝に気が鬱積し、肝の疏泄作用が障害されるので心の気血も円滑に運ばれなくなる。同時に動悸、胸苦しさ、精神不安定等を生じる。本方は①胸脇苦満、②煩驚（不眠、不安、イライラ、抑鬱等の精神症状）、③臍の上の動悸、を目標に用いる。

補　遺

1）補腎、補脾

「腎ハ先天ノ本」とされ、腎陰と腎陽は全身の陰陽の源である。漢方でいう腎は内分泌、免疫、遺伝子などの機能も包括し老化と密接な関係がある。腎を補うことは老化防止の上からも非常に重要で虚血性心疾患の予防や治療の上に大変有用である。腎陰を補うには**六味丸**、腎陽虚或は腎陰陽両虚に対しては**八味地黄丸**が有効である。

「脾ハ後天ノ本」とされ、気血の源である。五臓六腑を養う栄養物質は総て脾によって消化吸収（運化）されたものである。脾を補うことは直接心の気血を養うことにつながる。脾を補う方剤は、**四君子湯**、**六君子湯**、**補中益気湯**等で、また脾心両虚を補うには**帰脾湯**が用いられる。

2）生薬方剤

虚血性心疾患の治療では漢方エキス製剤だけでは、なかなか証に合致した処方が得られない場合も少なくない。生薬末や煎剤を用いると漢方治療の可能性がさらに拡がる。下記の処方がよく用いられる。

紅参末（0.5～1.0ｇ）合**加工附子末**（0.5～1.0ｇ）**頓用**

紅参も附子も共に強心作用がある。狭心発作により、血圧低下、冷汗、チアノーゼ等の亡陽虚脱の症状がある時に用いると良い。両者を煎じたものは**参附湯**（人参6～12、附子6～9）と呼ばれ、回陽、益気、救脱の目的で用いられる。

冠心Ⅱ号方（赤芍薬15、川芎15、紅花12、丹参24、降香12）

煎剤にして服用するが、経験的にはこの1/3の生薬分量で十分である。中西医結合により虚血性心疾患治療専用に創製された処方である。丹参、紅

花、川芎は冠動脈拡張作用と血流増加作用があり、赤芍薬と降香は胸痛を緩和する。

血府逐瘀湯（乾地黄12、桃仁12、当帰9、川芎9、赤芍薬9、牛膝9、柴胡6、枳殻6、桔梗5、甘草3）水煎服

胸部の瘀血を治療する処方である。桃仁、赤芍薬、川芎、牛膝は駆瘀血薬、当帰、地黄は補血、柴胡、枳殻、桔梗は理気疏肝、甘草は補脾と諸薬調和。瘀血に伴って必ず生ずる気滞や血虚に対しても十分配慮された名処方である。これも実際の分量は⅓量で十分である。

症 例

男性。66歳。大学教授。1990年2月、夜中に突然左胸部を中心に絞めつけられるような痛みと胸苦しさで目が覚めた。

救急病院の検査で負荷心電図に異常、心エコーで左心室の拡大、血清コレステロールと中性脂肪の増加を指摘された。漢方治療を希望して来院。

体格よく肥満傾向（175cm、体重74kg）。顔は充血して赤ら顔、舌は暗赤色で舌の裏側の静脈が著明に怒張（舌下血絡）。脈は沈で力強い、血圧は140-79mmHg。腹を診ると、厚くて緊張がよく特に下腹部が充満している。

典型的な瘀血の証。冠心Ⅱ号方を投与したところ、4週間全く狭心症の発作が出なかった。そこで胸部を始め全身の瘀血を治す目的で、血府逐瘀湯に転方。2ヵ月間に一度軽い発作をおこしただけで経過良好。心電図の異常が消え、コレステロールと中性脂肪も正常値に近いところまで下がった。以後狭心症は起こしていない。

循環器疾患

動悸・不整脈

動悸・不整脈の常用処方

1．驚　悸（驚恐擾心）	柴胡加竜骨牡蠣湯
2．心　気　虚	炙甘草湯
3．心　陽　虚	桂枝加竜骨牡蠣湯
陽虚水泛（水気凌心）	真武湯、苓桂朮甘湯
4．心　血　虚	帰脾湯
気血両虚	人参養栄湯
5．心　陰　虚	酸棗仁湯、甘麦大棗湯
6．気滞・血瘀	四逆散合桂枝茯苓丸

疾患の概念

　古典には動悸は心悸、不整脈は怔忡などと記載されているものである。心悸は心臓の動悸が昂ぶり心臓部に不安を感じるもので、突発性に起こり動悸は一時的で比較的軽症の例が多い。恐怖やストレス、怒りや緊張などで生じた心悸は特に驚悸と称している。怔忡は心臓が激しく不規則に拍動し脈が結代するもので、心悸の重いものと考えられ一般に持続性のものが多いが、心悸が進展して怔忡となったものもあり、両者を画然と区別することはむつかしい。

　心悸は多く機能性で病人の訴えはあるが客観的所見に乏しいものが多い。怔忡は多く調律異常を伴い徐拍、頻拍、期外収縮、心房細動、房室ブロックなどが含まれており、基礎疾患のあるものはそれらの治療を行うべきである。

　心悸、怔忡はおおかたは虚証で実証は少ないが、虚証のものに外因が加わって生じた虚実錯雑証にはしばしば遭遇する。

　虚証が多いところから、治療は補虚が主体となる。証に随い益気、温陽、養血、滋陰を主とし、それらに寧神安心の作用を兼有する処方を選択すべきである。虚実錯雑の例には、本標、緩急をよく弁証した上で補と瀉の方剤を上手く組み合わせて用いる必要がある。

　心悸の治療に際しては、すぐに処方を投与するのではなく、病人の状況や様子を観察して先ず気持を晴らし精神を安心させる試みも必要である。

動悸・不整脈弁証の要点

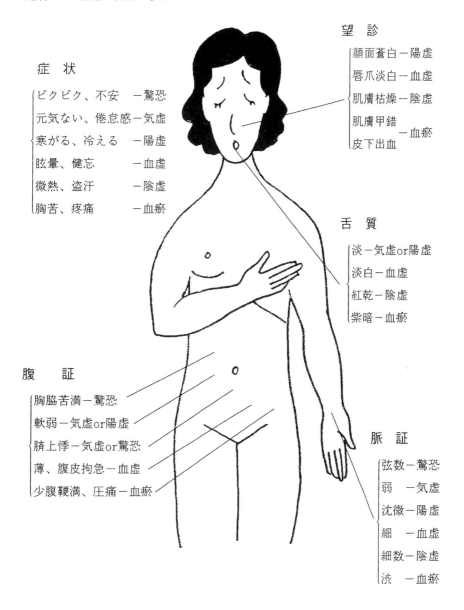

症　状
- ビクビク、不安　－驚恐
- 元気ない、倦怠感－気虚
- 寒がる、冷える　－陽虚
- 眩暈、健忘　　　－血虚
- 微熱、盗汗　　　－陰虚
- 胸苦、疼痛　　　－血瘀

望　診
- 顔面蒼白－陽虚
- 唇爪淡白－血虚
- 肌膚枯燥－陰虚
- 肌膚甲錯　－血瘀
- 皮下出血

舌　質
- 淡－気虚or陽虚
- 淡白－血虚
- 紅乾－陰虚
- 紫暗－血瘀

腹　証
- 胸脇苦満－驚恐
- 軟弱－気虚or陽虚
- 臍上悸－気虚or驚恐
- 薄、腹皮拘急－血虚
- 少腹鞭満、圧痛－血瘀

脈　証
- 弦数－驚恐
- 弱　－気虚
- 沈微－陽虚
- 細　－血虚
- 細数－陰虚
- 渋　－血瘀

処方の運用
1．驚恐擾心
突然驚いたり、緊張、恐怖に因って動悸を感じるものである。動悸の他に不安、不眠、多夢、浅眠などを伴い、ビクビクして驚きやすい。

脈は数。舌質淡紅、苔は白薄。腹部に動悸を感じる。治法は鎮驚安神。

柴胡加竜骨牡蠣湯（柴胡5.0，黄芩2.5，半夏4.0，茯苓3.0，桂枝3.0，人参2.5，竜骨2.5，牡蠣2.5，大黄1.0，大棗2.5，JP生姜1.0）

心肝火旺を治す。構成生薬はどれも鎮静安心の効果を有すが、特に竜骨と牡蠣の組み合わせは虚陽を鎮め精神を安定させる効能に秀れている。臍上悸、煩驚、脈弦、胸脇苦満を目標に用いる。

2．心気虚
心気不足で、動悸、不整脈と共に元気がなく、息切れ、倦怠感、易疲労感などがある。過労、大病、栄養不足などにより発症する。脈は弱、舌質淡、腹部軟弱で臍上動悸を触知することもある。治法は益気養心。

炙甘草湯（蜜炙甘草4.0，人参3.0，桂枝3.0，大棗3.0，JP生姜1.0，乾地黄6.0，麦門冬6.0，麻子仁3.0，阿膠2.0）

別名復脈湯、傷寒論では脈結代と動悸を主治する基本処方である。主薬の炙甘草は気陰不足に因る動悸や脈の結代を治す。

3．心陽虚
心の陽気不足で起こる。心気虚と共通する部分が多いが、さらに、寒がる、四肢が冷える、胸が塞がる感じなどがある。顔面蒼白で、脈は微弱あるいは結代する。舌は淡あるいは暗紫。治法は温補心陽。

桂枝加竜骨牡蠣湯（桂枝4.0，白芍薬4.0，炙甘草2.0，竜骨3.0，牡蠣3.0，大棗4.0，JP生姜1.0）

桂枝湯に竜骨と牡蠣を加味した処方。腎の陰陽が共に虚したため、抑制を失った虚陽が上浮して心を擾乱し動悸や煩驚を生じるものである。炙甘草は引火帰源し、竜骨と牡蠣で重鎮安神して、桂枝で心血を養う。

真武湯（茯苓5.0，白朮3.0，白芍薬3.0，附子1.0-3.0，JP生姜1.0）

心陽虚に腎陽虚が加わり、心陽の虚に乗じて下焦の寒飲が上泛し、心を凌した状態を温陽利水して治す。動悸の他に、眩暈、尿不利、下痢などを伴う。脈

は沈、舌質淡、苔は白滑である。

苓桂朮甘湯（茯苓6.0，桂枝4.0，白朮3.0，甘草2.0）

心と脾の陽気が損傷されて津液が輸布されず、水飲が心の虚に乗じて上衝した者を通陽化飲する。動悸の他、眩暈、ふらつき、息切れ、咳嗽などがある。心下に著明な動悸があり、脈沈緊。舌質淡で苔は水滑である。

4．心血虚

心の陰血不足に因る。陰血の化生不足、出血、憂思過度などに因る心陰の損耗などが原因である。動悸の他に眩暈、不眠、健忘などを伴い、皮膚に艶がなく、唇や爪の色が淡白である。脈は細弱。舌質淡白、苔は無いか薄い。腹壁は薄く乾燥気味で腹直筋の緊張（腹皮拘急）が見られる。治法は益血養心。

帰脾湯（人参3.0，黄耆3.0，白朮3.0，茯苓3.0，当帰2.0，酸棗仁3.0，遠志1.5，竜眼肉3.0，甘草1.0，木香1.0，大棗1.5，JP生姜1.0）

本来は憂思過度に因り脾が心血を養わなくなって、出血や貧血を来した時の処方で益血養心の働きがある。非常に顔色が悪いのを目標に用いると良い。

人参養栄湯（当帰4.0，熟地黄4.0，白芍薬2.0，桂枝2.5，人参3.0，黄耆2.0，白朮4.0，茯苓4.0，陳皮2.0，甘草1.0，遠志2.0，五味子1.0）

心の気血両虚に用いる。気血双補の**十全大補湯**の加減方で、方中の遠志は寧心安神、五味子は養心安神の作用がある。

5．心陰虚

心の陰液不足に因る。心血虚と共通する部分が多いが、さらに微熱、盗汗、五心煩熱、咽乾口燥、皮膚乾燥など虚熱の症状が加わる。脈は細数、舌質は紅で乾燥している。治法は滋陰降火して安心除煩する。

酸棗仁湯（酸棗仁10.0，知母3.0，川芎2.0，茯苓5.0，甘草1.0）

肝の陰血が不足して虚火を生じた証候を治す。酸棗仁が君薬で滋養肝血、安寧心神する。知母が臣薬で滋陰清熱、除煩に働く。全体で養血安神、清熱除煩して心陰虚による心悸を治す。

甘麦大棗湯（小麦20.0，甘草5.0，大棗6.0）

心と肝の陰血不足により心明が養われず、心神不寧となり古人が臓躁と称した焦燥や悲哀感などを感じ、急迫すると狂騒錯乱して異常な言動と共に動悸や呼吸困難に陥ることもある。発作に際しては欠伸（あくび）を連発するのが特

循環器疾患

6. 心血瘀阻（瘀血）

久病は瘀血を生ずと古来から謂われ、気虚、陽虚、気鬱、寒冷など種々の原因で血行が阻害されると、やがて瘀血を生じる。動悸と共に胸苦しさを感じ、時に刺すような或いは放散する胸痛を呈することもある。脈は渋あるいは結代する。舌質が暗紅で紫斑や舌下静脈の怒張（血絡）や毛細血管の拡張（細絡）が見られる。肌膚甲錯（サメハダ）や皮下出血や血絡が見られ、下腹部が硬満し臍傍に強い圧痛がある。治法は理気調血で、化瘀通絡する。

桂枝茯苓丸（桂枝4.0，茯苓4.0，桃仁4.0，牡丹皮4.0，赤芍薬4.0）

瘀血治療の基本処方である。桃仁、牡丹皮、赤芍薬で瘀血を化し、桂枝で気を巡らし、茯苓で利水する。心血瘀阻の治療にはこれだけでは弱いので、必要に応じて他の処方と併用や合方をすべきである。例えば補気には**四君子湯**、理気には**四逆散**、補陽には**人参湯**あるいは**当帰湯**、活血には**当帰芍薬散**等を適宜併用する。

補 遺

煎剤を用いる場合、以下のような処方を援用すると良い。

驚恐に因る怔忡には**桂枝去芍薬加蜀漆竜骨牡蠣救逆湯**（桂枝4.0，蜀漆4.0，竜骨5.0，牡蠣6.0，甘草2.0，大棗4.0，JP生姜1.0）略称**救逆湯**『傷寒論』では火逆に因り心陽を損傷して驚狂を呈した時の処方であるが、外因によって動悸、不整脈、不安、狂躁を発した者に用いると良い。

心気虚に因る心悸怔忡には『証治準縄』の**養心湯**（人参3.0，黄耆3.0，炙甘草2.0，当帰3.0，茯神3.0，茯苓3.0，柏子仁3.0，酸棗仁4.0，遠志3.0，五味子1.5，川芎2.0，半夏3.0，桂皮3.0，JP生姜1.0）が良い。

心血虚あるいは気血両虚に因るものは『寿世保元』の**養心湯**（人参3.0，麦門冬3.0，当帰3.0，白芍薬3.0，茯神3.0，茯苓3.0，酸棗仁3.0，遠志2.0，陳皮2.0，柏子仁2.0，蓮肉2.0，黄連1.5，甘草1.0）が良い。

心陰虚に因る心悸怔忡には『世医得効方』の**天王補心丹**（乾地黄、酸棗仁、柏子仁、麦門冬、天門冬、五味子、当帰、遠志、茯苓、丹参、玄参、人参、桔梗、の蜜丸）。を用いる。中薬製剤（丸薬）として販売されている。

心血瘀阻による動悸や不整脈は狭心症と合併する例が少なくない。『医林改錯』の**血府逐瘀湯**（乾地黄4.0, 当帰3.0, 桃仁4.0, 紅花3.0, 川芎3.0, 赤芍3.0, 柴胡2.0, 桔梗2.0, 牛膝3.0, 甘草1.0）がよく用いられる。

狭心痛の著るしい者は中国医学科学院創製の**冠心Ⅱ号方**（赤芍薬15.0, 川芎15.0, 紅花12.0, 丹参24.0, 降香12.0）を用いる。

もし、気虚があって心血瘀阻する者は『医林改錯』の**補陽還五湯**（黄耆30-120, 当帰3.0, 赤芍薬3.0, 桃仁3.0, 川芎3.0, 紅花2.0, 地竜2.0）が良い。但し本方を用いる時は黄耆は必ず大量に用いることと虚脈であること。実脈を呈する者には禁忌で必ず脈が虚であることを確認して投与する必要がある。

4. 胃腸疾患

口　内　炎

口内炎の常用処方

> 1．呼吸器感染症や胃炎に続発（肺胃湿熱）
>   甘草湯、黄連解毒湯、半夏瀉心湯、黄連湯、茵蔯蒿湯
> 2．口腔内の栄養状態や代謝の異常（陰虚内熱）
>   温清飲
> 3．疲労、消耗後（諸虚）
>   補中益気湯、十全大補湯、黄耆建中湯

疾患の概念

　口腔内粘膜や歯齦、舌面にびらんや潰瘍を形成する疾患である。臨床的に最も多く見られるのは慢性再発性アフタと呼ばれるもので、舌の下面、口腔底、或いは口唇によく発現するが予後は良好である。時に家族性発生がみられる。その他よく見られる口内炎は、ヘルペスウイルスによるものと、薬物性口内炎がある。ヘルペス性のものは小水泡を形成すること、薬物性のものはびまん性のびらんが見られるのが特徴である。その他血液疾患、自己免疫疾患などによる二次的な口内炎もある。

　漢方では口腔や舌にびらんや潰瘍を呈するものを口瘡と称している。また「金匱要略」には、口腔、眼、外陰部のびらんや潰瘍を主症状とする、現代のベーシェット病に似た病像を狐惑病と名付けて記載している。

1．食積や肺胃の湿熱

　　外感の邪熱（ウイルスや細菌感染による炎症）や飲食の不節制、或いは刺激性の飲食物や薬物に起因するものである。治法は肺胃の清熱祛湿。

2．陰虚内熱

　　慢性病や疲労による消耗や、栄養状態の悪化、或いは津液（正常な水分）不足による口内の乾燥などによるもの。治法は滋陰、清虚熱。

3．気虚或いは血虚

　　体質虚弱、或いは消化器の弱い人が、睡眠不足や旅行、偏食、ストレス、疲労、或いは感冒などの後発症する。再発性におこる。治法は補虚。

口内炎弁証の要点

証候、治法

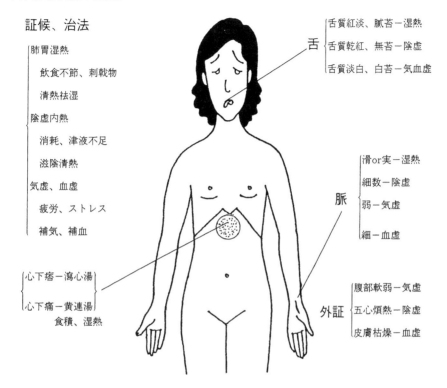

肺胃湿熱
　飲食不節、刺戟物
　清熱祛湿
陰虚内熱
　消耗、津液不足
　滋陰清熱
気虚、血虚
　疲労、ストレス
　補気、補血

心下痞−瀉心湯
心下痛−黄連湯
　食積、湿熱

舌
　舌質紅淡、膩苔−湿熱
　舌質乾紅、無苔−陰虚
　舌質淡白、白苔−気血虚

脈
　滑or実−湿熱
　細数−陰虚
　弱−気虚
　細−血虚

外証
　腹部軟弱−気虚
　五心煩熱−陰虚
　皮膚枯燥−血虚

処方の運用

1．食積や肺胃の湿熱（肺胃湿熱）

黄連や黄芩、あるいは甘草を主薬とする方剤を用いて、消炎、清熱をはかる。

甘草湯（甘草6.0）

甘草一味より成る処方である。用いる甘草は生の甘草で消炎効果に秀れている。1日数回、これで口をうがいしながらゆっくり飲用する。

黄連解毒湯（黄連1.5、黄芩3.0、黄柏1.5、山梔子2.0）

胃腸が強く、のぼせ性の人向きの方剤で、消炎、清熱の作用が非常に強い。便秘する人には黄柏と山梔子を大黄に替えた三黄瀉心湯がよい。

半夏瀉心湯（黄連1.0、黄芩2.5、半夏5.0、乾姜2.5、人参2.5、甘草2.5、大棗2.5）

標準的な体力の人向きである。心窩部の膨満感と抵抗（心下痞）と厚く白い舌苔があるのを目標にして用いる。脾胃に熱と湿痰（胃液過剰）がある。本方に甘草を加えて用いると（甘草瀉心湯）さらに有効なことがある。

黄連湯（黄連3.0、桂枝3.0、半夏6.0、乾姜3.0、人参3.0、大棗3.0、甘草3.0）

半夏瀉心湯の黄芩を桂枝に替え、黄連の量を倍にした処方である。黄連の効果がよく現れて消炎効果が強い。

茵蔯蒿湯（茵蔯蒿4.0、山梔子3.0、大黄1.0）

消化管の湿と熱を取る効果に秀れた清熱利水の方剤である。黄疸の薬として知られているが別に黄疸の専用薬ではない。消化管内に食毒、湿邪、熱邪があって、口渇、便秘、尿量減少などを呈している時によい。

2．口腔内の栄養不良、或いは脱水による陰虚内熱（陰虚内熱）

この型の口内炎は、痛みや口内乾燥があり、再発を繰り返すものが多い。また時に難治性である。慢性病に続発したり、免疫異常を伴うものはこの型のものが多い。滋潤と清熱を同時に行うような処方が必要である。

温清飲（黄連1.5、黄芩3.0、黄柏1.5、山梔子2.0、地黄4.0、当帰4.0、芍薬3.0、川芎3.0）

黄連解毒湯と四物湯の合方である。前者で熱をさまし、後者で栄養や血行の改善や滋潤をはかる。口内の乾燥や皮膚のガサつきなどが見られることが多い。本方は血熱が続いて血虚を生じた者に用いる。

3．体質虚弱で疲労や抵抗力減退（諸虚）

この型の口内炎に対しては、体力や抵抗力を補う人参や黄耆を主薬にした方剤を用いるとよい。

補中益気湯（黄耆4.0、人参4.0、甘草1.5、白朮4.0、当帰3.0、陳皮2.0、柴胡1.5、升麻0.5、大棗2.0、乾姜0.5）

身体虚弱、疲れ易い、全身倦怠感などの訴えを伴う人の口内炎に用いるとよい。口腔粘膜や舌は湿潤で、舌の色は淡白で軟弱である。

十全大補湯（人参2.5、白朮3.5、茯苓3.5、甘草1.0、地黄3.5、当帰3.5、芍薬3.0、川芎3.0、桂枝3.0、黄耆2.5）

気虚を治療する四君子湯に、血虚を治療する四物湯を合方して、さらに補薬の長である黄耆と、気血の巡りをよくする桂枝を加えた方剤である。体力や抵抗力の減弱に加えて虚熱や口内の乾燥などが見られるのが特徴である。本方は術後や消耗性疾患に伴った口内炎に適している。

黄耆建中湯（黄耆4.0、膠飴20.0、甘草2.0、芍薬6.0、桂枝4.0、JP生姜1.0、大棗4.0）

主薬の黄耆は補薬であると共に抗炎症作用や潰瘍修復作用がある。胃腸が弱い、身体虚弱或いは消耗著しい者の口内炎に試みるとよい。

症　例

薬物性口内炎に黄連解毒湯合甘草湯

患　者：56才　女性（初診1992年9月）

主　訴：口の中のただれ、痛み。咽頭痛。

現病歴：時々夜中に激しい右季肋部痛発作が起こる。今回も同様発作があった為、近医で鎮痛剤の投与を受けたところ、翌日から口腔内、舌の全面にタダレを起こし痛くて水も飲めない状態になった。

現　症（四診）：望診、身長150cm、体重54kg、顔貌正。

舌証、舌質紅色、先端発赤。湿潤。薄い白苔がある。口蓋部にびまん性の紅斑とビランを認める。

脉証、弦脉。血圧151～76mmHg、脉拍74／分、整。

腹証、腹壁厚く緊張良好。心下部の痞鞭は認めないが抵抗があり濡満している。胸脇苦満なし。少腹硬満なし。瘀血の圧痛もない。

弁　証：急性の血熱証、咽痛もある点を考慮して

　　　　ツムラ　　**黄連解毒湯**　　7.5g
　　　　カネボウ　**甘草湯**　　　　6.0g（分3）

経　過：2日後には口蓋部のビランはとれ、ただ発赤と紅斑が残存。さらに2日分与え計4日で完治。

胃腸疾患

急性胃腸炎

急性胃腸炎の常用処方

1. 胃痛、腹痛
   芍薬甘草湯、桂枝加芍薬湯
2. 発熱、胃痛、嘔気
   葛根湯、黄芩湯、黄連湯、五苓散、黄連解毒湯
3. 下痢
   半夏瀉心湯、胃苓湯、柴苓湯、真武湯、人参湯

疾患の概念

　急性胃炎は、化学的、機械的、物理的刺激などによって、胃粘膜に急性の炎症性病変を起こすもので、胃痛、嘔気を伴い、いわゆる食当りと称されるもの、或いは急性のウイルスや細菌感染によるものや一部の食中毒などは急性胃腸炎の形をとる。

　飲食の不節制、暴飲暴食による急性の胃腸症状、消化不良症状は漢方では食積と呼んでいるものである。その他食当り、感冒などに伴う胃腸炎、小児に多い急性反復性下痢嘔吐症などは"霍乱（かくらん）"という名前で「傷寒論」に記載されている。これには細菌やウイルス性の急性炎症によって生じるもの（熱霍乱）と、冷たい物や消化の悪い物を食べたり、寝冷えなどで腹を冷やして下痢腹痛等を生ずるもの（寒霍乱）とがある。

　ウイルス感染による急性の胃痛、腹痛、嘔吐、下痢などの急性消化器症状は十分漢方治療で対処できる。また腸内細菌の異常によると思われる急性下痢症には抗生物質を併用すれば十分な効果が期待できる。しかし、赤痢、コレラ、腸チフスなどの明らかな細菌感染による急性腸炎は多く法定伝染病でもあり、現代の日本では先ず漢方治療の対象にはならない。

処方の運用

1. 強い胃痛や腹痛
   芍薬甘草湯（芍薬、甘草各4.0～8.0）

急性胃腸炎

急性胃腸炎弁証の要点

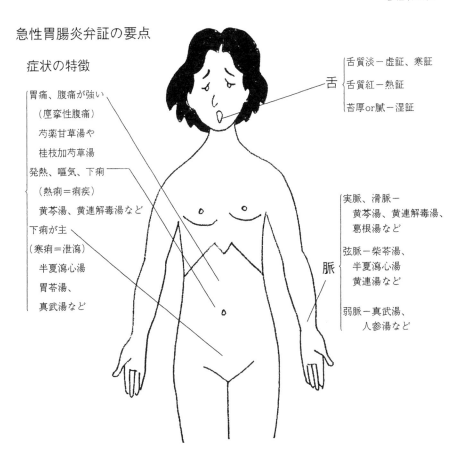

症状の特徴
- 胃痛、腹痛が強い
  （痙攣性腹痛）
  芍薬甘草湯や
  桂枝加芍薬湯
- 発熱、嘔気、下痢
  （熱痢＝痢疾）
  黄芩湯、黄連解毒湯など
- 下痢が主
  （寒痢＝泄瀉）
  半夏瀉心湯
  胃苓湯、
  真武湯など

舌
- 舌質淡－虚証、寒証
- 舌質紅－熱証
- 苔厚or膩－湿証

脈
- 実脈、滑脈－
  黄芩湯、黄連解毒湯、
  葛根湯など
- 弦脈－柴苓湯、
  半夏瀉心湯
  黄連湯など
- 弱脈－真武湯、
  人参湯など

芍薬も甘草も共に平滑筋の痙攣を緩和し、疼痛を鎮静する働きがある。この両者を合わせると鎮痙鎮痛の作用が増強される。急性の胃痛や腹痛には先ず本方を温かい湯で屯服させるとよい。

桂枝加芍薬湯（桂枝4.0、芍薬6.0、甘草2.0、JP生姜1.0、大棗4.0）
一寸した食当りや感冒性胃腸炎などの下痢、腹痛に用いる。腹を押さえるとあちこち痛がるような病人によい。

2．発熱や悪寒と共に胃痛、嘔吐、或いは下痢、腹痛

葛根湯（葛根8.0、麻黄4.0、桂枝3.0、芍薬3.0、甘草2.0、JP生姜1.0、大棗4.0）
感冒症状によく用いられる処方であるが、感冒症状以外に、腹痛、嘔気、下

痢などがある時にもよい。感冒性胃腸炎の初期によい。本方は太陽と陽明の合病を治す。陽明経の病気では胃症状が現われるが、本方は特に嘔気をよく止める。

黄芩湯（黄芩4.0、芍薬3.0、甘草3.0、大棗4.0）

感冒性胃腸炎や急性大腸炎で、発熱と共に下痢、腹痛、裏急後重などの症状を呈する場合に用いる。やや厚い黄色の舌苔があり、脉は緊張（弦脉）して早い。本方は太陽病と少陽病の合病で少陽病の邪熱が大腸に下注して熱痢を生じた時期に用いられる薬である。

黄連湯（黄連3.0、桂枝3.0、乾姜3.0、半夏6.0、人参3.0、大棗3.0、甘草3.0）

微熱があって、胃痛、下痢などの急性胃腸炎の症状を現す者に用いる。また食べ過ぎ、食当りによる下痢、腹痛にもよい。少陽病脾胃の不和に因る下痢腹痛を治す。

五苓散（茯苓4.5、猪苓4.5、白朮4.5、沢瀉6.0、桂枝3.0）

感冒症状の後、微熱が残り、尿量が少なくなって下痢を起こしたような時に用いる。消化管内に残っている余分な水分を尿に排泄し、同時に残存した微熱をとる。

黄連解毒湯（黄連1.5、黄芩3.0、黄柏1.5、山梔子2.0）

アルコールや刺激の強い食物を食べ過ぎて、心窩部痛や胸灼け、嘔吐、吐血ななどを起こした時によい。体内の熱をさます働きが強く、また止血作用が強いので、急性胃粘膜病変や、潰瘍の出血などには本方を用いる。便秘の時には黄柏、山梔子を大黄に替えた**三黄瀉心湯**の方がよい。

3．烈しい下痢

半夏瀉心湯（黄連1.0、黄芩2.5、半夏5.0、人参2.5、大棗2.5、乾姜2.5、
　　　　　甘草2.5）

心窩部の抵抗、膨満感、嘔気などと共に下痢が続く時に用いる。食事をするとすぐ便意を催すような人にも本方がよい。また下痢がひどい時には、本方に甘草を加えてその量を増やしてやると下痢を止める効果が強くなる（**甘草瀉心湯**）。また嘔気の強い人には生姜（ヒネショウガ）の摺り下ろしたものを加えて飲ませると効果がある（**生姜瀉心湯**）。

胃苓湯（蒼朮2.5、厚朴2.5、茯苓2.5、猪苓2.5、陳皮2.5、白朮2.5、桂枝2.5、
　　　　甘草1.0、沢瀉2.5、乾姜1.0、大棗1.0）

前出の**五苓散**に、胃中の宿食と水滞を取り消化不良症状を直す**平胃散**を合方した処方である。胃や腸に水分が過剰にあり過ぎて下痢を起こす場合によい。冷たい飲物や水気の多い物を摂り過ぎて下痢や腹痛を起こした時によく効く。

柴苓湯（柴胡5.0、黄芩2.5、人参2.5、茯苓2.5、白朮2.5、猪苓2.5、沢瀉4.0、
　　　甘草2.0、半夏4.0、桂枝2.0、JP生姜1.0、大棗2.5）

　五苓散と**小柴胡湯**の合方である。消化管内に余分な水分が停滞している状態を五苓散で治し、外邪（細菌ウイルス）による急性あるいは亜急性の炎症性の病変に対しては小柴胡湯が働く。出没する熱（寒熱往来）、心窩部や季肋下のつかえや抵抗（胸脇苦満）に加えて嘔気、口渇、尿量減少、下痢、腹鳴あるいは浮腫などの消化管や体内での水分過剰の症状が見られる時に用いるとよい。

真武湯（茯苓5.0、白朮3.0、芍薬3.0、JP生姜1.0、附子1.0）

　体質的に虚弱で、冷え症の傾向ある人の急性、慢性の下痢や腹痛によい。また冷たい飲食物の摂取や寒冷をきっかけに下痢を起こしたような場合にもよい。この処方は胃腸を温め、水を尿に排泄し痛みや痙攣を止める。

人参湯（人参3.0、白朮3.0、甘草3.0、乾姜3.0）

　胃腸の冷えによって起こる下痢や嘔気を治す基本処方である。冷え症で胃腸虚弱（脾陽虚）の人が、心窩部のつかえや膨満感を訴える（心下痞）時に用いるとよい。

機能性胃腸症（FD）

機能性胃腸症の常用処方

1）脾胃の実熱証
  黄連解毒湯、半夏瀉心湯、黄連湯、調胃承気湯
2）脾胃の虚寒証
  人参湯、附子理中湯、安中散、呉茱萸湯
3）脾胃の虚弱証
  （気虚）四君子湯、補中益気湯、六君子湯
  （痰飲）二陳湯、小半夏加茯苓湯、茯苓飲、胃苓湯
  （気滞）平胃散、半夏厚朴湯、茯苓飲合半夏厚朴湯
4）肝と脾胃の不和
  大柴胡湯、四逆散、柴胡桂枝湯、小建中湯
5）脾胃の陰虚証
  麦門冬湯、啓脾湯、清暑益気湯

疾患の概念

　慢性胃炎という診断名が臨床上よく用いられたが、その実態はかなり漠然としている。組織学的に慢性胃炎と診断されるものは固有胃腺の萎縮が主体で、それに表層性の変化即ち炎症や、腸上皮様化生等が加わった像を呈している。
　臨床的には、心窩部痛、腹部膨満感、悪心、食欲不振、胃酸過多症状などを訴え、潰瘍や癌などの存在が認められないものには機能性胃腸症と診断することが多い。従って症状は病態の程度とはあまり関係がなく、不定愁訴的である。

処方の運用

1）脾胃の実熱証（脾胃熱蘊）

　現代医学的には慢性胃炎とする時は胃粘膜が肥厚している（胃酸分泌が旺盛な）場合が多い。脾胃に実熱がある場合、漢方的には多く熱証で且つ湿証の例が多い。脾胃の湿熱の現われとして、舌苔が厚く、やや黄色味を帯びていることが多い。燥熱の場合舌苔は膩で乾燥したり芒刺を伴うことが多い。実熱証では脈は沈実或いは滑である。胃に関する愁訴が顕著でも組織学的病変に乏しいものはFDで漢方治療が有効な場合が多い。

慢性胃炎弁証の要点

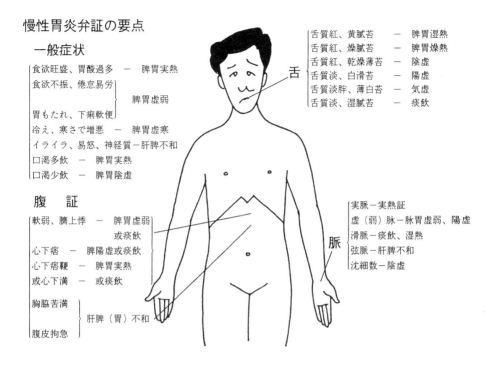

黄連解毒湯（黄連1.5、黄芩3.0、黄柏1.5、山梔子2.0）

実証でのぼせ症の人向きの処方。瀉心湯類の一つである。気分がイライラして落ち着かず胃や胸の辺りにモヤモヤとしたつかえがあるような人を目標に用いるとよい。胃に湿熱があるのでアルコールや刺激物の摂り過ぎなどによる胃炎、あるいは胃潰瘍、ビラン、出血を伴うような例にもよい。

半夏瀉心湯（黄連1.0、黄芩2.5、半夏5.0、乾姜2.5、人参2.5、甘草2.5、大棗2.5）

瀉心湯類の代表処方である。心窩部がつかえるが痛みはなく、（心窩痞）嘔気や腹鳴、下痢を伴う場合によい。食べ過ぎや、胃酸過多を伴う慢性胃炎によい。舌に厚い白苔が付着している。

黄連湯（黄連3.0、桂枝3.0、乾姜3.0、半夏6.0、人参3.0、大棗3.0、甘草3.0）

胸中熱有り、胃中寒有り。心窩部痛があり、嘔気や下痢を伴うこともある。心窩部の腹診では抵抗より圧痛が著明である。舌は白色或いは淡黄色の湿った

膩苔が見られるものが多い。

調胃承気湯（大黄2.0、芒硝1.0、甘草1.0）

実証の人で便秘、腹満して心窩部のつかえを覚える場合。胃の熱を取り消化管内に貯まった食物を瀉下することによって胃の働きを正常化する。

2）脾胃の虚寒証（脾陽虚）

体質的に冷え症、或いは寒冷下にあって、胃腸が冷えると消化機能が悪くなったり或いは痙攣性の疼痛を起こす。多くは気虚や陽虚を伴う寒証の現れとして、脈が沈んで微弱或いは遅、舌質が淡白で舌苔が薄く湿潤している例が多い。

人参湯（人参3.0、白朮3.0、甘草3.0、乾姜3.0）

胃腸の働きが弱く、無力体質で冷え症の病人に用いる。心窩部のつかえる感じ（心窩痞）を訴え、腹壁は薄く平坦で軟弱な者が多いが、中には薄い腹壁が緊張して固く張っている人もいる。脈は弱く、舌は淡白で湿潤している。

附子理中湯

人参湯に附子を加味した処方である。脾胃虚寒証の著しい場合に用いる。

安中散（桂皮4.0、延胡索3.0、茴香1.5、牡蛎3.0、甘草1.0、縮砂1.0、良姜0.5）

胃腸虚弱で体質的に冷え症の人が、胸灼や心窩部痛を起こす場合に用いる。即ち虚寒証の胃痛を治す。本方証の人は胃下垂の傾向があり、甘い物を好み、空腹になると胃痛や胸灼がすると訴える人が多い。

呉茱萸湯（呉茱萸3.0、人参3.0、生姜1.5、大棗4.0）

脾胃に虚寒があり、脾胃の働きが失調し胃気が上逆して嘔吐を生じる。元来、冷え症で裏が虚した者が、寒邪を受けて、胃痛、嘔吐、下痢、頭痛、煩躁などを生じるものに用いる。

3）脾胃の虚弱証（脾気虚）

胃腸が弱いため消化する力が弱く、胃部不快感、膨満感、胃もたれ、嘔気、胃痛などを起こす場合で食欲が乏しく、便秘や下痢などの便通異常を起こし易く、倦怠感、易疲労感があり、食後にすぐ眠くなる人が多い。舌質は淡白～淡紅で膨潤している。舌苔は潤っていて厚い場合も薄い場合もある。脈は弱い。

四君子湯（人参4.0、白朮4.0、茯苓4.0、甘草1.0、JP生姜1.0、大棗1.0）

胃腸虚弱で気虚（エネルギー不足、スタミナ不足）の者に対する基本処方である。食欲不振、下痢、無気力、易疲労、倦怠感などの著しい場合に用いる。脈は弱く、舌は淡白湿潤してごく薄い白苔がある。

補中益気湯（人参4.0、黄耆4.0、甘草1.5、白朮4.0、陳皮2.0、当帰3.0、柴胡1.0、升麻0.5、乾姜0.5、大棗2.0）

その名の通り中（脾胃）の機能を補い、気（元気）を益す薬方である。**四君子湯**にさらに気（エネルギー）を全身によく巡らせるような薬味が配剤されている。身体虚弱、病後、過労などで疲労困憊した時や、無気力、倦怠感の著しい場合に用いると良い。

六君子湯（人参4.0、白朮4.0、茯苓4.0、半夏4.0、陳皮2.0、甘草1.0、生姜1.0、大棗2.0）

気虚の基本処方である**四君子湯**に胃内の余分な水分（湿痰）を除去する陳皮と半夏を加えたものが本方である。従って胃腸虚弱で気虚に胃液過剰（胃内停水）を伴う。舌は白い舌苔が厚く付着しているのが特徴で、時に胃の中に振水音（胃内水音）を聞くことがある。嘔気や下痢を伴う例も多い。

二陳湯（半夏5.0、陳皮4.0、茯苓5.0、甘草1.0、生姜2.0）

胃の中に余分な胃液があって、胃部不快感や嘔気、げっぷ、呑酸嘈雑などを起こす者を治す。腹部は多く軟弱で胃内振水音（胃の中で水音がする）があり、舌は湿潤で滑らかな厚い舌苔が見られることが多い。

小半夏加茯苓湯（半夏6.0、茯苓5.0、生姜6.0）

非常に簡素な内容の処方であるが、古来胃内停水による嘔吐の妙薬とされ、昔から妊娠悪阻に好んで用いられている。冷水と共に少しずつ服用すると鎮吐効果が絶大である。

茯苓飲（茯苓5.0、蒼朮4.0、陳皮3.0、枳実1.5、人参3.0、ひね生姜3.0）

茯苓飲合半夏厚朴湯（茯苓5.0、蒼朮4.0、陳皮3.0、枳実1.5、人参3.0、生姜4.0、半夏6.0、厚朴3.0、蘇葉2.0）

茯苓飲は**四君子湯**より甘草を去り陳皮と枳実を加えた処方である。陳皮で胃内の水を取り、枳実は胃のつかえを取る。本方は脾胃が虚して胃内に溜飲（水分停滞）を来したものに対する処方の筆頭である。本方証よりさらに悪心嘔吐

胃腸疾患

が頑固なものや、咽喉部のふさがる感じ（咽中炙臠）の加わった者には**茯苓飲合半夏厚朴湯**の方がよい。

　平胃散（蒼朮4.0、厚朴3.0、陳皮3.0、大棗2.0、甘草1.0、乾姜1.0）

　胃中に食物残渣と胃液が停滞して腹部膨満感や消化不良症状を呈する者によい。この処方も気と水の巡りをよくする働きがある。**胃苓湯**は本方に**五苓散**（茯苓、猪苓、沢瀉、白朮、桂枝）を合方したもので、胃中に飲食が停滞し、消化不良、下痢する者によい。

　半夏厚朴湯（半夏6.0、厚朴3.0、茯苓5.0、蘇葉2.0、JP生姜1.0）

　気がふさぎ、咽喉から胸にかけて何かがつまっている感じ（梅核気或いは咽中炙臠）や胃がつかえてふくれるような感じのある場合に用いる。この処方は気を晴らし胃中に滞った痰飲（胃液）を散ずる作用があるので、神経質な人の胃症状、心気症、呑気症、或いは神経性胃炎などに用いるとよい。

4）肝と脾胃の不和

　肝と脾は相克の関係にあり、脾胃の円滑な動きは肝によって調節されている。緊張やストレスにより肝気の流通が滞ると肝気が鬱結し脾胃の円滑な運動を妨げる。

　季肋部より心窩部にかけて重苦しい感じがあり、便通異常や腹痛が起こりやすい。脈は弦。腹証では胸脇苦満が見られることが多い。

　大柴胡湯（柴胡6.0、黄芩3.0、枳実2.0、芍薬3.0、半夏4.0、JP生姜1.5、
　　　　　大棗3.0、大黄1.0〜2.0）

　実証で、みぞおちから季肋部にかけてつかえた感じ（心下満）があり、その上便秘傾向のある場合。精神的ストレスや肝障害、胆石などがきっかけとなっているものにもよい。本方の病理機序は肝気が胃に横逆した少陽と陽明の併病である。

　四逆散（柴胡5.0、枳実2.0、芍薬4.0、甘草1.5）

　精神的ストレスにより、胃痛、嘔気、下痢、腹痛などを起こす場合の代表的処方である。季肋部の圧迫感や抵抗（胸脇苦満）と両側腹直筋の緊張（腹皮拘急）が見られるのが腹証の特徴である。本方は実証の人向きである。

柴胡桂枝湯（柴胡5.0、黄芩2.0、人参2.0、半夏4.0、芍薬2.0、甘草1.5、
　　　　　桂枝2.5、生姜JP1.0、大棗2.0）

　四逆散証の人よりも本来やや胃腸が弱くて、同じような症状を呈する人に用いる。腹証は、胸脇苦満に加えて腹部の上半分の腹皮拘急（心下支結の腹証）が見られる。

5）脾胃の陰虚証

　脾陰、胃陰は脾胃の物質的基盤で、血も津液も抱含している。陰虚に陥ると正常な消化吸収が行なわれなくなる。舌は乾燥して薄あるいは無苔。脈は細数となる。

麦門冬湯（麦門冬10.0、半夏5.0、人参2.0、粳米5.0、甘草2.0、大棗3.0）

　胃の津液が不足して虚熱を生じ、胃の働きが低下し、食欲不振や胃痛、胸灼などを起こす場合（胃陰虚）に用いる。唾液分泌が不足して口中乾燥したり嚥下がしにくくなった時なども本方が効奏する。

啓脾湯（人参3.0、白朮4.0、茯苓4.0、甘草1.0、山薬3.0、連肉3.0、陳皮2.0、
　　　　山楂子2.0、沢瀉2.0）

　脾虚の基本処方である**四君子湯**に、脾陰（脾の物質的基盤）を滋益する山薬と連肉を加え、さらに消化を助け食滞を治す山楂子と利水止瀉の沢瀉を加味し、全体として脾気と脾陰を双補しながら食欲不振や、下痢、嘔吐などを治す。

清暑益気湯（人参3.5、黄耆3.0、白朮3.5、陳皮2.0、当帰3.0、甘草2.0、
　　　　　　五味子2.0、麦門冬3.5、黄柏2.0）

　暑邪湿熱は人を大いに発汗させ、脾気を消耗させると同時に津液を失わせ、気陰両虚に至らせる。本方は暑気や火熱により脾気と津液を損なって全身倦怠、口渇、無力感、熱感を呈する者を治す。脈は一般に数で無力である。

胃腸疾患

胃切除後症候群（ダンピング症候群）

胃切除後症候群の常用処方

> 1．胃腸虚弱、無力体質（脾気虚型）
>   四君子湯、補中益気湯、十全大補湯、人参湯
> 2．消化管内に水分過剰（水飲過剰型）
>   六君子湯、茯苓飲、茯苓飲合半夏厚朴湯、二陳湯、半夏瀉心湯、胃苓湯
> 3．腹痛や便通異常（虚労裏急型）
>   大建中湯、小建中湯、桂枝加芍薬湯

疾患の概念

　胃切除術を受けた病人が、食後に発汗、頻脉、めまい、全身倦怠感、脱力などの不快な全身症状、及び下痢、腹痛、腹鳴、腹部膨満感等の腹部症状を訴えるものを胃切除後症候群あるいはダンピング症候群と呼んでいる。摂取された食物が急速に上部小腸に流れ込むことによる腸管の刺激や、水分の偏在、腹腔内循環血液量の急激な変化等の要因と、糖質の急激な吸収による一過性の高血糖とそれに伴うインスリンの過剰分泌に起因するその後の続発性の低血糖などが関係すると考えられている。

　胃切除後の諸トラブルは漢方的に考えるといずれも虚証の症状である。従って治療薬は総て補剤を用いながら病人が正常の消化吸収能力と、術前と変わらぬ食生活を取り戻すのを手助けする事を目的とする。

処方の運用

1．脾気虚型

　全身倦怠感、低血圧、体力低下、食思不振、食後の睡気など気虚（エネルギー不足）の症状を主徴とするもの。腹部軟弱、舌質淡胖、脈は沈で弱。

　四君子湯（人参4.0、白朮4.0、茯苓4.0、甘草1.0、JP生姜1.0、大棗1.0）
気虚に対する基本処方である。胃腸の機能が低下して食欲不振、全身倦怠感のある者を目標にする。

胃切除後症候群弁証の要点

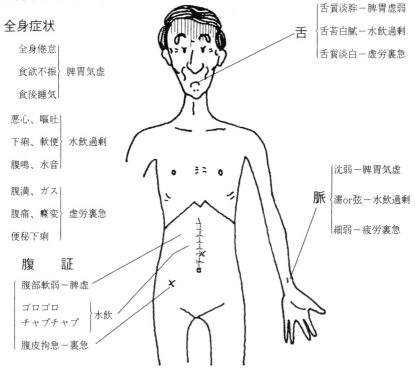

全身症状
- 全身倦怠
- 食欲不振 ｝脾胃気虚
- 食後睡気
- 悪心、嘔吐
- 下痢、軟便 ｝水飲過剰
- 腹鳴、水音
- 腹満、ガス
- 腹痛、癥変 ｝虚労裏急
- 便秘下痢

腹証
- 腹部軟弱－脾虚
- ゴロゴロ チャプチャプ ｝水飲
- 腹皮拘急－裏急

舌
- 舌質淡胖－脾胃虚弱
- 舌苔白膩－水飲過剰
- 舌質淡白－虚労裏急

脈
- 沈弱－脾胃気虚
- 濡or弦－水飲過剰
- 細弱－疲労裏急

補中益気湯（黄耆4.0、人参4.0、甘草1.5、白朮4.0、当帰3.0、柴胡1.5、升麻0.5、陳皮2.0、大棗2.0、乾姜0.5）

気虚（エネルギー不足）と共に、元気が落ち込んでしまっている（中気下陥）状態に対する処方である。従って元気不足で内臓下垂、痔、脱肛、下痢などの症状を伴う時に用いて効果がある。

十全大補湯（人参2.5、白朮3.5、茯苓3.5、甘草1.0、当帰1.5、地黄3.5、芍薬3.0、川芎3.0、桂枝3.0、黄耆2.5）

気虚の基本処方の**四君子湯**に血虚の基本処方である**四物湯**を加え、さらに補薬の黄耆と気血を巡らせる桂枝を加えて出来た処方である。従って全身倦怠感や無気力など気虚の症状に加えて、顔色が悪い、皮膚がガサつくなど血虚（血行不良、栄養障害）の症状が加わった病人に用いる。

人参湯（人参3.0、白朮3.0、甘草3.0、乾姜3.0）

　胃腸機能の低下に加えて冷え症（脾胃陽虚）のある病人に用いる。冷え症が特に強い場合加工附子（1.5ｇ）や炮附子（1.0ｇ）を加えてもよい。

２．水飲過剰型

　心窩部膨満感、悪心、嘔吐、下痢、腹鳴、腹部の振水音など、水飲停滞（痰飲）の症状を主徴とするもの。舌苔白膩、脈は濡あるいは弦。

六君子湯（人参4.0、白朮4.0、茯苓4.0、陳皮2.0、半夏4.0、甘草1.0、
　　　　　JP生姜1.0、大棗1.0）

　脾は水分代謝を支配している。脾に気虚があると水分が吸収されず消化管内に余剰の水分が溢れる。本方は気虚を治す四君子湯に消化管の水分を排泄する二陳湯（茯苓、半夏、陳皮、甘草、生姜）を加えた処方と考えてよい。従って気虚の症状に加えて心窩部膨満感、嘔気、下痢、腹鳴など痰飲による症状がある人に用いる。舌が潤っていて、厚い舌苔が見られるのが特徴的である。

茯苓飲（茯苓5.0、蒼朮4.0、枳実1.5、陳皮3.0、人参3.0、JP生姜1.0）

茯苓飲合半夏厚朴湯（茯苓5.0、半夏6.0、蒼朮4.0、枳実1.5、厚朴3.0、
　　　　　陳皮3.0、人参3.0、蘇葉2.0、JP生姜1.0）

　どちらも消化管内に水分が過剰に停滞して悪心、嘔吐、めまい、動悸、頭痛などの、いわゆる水毒症状を起こす時に用いる。ゲップなど気滞症状の強い時は**茯苓飲合半夏厚朴湯**がよい。二陳湯（半夏5.0、茯苓5.0、陳付4.0、甘草1.0、乾姜1.0）も胃内の水分過剰の証に用いられる。

半夏瀉心湯（黄連1.0、黄芩2.5、半夏5.0、乾姜2.5、人参2.5、甘草2.5、
　　　　　大棗2.5）

　少陽病で心下痞する者の胃腸の働きを調和してやる処方である。従って心窩部に抵抗と膨満感（心下痞）があり、悪心、嘔吐や下痢を伴う場合に用いる。厚い舌苔が特徴的である。

胃苓湯（蒼朮2.5、茯苓2.5、厚朴2.5、猪苓2.5、白朮2.5、陳皮2.5、桂枝2.0、
　　　　甘草1.0、沢瀉2.5、大棗1.0、乾姜1.0）

　脾胃に宿食と水飲が停滞し消化不良症状を呈しているのを治す**平胃散**と、水飲内蓄して下痢や浮腫を起こすのを治す**五苓散**とを合わせた処方である。消化管内の水分が特に過剰で、下痢や腹鳴を起こしている時によい。

3．虚労裏急型

脾胃が虚したため体力が低下して腸管が刺激に対し反応が過敏になって（虚労裏急）、腹痛、腹満、ガス貯留、痙攣性下痢や便秘などの消化器症状を起こすのを主徴とするものである。舌質淡白、脈はおおむね細弱。

大建中湯（蜀椒2.0、乾姜4.0、人参3.0、膠飴20.0）

体質虚弱で脾胃の陽虚（熱産生不足）があり、腹部が冷える結果腸管の痙攣や蠕動不穏を生じ、腹痛や鼓腸、或いは便通異常を起こす場合の処方である。腹壁軟弱で腸の蠕動が触知できる位のものが本方の典型的な腹証であるが、時には逆に腹壁が緊張してこわばっていることもある。

小建中湯（膠飴20.0、甘草2.0、桂枝4.0、白芍薬6.0、大棗4.0、JP生姜1.0）

脾胃虚弱で腹痛のある者によい。腹壁が薄く緊張し両側の腹直筋が緊張（腹皮拘急）している場合と、腹壁が軟弱無力の場合とがある。ダンピング症候群の腹痛に対しては膠飴の配合された建中湯類が奏効することが多い。

桂枝加芍薬湯（白芍薬6.0、桂枝4.0、甘草2.0、JP生姜1.0、大棗4.0）

太陰病で腹満し、腹がひきつり痛む時に用いる。腸が過敏になって痙攣性疼痛を起こし易くなっているのを緩和する働きを持つ処方である。

胃腸疾患

食欲不振

食欲不振の常用処方

(1) 食傷（暴飲暴食）や胃熱（胃炎）
   半夏瀉心湯、平胃散、調胃承気湯
(2) 脾虚（胃腸虚弱）
   四君子湯、六君子湯、補中益気湯、十全大補湯、人参養栄湯、帰脾湯、加味帰脾湯、清暑益気湯
(3) 肝脾不和
   大柴胡湯、小柴胡湯、柴胡加竜骨牡蛎湯、四逆散、柴胡桂枝湯、小建中湯

疾患の概念

食欲不振は食物に対する欲求の減退及至は欠如で、少量の食物摂取ですぐ満腹する小食とは一応別のものと考える。主な原因として考えられる主なものは、

① 精神的、心理的要因。即ち鬱病、神経症、神経性食思不振症、精神的ショック、情緒不安定等。
② 薬物性。即ち食欲減退を起こさせる抗癌剤、ジギタリス製剤、抗生物質、モルヒネ等の服用。
③ 慢性肝障害や腎疾患（尿毒症等）など。
④ 内分泌障害や電解質異常。
⑤ 癌、結核等の慢性消耗性疾患や慢性疼痛。
⑥ その他、消化器疾患や機能低下。
   その他にも食欲不振を生ずる原因は殆ど無数にある。

漢方では食欲不振も早期満腹症（少食）も共に脾胃の病気と考えているが、原因は悪心嘔吐と共通している部分が多い。

処方の運用

1．食傷と胃熱

食傷とは暴飲暴食の結果、食物の停滞、消化機能の低下が起るものである。
胃熱は食傷に似るが、刺激性食品、アルコール、香辛料、消化の悪い物など

食欲不振弁証の要点

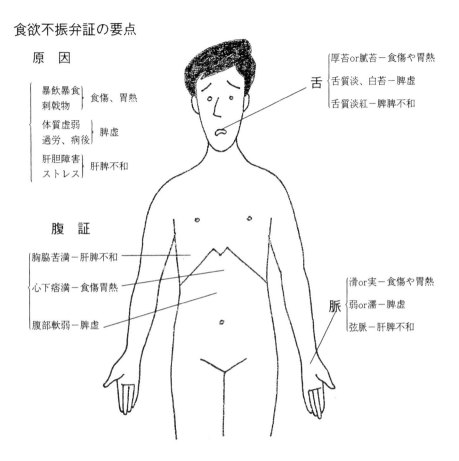

により、急性、慢性の胃炎を起こすもので、食傷も胃熱も胃痛や胃部膨満感などと共に悪心や食欲減退、食思不振を起こす。心下痞及至心下痞鞕があり、治法は理気調胃である。舌は苔が厚く、脈は滑あるいは実脈。

半夏瀉心湯(黄連1.0、黄芩2.5、半夏5.0、乾姜2.5、人参2.5、甘草2.5、大棗2.5)

胃部膨満感や心窩部の痞塞感(心下痞)があって食欲減退する者を治す。胃に痰飲(余分な粘液や水分)があるもので、厚い舌苔が見られる。

平胃散(蒼朮4.0、厚朴3.0、陳皮3.0、甘草1.0、乾姜1.0、大棗2.0)

胃に宿食と水が停滞し、消化不良症状と共に胃部膨満感と食欲不振を訴える

者に用いる。平胃散とは脾が虚して働きが不及（低下）しているのを調理する処方という意味である。

調胃承気湯（大黄2.0、芒硝1.0、甘草1.0）

陽明病腑実の最も初期の証に用いる。便秘、腹満があって食欲が湧かないという場合に用いる。胃気を調え、働きを正常化してやると自然に食欲もつく。

2．脾　虚

身体虚弱、冷え症、過労、慢性消耗性疾患、術後など様々な原因で胃腸の消化機能が減退して食欲不振を招くものである。腹部軟弱、舌質淡、苔は白く時に膩。脈は弱い。治法は補気健脾。

四君子湯（人参4.0、白朮4.0、茯苓4.0、甘草1.5、JP生姜1.0、大棗1.0）

気虚による食欲不振に用いる。気虚とは脾胃の虚弱により消化吸収が悪くその為エネルギー、スタミナが不足する者である。食欲不振と共に全身倦怠感、無気力、易疲労等がある。

六君子湯（人参4.0、白朮4.0、茯苓4.0、半夏4.0、陳皮2.0、甘草1.0、
　　　　　JP生姜1.0、大棗1.0）

四君子湯に胃内の停水を排泄する半夏と陳皮が加わった処方である。四君子湯証の人で、胃内に余分な胃液が貯って、嘔気、下痢、胃内振水音等の症状と共に食欲不振がある時に用いる。胃内停水のため舌に湿った厚い白苔が附着している。脈は弱あるいは軟い濡脈を呈す。

補中益気湯（黄耆4.0、人参4.0、甘草1.5、白朮4.0、当帰3.0、陳皮2.0、
　　　　　　柴胡1.5、升麻0.5、大棗1.5、乾姜0.5）

気虚と中気下陥（内臓下垂や気力減退）に伴って食欲不振のある例によい。中気下陥は虚弱体質の他過労、消耗性疾患等でも起こり、全身倦怠感や無気力、疲労感が著しい。

十全大補湯（人参2.5、白朮3.5、茯苓3.5、甘草1.0、当帰3.5、地黄3.5、
　　　　　　芍薬3.0、川芎3.0、桂枝3.0、黄耆2.5）

気虚と血虚が共にあって体力減退し食欲不振に陥っている者を治す。気虚とはエネルギー不足、血虚とは貧血や栄養状態の不良である。従って本方は病後や術後の体力低下、過労、貧血、栄養障害等を伴う時によく用いられる。

人参養栄湯（人参3.0、白朮4.0、茯苓4.0、黄耆2.0、甘草1.0、当帰4.0、

地黄4.0、芍薬2.0、遠志2.0、五味子1.0、桂枝2.5、陳皮2.0)

十全大補湯の加減方と考えられる。脾胃虚弱に加え肺（吸収器）が弱く、身体虚弱、全身倦怠、貧血等と共に咳、息切れ、微熱等の肺虚の症状を伴い、食欲も障害されている場合によい。

帰脾湯（黄耆2.0、人参3.0、竜眼肉3.0、酸棗仁3.0、白朮3.0、茯苓3.0、
　　　当帰2.0、遠志1.5、木香1.0、甘草1.0、JP生姜1.0、大棗1.5)

心と脾の虚からくる諸病を治す。元来胃腸の弱い人が、疲労や心労により、益々脾（胃腸）と心（精神）を消耗し、健忘、不眠、鬱症状等と共に、胃の症状や食欲不振を来す時。

加味帰脾湯（黄耆2.0、人参3.0、竜眼肉3.0、酸棗仁3.0、白朮3.0、茯苓3.0、
　　　当帰2.0、柴胡3.0、山梔子2.0、遠志1.5、木香1.0、甘草1.0、
　　　JP生姜1.0、大棗1.5)

前記の帰脾湯に柴胡と山梔子を加えた処方で、帰脾湯の証に加えて、若干虚熱（見せかけの興奮状態による微熱）が加わったもので、前方と同様、脾胃虚弱、精神神経症状に加えて食思不振を伴う。帰脾湯、加味帰脾湯は従って鬱病や鬱反応、或は神経性食思不振症などの食欲不振によく用いられる。

清暑益気湯（黄耆3.0、人参3.5、甘草2.0、陳皮2.0、当帰3.0、五味子2.0、
　　　麦門冬3.5、白朮3.5、黄柏2.0)

補中益気湯を夏向きに作り替えた処方で、暑気当りにより気陰両虚して全身倦怠感と共に食欲不振に陥っている者を治す。

3．肝脾不和

肝疾患、胆嚢疾患、膵疾患、或は精神的緊張、ストレス、感情的興奮（憤怒等）は肝気鬱結を起こさせ、その結果肝と密接な関係（相克関係）にある脾胃（胃腸）の働きを失調させるので食欲不振を招く。腹診では胸脇苦満や腹皮拘急がみられ、舌質淡紅、薄苔あるいは厚苔、脈は弦。治法は理気疏肝。

大柴胡湯（柴胡6.0、黄芩3.0、枳実2.0、芍薬3.0、半夏4.0、JP生姜1.5、
　　　大棗3.0、大黄1.0)

実証の人向きの処方。肝胆疾患や精神的ストレスによる興奮などで肝気鬱結を来し、胃に影響を与えて（肝気犯胃）季肋部から上腹部にかけ膨満感、圧迫感（胸脇苦満）が強く便秘を伴い胸がつかえて却て食欲がないといった場合に

用いる。

小柴胡湯（柴胡3.0、黄芩3.0、人参3.0、甘草2.0、半夏4.0、大棗3.0、JP生姜1.0）

少陽病の基本処方である。病邪が半表半裏にあって寒熱往来（間歇熱）、胸脇苦満、飲食を欲せず、心煩し嘔気がする、といった症状の時に用いる。熱の出ない雑病（慢性病）では腹力中等、胸脇苦満があって嘔気や食欲不振があるのを目標にする。

柴胡加竜骨牡蛎湯（柴胡5.0、黄芩2.5、人参2.5、半夏4.0、竜骨2.5、牡蛎2.5、茯苓3.0、桂枝3.0、大棗2.5、JP生姜1.0、大黄1.0）

精神的不安感やストレスにより気分が落ち込んで不眠、抑鬱があり、食欲も進まない者に用いる。腹証で胸脇苦満と臍の上に動悸をみとめるのと、不眠、食欲不振等の精神症状（煩驚）があるのを目標にする。

四逆散（柴胡5.0、枳実2.0、芍薬4.0、甘草1.5）

本方は、ストレスや感情的興奮の為肝気が昂り、その結果胃腸の働きが強く抑制されて、（肝気犯脾）腹痛、下痢、食欲不振などを起こしている場合に用いる。実証の人向きの処方で、腹証では両側の胸脇苦満と共に腹直筋が強く緊張（腹皮拘急）している。

柴胡桂枝湯（柴胡5.0、黄芩2.0、人参2.0、半夏4.0、芍薬2.0、甘草1.5、桂枝2.5、JP生姜1.0、大棗2.0）

四逆散証のやや虚証の人に用いる。外感病、肝胆疾患、ストレス等で、元来胃腸の弱い人が胸脇苦満、上腹部の腹直筋緊張と共に胃痛や食欲不振を来した時に用いる。

小建中湯（膠飴20.0、甘草2.0、桂枝4.0、白芍薬6.0、大棗4.0、JP生姜1.0）

身体虚弱な人が、一寸した疲労や興奮、緊張ですぐ気が昂って、その結果すぐに腹痛、便通異常、食欲不振などの胃腸症状を呈する場合（木乗土虚）によい。本方は虚弱者の食欲不振の他、小児の臍疝痛、登校拒否（朝必ず腹が痛くなる例）等にも用いられる。

食欲不振

胃腸疾患

胃部膨満感

胃部膨満感の常用処方

1. 食積（食べ過ぎ）、胃熱
   半夏瀉心湯、平胃散、調胃承気湯、大承気湯、黄連解毒湯、
   三黄瀉心湯
2. 痰飲（胃液過剰）
   二陳湯、茯苓飲、五苓散、胃苓湯、小半夏加茯苓湯、木防己湯
3. 脾胃虚弱（消化機能低下）
   四君子湯、六君子湯、人参湯、安中散、当帰湯、大建中湯、呉茱萸湯
4. 気滞や胃気上逆
   半夏厚朴湯、柴朴湯、茯苓飲合半夏厚朴湯

疾患の概念

胃に一杯何か詰まった感じがして不快なもの、或いは少量の食物摂取で満腹感や胃の痞えを感じる場合である。原因として考えられる主なものは、

(1) 胃疾患、即ち幽門狭搾を筆頭に、胃十二指腸潰瘍や慢性胃炎など。
(2) 慢性便秘。
(3) 精神的要因、即ち鬱病、神経症、ストレス、精神疲労など。
(4) 慢性の肝、膵疾患や胆石、胆のう炎など。
(5) その他、尿毒症、電解質異常、内分泌疾患（機能低下を伴うもの）等。
　心窩部（心下）がつかえて胃部膨満感があり、重苦しい症状を漢方では心下痞（しんかひ）と呼んでいる。痞にはつかえのみあって痛みを伴わないものが多いが、中には膨満感や不快感に鈍痛を伴うものもある（心下痞鞕）。これらは脾胃の機能（消化）が失調した結果起こると考えている。

処方の運用

1. 食積や胃熱

暴飲暴食や急性慢性の胃炎などで胃粘膜に充血、炎症、腫脹、ビラン或いは

胃部膨満感弁証の要点

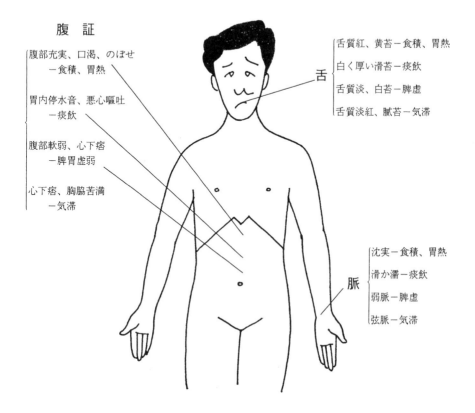

腹証
- 腹部充実、口渇、のぼせ ー食積、胃熱
- 胃内停水音、悪心嘔吐 ー痰飲
- 腹部軟弱、心下痞 ー脾胃虚弱
- 心下痞、胸脇苦満 ー気滞

舌
- 舌質紅、黄苔ー食積、胃熱
- 白く厚い滑苔ー痰飲
- 舌質淡、白苔ー脾虚
- 舌質淡紅、膩苔ー気滞

脈
- 沈実ー食積、胃熱
- 滑か濡ー痰飲
- 弱脈ー脾虚
- 弦脈ー気滞

潰瘍等を生じたものがこれに該当する。一般に腹部は充実或いは緊満し、口渇やのぼせを伴う。舌は紅色で黄色の舌苔があり、脈は沈んでいるが実脈である。尿量は一般に少し色が濃いなど実熱証の症候を呈している。時に出血（吐血、下血）を見る。

半夏瀉心湯（黄連1.5、黄芩3.0、半夏6.0、乾姜3.0、人参3.0、甘草3.0、大棗3.0）

胃中に熱と痰飲があって心下痞がある時最も繁用される基本処方である。心窩部の膨満感、心窩部の抵抗（心下痞の腹証）と、厚い舌苔を目標に用いる。

平胃散（蒼朮4.0、厚朴3.0、陳皮3.0、甘草1.0、乾姜1.0、大棗2.0）
やや虚証の人向き、胃中に宿食（食物残渣）と痰飲があって胃のつかえを起こしている時によい。胃のもたれと食欲不振を目標に用いる。

調胃承気湯（大黄2.0、芒硝1.0、甘草1.0）
胃中に実熱があり、胃部の膨満感と便秘を来す時の処方である。本方は胃気を調和させる作用と瀉下作用を兼ね備えているので調胃の名がつけられている。使用の目標は実証で脉が力強く胃部膨満感と便秘があることである。

大承気湯（枳実3.0、厚朴5.0、大黄2.0、芒硝3.0、）
裏熱実証の陽明病を治療する代表的処方で、最も強い峻下剤である。腹部は強く緊満して強い便秘があり（大満大実）、同時に心窩部の不快感、膨満感が強く、口渇を伴うことが多い。舌はやや乾燥し厚い黄膩苔が見られる。

黄連解毒湯（黄連1.5、黄芩3.0、黄柏1.5、山梔子2.0）
二日酔や暴食暴飲の結果、胃部膨満感、嘔気、胸灼け、時に吐血、下血等を来す場合に用いる。心窩部は一見軟いようで奥に実満と抵抗がある（心下濡）。

三黄瀉心湯（黄連3.0、黄芩3.0、大黄3.0）
黄連解毒湯証で便秘を伴う時。或いは胃のつかえ、便秘の他にイライラ、のぼせ、眼の充血など血熱と胃熱の症状が著明な時。

2．痰　飲

痰飲とは過剰、余分な水分である。胃酸の分泌量が多い、或いは体質的に胃の中に胃液が過剰に貯り易い（胃下垂など）、或いは水分の過剰摂取などの時も胃の痞えを自覚する。胃に痰飲があると悪心嘔吐、呑酸嘈囃、腹鳴、下痢等を伴うことが多く、胃内振水音を聞くこともある。舌には白く厚い滑らかな舌苔が附着しているのが特徴的である。脈は滑か軟い濡脈である。

二陳湯（陳皮4.0、半夏5.0、茯苓5.0、甘草1.0、乾姜1.0）
痰飲とは種々の原因により、水分の吸収排泄が障害され、胃内停水や気道の分泌過剰等を生じているもので、水毒や湿痰等と同義語である。本方の主薬である陳皮も半夏も気の巡りを良くすると共に痰飲を治す生薬である。茯苓も強い利水剤である。痰飲は水より生ずるので水分を排泄する利水剤を用いる。

茯苓飲（茯苓5.0、白朮4.0、陳皮3.0、枳実1.5、人参3.0、JP生姜1.0）
茯苓は利水、白朮は胃を乾かす、陳皮と枳実は気を巡らして利水を助ける。

人参、生姜は脾胃を温補する。利水、理気、補脾と3つの働きが協力して、胃中の痰飲を去り、胃の働きをよくして胃の膨満感や痞えを取る。

五苓散（茯苓4.5、白朮4.5、猪苓4.5、沢瀉6.0、桂枝3.0）

体内の余分な水分（水飲内蓄）を排泄させる利水剤の代表である。本方は体内の水分代謝の異常を調整し正常に戻す働きがあるので、胃内に水分が過剰にあって、胃部の痞える感じや、悪心嘔吐、下痢等を起こす者を治す。

胃苓湯（厚朴2.5、蒼朮2.5、沢瀉2.5、猪苓2.5、白朮2.5、陳皮2.5、桂枝2.5、甘草1.0、JP生姜1.0、大棗1.0）

前出の**平胃散**と**五苓散**を合方した処方である。水分の過剰摂取や胃中の水分の吸収排泄が不十分で胃部の痞え、悪心嘔吐、下痢等を起こし、その上消化不良で胃内に食物残渣が残存するといった場合に用いると良い。

小半夏加茯苓湯（茯苓5.0、半夏5.0、JP生姜1.5）

胃内停水による嘔吐の妙薬とされ、昔から妊娠悪阻に好んで用いられている処方である。従って嘔気と共に胃がもたれたり痞えたりしている場合に大変有効である。

木防已湯（木防已湯4.0、石膏10.0、桂枝3.0、人参3.0）

本方は支飲（胸部の痰飲)に対する処方である。従って咳や呼吸困難などと共に心窩部にも圧迫感や膨満感がある場合に用いる。臨床的には心不全による心臓喘息などに用いられる。顔色がどす黒く、心窩部が著しく固く（心下痞堅）、尿の出があまりよくない（尿不利）のを目標に用いる。

3．脾胃虚弱

体質的に胃腸が弱くすぐ満腹して胃が痞える人、体力低下、疲労、消耗性疾患で胃腸も弱っている人、或いは冷え性で消化する力が弱く、寒冷や冷飲ですぐ胸が一杯になったり胃が痞えると訴える人などである。腹が冷えると心窩部痛や腹痛を起こす人もいる。こういう人達の腹部は一般に軟弱であるが心窩部には軽い抵抗や圧痛（心下痞）をみとめることが多い。舌は淡白色で軟らかく湿っており、薄い白苔が付いている。脈は沈で弱い虚脈である。

四君子湯（人参4.0、白朮4.0、茯苓4.0、甘草1.0、JP生姜1.0、大棗1.0）

脾胃が虚して、食欲不振、下痢傾向、無気力、倦怠感、等の症状と共に胸が一杯で胃が痞える感じがする場合に用いる。本方は気虚（エネルギー不足によ

る機能低下）の基本処方である。

六君子湯（人参4.0、白朮4.0、茯苓4.0、半夏4.0、陳皮2.0、甘草1.0、JP生姜1.0、大棗1.0）

四君子湯に胃中の痰飲（余分な水分）を取る陳皮と半夏の2味を加えた処方である。脾胃が虚すと水分の吸収が悪くなるので胃腸内に水分が停滞し易くなる。胃の痰飲のために嘔気、下痢、胃の痞えがより増強される。

人参湯（人参3.0、白朮3.0、甘草3.0、乾姜3.0）

冷え症で胃腸の弱い人が心窩部に痞えや膨満感じを覚える時に用いる。冷えと痞えが目標である。腹部軟弱であるが心窩部に抵抗があり、脉は沈んで弱い。

安中散（桂皮4.0、延胡索3.0、茴香1.5、牡蛎3.0、甘草1.0、縮砂1.0、良姜0.5）

冷えによる心窩部痛及び腹痛を治す処方である。冷え性、やせ型の胃弱タイプの人が胃痛、胸灼け、胃部の痞えや膨満感を呈する時に用いる。

当帰湯（当帰5.0、芍薬3.0、桂枝3.0、人参3.0、黄耆1.5、厚朴3.0、蜀椒1.5、乾姜1.5、半夏5.0、甘草1.0）

疲れ易い、元気がない、冷え性、四肢がしびれるなど気血共に虚した虚寒証の人の胸背部や心窩部の痛みによく用いられるが、冷えや痛みと共に心窩部の痞える感じや抵抗（心下痞鞕）をみとめ時にも用いる。

大建中湯（蜀椒2.0、乾姜4.0、人参3.0、膠飴20.0）

虚寒証で腹中が冷えるために腸管が痙攣したり、蠕動が興奮して腹痛や腹部膨満感を起こす者を治す。腹部が軟弱無力な場合と薄いがベニヤ板のように緊張している場合とがある。時に腸の蠕動が外から見えることがある。

呉茱萸湯（呉茱萸3.0、JP生姜1.0、人参2.0、膠飴3.0）

冷え性で胃に虚寒があり、寒飲が上逆して嘔気、頭痛、吃逆等の症状を呈する時に用いられるが、寒飲が胃にあるためいつも胃が重苦しく膨満感を覚え、腹診すると心窩部に若干抵抗がある。

4．気滞や胃気の上逆

精神的興奮や逆上、ストレス、心労、気苦労、或いは肝胆の病、薬の飲み過ぎや副作用などで胃が一杯になり何も入らない感じがする人は、多く胃気（胃の働き）のつかえ、巡りの悪さの為、胃の正常な機能が阻害されて起こるものである。心下痞や時に胸脇苦満があり、舌質淡紅で舌苔が膩、脈は弦のことが

多い。

半夏厚朴湯（半夏6.0、厚朴3.0、茯苓5.0、蘇葉2.0、JP生姜1.0）

　胃気が鬱滞して巡らないため、気と胃中の痰飲が咽喉部につかえて、喉咽閉塞感（梅核気、或いは咽中炙臠）や、胃部膨満感或いはゲップを生ずる。

柴朴湯（柴胡1.0、黄芩3.0、半夏5.0、厚朴3.0、茯苓5.0、人参3.0、甘草2.0、
　　　　蘇葉2.0、JP生姜1.0、大棗3.0）

　小柴胡湯合半夏厚朴湯である。気滞はストレスや精神的緊張が肝に貯って肝気鬱結した時に生じ易い。小柴胡湯で肝気鬱結を去り、半夏厚朴湯で咽中炙臠や胃部膨満感などの胃気停滞や上逆を治す。

茯苓飲合半夏厚朴湯（茯苓5.0、白朮4.0、枳実1.5、陳皮3.0、人参3.0、
　　　　JP生姜1.0、半夏6.0、厚朴3.0、蘇葉2.0）

　胃気が滞って動かなくなると胃内の水分も吸収されず胃内停水が生じ、胃には気と水が停留して強い腹部膨満感や悪心嘔吐、胸灼等の諸症状を起こす。茯苓飲で余分な水分を吸収排泄し、半夏厚朴湯で滞った胃気を巡らす。

胃腸疾患

悪心・嘔吐

悪心・嘔吐の常用処方

1. 外感病
   (1) 感冒性胃腸炎、急性胃腸炎、食当り
       葛根湯、黄連湯、小柴胡湯、柴胡桂枝湯
   (2) 急性肝障害
       茵蔯蒿湯、茵蔯五苓散
   (3) 暑気当り
       五苓散、柴苓湯、清暑益気湯
2. 胃　実
   (1) 胃熱（急性胃炎）
       黄連解毒湯、三黄瀉心湯
   (2) 食傷（暴飲暴食）
       半夏瀉心湯、平胃散、胃苓湯
3. 脾　虚
   (1) 脾気虚（胃腸虚弱）
       四君子湯、六君子湯
   (2) 脾胃虚寒（冷え症）
       人参湯、呉茱萸湯
   (3) 湿痰（胃液過多）
       二陳湯、茯苓飲、茯苓飲合半夏厚朴湯、小半夏加茯苓湯

疾患の概念

　嘔吐には中枢性嘔吐と末梢性（反射性）嘔吐とがある。

　中枢性嘔吐は嘔吐中枢に圧迫や精神的刺激、或は血流を介して化学物質による刺激が直接作用して起るものである。

　末梢性（反射性）嘔吐は消化器や他の臓器からの求心的刺激によって、嘔気や嘔吐が起こるものである。

　漢方では吐きたいのに吐けず気分の悪いものを悪心、実際に胃内容物を吐くものを嘔吐といっている。

悪心・嘔吐弁証の要点

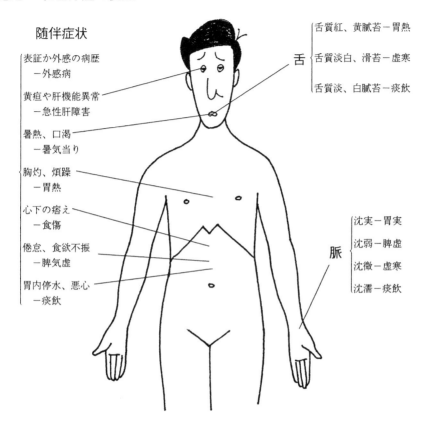

処方の運用

1. 外感病

感冒性胃腸炎や急性胃腸炎、食当り、暑気当り等に伴う嘔吐である。外感病では病邪が表から裏（胃腸や肝胆）に入れば悪心や嘔吐を生ずる。

(1) 感冒性胃腸炎、食当り

葛根湯（葛根8.0、麻黄4.0、桂枝3.0、芍薬3.0、甘草2.0、JP生姜1.0、大棗4.0）

一般感冒症状（発熱、悪寒、頭痛等）と共に悪心、下痢、腹痛などを伴う時に用いる。これは傷寒で太陽と陽明の合病である。

黄連湯（黄連3.0、桂枝3.0、乾姜3.0、半夏6.0、人参3.0、大棗3.0）

胃腸疾患

　一般感冒症状は乏しく、微熱があって、胃痛、悪心、嘔吐、下痢などの消化器症状のある場合。食当り、急性胃腸炎の嘔吐や腹痛によい。これらの症状は傷寒では少陽病の脾胃不和の症状に属する。

　小柴胡湯（柴胡7.0、黄芩3.0、人参3.0、半夏4.0、甘草2.0、大棗3.0、
　　　JP生姜）

　小陽病で悪寒と発熱が交代で現われ、胸脇苦満、食欲不振、悪心のある者は本方で主治する。一般には感冒症状の経過中に随伴症状として悪心や嘔吐を伴う時には本方がよい。

　柴胡桂枝湯（柴胡5.0、黄芩2.0、桂枝2.5、芍薬2.0、半夏4.0、人参2.0、
　　　甘草1.5、JP生姜1.0、大棗2.0）

　一般感冒の経過中に、頭痛、鼻水などの表証と共に悪心、腹痛などのある者、本方は太陽病と少陽病の併病の薬で、上記症状の他、腹証では胸脇苦満と上腹部の腹皮拘急（腹直筋の緊張）を目標に用いる。

(2) 急性肝障害

　茵蔯湯（茵蔯蒿4.0、山梔子3.0、大黄1.0）

　急性肝障害があって、黄疸、便秘と共に悪心嘔吐を来す時。

　茵蔯五苓散（茵蔯蒿4.0、猪苓4.5、茯苓4.5、白朮4.5、沢瀉6.0、桂枝3.0）

　利水剤の基本処方である五苓散に利胆消黄の茵蔯蒿を加味した処方。急性の黄疸、尿不利（尿量減少）、口渇と共に悪心、嘔吐を訴える者に用いる。

(3) 暑気当りによる悪心嘔吐

　五苓散（猪苓4.5、茯苓4.5、白朮4.5、沢瀉6.0、桂枝3.0）

　発汗して口渇があるが尿の出は少なく、水を飲むとすぐ吐いてしまうような時によい。特に小児の自家中毒性の嘔吐（水逆）によい。また本方は感冒性胃腸炎や急性胃腸炎の嘔吐にも用いる。服薬して吐く時は、本方を冷水か氷水で少量づつ口に入れてやるのが要領である。

　柴苓湯（柴胡5.0、黄芩2.5、人参2.5、茯苓2.5、白朮2.5、猪苓2.5、沢瀉4.0、
　　　甘草2.0、桂枝2.0、半夏4.0、大棗2.5、JP生姜1.0）

　小柴胡湯と五苓散の合方である。暑さで胃腸が弱って悪心、嘔吐、下痢する者、或は感冒様症状や慢性肝障害の経過中に悪心嘔吐する者によい。余分な水分が体内にあって生ずる嘔吐を治す。

清暑益気湯（黄耆3.0、人参3.5、甘草2.0、当帰3.0、陳皮2.0、五味子2.0、
　　　　　　麦門冬3.5、白朮3.5、黄柏2.0）

暑熱や湿熱により、気虚と津液の損傷（気陰両虚）を起こし、慢性の食欲不振や嘔気を生じている者を治す。

2．胃　実

胃は最初に飲食物を受納する所である。胃の働きが障害されると胃気が上逆して嘔吐を生ずる。主な原因の一つは胃熱で、熱い食べ物、強い香辛料、アルコール或いは味の濃厚な物、脂濃い物、その他消化の悪い物を飲食して胃粘膜に炎症を起す場合であり、もう一つは、いわゆる暴飲暴食によって消化不良症状を起して生じる嘔吐である。

(1)　胃熱（急性胃炎）によるもの

黄連解毒湯（黄連1.5、黄芩3.0、黄柏1.5、山梔子2.0）

暴飲暴食や刺激性の飲食物によって胃に炎症性の充血を起こし、その結果、悪心嘔吐や吐気などを来す時に用いる。本方は裏の実熱を瀉す基本処方である。

三黄瀉心湯（黄連3.0、黄芩3.0、大黄3.0）

上記**黄連解毒湯**の証に便秘を伴っている時は、瀉下作用のある本方を用いる。

(2)　食傷（暴飲暴食）

半夏瀉心湯（黄連1.5、黄芩3.0、半夏6.0、人参3.0、乾姜3.0、甘草3.0、
　　　　　　大棗3.0）

食後や空腹時に吐き気のする者に用いる。心窩部に膨満感や抵抗（心下痞鞕）があり、舌は白く厚い舌苔が附着している。

平胃散（蒼朮4.0、厚朴3.0、陳皮3.0、甘草1.0、乾姜1.0、大棗2.0）

あまり胃腸が強くないのに、食べ過ぎて胃が重く吐気のする者に用いる。胃に宿食と水が停滞して腹部膨満感と消化不良症状を起こす。

胃苓湯（蒼朮2.5、茯苓2.5、厚朴2.5、猪苓2.5、陳皮2.5、白朮2.5、桂枝2.0、
　　　　　甘草1.0、沢瀉2.5、乾姜1.0）

平胃散と**五苓散**の合方である。五苓散は消化管や体内の余分の水を排泄させる。平素から水飲過剰な人が食当りや暑気当りした時、或は水分を過剰に摂り過ぎて、悪心、嘔吐、下痢等の症状を呈する時によい。

3．脾　虚

　体質的な胃腸虚弱、体力消耗、消耗性疾患、外傷や手術などにより脾胃が弱ければ、飲食物を受け付けず悪心や嘔吐を生じる（脾気虚）。

　体質的に冷え症の人は、胃腸が冷えることによりその働きが悪くなって悪心や嘔吐を起し易い。また通常の消化力を持った人でも強い寒冷や過度の冷房、或は氷水や冷い飲物の取り過ぎなどで強く胃腸を冷やすと嘔吐や下痢、腹痛を起こす（胃寒）。

　脾胃の働きが失調すると脾から水分の吸収が悪くなるので胃内に余計な水分が停滞し、胃液過多で悪心や嘔吐の原因となる（脾虚湿痰）。

(1)　脾気虚（胃腸虚弱）

四君子湯（人参4.0、白朮4.0、茯苓4.0、甘草1.0、JP生姜1.0、大棗1.0）

　脾胃（胃腸）が虚弱なため、飲食物の消化が悪く、食欲不振や悪心、嘔吐、下痢などの消化器症状を呈する。本方証の患者は胃腸症状に加えて倦怠感、易疲労、無気力で、食事をすると眠くなったり、すぐ居眠りをする傾向がある。

六君子湯（人参4.0、白朮4.0、茯苓4.0、半夏4.0、陳皮2.0、甘草1.0、
　　JP生姜1.0、大棗1.0）

　四君子湯に痰飲（胃内の余分な粘液や水分）を排泄させる半夏と陳皮を加えた処方である。脾胃が虚弱で消化能力が落ちると、次は胃内の水分を吸収する力が弱くなって、その結果胃の中に余分な水が停滞し、悪心嘔吐、胃内停水、下痢等を呈する。

(2)　脾胃虚寒（冷え症）

人参湯（人参3.0、白朮3.0、乾姜3.0、甘草3.0）

　本方は寒冷、或は体質的な冷え症のため胃腸が冷え、その結果胃腸の働きが低下して、悪心嘔吐や下痢を来す例に用いる。寒証を治すことに重点が置かれているので、人参で元気をつけ、乾姜を用いて裏（内臓）を温める。

呉茱萸湯（呉茱萸3.0、JP生姜1.0、人参2.0、大棗4.0）

　冷え症の人が胃に虚寒があり、胃液が衝き上げて悪心、嘔吐、頭痛などを起こす（寒飲上逆）時に用いる。腹証では心窩部の抵抗と胸苦しさがあり、舌は湿っていて色は淡い。脉は沈んでいて弦遅で胃中虚寒を現わす脈状である。

(3)　湿痰（胃液過多）

悪心・嘔吐

二陳湯（半夏5.0、陳皮4.0、茯苓5.0、甘草1.0、JP生姜1.0）

脾胃の湿痰を治す基本処方である。従って胃内停水による悪心、嘔吐その他の諸症に用いられる。多くの方剤に組み込まれている。例えば**六君子湯**は本方に人参、白朮を加えたものである。

茯苓飲（茯苓5.0、蒼朮4.0、枳実1.5、陳皮3.0、人参3.0、JP生姜1.0）

脾胃が虚して胃内停水を生じ、悪心、嘔吐を起こすような時に用いる。胃の溜飲（水分停滞）に対する第一の処方である。

茯苓飲合半夏厚朴湯（茯苓5.0、蒼朮4.0、陳皮3.0、半夏6.0、厚朴3.0、
　　　　　　　枳実1.5、人参3.0、蘇葉2.0、JP生姜1.0）

茯苓飲加半夏厚朴蘇葉である。**茯苓飲**の証にさらに悪心嘔吐の強いもの、あるいは気の巡りが悪く気がふさいだり、咽喉のつかえた感じ（咽中炙臠）の加わった例に用いる。

小半夏加茯苓湯（半夏6.0、茯苓5.0、JP生姜1.5）

非常に簡単な処方であるが、胃内停水による嘔吐の妙薬とされ、妊娠悪阻の嘔気の特効薬とされて来たものである。悪心嘔吐が強くて薬も受けつけないというような場合には、本方を冷水か氷水で少量ずつ服用させるとよい。

げっぷ（噯気）

げっぷの常用処方

1. 食積（食べ過ぎ）
   半夏瀉心湯、調胃承気湯
2. 気　滞
   半夏厚朴湯、平胃散
3. 脾虚（胃弱）
   六君子湯、二陳湯、茯苓飲、茯苓飲合半夏厚朴湯、小半夏加茯苓湯
4. 肝脾不和（ストレス）
   柴朴湯

疾患の概念

胃の中に貯った空気やガス（CO_2）が食道を経由して逆流、口腔まで上がってくるものである。原因としては下記のようなものが考えられる。

(1) 呑気症。精神的ストレスや誤った習慣から、空気を嚥下しているものである。空気は唾液と共に嚥下される場合と、飲食物と共に嚥下される場合とがある。

(2) 炭酸飲料やビールなどの大量摂取で胃内に大量のCO_2ガスが貯留してゲップを生じ、つき上がってくる場合。

(3) 重曹を配合した制酸剤を多用、頻用した結果、胃内に大量のCO_2ガスが発生し、げっぷとなる場合。

漢方では噯気とか噫気と称しているものである。げっぷは呑酸嘈囃に伴っていることが多く原因もほぼ同じと考えられる。用いられる処方も胸やけや呑酸嘈囃に用いられるものと共通したものが多い。即ち、(1)食積（食べ過ぎ）(2)気滞(3)脾虚（胃弱）(4)肝脾不和（ストレス）等が原因である。気滞と肝脾不和はストレスが関係している場合が多く判然と分けられないことも多い。

げっぷ弁証の要点

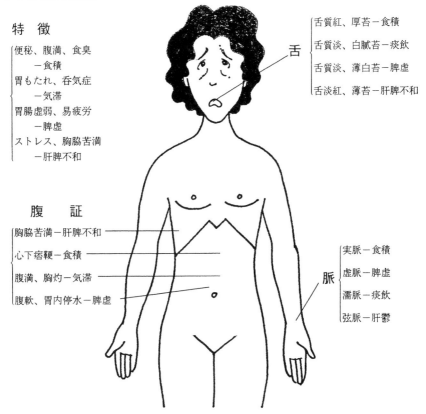

1. 食積（食べ過ぎ）

半夏瀉心湯（黄連1.5、黄芩2.5、半夏5.0、乾姜2.5、人参2.5、甘草2.5、大棗2.5）

　胃酸過多があり臭いゲップが出る時に用いられる。胃部の膨満感と心窩部の痞え、腹診時心窩部の抵抗や圧痛（心下痞鞕）があるのを目標に用いる。

　げっぷに対しては本方にショウガの絞り汁か摺りおろしたヒネショウガを加えて一緒に服用すると一層有効である。（**生姜瀉心湯**という処方になる）

調胃承気湯（大黄2.0、芒硝1.0、甘草1.0）

　便秘、腹満と共にゲップを来す場合。胃に実熱があるのを瀉下清熱する処方

である。胃熱と内容物の停滞のためにげっぷが出るもので、便秘があって腹壁が膨満し、沈で力強い実脉を呈するのを目標に用いる。

2．気　滞

半夏厚朴湯（半夏6.0、厚朴3.0、茯苓5.0、蘇葉2.0、JP生姜1.0）

気の巡りが悪くなり咽喉部で滞る結果、咽喉部にゲップがつき上がってくるのに仲々出せないという時（梅核気、或いは咽中炙臠）、或いは呑気症で胃が張ってゲップが出る時に用いる。

平胃散（蒼朮4.0、厚朴3.0、陳皮3.0、甘草1.0、乾姜1.0、大棗2.0）

胃に宿食（食物残渣）と痰飲（胃液）が停滞し、腹部膨満感や消化不良症状と共に胸灼けやゲップの出る場合に用いる。やや胃腸が弱く食べると胃にもたれやすく、食欲不振があるのを目標にする。

3．脾虚（胃弱）

六君子湯（人参4.0、白朮4.0、茯苓4.0、半夏4.0、陳皮2.0、甘草1.0、JP生姜1.0、大棗1.0）

胃腸虚弱（脾虚）と胃内の水分過多（胃内停水）に加え、元気不足、疲れ易く、無気力な傾向のある人がゲップや呑酸嘈囃を訴える時によい。

二陳湯（半夏5.0、陳皮4.0、茯苓5.0、甘草1.0、JP生姜1.0）

胃中に胃液が過剰にあり過ぎて、そのためにゲップや呑酸嘈囃を呈してくる場合に用いる。本方は脾胃の湿痰（異常な水分過多）を治す基本処方である。

茯苓飲（茯苓5.0、白朮4.0、枳実1.5、陳皮3.0、人参3.0、JP生姜1.0）

脾胃が虚して働きが悪くなり胃中に胃液が貯溜して、嘔気や胸灼けと共にゲップを起こす場合。用いる目標は大体二陳湯と同じである。

茯苓飲合半夏厚朴湯（茯苓5.0、白朮4.0、枳実1.5、陳皮3.0、人参3.0、
　　　　　　　　JP生姜1.0、半夏6.0、厚朴3.0、蘇葉2.0）

実際の処方内容は**茯苓飲加半夏厚朴蘇葉**である。茯苓飲の胃内停水の症候に加えて気が塞って胸や咽喉部のつかえ（梅核気、嘔中炙臠）やゲップ、胸灼けのある時。胸灼けには茯苓飲よりは本方を用いる機会の方が多い。

小半夏加茯苓湯（半夏6.0、茯苓5.0、JP生姜1.5）

胃内停水による嘔吐の妙薬とされ、昔からよく妊娠悪阻の悪心嘔吐に用いられて来た。従って悪心、呑酸嘈囃、などと共にからえずきやゲップの出る場合

4. 肝脾不和（ストレス）

柴朴湯（柴胡7.0、黄芩3.0、人参3.0、半夏5.0、厚朴3.0、茯苓5.0、蘇葉2.0、甘草1.0、JP生姜1.0、大棗3.0）

小柴胡湯合半夏厚朴湯で処方構成は小柴胡湯加厚朴、茯苓、蘇葉である。ストレスや肝胆疾患により肝の働きが傷害されて肝気鬱結を生ずる。その影響で脾胃の働きも失調し、正常では胃から脾に流れる気が脾から胃に逆行して喉に衝き上って咽喉部の詰る感じ（梅核気、咽中炙臠）やゲップを起こさせる。本方で肝の働きを正常化し、脾を補い同時に逆上している気を正常に下降させる。

胃腸疾患

潰瘍性大腸炎

潰瘍性大腸炎の常用処方

1. 活動性炎症型（脾胃湿熱）
   黄連解毒湯、半夏瀉心湯、黄連湯、黄芩湯
2. ストレス憎悪型（肝脾不和）
   四逆散、大柴胡湯去大黄、柴胡桂枝湯、桂枝加芍薬湯、黄耆建中湯
3. 胃腸虚弱型（脾虚）
   人参湯、六君子湯、補中益気湯、啓脾湯、真武湯、芎帰膠艾湯

疾患の概念

現代医学的にも原因不明の炎症性疾患で、大腸特に直腸に好発する。寛解と再燃を繰り返し極めて難治性で生涯を通じて継続する例が多い。下痢と血便が必発症状で、腹痛を伴うこともある。重症例では発熱、貧血、全身倦怠等の全身症状が現れる。

潰瘍性大腸炎は現代医学でも根治することの非常に困難な疾患であり、特に激症型や、活動期にある例では漢方薬だけの単独治療は殆んど不可能である。寛解期や極く軽症の例では漢方治療だけでも相当な効果を挙げ得る場合もある。

潰瘍性大腸炎の重症度分類

	重　症	中等症	軽　症
①下　痢	6回以上(2)	重症と軽症の中間	4回以下
②顕血便	(卌)(2)		(＋)～(－)
③発　熱	37.5℃以上(2)		(－)
④頻　脈	90／分以上(2)		(－)
⑤貧　血	Hb10g／・以下		(－)
⑥血　沈	30mm／h以上		正　常

1. 重症とは、①および②．の他に全身症状である③または④のいずれかを満たし、かつ6項目のうち4項目を満たすものとする。軽症は6項目すべてを満たさないものとする。上記の重症と軽症の中間にあたるものを中等症とする。

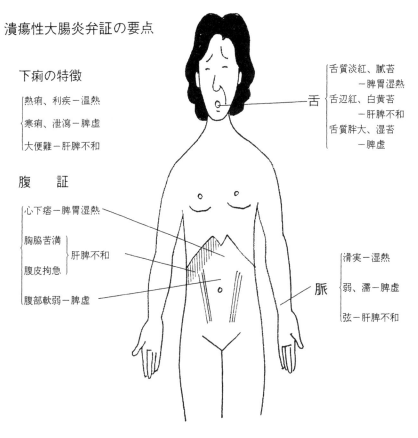

2. 重症の中でも特に症状が激しく重篤なものを激症とし、発症の経過により急性激症型と再燃激症型に分ける。
3. 激症型の診断基準は以下の5項目をすべて満たすものとする。
   1) 重症基準を満たしている。
   2) 15回／日以上の血性下痢が続いている。
   3) 38℃以上の持続する高熱がある。
   4) 10,000／㎣以上の白血球増多がある。
   5) 強い腹痛がある。
   （吉田　豊：厚生省特定疾患消化吸収障害調査研究班, 昭和60年度業績集, 26頁, 1986）

処方の運用
1．脾胃湿熱（活動性炎症型）
　脾胃（消化管）に熱（炎症）があって脾胃の機能が失調し、消化管内の水分の吸収も悪くなり、余分な水分が消化管内に停滞するうちに熱と結びついて湿熱となって大腸に鬱結する場合である。発熱その他の炎症症状と、下痢、裏急後重、肛門灼熱感、下血等を呈する（熱痢、利疾）。治法は清熱解毒、利湿である。

　黄連解毒湯（黄連1.5、黄芩3.0、黄柏1.5、山梔子2.0）
　実熱証で炎症と充血がある例を治す。下痢腹痛に下血や血便を伴うものは本方の適応である。全体にのぼせ症で赤ら顔、腹部は緊張良好で、心窩部につかえる感じと抵抗がある。舌は紅色で舌苔は黄色味を帯びる。脉は力強い実脉である。

　半夏瀉心湯（黄連1.0、黄芩2.5、半夏5.0、人参2.5、乾姜2.5、甘草2.5、
　　　　　　大棗2.5）
　慢性、乃至軽症の炎症には本方を用いる。
　脾胃（胃腸）が傷害されて働きが失調し、中で痰飲（余分な水分）と熱が生じ、その熱と痰飲が下痢となって下る。心窩部のつかえや抵抗があり、腹鳴がある。下痢が著しい例には甘草（甘草湯エキス或いは甘草末でもよい）を加えると、**甘草瀉心湯**に近い処方内容になりより有効である。

　黄連湯（黄連3.0、桂枝3.0、乾姜3.0、半夏6.0、人参3.0、甘草3.0、大棗3.0）
　半夏瀉心湯の黄芩が桂枝に入れ替わった処方である。黄連の分量はこちらが多い。下痢と共に心窩部痛や腹痛時に微熱のある者を目標に用いる。

　黄芩湯（黄芩4.0、大棗4.0、芍薬3.0、甘草3.0）
湿熱性下痢に対する代表的方剤である。発熱と共に下痢、腹痛、裏急後重、肛門灼熱感など熱痢の症状を呈する時に用いる。舌は紅でやや厚い黄舌を伴う。脈は弦数である。

2．肝脾不和（ストレス憎悪型）
　精神的ストレスや緊張で憎悪するタイプである。ストレスは肝に鬱積して肝気鬱結を起こす。その結果肝の疏泄機能が失調する。肝は脾（消化器）の働きを調節して円滑に運動させる役目を持っているので、肝の働きが失調すると脾

の働きも阻害され、消化管の蠕動異常、水液の吸収障害による鬱滞が起こり化熱（炎症発生）を生ずる。大便が快通しない（大便難）。治法は疏肝解鬱である。

四逆散（柴胡5.0、枳実2.0、芍薬4.0、甘草1.5）

実証の人向けの方剤である。精神的ストレスや緊張で強い肝気鬱結を生じ、これが脾胃の円滑な働きを乱して、下痢、腹痛、腹満などを生ずる。腹診では両側に顕著な胸脇苦満と腹直筋の緊張が見られる。

大柴胡湯去大黄（柴胡6.0、黄芩3.0、枳実2.0、芍薬3.0、半夏4.0、JP生姜1.5、
　　　　　　　大棗3.0）

肝気鬱結が昂じて熱を生じた場合、清熱作用のある黄芩を配した本方がよい。下痢のある場合大黄は抜いた方が用い易い。下痢のない時は**大柴胡湯**を用いる。腹証では強い胸脇苦満と上腹部の緊張（心下急）を見る。

柴胡桂枝湯（柴胡5.0、黄芩2.0、半夏4.0、人参2.0、甘草1.5、芍薬2.0、
　　　　　　桂枝2.5、JP生姜1.0、大棗2.0）

四逆散証より若干虚証の人に適している。元来脾胃虚弱な人が肝気鬱結（ストレスや緊張による肝機能障害）のため消化器症状が出現するものに用いる。

桂枝加芍薬湯（桂枝4.0、芍薬6.0、大棗4.0、甘草2.0、JP生姜1.0）

元来脾虚がある人がストレスや緊張により、腹がひきつるように痛み下痢やしぶり腹を生ずる場合に用いる。腹証では下腹部が張り両側の腹直筋がつっ張っている（腹皮拘急）。

黄耆建中湯（桂枝4.0、芍薬6.0、黄耆4.0、甘草2.0、大棗4.0、JP生姜1.0、
　　　　　　膠飴20.0）

桂枝加芍薬湯に黄耆と米飴を加えた処方で、一段と脾虚が著しく、腹痛、下痢或いは膿血便を下す例に用いる。黄耆は代表的な補剤であると共に肉芽再生作用が強く抗潰瘍作用及び抗炎症作用がある。

3．脾　虚（胃腸虚弱型）

多くは症状間歇期である。体質的な脾胃虚弱、或いは永年に亘る炎症性疾患の持続は脾の気虚（機能低下やエネルギー不足）や血虚（貧血や栄養低下）を生じる。気虚や血虚があると体や腹が冷え、下痢や腹痛ばかりでなく消化管粘膜の萎縮や脆弱化のため潰瘍形成や下血を起こし易くなる。これは寛解期、或いは消耗期に見られるタイプである。下痢便の後は暫く気分が良くなる（寒痢、

泄瀉)。治法は益気補脾して止痢する。

人参湯(人参3.0、白朮3.0、乾姜3.0、甘草3.0)

脾胃虚弱に加えて冷え症があり、疲労や冷え、或いは冷飲冷食によって下痢や腹痛が生じたり憎悪する例に用いる。人参は脾胃を補って元気をつけ、白朮で胃腸の余分な水分を吸収して下痢を止め、乾姜で胃腸を温め甘草で胃を保護すると共に腸の痛みや痙攣を止める。腹証では腹部は軟弱。心下のつかえる感じがあって若干抵抗を感じる。本方は脾陽虚を治す基本処方である。

六君子湯(人参4.0、白朮4.0、茯苓4.0、半夏4.0、陳皮2.0、甘草1.0、大棗1.0、JP生姜1.0)

胃腸虚弱で消化管内に大量の水分停滞を生じ、下痢が止まらない場合。

下痢を始めとする消化器症状は消化機能の減弱と水分過剰で生じるので、水分を排泄させる生薬が何種類も配合されている。下痢の他、嘔気、腹鳴、胃内振水音(水音)などがある。冷え症の傾向は顕著でない。

補中益気湯(黄耆4.0、人参4.0、甘草1.5、白朮4.0、当帰3.0、陳皮3.0、柴胡1.5、升麻0.5、大棗2.0、乾姜0.5)

過労、消耗、胃腸虚弱の為、胃腸の働きが低下して下痢や消化不良を生じ、元気が枯渇して疲労倦怠感が著しい場合に用いる。胃腸を補い元気を回復すると共に黄耆に抗炎症抗潰瘍作用があり、また消耗によって生じた虚熱を治す作用もある。

腹証では腹部軟弱で臍の上に動悸を触れる。内臓下垂を伴うことが多い。

啓脾湯(人参3.0、白朮4.0、茯苓4.0、陳皮2.0、山楂子2.0、山薬3.0、蓮肉3.0、沢瀉2.0、甘草1.0)

脾胃が虚して消化吸収の能力が傷害され水分の吸収も阻害されて、消化不良、軟便、水様性下痢、食欲不振等の症状を生じた場合の処方である。脾を補い元気をつける人参を主薬に、茯苓、白朮、沢瀉等の強力な利水剤と山薬、蓮肉、山査子等の消化力を高め下痢を止める生薬が数多く配合されている。

真武湯(茯苓5.0、白朮3.0、芍薬3.0、JP生姜1.0、附子1.0)

体温の生産と全身水分代謝の調節の要である"腎陽"の働きが衰えたために、全身の冷えと、余分な水分が消化管内に溢れる結果、慢性の下痢や腹痛を生じた者を治す。茯苓、白朮で水分を吸収排泄し、芍薬で腹痛を止め、附子で腎を

温補してその働きを回復させてやる。消化器症状の他にめまいや動悸など"水毒"の症状を伴う。腹部は軟弱で、よく腹部に動悸を感じる。脈は弱く細く触れにくい。手足や身体が冷たい。

芎帰膠艾湯（当帰4.5、乾地黄6.0、芍薬4.5、川芎3.0、艾葉3.0、阿膠3.0、
　　　　甘草3.0）

脾胃の虚弱と共に血虚（貧血、栄養不良）があって出血傾向を呈する場合に用いる。顔色が悪く、皮膚は貧血性で乾燥傾向があって血便や下血を伴う。冷え症があり、腹部は軟弱で下腹が少し張って圧痛のある場合が多い。舌の色も貧血性で舌苔はほとんどない。脈は沈細である。

胃腸疾患

過敏性腸症候群

過敏性腸症候群の常用処方

1）精神的ストレス（肝脾不和）
　　　四逆散、桂枝加芍薬大黄湯、柴胡桂枝湯、桂枝加芍薬湯、
　　　加味逍遙散、小建中湯、芍薬甘草湯
2）胃腸虚弱（脾虚）
　　　半夏瀉心湯、黄連湯、六君子湯、胃苓湯、大建中湯、人参湯、
　　　当帰四逆加呉茱萸生姜湯、真武湯

疾患の概念

　腸管の機能異常により、蠕動、緊張の亢進や異常が起こりその結果、下痢、便秘などの便通異常を始め腹痛、腹鳴、腸ガス貯留など種々の不安定な腹部症状が持続するものである。主症状から次の３型に分類される。

(1) 不安定型（下痢便秘交代型）
　　腹痛を伴う痙攣性便秘が一定期間続いた後、間歇性の下痢に移行する。腹痛の他に腹部ガス貯留、腹満感を伴うこともある。
(2) 下痢持続型（神経性下痢）
　　日常的に軟便もしくは下痢便が一日数行あるが、大抵の場合腹痛はなく体重減少も起こらない。食べるとすぐ便意を催すという例が多い。
(3) 分泌型（粘液性大腸炎）
　　便秘に続いて激しい腹痛とそれに続いて大量の粘液を混じた下痢便を排出するもの。精神的因子の関与が大きいとされる。
　　本症を惹き起こす誘因は数多くあるが、主なものは
① 精神的ストレスや緊張などの感情的因子。
② 気候条件（寒冷刺激など）、飲食物の不適（下剤連用、刺激性食品、冷たい飲食物、食物アレルギー etc,) など外からの物理的刺激である。
　漢方医学的には相克関係ある肝と脾の不調和が要因となっている例が多く、次に脾胃自身の虚弱に基く過敏不安定の例が多い。

過敏性腸症候群弁証の要点

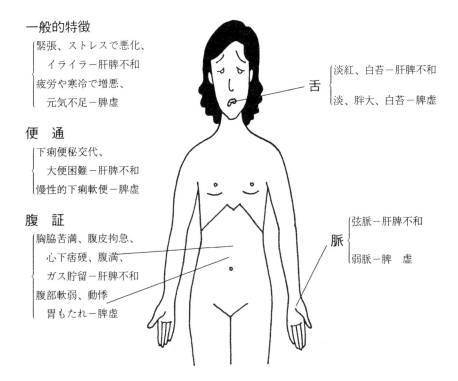

一般的特徴
- 緊張、ストレスで悪化、イライラ－肝脾不和
- 疲労や寒冷で増悪、元気不足－脾虚

便通
- 下痢便秘交代、大便困難－肝脾不和
- 慢性的下痢軟便－脾虚

腹証
- 胸脇苦満、腹皮拘急、心下痞硬、腹満、ガス貯留－肝脾不和
- 腹部軟弱、動悸、胃もたれ－脾虚

舌
- 淡紅、白苔－肝脾不和
- 淡、胖大、白苔－脾虚

脈
- 弦脈－肝脾不和
- 弱脈－脾虚

処方の運用

1）肝脾不和

　ストレスや緊張などの感情的因子で誘発されるタイプは肝と脾が関与している。

　肝は胆汁の排泄、解毒、全身の臓腑や器官を調節するという所謂疏泄作用を営んでいる。また肝は脾に対しては相克の関係にあり、正常な状態では脾に抑制を加えることにより脾の働きの正常性を保持している。

　一方、怒りの感情や精神的ストレスは肝によって処理されると漢方では考えており、これも肝の疏泄作用の一環である。肝の機能が不十分であると、怒り

やストレスで生じた心理的エネルギーが処理されないまま肝に鬱積して肝の疏泄作用全体を阻害する（肝気鬱結）。その結果、肝が脾の働きを調節するという機能も妨げられて、脾は円滑に働かなくなり、痙攣性の疼痛、気滞による腹満、腹鳴、或いは便通異常など種々の消化器症状を惹き起こす。

このように肝と脾の円滑な連携が失われて起こる脾の失調を肝脾不和と称する。肝脾の不和が起こるに際して、実証と虚証と両方の場合があり得る。

(1) 実　証

肝気鬱結が非常に強い為に、相克が過剰に働いて元来正常であった脾の働きが失調させられる場合である（木克土）。このような場合は腹証を診ると腹壁は厚く全体の緊張は良好である。肝気鬱結の現れとして、心窩部から季肋部にかけては重苦しい感じや抵抗がある（胸脇苦満）。肝気鬱結が強い程胸脇苦満は著明にみとめられる。肝脾不和の現れとして両腹直筋の緊張（腹皮拘急）が現われる。また腹満や圧痛なども随時見られる。脉は肝の影響を強く受け、楽器の弦を触れた時のような硬い感じの弦脉を現わすのが特徴的である。

四逆散（柴胡5.0、枳実2.0、芍薬4.0、甘草1.5）

実証の病人向けの方剤である。ストレスが内に鬱って発散されず、昂じて腹痛、下痢、腹満等の胃腸症状を生じる。両側の胸脇苦満と腹直筋の緊張が著明で、心窩部のつかえもみられる。

桂枝加芍薬大黄湯（桂枝4.0、芍薬6.0、大黄1.0、甘草2.0、大棗4.0、
　　　　　　　　　JP生姜1.0）

桂枝加芍薬湯に瀉下作用の大黄を加えた処方で、腹満、腹痛して便秘する場合に用いる。腹証では腹部の緊満と腹直筋の緊張がある。

(2) 虚　証

肝気鬱結は左程でもないが、脾が虚弱なため正常の肝気に対しても過度の相克作用を受け易く、すぐ失調するものである（木乗土虚）。この時は一般に腹壁は軟弱で種々の程度に腹皮拘急がみとめられる。また虚満や痛みと共に腹部に動悸を触れたりすることもある。胸脇苦満はないか、あってもそれほど著明でない。脉は弱く且つ弦脉の傾向がある。

柴胡桂枝湯（柴胡5.0、黄芩2.0、半夏4.0、人参2.0、甘草1.5、芍薬2.0、
　　　　　桂枝2.5、生姜1.0、大棗2.0）

　四逆散より若干虚証の人向けの方剤である。胸脇苦満と上腹部の腹直筋の緊張（心下支結）の腹証を目標に用いる。桂枝、芍薬、甘草が鎮痛鎮痙的に働き、下痢や腹痛を寛和する。症状が強い時は半量位の芍薬甘草湯（芍薬、甘草）を加えるとよい。

加味逍遙散（柴胡3.0、当帰3.0、芍薬3.0、白朮3.0、茯苓3.0、薄荷3.0、
　　　　　牡丹皮2.0、山梔子2.0、甘草2.0、JP1.0生姜）

　肝に血虚があると、肝の脾に対する正常な相克（制禦）作用が及びにくくなり、脾胃は益々その働きを乱され易くなる（木不疏土）。本方は肝気鬱結による心気症的傾向が強く、不定愁訴と共に脾虚による腹満や便通異常（下痢或いは便秘）を起こし易い例に用いる。

桂枝加芍薬湯（桂枝4.0、白芍薬6.0、甘草2.0、大棗4.0、JP生姜1.0）

　脾胃虚弱の傾向のある（虚証）患者で、腹がひきつるように痛み、下痢に傾く時に用いる。腹証では腹直筋の緊張と腹部の軽い膨満（虚満）を目標にする。

小建中湯（膠飴20.0、甘草2.0、桂枝4.0、芍薬6.0、JP生姜1.0、大棗4.0）

　桂枝加芍薬湯に飴を加えた処方である。胃腸虚弱者或いは体力減退した人（非常な虚証）が腹痛、腹満、便通異常を訴える時に用いる。腹証は①腹直筋が薄くピンと緊張している場合と、②全体に軟弱、無力の場合と2通りある。

　本方証は胃腸、身体総て虚弱な為、通常では十分耐えられる程度のストレスに対しても、直ちに脾胃の失調を来たし、腹痛や便通異常などを起こすものである。

芍薬甘草湯（白芍薬、甘草各4.0～8.0）

　腹が急に引きつったり痛む時に用いる。白芍薬は肝気の影響をやわらげ、鎮痛、鎮痙的に働く。甘草は芍薬の働きを助けると同時にすべて急迫した症状を緩和する。

2）脾　虚

　脾虚があるために、外からの刺激で容易に腹痛、腹満、腹鳴、便通異常などの不快な消化器症状を起こす者は、病人の症状と虚実に応じ1）と同じ**桂枝加**

芍薬湯、桂枝加芍薬大黄湯、小建中湯、芍薬甘草湯などの処方を用いてよい。その他に用いるべき処方として次のようなものがある。

　胃腸が冷えたり、飲食物の刺激などによって腸管が過剰に反応して消化機能や運動の異常を起こすのは元来その人に脾虚（消化管の機能低下或いは虚弱）があるためである。脾虚は体質的な胃腸虚弱、病後や術後、過労、心労、飲食の不節制などが原因となって生じる。

　脾虚の人は胃腸の故障を起こし易いだけでなく、一般に疲れ易く無気力で元気がなく、しばしば冷え症である。腹部は軟弱、舌の色は淡白で脈は弱い。

(1) 寒熱失調

　脈虚があると飲食の不節制や、感冒などの外感病で容易に脾の機能が乱される結果、急性胃腸炎のような症状を呈する。心窩部がつかえて嘔気があり、下痢や腹痛を伴いやすい。

半夏瀉心湯（黄連1.0、黄芩2.5、半夏5.0、乾姜2.5、人参2.5、甘草2.5、
　　　　大棗2.5）

　脾胃（胃腸）の働きが失調し気と共に水分も胃腸に停滞して、悪心、嘔気があって胃がつかえる感じがすると共に腹鳴や下痢を起こす場合に用いる。雷鳴下痢といって食べると直ちに腹鳴して便意を催すといった例によい。舌苔が厚く、腹診では心窩部に抵抗（心下痞鞕）が認められる。下痢の著しい者には少量の甘草（エキス剤の場合、甘草湯エキス、或いは甘草末）を加味するとよい。（**甘草瀉心湯**という処方に近くなる）

黄連湯（黄連3.0、桂枝3.0、乾姜3.0、半夏6.0、人参3.0、甘草3.0、大棗3.0）

　半夏瀉心湯中の一味黄芩が桂枝に替った処方である。嘔気や下痢と共に胃痛、腹痛を伴う場合に用いる。時に微熱を伴うこともある。腹証では心下痞より心窩部や腹部に圧痛があるのが特徴である。

(2) 脾虚湿痰

　脾虚があると消化管から水分の吸収が悪くなるので、余分な水分が消化管内に停滞蓄積して、悪心、嘔吐、下痢や腹鳴、腹痛などの消化管異常を起こし易くなる。

六君子湯（人参4.0、白朮4.0、茯苓4.0、半夏4.0、陳皮2.0、甘草1.0、
　　　　JP生姜1.0、大棗2.0）

脾胃（胃腸）虚弱で中に多量の痰飲（余分な水分）を生じている例に用いる。胃腸が弱く元気がなく、嘔気や下痢、腹鳴があるといった場合が目標となる。腹は軟弱、臍上にしばしば動悸を触れる。舌は湿潤して淡白色、厚い白苔におおわれている。半夏瀉心湯証よりさらに脾胃虚弱である。

胃苓湯（蒼朮2.5、茯苓2.5、厚朴2.5、猪苓2.5、陳皮2.5、白朮2.5、桂枝2.0、甘草1.0、沢瀉2.5、乾姜1.0、大棗1.0）

胃もたれや消化不良を治すのによい**平胃散**と体内の余分な水分を排泄する働きのある**五苓散**との合方である。消化管内に水分が過剰にあり過ぎて水様性の下痢や腹痛を呈する者に用いるとよい。

(3) **脾虚裏寒**

また脾虚に内因性あるいは外因性の冷えが加わっている例では、腸が麻痺や痙攣を起こし易く、少しの刺激で腹痛、腹満や便通異常を起こし易い。

大建中湯（蜀椒2.0、乾姜4.0、人参3.0、膠飴20.0）

胃腸虚弱の上に冷え症がある（脾陽虚）者が、腹が冷えて痙攣性疼痛と腹満する時に用いられる。腹壁は軟弱であるが腹痛がつよく圧痛過敏。時に蠕動不穏が見られることもある。老令者や虚弱者の腸閉塞初期に良い。

人参湯（人参3.0、白朮3.0、乾姜3.0、甘草3.0）

冷え症で慢性に胃腸の調子が悪い（脾陽虚）人に対し、身体を温め胃腸の働きを活発にする効果がある。本方に附子を加えた処方を**附子理中湯**といい、温補する働きが一層強化されるので冷えの傾向がより強い人にはこの方がよい。

当帰四逆加呉茱萸生姜湯（当帰3.0、芍薬3.0、桂枝3.0、細辛2.0、大棗5.0、木通3.0、甘草2.0、呉茱萸2.0、JP生姜1.0）

昔の人が「疝」と呼んだ病、即ち日頃冷え症の人が寒冷に当てられてさし込むような下腹痛、下痢及び四肢の冷感等を訴える時に用いる。

真武湯（茯苓5.0、白朮3.0、芍薬3.0、JP生姜1.0、附子1.0）

体温を生産する源である腎陽が虚し、そのため全身の冷えと生理機能の衰微が起きる。消化管内にも水分が溢れて停滞し、下痢、腹痛、或いはそれに加えて動悸やめまい立ちくらみなどの水毒症状を伴う場合に用いる。腹部は軟弱で臍の上下に腹部大動脈の拍動を触れる。舌は淡白で湿潤し、脈は微弱である。

胃腸疾患

便　秘

便秘の常用処方

1. 胃腸の実熱
   大承気湯、調胃承気湯、三黄瀉心湯、防風通聖散
2. 胃腸の気滞
   大柴胡湯、大黄甘草湯、桂枝加芍薬大黄
3. 脾胃や腎の虚弱
   麻子仁丸、潤腸湯、桂枝加芍薬湯、小建中湯、人参湯、八味地黄丸
4. 瘀　血
   桃核承気湯、通導散、桂枝茯苓丸、加味逍遙散

疾患の概念

　漢方では便秘するからといって必ず下剤を用いるとは限らない。その人の証に隨って処方し、便秘の原因を取り除いて自然な排便があるように便通を整えてやることが理想である。

処方の運用

1. 胃腸の実熱

　熱病（陽明病や温病）、のぼせ（熱証体質）、或は濃厚な味の物を飲食し続けると胃腸に実熱が蓄積し、水分が少なくなって大便秘結する。こういった場合一般に脉はしっかり打っていて（実脉）、舌は紅く厚く乾燥した舌苔があり、腹壁は厚く膨満している。この型の便秘には強い峻下剤を用いることが多い。

　大承気湯（枳実3.0、厚朴5.0、大黄2.0、芒硝3.0）

　　陽明腑病、胃の実熱を治す処方の代表的なものであり、最も強力な峻下剤である。腹部は全体的に緊張し膨満（実満）して力がある。心窩部は特に緊張して圧痛や自発痛をみることもある。即ち胃腑大実満の証である。

　調胃承気湯（大黄2.0、芒硝1.0、甘草1.0）

　　大承気湯よりはやや緩和された攻下剤である。実証で通常何日も便秘するような人に用いる。本方は胃気を調和させると共に瀉下作用を兼用しているので調胃の名がある。

便秘弁証の要点

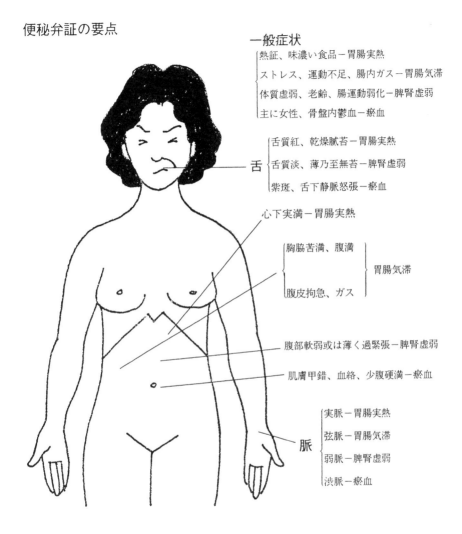

一般症状
- 熱証、味濃い食品－胃腸実熱
- ストレス、運動不足、腸内ガス－胃腸気滞
- 体質虚弱、老齢、腸運動弱化－脾腎虚弱
- 主に女性、骨盤内鬱血－瘀血

舌
- 舌質紅、乾燥膩苔－胃腸実熱
- 舌質淡、薄乃至無苔－脾腎虚弱
- 紫斑、舌下静脈怒張－瘀血

心下実満－胃腸実熱

胸脇苦満、腹満 ┐
               ├ 胃腸気滞
腹皮拘急、ガス ┘

腹部軟弱或は薄く過緊張－脾腎虚弱

肌膚甲錯、血絡、少腹硬満－瘀血

脈
- 実脈－胃腸実熱
- 弦脈－胃腸気滞
- 弱脈－脾腎虚弱
- 渋脈－瘀血

三黄瀉心湯（黄連3.0、黄芩3.0、大黄3.0）
　胸部や腹部の実熱を瀉下作用により体外に排泄させる処方である。従ってのぼせ症で血色が好く赤ら顔の傾向の人で、便秘と不眠、イライラを訴えるような人によく合う。

防風通聖散（大黄3.0、芒硝3.0、麻黄1.2、防風1.2、荊芥1.2、薄荷1.2、滑石3.0、梔子1.2、石膏2.0、桔梗2.0、連翹1.2、黄芩2.0、当帰1.2、川芎1.2、芍薬1.2、甘草2.0、JP生姜）

大食肥満で便秘するような例に用いる。脂肪太りで太鼓腹というのがこの処方を用いる際の目標である。方中に大黄、芒硝が配合されているのでかなり強い瀉下作用がある。

2．胃腸の気滞

精神的ストレスがたまったり、長時間の坐業などの結果、胃腸の働き（胃気）が停滞して、便秘したり、腸にガスが貯るものである。過敏性腸症候群の便秘はこの型に属すものが多い。腹壁の緊張が強く、腹の張る感じ（腹満）がして痛む者が多い。この型の便秘には瀉下作用の緩かな緩下剤を用いる。

大柴胡湯（柴胡6.0、黄芩3.0、枳実2.0、芍薬3.0、半夏4.0、JP生姜1.5、大棗3.0、大黄1.0～2.0）

幾分抑うつ感や怒りっぽいなどの傾向に加え、腹部は心窩部より胸脇部にかけて膨満感と抵抗圧痛（心下急）があって便秘するという例に用いる。

大黄甘草湯（大黄4.0、甘草2.0）

大黄と甘草の2味から成る単純な処方である。大黄は瀉下作用と同時に腸管を痙攣収縮させる作用があるが、甘草はその痙攣を緩和し、腸管内の水分を保持して瀉下の効果を高め、腹痛や裏急後重を予防する。緩下剤として虚証から実証の人迄巾幅広く応用できる。

桂枝加芍薬大黄湯（桂枝4.0、白芍薬6.0、大棗4.0、甘草2.0、JP生姜1.0、大黄1.0）

ストレスを始め種々の原因による痙攣性の便秘に用いる。病位は太陰と一部陽明に在る。腹満して痛み、便秘するのを目標に用いる。腹診では両側腹直筋が緊張（腹皮拘急）し、下腹部がやや緊満し、圧痛を訴える。

3．脾胃や腎の虚弱

体が虚弱であったり、老齢で胃腸の働きも弱り、大腸が便を伝達する力が弱くなる結果、内容物が長時間大腸内に停滞して、便が乾燥秘結して便秘を生じるものである。この型の便秘は、数日間便秘してもあまり苦痛がない代り、便は大きく固って排便に難渋し、脱肛や切れ痔を起こすものが多い。弛

緩性便秘などはこの型に属するものが多い。

　こういった胃腸虚弱（虚証）の患者にうっかり強い瀉下剤を投与すると腹痛を起こして苦しんだり、下痢が止まらなくなって衰弱したりすることがよくあるので注意を要する。処方は必ずしも緩下剤を用いるとは限らず、逆に下痢止めに用いるような温補剤を用いたりする。

麻子仁丸（麻子仁5.0、杏仁2.0、枳実2.0、厚朴2.0、芍薬2.0、大黄4.0）

　老人などの弛緩性便秘に用いる。体液が枯燥し腸内に虚熱があって便が乾燥して便秘する者（陰虚内熱）で、老人や虚弱者の長期に亘る常習便秘にはこの型が多い。脉は沈細数で舌は紅く乾燥気味で無苔の場合が多い。腹は軟弱でよく便塊を触れる。

潤腸湯（麻子仁2.0、杏仁2.0、熟地黄3.0、乾地黄3.0、枳殻2.0、厚朴2.0、
　　当帰3.0、大黄2.0、桃仁2.0、黄芩2.0、甘草1.5）

　麻子仁丸から芍薬を取り代りに補血と補陰の薬味を加えた処方である。虚証の弛緩性便秘に用いる。体液が乏しく腸内に水分不足と虚熱があって便が乾き便秘する者が対象である。麻子仁丸証に似るが若干作用が緩かである。

桂枝加芍薬湯（桂枝4.0、芍草6.0、甘草2.0、JP生姜1.0、大棗4.0）

　下痢腹痛に用いることの多い処方である。胃腸虚弱の人の痙攣性便秘には、瀉下剤の大黄を加えなくても、本方で痙攣を去るだけで便通がつくことがある。腹診では腹直筋の緊張（腹皮拘急）があって腹痛を伴う。

小建中湯（膠飴20.0、甘草2.0、桂枝4.0、白芍薬6.0、大棗4.0、JP生姜1.0）

　桂枝加芍薬湯に飴を加えた処方で、通常下痢を止める時に用いられるが、体質虚弱な人や、平素丈夫な人が無理を重ねて疲労して便通がうまくいかなくなった時などに用いると、胃腸の働きを正常に戻して意外な効果がある。本方の腹証は２通りあり、腹直筋が薄く緊張（腹皮拘急）している場合が正証であるが、全く軟弱無力の場合もある。

人参湯（人参3.0、白朮3.0、乾姜3.0、甘草3.0）

　胃腸虚弱の上に裏に寒がある病人の便秘は、大黄や芒硝など瀉下剤の配合された処方では効果がなく、却って腹痛を起こさせることがある。本方のような湿補剤で腹中を温めてやると却って便通がつくことがある。

八味地黄丸（地黄5.0、山薬3.0、山茱萸3.0、牡丹皮3.0、茯苓3.0、沢瀉3.0、
　　　　　桂枝1.0、附子1.0）

　腎陽虚があると鶏鳴下痢（下痢の項参照）を起すが、逆に腸管の運動を抑制して逆に便秘を起こさせることもある。便秘と共に下半身の冷えや夜間頻尿等の腎虚の症状が見られるのを目標にする。

4．瘀　血

　女性は男性に比較して、便秘に苦しむ人が多い。これは一つには女性は月経、妊娠、出産などの結果、男性よりも瘀血（主に静脈性の血行障害とそれに伴う諸症状）の病態を有する者が多いことも原因の一つと考えられる。

　骨盤腔内に瘀血があると腸の運動を阻害したり、鬱血した骨盤内臓器で腸を圧迫したりして、下腹部の膨満感や便秘を起こし易い。瘀血証の人は皮膚や粘膜の静脈が怒張蛇行したり、毛細血管拡張、皮下出血、あるいは肌膚甲錯（サメ肌）等の所見が見られる。舌は暗紫紅色で紫斑があったり、舌の裏側の舌下静脈が怒張（血絡）したり、その周囲に毛細血管の拡張（細絡）が見られることが多い。脈は沈んで滞る感じ（渋脉）、腹証では下腹部が硬満し、臍の斜下に特有な瘀血の圧痛が見られる。

桃核承気湯（桃仁5.0、桂枝4.0、大黄3.0、芒硝2.0、甘草1.5）

　調胃承気湯に駆瘀血作用の強い桃仁と気血の巡りを良くする桂枝を加えた処方である。実証で瘀血証の便秘が目標で、腹部は緊張が良く、腹診すると左下腹に著明な圧痛（少腹急結）をみとめるのが特徴的である。

通導散（当帰3.0、紅花2.0、蘇木2.0、枳殻3.0、厚朴2.0、陳皮2.0、大黄3.0、
　　　芒硝4.0、木通2.0、甘草2.0）

　これも実証用の駆瘀血剤である。瘀血の症状に加えて胸苦しさや腹満など気滞の症状があって便秘する者に用いる。やや赤ら顔で、腹診すると下腹部の緊満（膨満抵抗圧痛）と両腹直筋の緊張（腹皮拘急）がみられる。

桂枝茯苓丸（桂枝4.0、桃仁4.0、牡丹皮4.0、芍薬4.0、茯苓4.0）

　標準的な駆瘀血剤である。大黄や芒硝などの瀉下剤は配合されていないが、瘀血を治療するだけで、下腹部の膨満感がとれ、便通がつくことがある。口唇、舌、爪などが静脈性鬱血で青紫色がかった色調をしていたり、下腹部が緊満していたり、圧痛があるのを目標に用いる。

加味逍遙散（柴胡3.0、芍薬3.0、当帰3.0、白朮3.0、茯苓3.0、薄荷1.0、牡丹皮2.0、梔子2.0、甘草2.0、JP生姜1.0）

　更年期障害では原因の一つに瘀血が介在していることが多い。更年期の婦人などで、便秘するが大黄の入った方剤を用いると少量でも腹痛を起こすというような人は気血が虚している。本方を用いると気持よく便通がつくことがある。

症　例

便秘と腰痛に八味地黄丸合人参湯
患　者：61才、女性
現病歴：数年来頑固な便秘に悩んでいる。他に坐骨神経痛を患っていて腰痛がある。食欲は乏しい。全身倦怠感が著しく少し動くだけで汗をかき易く疲れる。寒がりで冷房は苦手である。夏でも熱い茶を好み、常に手足に冷感を覚える。膝がガタガタする。尿は回数量ともに多い。
四　診：望診上顔色は貧血性で沈んでいる。舌は淡色で膨潤。舌苔は白く殆どないが滑苔。脈は沈弱（脈拍60／分、血圧100〜70mmHg）。
　　　　腹証は腹壁薄く軟弱で心窩部は若干抵抗がある（心下痞）。臍の下は軟弱（小腹不仁）である。

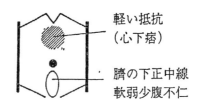

軽い抵抗
（心下痞）

臍の下正中線
軟弱少腹不仁

処　方：ツムラ人参湯5.0ｇ合ツムラ八味地黄丸5.0ｇ分3／日を投与。
経　過：1週間後、少し元気が出たという。血圧120／70mmＨｇに上昇。2週間後、徐々に便通がつき、1日1行の快便となった。同時に数年来の坐骨神経痛も治ったと喜ばれた。

胃腸疾患

下　痢

下痢の常用処方

1. 胃腸湿熱（急性大腸炎など熱痢）
   黄芩湯、大柴胡湯去大黄、柴苓湯
2. 脾胃寒湿（冷え、感冒など寒痢）
   葛根湯、桂枝人参湯、黄連湯、桂枝加芍薬湯
3. 食傷（暴飲暴食、食当たり）
   半夏瀉心湯、平胃散、胃苓湯
4. 脾虚（胃腸虚弱）
   人参湯、四君子湯、六君子湯、補中益気湯、啓脾湯、小建中湯
5. 肝脾不和（ストレス、肝胆疾患）
   四逆散、柴胡桂枝湯、芍薬甘草湯
6. 腎虚（陽気不足）
   真武湯、八味地黄丸、五苓散

疾患の概念

　下痢は漢方では泄瀉とか痢疾などと称している。胃や小腸性のもので、便の回数はあまり多くなく、出ると気持がよくなるような下痢が泄瀉である。これに対し大腸炎などによる、一回の排便量は少ないが回数が多く、出た後も腹がしぶって裏急後重があり、時に粘液や血便を出すものが痢疾である。不消化の食物をそのまま排出するものは清穀下痢と称している。

　また下痢には急激に起る急性下痢と、症状は軽いが経過が長く反復する慢性下痢とがある。急性下痢は主に湿邪、寒邪、熱邪などの外因や、飲食不節制、食傷などの不内外因で起ることが多い。これに対し慢性下痢は脾虚や腎虚あるいは食習慣の誤りなどにより、消化吸収機能が弱かったり不調を来して起ることが多く内因性のものともいえる。

下痢

下痢弁証の要点

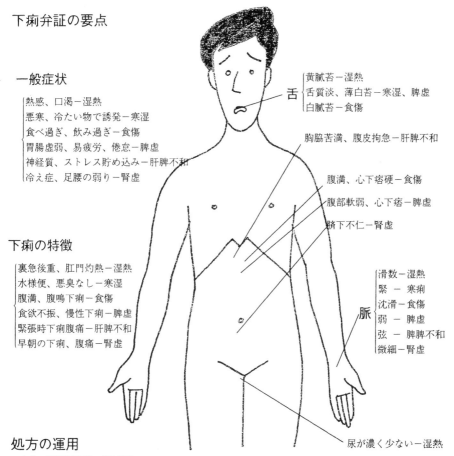

一般症状
- 熱感、口渇－湿熱
- 悪寒、冷たい物で誘発－寒湿
- 食べ過ぎ、飲み過ぎ－食傷
- 胃腸虚弱、易疲労、倦怠－脾虚
- 神経質、ストレス貯め込み－肝脾不和
- 冷え症、足腰の弱り－腎虚

下痢の特徴
- 裏急後重、肛門灼熱－湿熱
- 水様便、悪臭なし－寒湿
- 腹満、腹鳴下痢－食傷
- 食欲不振、慢性下痢－脾虚
- 緊張時下痢腹痛－肝脾不和
- 早朝の下痢、腹痛－腎虚

舌
- 黄膩苔－湿熱
- 舌質淡、薄白苔－寒湿、脾虚
- 白膩苔－食傷

- 胸脇苦満、腹皮拘急－肝脾不和
- 腹満、心下痞硬－食傷
- 腹部軟弱、心下痞－脾虚
- 臍下不仁－腎虚

脈
- 滑数－湿熱
- 緊 － 寒痢
- 沈滑－食傷
- 弱 － 脾虚
- 弦 － 脾脾不和
- 微細－腎虚

- 尿が濃く少ない－湿熱

処方の運用

(1) 胃腸湿熱 (熱痢)

急性に発症する水様下痢便で、排便時に烈しい腹痛腹鳴があり、排便後裏急後重や肛門の灼熱感を伴うことが多い。悪寒発熱、口乾口渇を伴う。尿は濃く量が少ない。舌苔が黄膩苔、脈は滑数である。急性大腸炎など細菌やウイルス性のものにはよく見られる下痢である。

黄芩湯 (黄芩4.0、芍薬3.0、甘草3.0、大棗4.0)

大腸に湿熱があって下痢腹痛を起こした時に用いる。本方は太陽病と少陽病の併病の処方で手太陽と少陽胆の熱邪が大腸に下る時に用いる。従って傷寒で急性の胃腸症状と大腸の湿熱証を現わす時によい。

胃腸疾患

大柴胡湯去大黄（柴胡6.0、黄芩3.0、枳実2.0、芍薬3.0、半夏4.0、JP生姜1.5、大棗3.0）

　少陽と陽明の併病を治す。平素は胃腸の強い人が急性胃腸炎や大腸炎にかかり、裏急後重や下痢、しぶり腹の強い時に用いる。心窩部から季肋部にかけての不快感や抵抗（胸脇苦満）を目標に用いる。

柴苓湯（柴胡5.0、黄芩2.5、人参2.5、茯苓2.5、白朮2.5、猪苓2.5、沢瀉4.0、桂枝2.0、甘草2.0、半夏4.0、大棗2.5、JP生姜1.0）

　小柴胡湯と五苓散の合方である。小柴胡湯証で煩渇下痢する者を主治する。従って感冒性胃腸炎や夏の暑気当りで胃腸に熱（炎症）と湿（水分過敏）とがあって、発熱し、咽乾口渇と共に下痢、腹痛する者が本方の証である。

(2)　寒　湿（寒痢）

　感冒性胃腸炎などに見られるタイプの下痢である。冬の季節や、或は夏冷房や冷い飲食物による腹の冷やし過ぎが原因になることが多い。発熱、悪寒など感冒のような症状に伴って下痢や腹痛を起すものである。便は水様便あるいは不消化便で悪臭はない。腹痛があり温めると軽減する。脉は浮いていて一般に緊張もよい。舌は淡く赤味をおび白い舌苔を伴うのが多い。

葛根湯（葛根8.0、麻黄4.0、桂枝3.0、芍薬3.0、甘草2.0、JP生姜1.0、大棗4.0）

　感冒（太陽傷寒＝表寒実証）の薬としてよく知られた処方であるが、感冒性胃腸炎などによる急性下痢症の時にもよく奏効する。本方を用いる目標は発熱悪寒があって、下痢腹痛に裏急後重があり、時に嘔気を伴う時である。主薬の葛根は胃腸を保護する。この時の下痢は太陽と陽明の合病である。

桂枝人参湯（桂枝4.0、人参3.0、白朮3.0、甘草3.0、乾姜2.0）

　平素あまり丈夫でない人（虚証）が感冒や食当りによって、虚寒証で協熱下痢と呼ばれる微熱、悪寒、頭痛等の表証と共に下痢、腹痛等の裏証を合併する症状に用いられる。

黄連湯（黄連3.0、桂枝3.0、乾姜3.0、半夏6.0、人参3.0、大棗3.0、甘草3.0）

　少陽病の胃腸症状に対する処方である。体表に熱があり、胃中に寒があって、腹痛、嘔気、下痢等の胃腸症状を起こす者に用いる。臨床的には感冒性胃腸炎や食当りなどで、発熱悪寒に伴って胃痛と下痢のある者を目標にする。

桂枝加芍薬湯（桂枝4.0、芍薬6.0、甘草2.0、JP生姜1.0、大棗4.0）

　太陰病の腹痛に用いられる処方である。感冒などで発熱や悪寒、頭痛などの表証はあまり出なくて、下痢や腹痛が顕著な例、或は元来少し胃腸の弱い人が食当りやストレスで腹痛や下痢を起こす時。腹証では両側腹直筋の緊張と、腹部全体に圧痛をみとめる。

(3) 食　傷

　食べ過ぎに因り脾胃を傷つけ下痢、腹痛、嘔気を起すものである。胸や腹が張ってつかえ、胸灼け、呑酸嘈囃、噯気などを伴う。腹が痛んだり、腸が鳴ったりして便意を催し、排便すると気持が良くなり、暫くするとまた同じ症状を繰り返すのが特徴である。脈は沈滑か弦、舌は白膩苔、腹診では心下に痞鞕（抵抗と軽い圧痛）をみとめる。

半夏瀉心湯（黄連1.0、黄芩3.0、半夏5.0、乾姜2.5、人参2.5、甘草2.5、
　　　　　大棗2.5）

　胃部膨満感や嘔気があり、食後に腹鳴と共に便意を催し下痢をする、といった症状が特徴的である（雷鳴下痢）。裏急後重はない。舌に厚い白苔が附着している。食べ過ぎや食当りで、熱も腹痛もないが下痢だけが烈しいという時は本方に甘草を増量（エキス剤では少量の甘草湯エキスか甘草末を加える）すると**甘草瀉心湯**という処方になり、よく下痢を止める。

平胃散（蒼朮4.0、厚朴3.0、陳皮3.0、甘草1.0、乾姜1.0、大棗2.0）

　胃に宿食（不消化残渣）と水が停滞し、腹部膨満感や下痢などの消化不良症状を呈する者を治す。日頃からやや胃腸が弱い人（虚証）向きの処方である。

胃苓湯（蒼朮2.5、茯苓2.5、厚朴2.5、猪苓2.5、白朮2.5、陳皮2.5、沢瀉2.5、
　　　　桂枝2.0、甘草1.0、乾姜1.0、大棗1.0）

　宿食による消化不良症状を治す**平胃散**と、体内の余分な水を排泄する働きのある**五苓散**との合方である。平素胃腸のあまり強くない人が、夏など水分を摂り過ぎて消化管内の水分が過剰になり下痢を起こしたような場合に用いると奏効する。

(4) 脾　虚

　脾胃虚弱で、冷え症の体質の人は慢性の下痢を呈する例が多い。脾虚の下

痢は慢性の水様便や不消化便が多く、生の食物、冷い物、脂濃い物、消化の悪い物を食べると増悪し、腹を温めてやると軽快する。時々腹部に鈍痛があり、食欲がなく、顔色が悪く、体が倦い、疲れ易い、元気が出ないなど気虚の訴えが多いのが特徴である。

人参湯（人参3.0、白朮3.0、乾姜3.0、甘草3.0）

　脾陽虚証、太陰病の下痢を治す。冷え症で胃腸の弱い人が下痢をする場合に用いる。腹壁は一般に軟弱であるが、心窩部が痞える自覚症状と若干抵抗がある。冷えて下痢というのが本方の証の特徴である。

四君子湯（人参4.0、白朮4.0、茯苓4.0、甘草1.0、JP生姜1.0、大棗1.0）

　胃腸虚弱で元気がなく、疲れ易い、食欲がないといったエネルギー不足の諸愁訴に加えて下痢をしやすいといった場合によい。本方証の特徴は無力、食不振、下痢である。

六君子湯（人参4.0、白朮4.0、茯苓4.0、陳皮2.0、半夏4.0、甘草1.0、
　　　　JP生姜1.0、大棗1.0）

　四君子湯に胃内の停水をよく排泄する陳皮と半夏を加味した処方である。

　胃腸虚弱で疲れ易い上に胃内に水分が過剰で嘔気や胃内停水、腹鳴などを伴い慢性下痢が続くというような場合に良い。

補中益気湯（黄耆4.0、人参4.0、甘草1.5、白朮4.0、当帰3.0、陳皮2.0、
　　　　升麻0.5、柴胡1.5、乾姜0.5、大棗2.0）

　胃腸虚弱の上に内臓下垂（中気下陥）が著明な人で下痢する時。無気力で疲れ易く四肢の倦怠感の強いのが特徴である。本方証の人は筋無力と内臓下垂の為、よく痔や脱肛を合併していることが多い。

啓脾湯（人参3.0、白朮4.0、茯苓4.0、陳皮2.0、山楂子2.0、山薬3.0、蓮肉3.0、
　　　　沢瀉2.0、甘草1.0）

　四君子湯を基本にした加減方である。四君子湯の成分に消化を助け腎の助けを借りて水分の排泄を促進して下痢を止める働きの薬味を加えてある。従って元来胃腸の弱い人が慢性の下痢や軟便、消化不良症状に悩まされるような時に用いるとよい。

小建中湯（膠飴20.0、甘草2.0、桂枝4.0、芍薬6.0、大棗4.0、JP生姜1.0）

　体質虚弱な人が疲労、精神的ストレス等が引き金となって下痢や腹痛を起

こす時に用いる。腹壁は薄いが腹直筋が過度に緊張している時と、腹部全体が軟弱で弛緩している時と、どちらの腹証でも用いてよい。

(5) 肝脾不和

肝胆疾患、或は精神的ストレスや感情的興奮があると、肝の働き（疏泄作用）が悪くなって肝気が中で滞る（肝気鬱結）。そうすると肝と密接に連携（相克関係）している脾の働きが失調して、しばしば下痢や腹痛を起こす。過敏性腸症候群の下痢や腹痛はこのような病態で起こる場合が多い。

四逆散（柴胡5.0、枳実2.0、芍薬4.0、甘草1.5）

胃腸も丈夫で実証の人が、精神的ストレスが外に発散されず肝内に鬱積（肝気鬱結）して、その結果胃腸の働きが円滑に行かなくなって下痢や腹痛を起こしてくるような時（木旺克土）に用いる。両側腹直筋の緊張（腹皮拘急）と胸脇苦満が見られる。この病態の虚証（木乗土虚）は**小建中湯**。

柴胡桂枝湯（柴胡5.0、黄芩2.0、人参2.0、半夏4.0、芍薬2.0、甘草1.5、
　　　　　桂枝2.5、JP生姜1.0、大棗2.0）

四逆散証よりやや虚証の人向きの処方。肝気鬱結と脾胃虚弱があり、胃痛、腹痛、下痢等の胃腸症状を呈する時。胸脇苦満と上腹部の腹直筋緊張（心下支結）が見られるのが特徴である。

芍薬甘草湯（芍薬、甘草各4.0〜8.0）

芍薬と甘草二味の単純な処方であるが、**四逆散、桂枝加芍薬湯、柴胡桂枝湯**などの骨格をなす処方である。病名を問わず急性の痙攣性腹痛や下痢を治すのに即効性がある。

(6) 腎　虚

生命力の根源と考えられている腎陽（現代医学的には解釈すると下垂体－甲状腺－副腎系と考えられるもの）の働きが弱く、新陳代謝が不活発で、全身に十分な熱とエネルギーを供給できなくなる結果、消化管内でも水分の制禦と食物の消化吸収が悪くなり下痢を起こすものである。

腎陽虚による下痢の特徴は、常習性に夜明け頃に腹痛があり、下痢便を排泄すると気持よくなるというタイプの下痢である（鶏鳴下痢あるいは五更泄瀉）。下痢腹痛の他に腰や膝の脱力や倦怠感、夜間頻尿など他の腎虚の症状が見られるのが普通である。

真武湯（茯苓5.0、白朮3.0、芍薬3.0、JP生姜1.0、附子1.0）

　腎の陽気が不足し、消化管内の水分を制禦吸収排泄できなくなった為に、消化器症状として下痢、腹痛や嘔吐などが起こる。陽気不足で体の冷えが著しく、同時に浮腫、めまい、動悸といった水分過剰（陽虚水泛）による諸症状を伴う。冷えが強く慢性に下痢が続く例には真武湯が効く場合が多い。

八味丸黄丸（地黄5.0、山薬3.0、山茱萸3.0、牡丹皮3.0、茯苓3.0、沢瀉3.0、桂枝1.0、附子1.0）

　足腰が弱って下半身が冷え、夜間頻尿や排尿異常、耳鳴りふらつき等の腎虚の症状に伴って慢性に下痢をする例。また早朝、未明に必らず腹痛と便意があり下痢便を排泄すると気分が良くなるといった、老人によく見られる下痢（鶏鳴下痢）は本方が奏効する。

五苓散（茯苓4.5、猪苓4.5、白朮4.5、沢瀉6.0、桂枝3.0）

　代表的な利水剤で体内の水分代謝を調節し、過剰な水分は膀胱から尿に排泄する働きがある。胃腸内に水分が停滞して下痢を起こしている例では本方で治るものもある。

補　　遺

煎剤で調剤する場合、下記の処方もよく用いられ有用である。

　葛根黄連黄芩湯（葛根6.0、黄連3.0、黄芩3.0、甘草2.0）《傷寒論》

太陽病を誤下し、太陽と陽明の併病である。手太陽小腸の熱邪が手陽明大腸に下迫して発熱悪臭のある下痢、裏急後重、肛門灼熱感などが生じる。
実熱証の協熱下痢証である。臨床的には**黄芩湯**と並ぶ熱痢の代表的処方である。

　四逆加人参湯（人参2.0、乾姜2.0、甘草3.0、附子1.0）《傷寒論》

　藿乱（嘔吐、下痢、腹痛を伴う急性の胃腸症状）で悪寒し脈が微弱になった者は陽気と津液が共に欠乏枯渇したのである。**四逆湯**で陽気を回復し、人参で益気生津する。

　正観湯（白朮3.0、当帰3.0、竜骨2.0、黄連2.0、乾姜2.0、赤石脂2.0、阿膠2.0、附子1.0）《外台秘要》

　烈しい下痢腹痛に苦しみ、粘血便を伴う者に用いて効奏する。浅田方函に

は「痢シテ腹中切ニ痛ミ、黒色ヲ下シ、昼夜百行、将ニ死セントスル者ヲ療ス」とある。

症　例

(1) 下痢―胃苓湯　患　者：58才、女性、呉服行商

現病歴：職業上出張が多い。出張先で夜、同僚達とビールを飲む機会が多い。今年の夏一日数行の下痢が止まらなくなり、時々腹痛を伴う。下痢は水様性で、烈しく飛び散るように瀉下する。裏急後重はない。発熱や悪寒はなく、食欲も良好である。腹はカイロなどで温めてやると気持ちがよいが、下痢は止まらない。

四　診：脈は沈で緩脈。舌は湿潤で白膩苔がある。腹部は軟弱腸音がある。

経　過：六君子湯や真武湯を与えたが効果なく、ツムラ胃苓湯7.5g／日を与えたところ下痢は3日で止った。

(2) 下痢―真武湯　患　者：50才、男性、自営業

現病歴：3年前の正月に熟した柿を食べて下痢を来して以来、一日数行の下痢が続く。下痢の前腹痛、腹鳴がある。ミカンや柿を食べると症状憎悪する。患者は元来身体は丈夫だが冷え症で汗が出ない。

主な所見（脈証・腹証等）

身長164.5cm、体重64kg、一見体格よく頑健そうである。血圧140〜105mmHg：脈は沈細。

腹証は、平坦、軟、やや臍下不仁の傾向、臍動悸なし。

経　過：ツムラ真武湯7.5g朝・昼・夕3回7日分投与。1週間後の再診で便の色が緑色より黄色に変り、腹鳴が止み、便が少しずつ固まったと云う。更に2週間投与、排便は1日1行軟便となった。少腹不仁があったのでツムラ八味地黄丸7.5gの投与に転方したところ再び腹鳴が起り調子がよくないというので、以後ツムラ真武湯7.5gを続けた。約1ケ月後、3年来の下痢は完全に止った。その後は一応服薬は中止させたが、異常なく、時々下痢を来す。その度にツムラ真武湯を1〜2回服用すると、直ぐ正常便になるので3〜6ヵ月に1回受診する状態で現在に至っている。

痔　疾

痔疾の常用処方

1. 炎症性痔疾（腸癰）
   乙字湯、麻杏甘石湯、大黄牡丹皮湯、腸癰湯、黄連解毒湯、三黄瀉心湯
2. 静脈性鬱血、血栓性痔疾（瘀血）
   桂枝茯苓丸、桃核承気湯、通導散、加味逍遙散、当帰芍薬散、
   芎帰膠艾湯
3. 内臓下垂、筋無力による痔疾、脱肛（気虚、中気下陥）
   補中益気湯、黄耆建中湯

疾患の概念

痔疾は現代医学では(1)（内・外）痔核、(2)肛門周囲膿瘍と痔瘻、(3)裂肛（肛門裂創）に分類されている。

(1) 痔核は肛門の痔静脈叢の鬱血による。
(2) 肛門周囲膿瘍は肛門小窩に開口する肛門腺の細菌感染による膿瘍形成、或はその瘻孔が残存したものが痔瘻である。
(3) 裂肛には便秘、硬便による急性の裂創と、慢性難治性の肛門上皮潰瘍とがある。

これら痔疾はその発生原因の違いにより治療法は異なるが、肛門局所の清潔の保持と便秘の治療は痔疾治療の基本である。また下血や排便時の出血、大便への血液附着等を見る時は、必ず内視鏡検査により、直腸癌との鑑別をしなくてはならない。

漢方では痔疾の原因を下記のように考えている。

(1) 腸癰（下部消化管、直腸下部の化膿性病巣）
(2) 瘀血（静脈性の鬱血）
(3) 気虚、中気下陥（身体虚弱或は提肛筋始め筋力低下による脱肛や内臓の下垂）を考えている。

痔疾弁証の要点

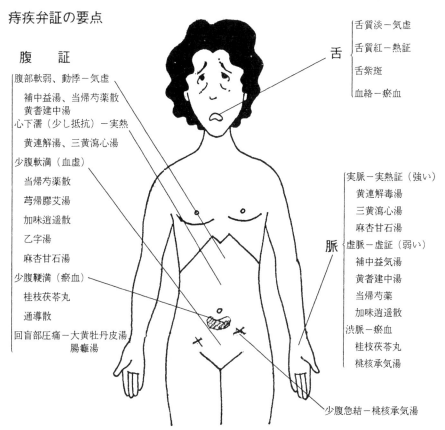

腹証
- 腹部軟弱、動悸－気虚
  - 補中益湯、当帰芍薬散
  - 黄耆建中湯
- 心下濡（少し抵抗）－実熱
  - 黄連解毒湯、三黄瀉心湯
- 少腹軟満（血虚）
  - 当帰芍薬散
  - 芎帰膠艾湯
  - 加味逍遙散
  - 乙字湯
  - 麻杏甘石湯
- 少腹鞕満（瘀血）
  - 桂枝茯苓丸
  - 通導散
- 回盲部圧痛－大黄牡丹皮湯
  - 腸癰湯

舌
- 舌質淡－気虚
- 舌質紅－熱証
- 舌紫斑
- 血絡－瘀血

脈
- 実脈－実熱証（強い）
  - 黄連解毒湯
  - 三黄瀉心湯
  - 麻杏甘石湯
- 虚脈－虚証（弱い）
  - 補中益気湯
  - 黄耆建中湯
  - 当帰芍薬
  - 加味逍遙散
- 渋脈－瘀血
  - 桂枝茯苓丸
  - 桃核承気湯

少腹急結－桃核承気湯

処方の運用

1．炎症性の痔疾（腸癰）

乙字湯（柴胡5.0、升麻1.5、黄芩3.0、当帰6.0、大黄1.0、甘草2.0）

疼痛、出血などを伴う痔疾に有効である。やや実証の人向きの方剤である。出血、脱肛、裂創、痔核いづれに用いてもよく、応用範囲は広い。

麻杏甘石湯（麻黄4.0、石膏10.0、杏仁4.0、甘草2.0）

元来は気管支喘息によく用いられる処方であるが、昔から経験的に痔疾によく用いられて効奏する例が多い。配合されている薬味はいずれも消炎、清熱の働きを持つものである。（漢方では肺と大腸とは互に表裏をなし非常に密接な関係にあると考えているので、肺の薬を痔に用いても不自然ではない）

大黄牡丹皮湯（牡丹皮4.0、桃仁4.0、大黄2.0、芒硝4.0、冬瓜子6.0）

実証で痔核、肛門周囲炎などのある者に用いる。化膿性疾患に便秘を伴う者を目標に用いる。本方は優れた消炎効果と共に瘀血を去る働きも持っているので消炎と鬱血が共に存在するような場合に良い。

腸癰湯（薏苡仁9.0、冬瓜子6.0、牡丹皮4.0、桃仁5.0）

大黄牡丹皮湯より瀉下清熱作用のある大黄芒硝を去り、代わりに清熱、解毒、排膿作用を有する薏苡仁を加えた処方である。全体として清熱、解毒、排膿、駆瘀血作用を有し、骨盤内炎症、虫垂炎、感染を伴った痔疾等に用いると有効である。

黄連解毒湯（黄連1.5、黄芩3.0、黄柏1.5、山梔子2.0）

実証でのぼせ、頭重、イライラ、胃のつかえ等と共に痔出血や下血のある場合。実熱を清し、湿を尿に排泄し、出血（血熱妄行）を止める。

三黄瀉心湯（黄連3.0、黄芩3.0、大黄3.0）

黄連解毒湯の中の清熱利湿作用を持つ黄柏、山梔子の代わりに、清熱瀉下効果のある大黄を入れた処方である。実熱、出血と、便秘のある痔疾に用いる。

2．静脈鬱血、血栓性の痔疾（瘀血）

桂枝茯苓丸（桃仁4.0、牡丹皮4.0、赤芍薬4.0、茯苓4.0、桂枝4.0）

駆瘀血剤の代表的方剤である。瘀血を去ると同時に気や水の巡りを改善する。静脈性の鬱血があり、痔核を起こすもの。下腹部の緊満した感じや圧痛（瘀血圧痛点）がある。便秘はあっても軽い。便秘が強い時は下剤を併用する。

桃核承気湯（桃仁5.0、桂枝4.0、大黄3.0、芒硝2.0、甘草1.5）

実証向きで、瘀血が強く、便秘を伴う場合に用いる。腹診する時、左下腹部を軽く押さえるかこするだけで強い痛みを訴える（少腹急結）のが特徴。

通導散（紅花2.0、蘇木2.0、当帰3.0、枳殻3.0、厚朴2.0、陳皮2.0、木通2.0、大黄3.0、芒硝4.0、甘草2.0）

実証の人向きの駆瘀血剤である。駆瘀血薬に加えて気の滞りを治す理気薬が配合されていて、瘀血と気滞を同時に治す。久しく瘀血がある人はよく気の鬱滞（気滞）を伴い易く、腹満や胸の詰まる感じ、筋肉痛などを起こす。本方は強い下腹の緊満や便秘に加えて、赤ら顔、胸苦しさ、イライラなどがある。腹全体が緊満しているが少腹急結の腹証はない。

加味逍遙散（柴胡3.0、当帰3.0、芍薬3.0、白朮3.0、茯苓3.0、薄荷1.0、
　　　　牡丹皮2.0、山梔子2.0、甘草2.0、JP生姜1.0）

　虚証の人向きの処方である。特に中年の婦人などで、更年期特有の諸愁訴と共に、便秘、腹満、痔疾を伴う場合本方が良い。勿論婦人に限らず男性でも、虚証で瘀血による痔疾と思われる例には用いてよい。

　当帰芍薬散（当帰3.0、芍薬4.0、川芎3.0、茯苓4.0、白朮4.0、沢瀉4.0）

　虚証、冷え症で肛門部に鬱血や疼痛のある者。

　芎帰膠艾湯（当帰4.5、地黄6.0、艾葉3.0、芍薬4.5、川芎3.0、阿膠3.0、
　　　　甘草3.0）

　虚証向き処方。血虚があって下血や血便のある痔疾に用いる。顔色が悪くて元気が無く、痔核や裂肛から下血する患者に用いる。

3．内臓下垂、筋無力の痔疾、脱肛（気虚、中気下陥）

　補中益気湯（黄耆4.0、人参4.0、甘草1.5、当帰3.0、白朮4.0、陳皮2.0、
　　　　柴胡1.5、升麻0.5、大棗2.0、乾姜0.5）

　内臓下垂、筋無力（内気下陥）による痔疾、脱肛を治す代表的処方である。本方には下垂した肛門を持ち上げる（昇提）作用がある。無力性体質や全身倦怠感、易疲労性を目標に用いる。

　黄耆建中湯（黄耆4.0、膠飴20.0、甘草2.0、桂枝4.0、芍薬6.0、JP生姜1.0、
　　　　大棗4.0）

　虚証の人の肛門裂創、膿瘍や痔瘻に奏効する。黄耆と芍薬が抗炎症、化膿治癒、外傷修復的に効く。

5．肝・胆・膵疾患

慢 性 肝 炎

慢性肝炎の常用処方

1．慢性初期（湿熱型）
  茵蔯蒿湯、茵蔯五苓散、梔子柏皮湯、小柴胡湯合茵蔯蒿湯
2．慢性中期（肝気鬱結型）
  小柴胡湯、柴胡桂枝湯、四逆散合黄連解毒湯、柴陥湯、大柴胡湯
3．慢性後期（脾虚型）
  柴胡桂枝乾姜湯、加味逍遥散、小建中湯、補中益気湯、
  小柴胡合当帰芍薬散、四君子湯、人参湯
4．肝硬変移行期（瘀血型）
  小柴胡湯合四物湯、小柴胡湯合桂枝茯苓丸、小柴胡湯合六味丸、
  十全大補湯

疾患の概念

　本邦では慢性肝炎が問題になる時は、通常B型或いはC型肝炎ウイルスによる慢性ウイルス性肝炎を指していることが多い。

　長期に亘り、肝機能検査所見の異常を示し、病理組織学的には肝内門脈域を中心に炎症細胞の浸潤と肝細胞の破壊像、及び線維化の所見が見られる。B型、C型共にウイルスマーカーにより診断は確定されるが、本邦に於いてはC型肝炎が圧倒的に多数を占める。

　ウイルスによる慢性肝炎（B型肝炎、C型肝炎）の最大の問題は肝硬変への移行と肝癌の発生である。臨床的にはこれらの予防と早期発見が重要課題となる。

　慢性ウイルス性肝炎は難治で、仲々キメ手になるような治療法は見つかっていない。最近注目されているインターフェロン療法も病歴の長い症例に対しては必ずしも期待通りの成果が得られていない。

　慢性に肝機能障害を来す疾患は慢性ウイルス性肝炎の他、アルコール性肝障害、脂肪肝、自己免疫性肝炎などがあり、鑑別診断を要する。
慢性肝炎の治療で特に大切なことは、慢性肝炎と一括した病名に依って画一的な治療を施すのではなく、必ず病人の時期証候に基いて、個別的に治療を行うことである。

慢性肝炎

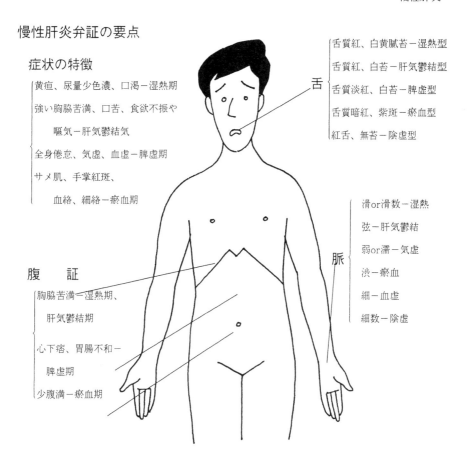

慢性肝炎弁証の要点

症状の特徴
- 黄疸、尿量少色濃、口渇－湿熱期
- 強い胸脇苦満、口苦、食欲不振や嘔気－肝気鬱結気
- 全身倦怠、気虚、血虚－脾虚期
- サメ肌、手掌紅斑、血絡、細絡－瘀血期

舌
- 舌質紅、白黄膩苔－湿熱型
- 舌質紅、白苔－肝気鬱結型
- 舌質淡紅、白苔－脾虚型
- 舌質暗紅、紫斑－瘀血型
- 紅舌、無苔－陰虚型

腹証
- 胸脇苦満－湿熱期、肝気鬱結期
- 心下痞、胃腸不和－脾虚期
- 少腹満－瘀血期

脈
- 滑or滑数－湿熱
- 弦－肝気鬱結
- 弱or濡－気虚
- 渋－瘀血
- 細－血虚
- 細数－陰虚

漢方では慢性肝炎の病型は、湿熱型、肝気鬱結型、脾虚型、瘀血或は陰虚型と大別して考えると良い。特にウイルス性肝炎では大体これらの病型の順に進展して行くようである。

1. 慢性初期（湿熱が旺盛）

ウイルスやアルコールによる慢性肝炎は湿熱証の様相を呈している。肝炎ウイルスの侵入や、アルコールの過剰摂取によって肝や胆に強い湿熱が生じて、先ず肝の疏泄作用が障害され、肝気が肝内に鬱滞してしまう（肝気鬱結）。肝胆の湿熱によって胆汁の正常な代謝や排泄（これも肝の疏泄作用の一つである）

が障害されると黄疸が生じる。アルコール性肝炎はこの範疇に属する例が多い。

　慢性初期の症状の特徴は時に黄疸を伴い、尿は濃い茶褐色を呈し、口が苦く喉が乾く。また眼が充血（肝の症状は眼に出る）する。これらは総て肝胆の湿熱に起因する。また肝気鬱結があるので特に右の季肋部から心窩部にかけての重苦しい感じと腹証上季肋部の抵抗や圧痛即ち胸脇苦満がみとめられる。

2．慢性中期（肝気鬱結が著明）

　肝炎ウイルスの感染が持続し、肝炎が永く続いている状態では肝の疏泄機能は強く障害され、強い肝気鬱結が生じる。従ってこの時期には著明な胸脇苦満がみられるのが特徴的である。また肝気鬱結は長引くと鬱熱を生じ少陽の枢機を阻害するので、胸苦しい、発熱、口が苦い、嘔気、食欲不振、頭痛、或は便秘等の症状を現す。舌は淡紅色で舌の先端と辺縁部に発赤や紅点（茸状乳頭毛細血管の拡張によるもの）がみとめられ、白色乃至は黄色（熱証の強い時）の舌苔が付着している。脉は通常肝病に特徴的な弦脉（弦楽器のピンと張った弦を触れる感じの脉）である。

　この時期は「傷寒論」の三陰三陽の分類に従えば半表半裏証の少陽病期に相当する。

3．慢性後期（脾虚と肝血虚が生じる）

　体質的に脾胃（胃腸）虚弱な人や、或は肝気鬱結が永く続いた場合、次には肝と密接な関係にある脾胃の働きが障害されて脾虚を生じる。脾は水分代謝の要（水分は先ず脾から吸収される）で脾虚があると消化管に余分な水分が停滞する。また脾は栄養の消化吸収を司り気血生化の源であるので、脾虚が生じると造血が障害され、ひいては肝に血が補給され難くなって肝に血虚を生じる。血虚があると栄養状態の悪化、消耗、或は津液（正常な水分）も不足して血虚あるいは陰虚となり脱水と虚熱を生じ易い。

　この時期の病人は気（脾）血（肝）両虚が特徴的である。気（脾）虚が強い病人は全身倦怠感、易疲労、無気力、食欲不振等が顕著で、舌は淡紅色で薄い白苔があり、脉は弱い。腹部は多く軟弱である。

　血（肝）虚が進行すると陰虚火旺と呼ばれる状態に陥り消耗性の外観を呈して皮膚は乾燥傾向があり、時に虚熱のため口が乾いたり、手足が火照ったりする。舌は赤く時に薄い黄苔があり脉は細いだけでなく虚熱によって脉拍数が増

して細数の脈になることが多い。

4．肝硬変移行期（瘀血と肝腎陰虚が生じる）

慢性活動性肝炎が長期間持続進行すると、肝小葉構造の破壊、線維化が進行し、血行の障害から門脈圧が亢進する。

慢性肝炎末期から肝硬変初期に見られる肝腫、脾腫、クモ状血管腫、毛細血管拡張、手掌紅斑、全身の皮膚の乾燥ガサつき（肌膚甲錯）等の症状は、門脈圧亢進に続発する全身の静脈性の鬱血と肝機能障害に続発する内分泌の異常によるものであるが、これらを漢方の考え方で解釈すると、すべて瘀血と肝腎陰虚（漢方の腎は内分泌系の概念を包括している）による症状である。即ち長期間肝気鬱結が続く結果、肝内に気が鬱滞することにより、気によって動かされる血の流れも阻害されて瘀血が生じてくる。また湿熱が長く続いて腎を損傷すると肝腎陰虚（津液＝水分の不足、血液凝固能の異常、内分泌機能の失調etc.）を生ずる。

この時期の特徴は肝気鬱結と共に全身に瘀血の所見が見られることである。肝気鬱結があるので胸脇苦満がみとめられる。瘀血が存在するので、顔色が赤黒い、唇の色が紫がかる、肌膚甲錯や筋肉痛、毛細血管拡張やクモ状血管腫、静脈怒張や手掌紅斑、下腹部の硬満や圧痛（瘀血圧痛点、臍の両側や斜下によく見られる）などの諸症状が見られる。舌は暗赤色か紫赤色、紫斑や、舌下静脈の怒張や蛇行がみとめられる。

処方の運用

1．慢性初期（湿熱型）

湿熱に対し清熱利湿をはかると共に肝の疏泄作用を改善させる。黄疸のある者に対しては利胆消黄の薬を加える。疏肝と清熱利湿を同時に行うためには二剤以上の合方が必要なことが多い。舌は紅で白黄苔、脈は滑あるいは滑数を呈す例が多い。治法は清熱、利湿、消黄である。

茵蔯蒿湯（茵蔯蒿4.0、梔子3.0、大黄1.0）

本方は肝胆、三焦の湿熱を清利し黄疸を消褪させる代表的方剤である。

肝炎初期の黄疸は陽明の熱が三焦の湿と結びつき、汗や尿となって外に排泄されないため湿熱で胆汁が薫蒸されて発症する。黄疸は全例に発症するわけで

はないが、腹満、口渇、便秘、尿不利があり、脈は滑数で、舌質は紅、苔は黄膩である。本方の3生薬は共に苦寒の剤で、湿熱を二便により排泄する。

茵蔯五苓散（茵蔯蒿4.0、茯苓4.5、猪苓4.5、白朮4.5、沢瀉6.0、桂枝2.5）

湿熱黄疸で湿が熱より重い者を治す。五苓散に茵蔯蒿を加えたものである。

梔子柏皮湯（山梔子3.0、黄柏2.0、甘草1.0）

「傷寒身黄発熱スルハ、梔子柏皮湯之ヲ主ル」≪傷寒論≫陽明病篇にあり、**茵蔯五苓散**証と異なり、湿より熱が強い例に用いる。従って利湿の茵蔯蒿を清熱の黄柏に替えている。また**茵蔯蒿湯**証と異なり湿熱は三焦に在って陽明にはないので腹満便秘はなく、従って大黄は用いない。

小柴胡湯合茵蔯蒿湯（小柴胡湯＝柴胡7.0、黄芩3.0、人参3.0、甘草2.0、
　　　　　　　　　　半夏5.0、大棗3.0、JP生姜1.0、茵蔯蒿湯＝茵蔯蒿、
　　　　　　　　　　山梔子、大黄）

小柴胡湯は肝気鬱結を治し、体力中等程度の人で往来寒熱（発熱と悪寒が交代して現れる）、胸脇苦満、嘔気、食欲不振、心窩部膨満感等の症状を目標に用いる。湿熱だけでなくそれに肝気鬱結が加わった例に用いる。

茵蔯蒿湯は肝胆の湿熱を治し、利胆作用と黄疸を治す働きがある。腹満、便秘、及び発熱や黄疸を目標に用いる。尿不利の者は証に随って小柴胡湯に**茵蔯五苓散**を合方することもある。

これら二つの処方を合わせると、肝気鬱結を治し、肝胆の湿熱を去り、黄疸を消退させる効果がある。

2．慢性中期（肝気鬱結型）

肝の疏泄作用が強く障害され、胸脇苦満が著明である。また肝脾の不和（肝と脾は相克の関係にある）が起こり、そのため腹直筋の緊張（腹皮拘急）が見られることがある。胸脇苦満を去り腹皮拘急を治す処方が用いられる。この時期舌質は紅、脈は弦脈を呈す例が多い。治法は疏肝、解鬱、理気である。

小柴胡湯（柴胡7.0、黄芩3.0、人参3.0、半夏5.0、甘草2.0、JP生姜1.0、
　　　　　大棗3.0）

肝気鬱結を治す代表的方剤である。肝の邪熱（炎症反応）があり、肝の疏泄作用が失調し、肝臓の辺りの血流障害や肝機能障害が生じるのが肝気鬱結の原因と考えられる。体力中等程度で胸脇苦満、食欲不振、心下の痞える感じや嘔

気、口の苦さなどの症状がある。舌は湿潤、淡紅色を帯び、薄い白苔を有す。脈は弓弦のようにピンと硬く張った感じの弦脈である。

柴胡桂枝湯（柴胡5.0、黄芩2.0、人参2.0、半夏4.0、桂枝2.5、白芍薬2.0、甘草1.5、大棗2.0、JP生姜1.0）

小柴胡湯と**桂枝加芍薬湯**の合方と考えてよい。小柴胡湯証より若干脾胃（胃腸）虚弱の傾向の者に向いている。肝気鬱結があって脾胃の働きを傷害する（肝脾不和）。従って時に腹痛や下痢を伴うことがあり、腹証では胸脇苦満と肝脾不和の現れとして上腹部の腹直筋の緊張（心下支結）が見られる。

四逆散合黄連解毒湯（四逆散＝柴胡5.0、枳実2.0、白芍薬4.0、甘草1.5、黄連解毒湯＝黄連1.5、黄芩3.0、黄柏1.5、山梔子2.0）

四逆散は実証の人が非常に強い肝気鬱結があり、その結果脾胃の働きが障害される時（木克土）に用いられる処方であるが、清熱（消炎）の働きに乏しい。そこで清熱利湿の働きの強い**黄連解毒湯**を共に用いると肝炎によって生じている肝胆の湿熱を清利することができる。

腹証では腹壁の緊張が強く胸脇苦満と両側腹直筋の緊張（腹皮拘急）が著明である。またのぼせやイライラ、不眠などの実熱証が強い時にはこの処方がよい。

柴陥湯（柴胡5.0、黄芩3.0、半夏5.0、人参2.0、黄連1.5、栝楼仁3.0、甘草1.5、大棗3.0、JP生姜1.0）

胸部で熱と湿飲（異常な水分）とが結合した病態（小結胸）を治す**小陥胸湯**と**小柴胡湯**の合方であるが、処方構成は小柴胡湯加黄連栝楼仁である。黄連は実証の人の熱と湿を除く強い清熱燥湿薬である。栝楼仁は胸中の鬱熱と胸痛を治す。

従って本方は小柴胡湯証よりも強い湿熱が胸中と心窩部にあり、抵抗や圧痛、或は胸痛などが見られるのを目標に用いる。

大柴胡湯（柴胡6.0、黄芩3.0、枳実2.0、白芍薬3.0、半夏4.0、JP生姜1.5、大棗3.0、大黄1.0）

本方は**小柴胡湯**から、脾胃を補い元気を助ける甘草と人参を去り、代わりに気の鬱滞を開き、内熱を瀉す枳実と芍薬を入れ、さらに胃腸を攻下する大黄を加えた処方である。従って小柴胡湯証よりもっと実証で肝気鬱結が強く、熱証

も顕著で胃腸にも実熱が波及して便秘を伴っている。即ち少陽と陽明の併病である。

本方を用いる目標は、のぼせと便秘の傾向がある。腹部の緊張は強く著明な胸脇苦満と共に臍から上全体に重苦しい感じと抵抗がある（心下急）。脉は緊張の強い実脉で、舌は紅く、黄色味がかった厚い舌苔をみることが多い。

3．慢性後期（脾虚型）

脾虚は消化不良、元気不足といった直接の症状だけでなく、水分の過剰停滞、血虚、栄養障害等多彩な結果を惹き起こす。肝気鬱結だけでなく逆に肝気が不足して疏泄が失調することもある。病態や症状に応じた処方の選択が必要である。この時期に入ると、舌は紅色が淡になり脈も弱あるいは濡脈を呈する例が多い。治法は補気、養血、疏肝が必要である。

柴胡桂枝乾姜湯（柴胡6.0、黄芩3.0、桂枝3.0、甘草2.0、乾姜2.0、栝楼根3.0、牡蛎3.0）

本方は陽気が不足（虚証）して脾胃に虚寒のあるような人が、肝になお病邪が残存しているため、三焦水道の仂きも失調し、その結果尿不利や時に虚熱や神経の興奮を生じているような場合に用いる。

体質虚弱で冷え症、血色秀れず、不眠や口渇、動悸などを起こし易い。腹部は軟弱で、胸脇苦満は弱い。心窩部に圧痛（心下微満結）があり、臍の上方に動悸を触れるのを目標にする。

加味逍遥散（柴胡3.0、白芍薬3.0、当帰3.0、白朮3.0、茯苓3.0、山梔子2.0、牡丹皮2.0、甘草2.0、JP生姜1.0、薄荷1.0）

本方は更年期障害の専用薬のように一般には誤解されているが、虚証の人の慢性肝炎に対する最も基本的な方剤である。従って女性だけでなく男性にも多く用いられる。

慢性の肝機能障害（肝気鬱結）に加え、脾虚のため気虚と血虚を生じ肝血も不足した状態になっている病態（肝不疏土）を治す。肝血虚があると肝気鬱結が助長され、また虚熱を生ずる。肝気鬱結と虚熱から咽乾口燥、頭痛、肩こり、疲労感、月経不調、精神不安定等の多彩な症状を生じ易い。

小建中湯（膠飴20.0、甘草2.0、桂枝4.0、白芍薬6.0、JP生姜1.0、大棗3.0）

胃腸虚弱或は体力減退した人（虚証）が、肝障害により下痢、腹痛、食欲不

振等の消化器症状を強く現す場合(木乗土虚)、肝気鬱結を直接治す柴胡剤よりも本方のように虚証の肝脾不和を治療する方剤を用いる方がよい。

補中益気湯(人参4.0、黄耆4.0、甘草1.5、当帰3.0、白朮4.0、陳皮2.0、
　　　　　柴胡1.5、升麻0.5、大棗2.0、乾姜0.5、)

文字通り中(脾胃)を補い、気(元気)を益す処方である。脾胃虚弱で慢性肝炎の経過中全身倦怠感が著明で、無気力、食欲不振などを伴っている例に用いる。腹部は軟弱で胸脇苦満は殆どみとめられず、臍の上に動悸を触知する。内臓下垂や脱肛(中気下陥)を伴っている例が多い。

小柴胡湯合当帰芍薬散(小柴胡湯=柴胡、黄芩、人参、甘草、半夏、JP生姜、
　　　　　大棗、当帰芍薬散=当帰3.0、川芎3.0、白芍薬4.0、
　　　　　白朮4.0、茯苓4.0、沢瀉4.0)

肝気鬱結と血虚がある上に、冷え症、立ちくらみ、浮腫傾向、尿不利等脾虚による水飲停滞(脾虚湿盛)の症候が加わった場合には**小柴胡湯**に**当帰芍薬散**を合方する方がよい。合方する場合、両処方の分量は若干減量する方が胃腸に負担をかけなくてよい。

四君子湯(人参4.0、白朮4.0、茯苓4.0、甘草1.0、JP生姜1.0、大棗1.0)

脾虚の肝炎では先ず脾を補う。脾胃が虚弱のため無気力、倦怠感に加えて、食欲不振、腹満、下痢等の胃腸症状が強い場合に用いる。もし脾胃虚弱に加えて胃腸内に水分の停滞があって胃内停水や嘔気、下痢など水飲過剰の症状がある者には**四君子湯**に陳皮と半夏を加味した**六君子湯**がよい。

人参湯(人参3.0、白朮3.0、甘草3.0、乾姜3.0)

脾胃虚弱のため陽気が不足して、無気力や倦怠感よりも、著明な冷えがある場合(脾陽虚)には本方を用いる。

脾虚があって倦怠感が強ければ**四君子湯**、水飲停滞があれば**六君子湯**、冷えが強い場合は**人参湯**という具合に使い分ける。

4．硬変移行期(瘀血型)

肝炎がこの時期にまで進展すると、肝気鬱結に加えて瘀血、それに肝腎陰虚による津液の損傷や虚熱の内鬱など複雑な病態を呈しているので患者の証をよく弁別して処方を選択することが大切である。エキス剤では単独の処方でこうした病態に対応できるものがないので、どうしても二剤以上の合方が必要にな

肝・胆・膵疾患

る。瘀血、血虚、傷陰等により、舌証や脈象はまちまちである。治法は活血、滋陰、益気、疏肝を考慮して個々の病人の証に随って決めるべきである。

小柴胡湯合四物湯（小柴胡湯＝柴胡、黄芩、人参、甘草、半夏、JP生姜、
　　　　　　　　　大棗、四物湯＝地黄4.0、当帰4.0、芍薬4.0、川芎4.0）

慢性肝炎の経過中、肝気鬱結に加えて、皮膚枯燥、貧血、めまい感、易疲労感など血虚の症候を呈する場合。

小柴胡湯合桂枝茯苓丸（小柴胡湯＝柴胡、黄芩、人参、甘草、半夏、JP生姜、
　　　　　　　　　　　大棗、桂枝茯苓丸＝桂枝4.0、桃仁4.0、牡丹皮4.0、
　　　　　　　　　　　赤芍薬4.0、茯苓4.0）

肝機能障害（多くは肝気鬱結）に瘀血を伴っている時の代表的処方である。毛細血管拡張、クモ状血管腫、静脈怒張や蛇行が見られ、唇や口腔粘膜が暗赤色を呈し、皮膚がガサついている（肌膚甲錯）等の所見が見つかれば瘀血の診断は容易である。舌の裏側の静脈の怒張がよく見られる。腹証では胸脇苦満と共に下腹部が緊満し、臍の斜下辺りに瘀血の圧痛がみとめられる。

小柴胡湯合六味丸（小柴胡湯＝柴胡、黄芩、人参、甘草、半夏、JP生姜、
　　　　　　　　　大棗、六味丸＝地黄5.0、山薬3.0、山茱萸3.0、牡丹皮3.0、
　　　　　　　　　茯苓3.0、沢瀉3.0）

肝気鬱結に肝腎陰虚を伴う時の処方である。肝機能障害が長く持続した結果、肝の疏泄機能が失調し、さらに血液凝固能の異常や内分泌機能の異常が出現する段階が漢方でいう肝腎陰虚である。漢方では腎は水分代謝の要であると共に内分泌機能もまた腎に属する。肝腎陰虚があると虚熱に因り津液（正常な水分）が損傷されて脱水、皮膚乾燥、咽乾口燥、便秘、尿不利、めまい、耳鳴、易疲労等の症状が見られる。腹証では胸脇苦満に加えて少腹不仁（臍の下が軟弱）が見られる。

舌はやや乾燥して紅い。脉は沈で細くしかも頻拍傾向の細数脉を呈する。

十全大補湯（人参2.5、白朮3.5、茯苓3.5、甘草1.0、当帰3.5、地黄3.5、
　　　　　　白芍薬3.0、川芎3.0、桂枝3.0、黄耆2.5）

気虚の基本処方である**四君子湯**と血虚の基本処方である**四物湯**を合方し、それに肝気を補う主薬とされる黄耆と黄耆を助け肝気の条達を助ける桂枝を加えた処方である。

慢性肝炎の長い経過中に倦怠感、元気不足（気虚）と貧血、栄養不足（血虚）を生じ消耗の著しい者には本方がよい。るいそうして皮膚はやや乾燥性、腹壁は軟弱無力という例が多い。脉は沈で細い。

肝・胆・膵疾患

肝硬変症

肝硬変症の常用処方

1. 脾　虚
    1) 気虚型
        四君子湯、補中益気湯、小建中湯、十全大補湯
    2) 湿盛型
        六君子湯、胃苓湯、人参湯合茵蔯五苓散
2. 腎　虚
    1) 腎陽虚型
        牛車腎気丸、八味地黄丸合人参湯
    2) 肝腎陰虚型
        滋陰至宝湯、六味丸合清暑益気湯
3. 瘀　血
    桂枝茯苓丸合補中益気湯

疾患の概念

　肝硬変は慢性進行性肝障害の終末像で、組織学的には肝全体の肝細胞壊死と、それに続発する線維化と肝小葉構造の改変（偽小葉形成）が見られる段階である。慢性肝炎全体から見ると、肝硬変に移行するのは約10％前後といわれているがウイルス性肝炎では肝硬変症から肝癌発生の危険も高まって来る。

　肝硬変は臨床的には代償期と非代償期とに分けられるが、漢方薬を始め一般の薬物治療や療養指導の対象になるのは代償期にある肝硬変である。

　漢方治療の考え方は大体共通しているが、前章の慢性肝炎瘀血期の病像に連続し、慢性肝炎の時期よりもさらに虚証に陥っていることを考慮する必要がある。肝硬変症では先ず始めに肝の疏泄機能の障害が起こって強い肝気鬱結が見られるが、次第に肝血虚（栄養障害）、気虚（疏泄機能減退）が顕著になってくる。さらに肝内偽小葉の形成に伴い血行障害、門脈圧亢進、静脈性鬱血、など漢方でいう瘀血が加わる。手掌紅斑やクモ状血管腫、静脈怒張等はすべて瘀血によるものである。

　肝硬変が進行して非代償期に近づいた段階では肝だけでなく、肝と密接に連携する腎も障害される。漢方で考える腎は、尿の生成排泄等の水液代謝だけで

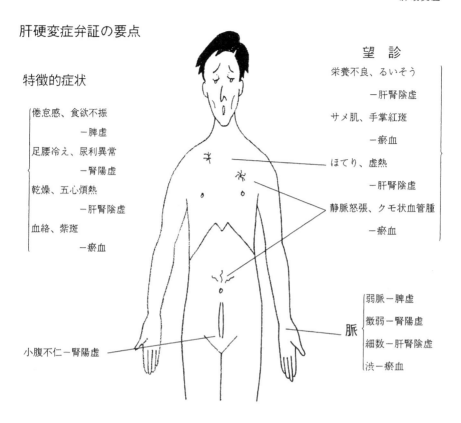

なく、現代医学の内分泌及び免疫機能をも含めた広範な機能を包括した概念である。肝疏泄失調（肝機能障害）、肝血虚（栄養障害）などの影響が腎に及ぶと、腎の水液代謝の働きだけでなく、腎の他の諸機能と栄養状態も侵され、漢方で肝腎陰虚と呼んでいる末期的重篤な状態に陥る。肝硬変症で見られる女性化乳房などを生ずる内分泌異常、腎機能障害、腹水や浮腫、感染防禦力低下、全身栄養状態悪化等は、肝に続き、脾や腎迄が侵されていることを示すものである。

肝・胆・膵疾患

処方の運用
1．脾　虚
1 ）気虚型

四君子湯（人参4.0、白朮4.0、茯苓4.0、甘草1.0、JP生姜1.0、大棗1.0）

食欲不振、胃部膨満感、下痢傾向、易疲労感など、脾気虚（消化機能減退）の顕著な患者に用いる。舌質は淡で白薄苔、脈は沈弱である。

補中益気湯（黄耆4.0、人参4.0、甘草1.5、当帰3.0、白朮4.0、柴胡1.5、
　　　　　　　升麻0.5、陳皮2.0、乾姜0.5、大棗2.0）

全身倦怠感が著明で、無気力、食欲不振などを伴っている場合に用いる。脾胃が虚すと元気が生成されず身体が総て虚証に陥る。本方は脾胃を補う薬、気を益す薬、その気を肺に昇提して元気を生成させる薬などが配合されている。

小建中湯（膠飴20.0、甘草2.0、桂枝4.0、芍薬6.0、JP生姜1.0、大棗4.0）

胃腸虚弱或は体力減退した人（虚証）が肝気鬱結により、腹痛、下痢、食欲減退などの症状を呈する時に用いる方剤である。

腹証では、両側腹直筋が強く緊張（腹皮拘急）している場合と、腹壁が軟弱無力の場合と２通りがある。

十全大補湯（人参2.5、白朮3.5、茯苓3.5、甘草1.0、当帰3.5、地黄3.5、
　　　　　　　白芍薬3.0、川芎3.0、桂枝2.0、黄耆2.5）

気虚の基本方である**四君子湯**に血虚の基本方である**四物湯**を合方し桂枝と黄耆を加えた処方である。肝硬変の経過中に脾胃が虚して気虚を生じ、そのため栄養障害により血の生成も阻害され肝血虚を生じている時に用いる。胃腸障害と栄養障害とが同時にある。

2 ）湿盛型

六君子湯（人参4.0、白朮4.0、茯苓4.0、半夏4.0、陳皮2.0、甘草1.0、
　　　　　　JP生姜1.0、大棗1.0）

脾胃は水分を体内に吸収するところである。脾胃が虚すと水分の吸収が悪くなり消化管内に余分な水分が停滞し肝硬変に際しては腹水や浮腫を生じ易くなる。

本方は脾胃が侵されて気虚（機能低下）を生じ同時に水分の過剰や停滞を生じている場合に用いる。倦怠感や食欲不振などと共に厚い舌苔が見られ、胃内

停水や浮腫傾向をみとめる時は本方の証である。脈は弱あるいは濡。

胃苓湯（蒼朮2.5、茯苓2.5、白朮2.5、陳皮2.5、厚朴2.5、猪苓2.5、桂枝2.0、沢瀉2.5、乾姜1.0、甘草1.0、大棗1.0）

胃の宿食（消化不良）を治し胃腸の働きを整える**平胃散**と、水飲内蓄（余剰水分の停滞）を治す**五苓散**とを合方した処方である。肝硬変により胃腸障害があり同時に浮腫や腹水を生じているような場合に用いる。

人参湯合茵蔯五苓散（人参湯＝人参3.0、白朮3.0、甘草3.0、乾姜3.0、
　　　　　　　　　　茵蔯五苓散＝茵蔯蒿4.0、桂枝3.0、茯苓4.5、白朮4.5、
　　　　　　　　　　沢瀉6.0、猪苓4.5）

肝硬変の末期に浮腫や腹水の増強と共に黄疸が現れる例がある。この時の黄疸は肝胆の湿熱による陽黄ではなく、肝脾腎の虚衰によって起こる陰黄である。従って**人参湯**で温補しながら**茵蔯五苓散**で利水利胆消黄をはかる。

2．腎　虚
1）腎陽虚型

牛車腎気丸（地黄5.0、山薬3.0、山茱萸3.0、茯苓3.0、牡丹皮3.0、沢瀉3.0、
　　　　　　桂枝1.0、附子1.0、牛膝3.0、車前子2.0）

本方は腎陽虚を治す**八味地黄丸**に下半身を強くする牛膝と利水剤の車前子を加味した処方である。腎陽が虚すと正常な水分代謝が阻害され、尿の生成や排泄が傷害される。肝硬変の経過中排尿障害、浮腫傾向があり且つ足腰の冷えや弱化、腹証では臍下不仁など腎陽虚の症候の見られる時用いる。

八味地黄丸合人参湯（八味地黄丸＝地黄6.0、山薬3.0、山茱萸3.0、茯苓3.0、
　　　　　　　　　　牡丹皮3.0、沢瀉3.0、桂枝1.0、附子1.0、人参湯＝人参、
　　　　　　　　　　白朮、甘草、乾姜）

肝硬変の経過中には、肝と関係の深い腎が傷害されると共に、脾胃も傷害されている場合が多い。脾と腎が共に侵されている時には**八味丸**と**人参湯**を合わせて用いる。腎虚の脈は一般に沈微、舌は淡白、滑苔がある。

2）肝腎陰虚型

滋陰至宝湯（柴胡1.0、芍薬3.0、当帰3.0、白朮3.0、茯苓3.0、麦門冬3.0、
　　　　　　地骨皮3.0、知母3.0、貝母1.0、陳皮3.0、甘草1.0、薄荷1.0、
　　　　　　香附子3.0）

肝・胆・膵疾患

　本方は**逍遙散**の加減方である。肝気鬱結、気虚、血虚に陰虚が同時に存在して生ずる各種の症候を治す。陰虚とは栄養傷害、消耗、脱水がある状態である。疏肝解鬱薬、補気薬、養血薬に加えて滋陰薬（陰虚を治す薬）、利水薬、理気薬、さらには虚熱をさます薬迄が巾広く配剤されている。肝腎陰虚の極く初期に用いる。

　　六味丸合清暑益気湯（六味丸＝地黄5.0、山薬3.0、山茱萸3.0、茯苓3.0、
　　　　　　　　　　　牡丹皮3.0、沢瀉3.0、清暑益気湯＝黄耆3.0、人参3.5、
　　　　　　　　　　　当帰3.0、陳皮2.0、甘草2.0、五味子2.0、麦門冬3.5、
　　　　　　　　　　　白朮3.5、黄柏2.0）

　腎陰虚とは腎による全身の滋潤作用が傷害されている状態で、治療の基本は**六味丸**である。**清暑益気湯**は脾が虚して元気を損傷すると同時に暑熱発汗により水分が欠乏した状態（気陰両虚）を治す処方である。従って六味丸と清暑益気湯を合わせると肝と腎が共に傷害されて消耗、乾燥、虚熱発生などを伴うものを治すことができる。舌質紅で苔は薄いか無苔、脈は沈細で時に数。

3．瘀　血

　　桂枝茯苓丸合補中益気湯（桂枝茯苓丸＝桂枝4.0、茯苓4.0、桃仁4.0、
　　　　　　　　　　　　　牡丹皮4.0、赤芍薬4.0、補中益気湯＝黄耆、人参、
　　　　　　　　　　　　　甘草、当帰、白朮、柴胡、升麻、陳皮、乾姜、
　　　　　　　　　　　　　大棗）

　肝硬変で静脈怒張、毛細血管拡張、クモ状血管腫、或は手掌紅斑や肌膚甲錯（皮膚がガサついてドス黒い）等瘀血の症候を呈す時の基本処方は**桂枝茯苓丸**である。ただ肝硬変患者は同時に多く脾胃が虚し元気が乏しく衰弱しているので**補中益気湯**のような脾胃を補い元気をつけるような処方を合方する。症状に応じて補中益気湯以外の処方も適宜に用いる。脈は弱か渋。

肝硬変症

肝胆膵疾患

胆のう炎・胆石症

胆のう炎、胆石症の常用処方

(1) 疼痛持続型（肝気鬱結）
大柴胡湯、四逆散、小柴胡湯、柴陥湯、柴胡桂枝湯、柴胡桂枝乾姜湯、芍薬甘草湯
(2) 閉塞性黄疸型（肝胆湿熱）
大柴胡湯合茵蔯蒿湯、四逆散合茵蔯蒿湯、柴苓湯合茵蔯蒿湯、小柴胡湯合茵蔯五苓散、小柴胡湯合竜胆瀉肝湯
(3) 発熱持続型（熱毒＝感染症合併）
黄連解毒湯、三黄瀉心湯、黄連解毒湯合茵蔯蒿湯、
大柴胡湯合大黄牡丹皮湯

疾患の概念

１）胆石症

　　日本人の胆石保有率は人口の約5～7％とされているが、剖検例による統計では7～15％とされ、近年の生活の欧米化と共に保有率は増加傾向にある。

　　胆石症の三大症状は上腹部痛、黄疸、発熱である。胆石発作は脂肪過多食、暴飲暴食で誘発されることが多い。発熱は多く一過性で、もし持続する場合胆のう炎の存在が疑われる。胆石保有者の2／3は無症状の所謂silent stoneである。胆石症は1：2の割合で女性に多い。

２）胆のう炎

　　慢性胆のう炎は胆汁の鬱滞に二次的に細菌感染を伴って発症することが多い。急性胆のう炎は胆のうにあった結石が胆のう頸部または胆管に嵌頓して起こることが多い。

　　胆のう炎は胆石症に合併して起こることが多く、症状は胆石症のそれとほぼ同じである。感染症が持続すれば、持続性の上腹部痛、腹膜刺激症状及び白血球増加等を伴う。

　　一般に胆石の症状がある時は内視鏡による胆のう摘出術を含めた手術療法

胆のう炎、胆石症弁証の要点

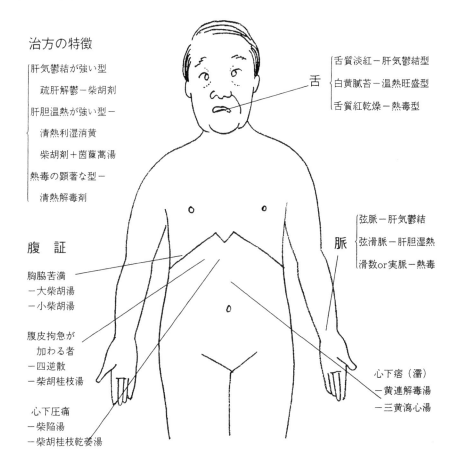

が原則であるが、薬物療法もあり胆石溶解療法と共に漢方治療も行われる。胆石症も胆のう症も肝の疏泄機能の一つである胆汁の排泄と代謝に異常が起こり、その結果強い肝気鬱結が生じて脾胃の働きが抑制或は障害されたもの（肝脾不和）と考える。従って漢方では胆石症も胆のう炎も殆ど同じ治療をする。

処方の運用

(1) 肝気鬱結が強く、脾胃の働きを障害して持続性の上腹部痛や胸脇苦満が強いもの（肝気鬱結型）は主に柴胡剤を用いて疏肝解鬱する。
(2) 肝胆に湿熱が強く、胆汁の排泄が障害され或は閉塞性黄疸を生じるもの（肝胆湿熱型）は柴胡剤に清熱、消黄の方剤を併用する。
(3) 胆汁うっ滞に細菌感染を起こし慢性胆のう炎が持続して発熱の続くもの（熱毒型）は清熱解毒の働きのある方剤を用いる。

1．疼痛持続型（肝気鬱結が著明）

腹壁の緊張の程度、胸脇苦満の範囲、腹皮拘急（腹直筋緊張）の強さ等を配慮して処方を選択する。一般に舌は淡紅、白苔があり、脈は弦脈を呈する。

大柴胡湯（柴胡6.0、黄芩3.0、枳実2.0、芍薬3.0、半夏4.0、JP生姜1.5、大棗3.0、大黄1.0～2.0）

腹力充実して実症の例に用いる。胸脇苦満と心窩部の抵抗圧痛緊張が顕著で便秘傾向がある。脈は充実して力強い。舌質は赤く、黄色の厚い舌苔が見られることが多い。

四逆散（柴胡5.0、枳実2.0、芍薬4.0、甘草1.5）

肝気鬱結を去る柴胡、心窩部の痞えを取る枳実、腹皮拘急を取る芍薬、急性症状を緩和する甘草が配合されている。芍薬＋甘草には鎮痛鎮痙作用がある。両側の胸脇苦満と心下部の抵抗、それに両側の腹直筋が上から下迄緊張している腹証を目標に用いる。

小柴胡湯（柴胡7.0、黄芩3.0、甘草2.0、人参3.0、半夏5.0、JP生姜1.0、大棗3.0）

大柴胡湯証よりやや症状が緩かで、腹力中等、胸脇苦満はみとめるが便秘はない。食欲不振や胃のつかえ、吐気を訴える時によい。

柴陥湯（柴胡5.0、黄芩3.0、黄連1.5、栝楼仁3.0、半夏5.0、人参2.0、甘草1.5、JP生姜1.0、大棗3.0　）

小柴胡湯と小陥胸湯の合方であるが処方内容は小柴胡湯加黄連栝蔞仁である。小柴胡湯証に熱と痛みが加わった者に用いる。黄連は清熱作用が強く、栝楼仁には胸中の鬱熱を去り胸と心窩部の疼痛を治す働きがある。胸脇苦満があって心窩部の自発痛圧痛の著しいのを目標にする。

柴胡桂枝湯（柴胡5.0、黄芩2.0、甘草1.5、芍薬2.5、人参2.0、半夏4.0、
　　　　　JP生姜1.0、大棗2.0）

　四逆散証よりやや腹力が弱く、胸脇苦満と共に上腹部の腹直筋が緊張（心下支結）し、心窩部痛のある場合。時に吐気、下痢、腹痛を伴う。

柴胡桂枝乾姜湯（柴胡6.0、黄芩3.0、桂枝3.0、甘草2.0、乾姜2.0、栝楼根3.0、
　　　　　　牡蠣3.0）

　非常に胃腸虚弱、体力がなく冷え症の病人で、胸脇苦満や心窩部痛を訴える時。よく上半身に汗をかき、盗汗があり、神経質で不眠その他の訴えが多い。

芍薬甘草湯（芍薬、甘草各4.0～8.0）

　芍薬も甘草も共に鎮痛鎮痙の作用があり、両者合わさると作用が増強される。筋肉の痙攣は肝血虚により肝が筋肉を養わなくなったためである。

2．閉塞性黄疸型（肝胆に湿熱が著明）

　必ずしも黄疸を発症しなくてもよい。胆汁鬱滞があり、口渇、のぼせ感、全身倦怠感、胃部不快感、吐気など肝胆湿熱の症状を伴っている。脈は多く弦滑である。

大柴胡湯合茵蔯蒿湯（大柴胡湯＝柴胡、黄芩、枳実、芍薬、半夏、生姜、
　　　　　　　　　大棗、大黄、茵蔯蒿湯＝茵蔯蒿4.0、山梔子3.0、大黄1.0）

　茵蔯蒿湯は黄疸の薬として有名であるが、元来は肝胆の湿熱を取る基本処方である。黄疸は肝胆や胃腸の実熱が汗や尿や大便と共に外部に発散されず湿邪と結合して湿熱薫蒸する時に黄を発すると漢方では考えている。従って黄疸（陽黄）を治すには先ず肝胆の湿熱を治療する。大柴胡湯で肝気鬱結を治し茵蔯蒿湯で湿熱と黄疸を治す。エキス剤を合方すると大黄の量が多いので注意を要する。

四逆散合茵蔯蒿湯（四逆散＝柴胡、枳実、芍薬、甘草、茵蔯蒿湯＝茵蔯蒿、
　　　　　　　　山梔子、大黄）

　四逆散は肝脾不和の基本処方、**茵蔯蒿湯**は肝胆湿熱の基本処方である。胸脇苦満が強く、腹直筋の緊張が強く、黄疸と胃の痞えの強い時に用いる。

柴苓湯合茵蔯蒿湯（柴苓湯＝柴胡5.0、黄芩2.5、人参2.5、茯苓2.5、白朮2.5、
　　　　　　　　沢瀉4.0、猪苓2.5、半夏4.0、桂枝2.0、甘草2.0、JP生姜1.0、
　　　　　　　　大棗2.5、茵蔯蒿湯＝茵蔯蒿、山梔子、大黄）

柴苓湯は小柴胡湯と五苓散の合方で肝気鬱結と肝胆湿熱を治す。茵蔯蒿湯も肝胆湿熱を治すので、両者の合方は胆汁鬱滞と肝胆の湿熱が強く便秘を伴い時には黄疸も出ているような場合に用いる。

小柴胡湯合茵蔯五苓散（小柴胡湯＝柴胡、黄芩、人参、半夏、甘草、生姜、大棗、茵蔯五苓散＝茵蔯蒿4.0、猪苓4.5、茯苓4.5、白朮4.5、沢瀉6.0、桂枝3.0）

便秘がなくて胆汁鬱滞と湿熱がある時は小柴胡湯合茵蔯五苓散がよい。処方の内容は柴苓湯加茵蔯である。

小柴胡湯合竜胆瀉肝湯（小柴胡湯＝柴胡、黄芩、人参、半夏、甘草、生姜、大棗、竜胆瀉肝湯＝竜胆1.5、当帰5.0、黄芩3.0、山梔子1.5、車前子3.0、沢瀉3.0、木通5.0、甘草1.5）

小柴胡湯は少陽病肝気鬱結（肝機能障害）の基本処方である。

竜胆瀉肝湯は肝経の実火と湿熱を瀉す処方で、肝胆の熱が上逆して胸痛、口苦、咽乾、目の充血等の症状を呈すと共に、下焦の湿熱により下腹部の緊満、疼痛、排尿異常等下腹部の湿熱症状を伴う時の処方である。2つの処方を合わせると肝胆の湿熱が強く胆汁の排泄障害に泌尿器の障害が加わっている場合に用いられる。胃腸の実熱と便秘がある時は大柴胡湯と合方する。

3．発熱持続型（熱毒＝細菌感染）

清熱と解毒の作用を持つ方剤を選択して用いる。脈は大体滑数か実脈が多い。

黄連解毒湯（黄連1.5、黄芩3.0、黄柏1.5、山梔子2.0）

熱毒によって炎症と充血を起こしているものを治す。黄連と黄芩の組み合わせは強い清熱、涼血、解毒作用を現す。実熱証で体力があり、赤ら顔、のぼせ症で気分が落ち着かず時に出血傾向を示すもの。脈は沈で力強く、舌質は紅色で黄苔、腹部は緊張良好で心窩部に抵抗を感じる。

三黄瀉心湯（黄連3.0、黄芩3.0、大黄3.0）

黄連解毒湯証は三焦に実熱がある時に適応するが胃に実熱があり便秘傾向の場合は本方を用いる。

黄連解毒湯合茵蔯蒿湯（黄連解毒湯＝黄連、黄芩、黄柏、山梔子、茵蔯蒿湯＝茵蔯蒿、山梔子、大黄）

胆のう炎ではほとんど全例に結石の存在が見られる。結石により細菌感染と

共に閉塞性黄疸を合併している時には清熱解毒剤(**黄連解毒湯**)と利湿消黄剤(**茵蔯蒿湯**)を併用する。山梔子の重複に注意。

　大柴胡湯合大黄牡丹皮湯(大柴胡湯＝柴胡、黄芩、枳実、半夏、芍薬、生姜、大棗、大黄、大黄牡丹皮湯＝牡丹皮4.0、桃仁4.0、大黄2.0、芒硝4.0、冬瓜子6.0)

　大柴胡湯は実証の人の肝気鬱結(肝障害)を取り、**大黄牡丹皮湯**は腹腔内の炎症と瘀血(静脈性鬱血)を取る働きに秀れている。慢性の胆のう炎に於いて胆汁のうっ滞、及び胆道内外の炎症によって上腹部から右下腹部迄広い範囲に抵抗圧痛或は自発痛があり、且つ便秘傾向の見られる場合に用いる。消炎作用と瀉下作用が強い。

慢性膵炎

慢性膵炎の常用処方

1. 持続性の腹痛を伴うもの
   大柴胡湯、四逆散、柴胡桂枝湯、桂枝加芍薬湯、小建中湯、安中散
2. 消化不良症状が顕著なもの
   平胃散、補中益気湯、四君子湯、六君子湯、人参湯

疾患の概念

　慢性膵炎の原因で最も多いのはアルコールの過飲である。その他に胆道疾患、低栄養あるいは結石や腫瘍による膵管の閉塞などが原因となることもある。

　慢性膵炎の確定診断は臨床上仲々むつかしく、上腹部から腰背部にかけて慢性の疼痛があって、胆道、消化管或は整形外科的な異常が見出せない時、漫然と慢性膵炎という診断がつけられる傾向がある。

　臨床症状としては上腹部痛、腰背部痛、食欲不振、胃部膨満感、嘔気、げっぷなどの所謂消化不良症状、便通異常（下痢、脂肪便）、体重減少、二次性糖尿病の所見などが見られる。大酒家、胆石症、慢性肝障害、糖尿病などがあると診断上参考になり、また超音波エコー検査やＸ線上膵石が発見されると診断は容易であるが、一般臨床検査だけでは診断は困難である。西洋医学の方でもあまり有効な薬物はないようである。漢方でも難治な疾患に属する。

　漢方でいう内臓、即ち五臓六腑の中には膵という臓腑が存在しない。漢方では従って膵という独立した概念はない。膵の外分泌機能は漢方でいう"脾"の働きの中に、内分泌機能は漢方でいう"腎"の働きの中に、それぞれ包括されている。従って漢方医学的には、慢性膵炎はおおむね脾の疾病であり、また末期に糖尿病などを合併する時は脾腎両臓にまたがる疾病と考える。

　臨床的に慢性膵炎を考える時は、①上腹部、背部の持続性疼痛と、②膵の外分泌機能障害による慢性の消化吸収の障害に対する治療が主たる問題である。

慢性膵炎弁証の要点
症状の特徴

腹痛を主とするものは多く肝脾の不和がある。
消化不良を主とするものは多く脾虚がある。

腹　証

胸脇苦満－
　　大柴胡湯、四逆散
心下支結－柴胡桂枝湯
腹皮拘急
　　桂枝加芍薬湯
　　小建中湯

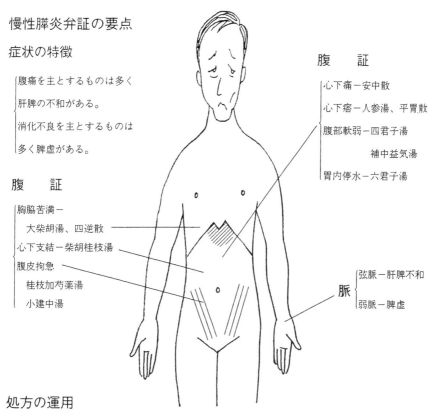

腹　証

心下痛－安中散
心下痞－人参湯、平胃散
腹部軟弱－四君子湯
　　　　　補中益気湯
胃内停水－六君子湯

脈

弦脈－肝脾不和
弱脈－脾虚

処方の運用
1．持続性の腹痛

大柴胡湯（柴胡6.0、黄芩3.0、枳実2.0、芍薬3.0、半夏4.0、JP生姜1.5、大棗3.0、大黄1.0）

　胆石症や胆のう炎を合併している例では、強い胸脇苦満と心窩部の緊張圧痛（心下急の腹証）を認める例がある。そのような時には実証向けの肝脾調和剤が必要である。

四逆散（柴胡5.0、枳実2.0、芍薬4.0、甘草1.5）

　肝胆の障害があって脾胃の働きを失調させている場合で、下痢や腹痛を伴い胸脇苦満と腹皮拘急（腹直筋の緊張）が強い例に用いる。脈は強い弦脈である。

柴胡桂枝湯（柴胡5.0、黄芩2.0、人参2.0、半夏4.0、芍薬2.0、甘草1.5、桂枝2.5、JP生姜1.0、大棗3.0）

慢性膵炎では実証という例は少ない。胸脇苦満と上腹部腹直筋の緊張（心下支結）、心窩部痛、腰背痛、嘔気、食欲不振等を目標にする。四逆散よりやや虚証である。脈は弦弱。

桂枝加芍薬湯（桂枝4.0、芍薬6.0、甘草2.0、大棗4.0、JP生姜1.0）

元来胃腸が虚弱（脾虚）で腹満して時に痛む時に用いる。脾が虚して気血が調和していないため肝胆の失調があり、刺激によって容易に腹満、腹痛、腹皮拘急等を呈する。

小建中湯（膠飴20.0、芍薬6.0、甘草2.0、桂枝4.0、JP生姜1.0、大棗4.0）

非常な虚証で、腹痛や腰背痛のある者に用いる。腹証は腹直筋が薄いがピンと張っている（腹皮拘急）ものと、腹部全体が軟弱な例と2通りの場合がある。下痢や腹痛を伴う例が多い。

安中散（桂枝4.0、延胡索3.0、茴香1.5、牡蠣3.0、甘草1.0、縮砂1.0、良姜0.5）

胃腸虚弱（脾虚）で冷え症があり、心窩部に鈍痛を起こし易い例によい。腹証では腹部軟弱で心窩部に自発痛や圧痛をみとめる。

2．消化不良症状

平胃散（蒼朮4.0、厚朴3.0、陳皮3.0、甘草1.0、乾姜1.0、大棗2.0）

胃に宿食（不消化の残渣）と水が停滞し、腹部膨満感、消化不良症状を呈す者を治す。下痢を伴っていることも多い。脈はいずれも弱い。

補中益気湯（黄耆3.0、人参4.0、甘草1.5、当帰3.0、白朮4.0、陳皮2.0、
　　　　升麻0.5、柴胡1.5、大棗2.0、乾姜0.5）

食欲不振があり、特に全身倦怠感や易労感、無気力感の著しい者に用いる。虚証でよく微熱を出すような場合にもこの方がよい。腹証は軟弱無力で臍の上に動悸を触れる。

四君子湯（人参4.0、白朮4.0、茯苓4.0、甘草3.0、JP生姜1.0、大棗1.0）

食欲不振、胃部膨満感、下痢傾向など脾胃虚弱で消化力減退の症状が顕著な場合に用いる。脈は沈で、舌は淡紅色で湿って軟い。食後に睡気を訴える者には本方の証が多い。

六君子湯（人参4.0、白朮4.0、茯苓4.0、陳皮2.0、半夏4.0、甘草1.0、
　　　　JP生姜1.0、大棗1.0）

四君子湯に痰飲（痰は粘稠な胃液、飲は希薄な胃液）を去る半夏と陳皮を加

味した処方で、四君子湯証に加え、胃内停水、下痢、吐気など胃内の水分が過剰の症状がある例に用いる。舌を診て白く厚い舌苔が付着している時は六君子湯証が多い。

人参湯（人参3.0、白朮3.0、甘草3.0、3.0、乾姜3.0）

四君子湯から茯苓、生姜、大棗を去り、脾胃を温める働きの強い乾姜を加えた処方内容になっている。四君子湯が脾胃虚弱で気虚（エネルギー不足）の者を治すのに対し、人参湯は同じ脾胃虚弱陽虚（熱産生不足）裏寒（冷え症）の者、即ち脾陽虚の者を治す。腹証では腹部軟弱であるが心窩部のつかえと軽い抵抗（心下痞）をみとめる。

6. 腎・膀胱疾患

慢性腎不全

慢性腎不全の常用処方

1. 腎陽虚型
   八味地黄丸、牛車腎気丸、真武湯、五苓散
2. 腎陰虚型
   六味丸、七物降下湯、猪苓湯合四物湯
3. 脾腎両虚型
   補中益気湯、防已黄耆湯、胃苓湯、柴苓湯
4. 陰陽（気血）両虚型
   十全大補湯

疾患の概念

　慢性腎疾患を基礎にして非可逆的に進行して持続性の腎機能障害を示すに至った症候群で、血清クレアチニン値が2.0mg／dl以上、あるいはBUNが20mg／dl以上を持続する場合である。

　原因疾患は種々であるが、慢性糸球体腎炎によるものが圧倒的に多く、糖尿病性腎障害によるものがこれに次ぐ。

　病期分類は臨床上、下記のように考えられる。

① 腎予備力減少期　　｝保存療法期
② 腎機能代償期
③ 腎機能非代償期　　　腎透析期
④ 尿毒症期　　　　　　腎移植期

　漢方では正常な水液（津液）は胃に受納された後、脾に吸収され、脾の運化によって栄養分を含んだ水殻の精微となって肺に上輸される。肺はその宣散粛降作用によって、脾から上輸されて来た水液を三焦の水道作用を借りて全身に配布する。全身に配布された水液は発汗や不感蒸泄されたものを除いて腎の気化作用によって膀胱に集められ、一部は三焦を経由して上騰して再利用され、残りは尿となって体外に排泄されると考えている。従って水液代謝に深く関与する臓は脾、肺、腎の三臓で、腑は胃、三焦、膀胱の三腑である。

　慢性腎不全は腎の久病による損傷や虚弱、あるいは過労、不摂生などが原因

慢性腎不全

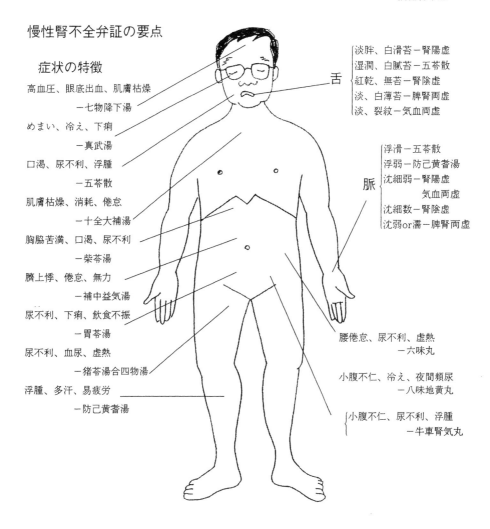

慢性腎不全弁証の要点

症状の特徴

高血圧、眼底出血、肌膚枯燥
　　－七物降下湯
めまい、冷え、下痢
　　－真武湯
口渇、尿不利、浮腫
　　－五苓散
肌膚枯燥、消耗、倦怠
　　－十全大補湯
胸脇苦満、口渇、尿不利
　　－柴苓湯
臍上悸、倦怠、無力
　　－補中益気湯
尿不利、下痢、飲食不振
　　－胃苓湯
尿不利、血尿、虚熱
　　－猪苓湯合四物湯
浮腫、多汗、易疲労
　　－防己黄耆湯

舌

淡胖、白滑苔－腎陽虚
湿潤、白膩苔－五苓散
紅乾、無苔－腎陰虚
淡、白薄苔－脾腎両虚
淡、裂紋－気血両虚

脈

浮滑－五苓散
浮弱－防己黄耆湯
沈細弱－腎陽虚
　　　　気血両虚
沈細数－腎陰虚
沈弱or濡－脾腎両虚

腰倦怠、尿不利、虚熱
　　－六味丸
小腹不仁、冷え、夜間頻尿
　　－八味地黄丸
小腹不仁、尿不利、浮腫
　　－牛車腎気丸

となって、脾腎陰陽の虚衰を生じた結果、正常な水液の代謝が乱されて異常な水液（痰飲）が体内に蓄積し、他の臓腑にも障害が波及するものである。従って脾腎の虚衰が本（主証）、痰飲内蓄による諸症は標（客証）で、即ち本虚標実である。治法は「急ナレバソノ標ヲ治シ、緩ナレバ本ヲ治ス」の治療原則に従う。

腎・膀胱疾患

処方の運用
1．腎陽虚型
　腎は全身の陰陽の源であると共に水臓として水液代謝を支配し、全身に水液（津液）を巡らせ、不要な水を排泄している。腎陽が衰えると生命力の基本である命門の火が衰えるので全身の生理活動が衰微すると共に、著しい冷え症状が起こる。同時に全身の水液は巡らなくなって停滞し、尿不利、夜間頻尿、浮腫、めまい、耳鳴り、口渇などの症状が出現する。
　腎陽虚では舌は淡胖で白滑苔、脈は沈細弱である。治法は補陽温腎である。
　八味地黄丸（熟地黄6.0、山薬3.0、山茱萸3.0、茯苓3.0、沢瀉3.0、牡丹皮3.0、桂皮1.0、附子1.0）
　腎陽を温補する基本処方である。腎の物質的基盤である腎陰を養うと共に命門の火を補う。足腰の冷え、尿利異常、性機能減退に加え、小腹不仁の腹証を目標にする。
　牛車腎気丸（熟地黄5.0、山薬3.0、山茱萸3.0、茯苓3.0、沢瀉3.0、牛膝3.0、車前子3.0、牡丹皮3.0、桂皮1.0、附子1.0）
　八味地黄丸加、牛膝、車前子である。八味丸の腎陽を温補する働きに加え、車前子の利水作用、牛膝の補肝腎と諸薬の働きを下方に導く働きが加わる。
　八味丸の証で尿不利及び浮腫傾向のある者に用いる。
　真武湯（茯苓5.0、白朮3.0、白芍薬3.0、附子1.0、JP生姜1.0）
　腎陽が虚して水を制禦することができなくなった結果、水が下焦から氾濫している病態（腎虚水泛）を治す。亡陽水泛で寒と湿が強く、尿不利、浮腫、めまい、腹痛、下痢等が見られる。
　五苓散（茯苓4.5、猪苓4.5、沢瀉6.0、白朮4.5、桂皮3.0）
　腎気不足により膀胱の気化作用が失調し、尿不利、口渇、水飲内蓄を示した者に用いる。利水剤の代表処方であり、他の方剤ともよく合方して用いられる。脈は浮滑で舌に白膩苔が見られる。
2．腎陰虚型
　腎陰は腎陽の生理活動を支える基礎物質であり、人体の陰液の根本で、全身を滋養潤沢する作用を担っている。腎陰は腎が貯えている腎精を包含しているので、労倦、大病、或いは房事過度などで腎精を消耗すると腎陰虚証を生ずる。

腎陰が不足すると腎陽を制禦できず相火（異常な熱）が亢進して陰虚内熱が生じる。末期には腎陰虚は肝にも及び肝腎陰虚に陥る。臨床的には腰が倦く疲れ易い、頭がクラクラする、耳鳴りがする、顔面紅潮、咽乾口燥、火照り、盗汗、乏尿、便秘等の症状が現れる。

腎陰虚では舌は紅色で乾燥、無苔、脈は沈細数である。治法は滋腎陰である。

六味丸（熟地黄5.0、山薬3.0、山茱萸3.0、牡丹皮3.0、茯苓3.0、沢瀉3.0）

腎陰虚を治療する基本処方で、腎陰を滋補し、陰液を増やし水気を旺んにし、陽気、熱邪を抑制する「壮水制火」の方剤である。糖尿病性腎症や腎機能非代償期によく見られる、いわゆる腎不全の諸症状と虚熱を目標にする。

七物降下湯（熟地黄3.0、白芍薬4.0、当帰4.0、川芎3.0、黄柏2.0、黄耆3.0、釣藤鈎3.0）

四物湯の加味方である。黄柏は腎の虚熱を清し腎水を補う。黄耆は大量に用いると腎細動脈の血流を改善するといわれている。本方は腎不全で高血圧や眼底出血を伴う場合に適している。

猪苓湯合四物湯（猪苓3.0、茯苓3.0、沢瀉3.0、滑石3.0、阿膠3.0、地黄3.0、白芍薬3.0、当帰3.0、川芎3.0）

四物湯で血虚を治し、**猪苓湯**で腎陰を補い虚熱を清し、利水をはかる。慢性に血尿が持続するタイプの腎不全に良い。

3．脾腎両虚型

腎は先天の本、脾は後天の本である。両者は水液代謝の要であると共に気血の供給及び生理活動の源である。慢性腎不全では多く脾腎陰陽の虚衰が発病の根本にある。脾陽の虚損と腎陽の衰微は互いに影響し合って症状を進行させる。

脾腎の虚は風邪、寒邪の外襲、湿邪の内侵、発育異常、久病、飲食不摂生、労倦過度、酒色、鹹味（塩辛い食物）の過食等、種々の原因によって生ずる。

全身倦怠感、易疲労感、脱力感、食欲減退が著しく、尿量減少し、眼瞼や下肢に浮腫がある者が多い。舌質淡で舌苔は薄い。脈は濡あるいは弱。

治法は健脾益気が基本で、特に人参と黄耆は必須の要薬で、腎機能をよく改善するといわれている。

補中益気湯（黄耆4.0、人参4.0、白朮4.0、当帰3.0、陳皮2.0、甘草1.5、柴胡1.5、升麻0.5、大棗2.0、乾姜0.5）

健脾、益気昇提の基本症である。脾の働きが衰えて水分（津液）が肺に上輸されず、元気不足と水飲停滞が著しい場合に適している。補腎利水をはかるには**牛車腎気丸**、**真武湯**あるいは**五苓散**などを証に随って合方すると更に良い。

防己黄耆湯（防己5.0、黄耆5.0、白朮3.0、甘草1.5、大棗3.0、JP生姜1.0）

浮腫傾向の著しい者（風水証）に用いる。特に下半身のむくみがある者に良い。脈は浮弱。防己は重力に逆らって水分を吸収排泄する作用があり、黄耆は益気行水の働きがあり、体表の衛気を補うと共に利水し、大量に用いると腎細動脈の血行を改善する。

胃苓湯（蒼朮2.5、厚朴2.5、陳皮2.5、甘草1.0、茯苓2.5、猪苓2.5、白朮2.5、沢瀉2.5、桂皮2.0、大棗1.5、JP生姜1.5）

平胃散と**五苓散**の合方である。平胃散は脾胃の働きが失調して痰飲を生じ、胃気が下降できないため悪心嘔吐を生じ、脾気が上昇できず食欲不振や下痢を生ずる。湿が四肢に拡散すると四肢がむくむ。五苓散は膀胱の働き（気化作用）を回復し、内に貯溜した水飲を滲泄利水する。

柴苓湯（柴胡7.0、黄芩3.0、人参3.0、甘草2.0、茯苓3.0、猪苓3.0、白朮3.0、沢瀉5.0、桂皮2.0、大棗3.0、JP生姜1.0）

少陽病、半表半裏の証に水分の吸収排泄障害を伴う場合の処方である。**小柴胡湯**には抗炎症、抗アレルギー及び解毒和解の働きがあり、**五苓散**は通陽利水の働きにより水飲代謝の調整をはかる。

4．陰陽（気血）両虚型

気血は人体の陰陽であり、生命の基本物質である。気は陽で働きであり、血は陰で物質的基礎である。気と血は共に脾胃で消化吸収（運化）された水穀の精微を源としており（気血同源）、互いに作用し合い依存し合っている（陰陽互根）ので、気血いずれが虚しても遠からずその虚は他方に及び気血両虚の症候を呈してくる。慢性腎不全でもその原因は何であれ最後は気血両虚証に陥る。気血両虚証では息切れ、無力、倦怠、自汗などの気虚の症状と、肌膚枯燥、顔面萎黄、動悸、眩暈、不眠などの血虚の症状が同時に現れる。舌質は淡で裂紋がある。脈は沈細弱である。治法は気血双補である。

十全大補湯（人参3.0、黄耆3.0、白朮3.0、茯苓3.0、甘草1.5、桂皮3.0、
　　　　　　当帰3.0、地黄3.0、白芍薬3.0、川芎3.0）

四君子湯と四物湯を合わせ、黄耆と桂皮を加味した気血双補の基本処方である。四君子湯はよく脾胃の陽気と肺気を補う。四物湯はよく脾胃の陰気と肝、心、腎の血を補う。

補　遺
駆瘀血剤と大黄剤の応用

　駆瘀血剤による活血化瘀法は腎臓の血管病変を改善するので慢性腎不全に対しては良好な治療効果を現す。また、大黄は通腑降濁の働きがあり、大量に用いると瀉下による水分排泄と共に血中のBUNやクレアチニン値を低下させることが知られている。従って駆瘀血薬と大黄を併用すれば可成の効果が期待できると思われるが、慢性腎不全の病人は多く虚証であるので果たして大量の大黄や駆瘀血薬の服用に耐え得るか虚実を弁別した上で応用すべきであろう。

腎・膀胱疾患

淋証（膀胱炎、血尿、尿路結石）

淋証の常用処方

1．膀胱湿熱		猪苓湯、五淋散、竜胆瀉肝湯
2．腎　　虚	（腎陽虚）	八味地黄丸、午車腎気丸
	（腎陰虚）	六味丸、清心蓮子飲
3．肝気鬱結		加味逍遥散
4．瘀　　血		通導散、桃核承気湯、桂枝茯苓丸
5．虚　　労	（気　虚）	補中益気湯
	（血　虚）	当帰芍薬散
6．血　　尿		猪苓湯合四物湯
7．結　　石		猪苓湯合芍薬甘草湯

疾患の概念

　尿意頻迫、排尿痛、残尿感などの排尿障害に加えて、尿路および腰腹部の不快感を伴うものを漢方では、"淋証"と称している。膀胱炎、腎盂炎、尿路結石、膀胱腫瘍などは臨床的には多く淋証を呈する。

　淋証は種々の外因や内傷に因って膀胱の気化作用（尿の生成排出）が失調して生ずると考えられる。病位は下焦にあるがその発症には腎だけでなく、肝や脾の異常も大きく関与する。

　淋証は急性期のものは膀胱に湿熱が結聚した実証が多いが、慢性化したり反復する例は虚証や虚実錯雑証が多く、熱証だけでなく寒証もある。一般に排尿痛を伴うものは実証、痛みのないものは虚証である。下腹部が緊満して烈しい圧痛や引きつるような痛みがあるのは実熱証、下腹部軟弱で鈍痛があり按じて楽になるものは虚寒証が多い。また尿が混濁したり、黄赤色を呈すものは湿熱旺盛、尿の色が薄く透明な例は気血不足による淋証と見てよい。

　『諸病源候論』（随・巣元方）を始め歴代の医書は淋証をその症状によって以下の"五淋"に分類している。

(1)　石淋：湿熱が下焦に蘊結、尿中の物質が凝結されて砂石を生じたもの。
(2)　気淋：膀胱の気が滞り、小便が出渋り排尿後に痛むもの。
(3)　膏淋：小便が混濁するもの。実証と虚証とがある。

淋証弁証の要点

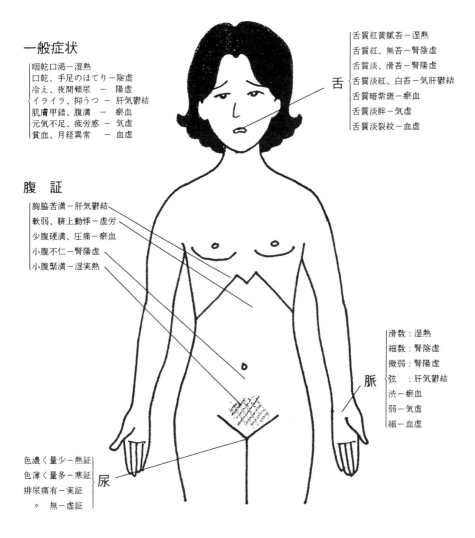

(4) 労淋：腎や脾の虚があり、慢性で疲労や房事で増悪する。
(5) 熱淋または血淋：下焦に熱が強く、血熱妄行して生じる。排尿時灼熱痛があり小便赤渋あるいは血尿を出す。血淋は熱淋で血尿顕著なものをいう。

処方の運用
1. 膀胱湿熱

熱淋に相当する。現代医学で謂う急性膀胱炎はこれに該当する。膀胱の熱が旺盛であると陰を損傷して出血し血淋となる。

外感病に因るものが多いが、内傷に因ることもある。外感病では太陽病傷寒の熱邪が下焦に伝入し熱と水が結合して湿熱証を生じる。あるいは陽明病や温病の湿熱が下焦に下注する。内から生じる湿熱は味の濃厚な飲食物、辛熱の食品、あるいは酒などにより脾胃に湿熱を生じ、膀胱に下流して生じる。頻尿、尿意促迫、排尿痛などを伴い尿は混濁して濃く、時に血尿を見る。下腹部は緊満し咽乾口燥する。舌質紅で黄膩苔が見られる。脈は滑数である。治法は清熱、利尿。

猪苓湯（猪苓3.0, 茯苓3.0, 沢瀉3.0, 滑石3.0, 阿膠3.0）

下焦に実熱と水が結合して腎陰を傷り尿不利となったものを治す。淋症には最も良く用いられる。猪苓、茯苓、沢瀉で利尿をはかり、滑石で清熱、阿膠で滋陰する。

膀胱炎症状が慢性化したものや、腎盂炎を起こしたものは**小柴胡湯**（柴胡7.0, 黄芩3.0, 半夏5.0、人参3.0, 大棗3.0, 甘草2.0, JP生姜1.0）を合方すると良い。

五淋散（黄芩3.0, 山梔子2.0, 茯苓6.0, 沢瀉3.0, 車前子3.0, 木通3.0, 当帰5.0, 赤芍薬2.0, 乾地黄5.0, 滑石3.0, 甘草1.0）

五淋を治すという意味で命名された。清熱、利水の剤に和血、滋陰の剤を加味し、消炎利尿と共に腎気を養い傷陰を予防している。元来腎気不足気味の人の膀胱に湿熱が停留して尿が淋瀝する時に良い。

竜胆瀉肝湯（竜胆1.5, 山梔子1.5, 黄芩3.0, 木通5.0, 車前子3.0, 沢瀉3.0, 当帰5.0, 乾地黄5.0, 甘草1.5）

肝胆の実火と下焦の湿熱を瀉す。肝胆火旺のため胸脇痛、目の充血、のぼせ、口苦などがあり、湿熱が下焦に流下して膀胱、尿道、子宮膣部に炎症を生じ下腹部の鬱血、腫脹、疼痛、排尿異常などの症状を呈す。腎盂膀胱炎ではよく用いられる。

2. 腎 虚

腎と膀胱は表裏の関係にあり、腎が虚すと膀胱の気化作用は失調する。腎陽虚は老齢、大病、妊娠、出産などにより腎陽を消耗する結果、腎が膀胱の気化作用を制御できなくなり、また外邪が虚に乗じて膀胱を侵襲しやすくなるので淋証を生じる。

腎陰虚があると下焦に虚熱を生じ、膀胱の気化作用も失調するので湿熱を生じる。治法は補腎、利尿。

八味地黄丸（地黄6.0，山薬3.0，山茱萸3.0，茯苓3.0，沢瀉3.0，牡丹皮3.0，桂皮1.0，附子1.0）

腎陽虚を治す基本処方である。腎陽を補い尿利を調整する。老人などに多い背中や腰が冷え、冷え症で頻尿、尿意頻迫、残尿感のある例に良い。下半身が無力で夜間頻尿がある。尿は薄く、舌質淡胖、苔は白滑。脈は沈微弱で、小腹不仁の腹証がある。

六味丸（地黄5.0，山薬3.0，山茱萸3.0，茯苓3.0，沢瀉3.0，牡丹皮3.0）

腎陰虚を治す基本処方である。本方の証は慢性化したものや、反復する例に多い。虚熱の症候があり、耳鳴り、眩暈、咽乾口燥、手足の火照り、寝汗などがあり、尿は濃く頻尿である。舌質紅で乾燥苔少。脈は沈細数である。

清心蓮子飲（蓮肉4.0，黄芩3.0，麦門冬4.0，茯苓4.0，車前子3.0，地骨皮2.0，人参3.0，黄耆2.0，甘草1.5）

腎陰が虚すと、腎陰が心陰を養えなくなる（心腎不交）ので、腎陰虚による淋証と共に心火が旺盛になる結果イライラ不眠などの心火旺の症状を併発しやすい。本方は心腎を交通させ、心熱を清すと同時に膀胱の湿熱症状を治す。冷え症の例には用いない。

3. 肝気鬱結

強い怒りやストレスは肝の疎泄を失調させて肝気鬱結を生じる。肝の気滞が膀胱に波及する、あるいは肝鬱化火して肝火が下焦の湿と結合すると淋証を生じる。イライラ、易怒、抑鬱などと共に胸脇苦満がある。

舌質淡紅、脈は弦である。治法は疎肝解鬱。

加味逍遥散（柴胡3.0，白芍薬3.0，当帰3.0，白朮3.0，茯苓3.0，山梔子2.0，牡丹皮2.0，薄荷1.0，甘草1.0，JP生姜1.0）

肝血虚があると肝気を制御できなくなるので、肝気鬱結や肝鬱化火を生じやすい。本方は気血両虚の人が肝鬱化火し虚熱の症状を伴うもの。下焦に影響すれば気淋を生じ、胸脇苦満と共に下腹部の不快感や頻尿、残尿感など神経性膀胱の症状を呈する。

4. 瘀 血

傷寒の下焦蓄血証、外傷や打撲による気滞血瘀、あるいは瘀血体質があると瘀血が下焦に停滞して膀胱の気化作用を妨げ淋証を生じる。下腹部の膨満感や圧痛があり、時に排尿痛や血尿を見る。肌膚甲錯や舌の紫斑など瘀血の症状がある。脈は渋を呈す。治法は活血、化瘀、利湿。

通導散（当帰3.0, 紅花2.0, 蘇木2.0, 枳殻3.0, 厚朴2.0, 陳皮2.0,
　　木通2.0, 大黄3.0, 芒硝1.8, 甘草1.5）

本来は外傷性瘀血に対して立方されたが、血瘀に気滞を伴う例にも用いられる。のぼせ、腹部の実満、便秘、尿不利などがある実熱証用方剤である。

桃核承気湯（桃仁5.0, 桂枝4.0, 大黄3.0, 芒硝2.0, 甘草1.5）

本来傷寒の邪が下焦に伝入して熱と血が結合した下焦蓄血証の薬方である。下焦に実熱性の血瘀があって淋証を生じた時、便秘と少腹急結の腹証を目標に用いる。

桂枝茯苓丸（桂枝3.0, 桃仁3.0, 牡丹皮3.0, 赤芍薬3.0, 茯苓3.0）

瘀血治療に用いられる標準的薬方である。一般的な瘀血の症状に加えて少腹鞕満（下腹部の膨満感、不快感、圧痛）を目標に用いる。本方はよく他剤と兼用される。

5. 虚 労

気血不足、あるいは身体虚弱な者は陽気の不足や冷えがあり、膀胱からの水分の排泄を十分制御できないので、下腹部の不快感や頻尿を生じやすい。五淋の中の気淋や労淋の一部がこれに該当する。

補中益気湯（黄耆4.0, 人参3.0, 白朮3.0, 甘草1.5, 陳皮2.0, 当帰3.0,
　　乾姜0.5, 柴胡1.5, 升麻0.5）

脾虚があり、脾気が下陥して排尿異常を生じた場合に用いる。元気がなく、疲労倦怠感が強い。内臓下垂を伴い、疲労に因って淋証が増悪する。脈は弱く腹部は軟弱。

当帰芍薬散（当帰3.0，川芎3.0，白芍薬4.0，白朮4.0，茯苓4.0，沢瀉4.0）

脾虚湿盛に血虚を伴っている。貧血、立ち眩み、月経異状などがある冷え症の女性などに用いる。下腹部の痛みや不快感があって、冷えると頻尿や残尿感が増強するような例によい。舌は湿って時に裂紋、脈は沈細で、腹証は少腹虚満している。治法は補気養血、利水。

6．血　尿

急性の血尿は膀胱の湿熱が顕著な者に見られる（血淋）。慢性の血尿は血虚や血瘀で見られることが多い。

猪苓湯合四物湯（猪苓3.0，茯苓3.0，沢瀉3.0，滑石3.0，阿膠3.0，当帰3.0，
地黄3.0．川芎3.0，白芍薬3.0）

膀胱の湿熱が長びいて傷陰し、血虚となり慢性の淋証や出血をくり返す者を治す。

7．結　石

膀胱結石には腎結石が下降して膀胱で発育したものと、膀胱で発生したものとがあり、シュウ酸カルシュウムを含む結石が全体の70％以上を占める。基礎疾患がある場合もあるが成因に関しては定説はない。

漢方では膀胱に湿熱が久しく蘊すと尿が濃縮され、溶解されていた内容が凝結して砂や石を生じると考えている。

猪苓湯合芍薬甘草湯（猪苓3.0，茯苓3.0，沢瀉3.0，滑石3.0，阿膠3.0
白芍薬6.0，甘草6.0）

猪苓湯で膀胱の湿熱を清泄し、**芍薬甘草湯**は尿管や尿道の痙攣を去り、疼痛を緩和し結石の排出を促進させる。煎薬の場合は連銭草（別名金銭草）10－30グラムを加味するとよい。

補　遺

煎剤を用いる場合、下記の処方は奏効する例が多い。

1）　急性尿路感染症に

小柴胡湯去参加黄柏、五味子、茯苓、猪苓、沢瀉、篇蓄、車前子、滑石
老中医焦樹徳氏の**小柴胡湯随証加減**の一つで小柴胡湯と五苓散及び**八正散**の合方加減と考えられる。少陽病あるいはこれに準じる証候を有する淋証

の例に用いる。

2) 気血不足して冷え症の傾向があり、少しの疲労、ストレス、あるいは感冒などに罹患すると容易に淋証を呈す例には
黄耆5.0、桂枝尖3.0、乾地黄3.0、山薬5.0、山茱萸5.0、竜骨5.0、牡蠣5.0、白芍薬5.0、甘草1.5

張錫鈍『医学衷中参西録』第六期第三巻の中にある処方である。**桂枝加竜骨牡蠣湯**より大棗、生姜を去り黄耆、乾地黄、山薬、山茱萸を加えた内容になっている。

肝は疏泄を主り、腎は蟄蔵を主る。且つ肝は腎の気を行らす。本証は風寒が虚に乗じて肝を侵襲すると、肝は風を得て疏泄が強くなるので腎の気を行らす力が過剰となる。その結果腎の蟄蔵が失調して尿意促迫、頻尿、排尿痛、残尿感、尿白濁などの諸症を生じると考えられる。

君薬は黄耆である。黄耆は臓に入った風を逐うと共に補気する特徴を有す。桂枝は逐風と共に平肝、黄耆と配合すると逐風の力はさらに強まる。地黄、山薬、山茱萸は腎気丸の要薬で補腎し腎の蟄蔵を助ける。竜骨と牡蠣は正気を収斂して邪気は収斂しないので腎の蟄蔵を助け肝風の消散を妨げない。白芍薬は平肝補血。甘草は急迫を徐すと共に諸薬を調和する。諸薬協同して、肝風を逐い、疏泄過剰を正し、腎の蟄蔵を回復させて尿意促迫、頻尿、排尿痛、残尿感、尿白濁などの肝虚挟風に因る淋証を治す。

症 例

67才。女性(初診 平成10年(1998年)9月1日

現病歴：体質的には冷え症である。数年前から誘因なく、膀胱炎を反復する。症状が起こる時は発熱はないが、尿意促迫、排尿痛、残尿感があり尿量は少ない。尿の色は少し濃いようである。抗生剤を投与されると膀胱刺戟症状はとれるが、またすぐ再発する。疲れや寒さやカゼを引くと出るようだが、その他特別な誘因はない。冬も冷房の入る夏も悪い。最近ではいつも下腹部が張って重苦しく、排尿障害があり、旅行も外出もしたくない。

現 症：身長 155cm、体重44.5kg。やせ型。

淋　証

望　診：若干ゆううつそうな暗い表情。
脈　診：弦脈、左右差なし（血圧157−96mmHg。脈拍75/分整）
舌　診：淡青色、紫斑有り、厚い白苔がある。
腹　診：腹壁は薄く軟弱。下腹部は全体に緊満していて、両臍傍斜下及び恥骨上部は敏感で圧痛著明。下肢は浮腫はないが触れると著明な冷えが感じられる。
検　査：検尿：初診時は尿蛋白陰性、潜血もなく、沈渣も異常なかったが経過中定期的に採尿したものの中に、赤血球白血球を多数みとめ、尿中細菌陽性の尿も数回あった。
　　　　血沈：1時間値12ミリ、2時間値36ミリ
　　　　血液生化学検査：特別な異常はなかった。末梢血の数値も正常。
弁　証：気血両虚、傷寒の邪が内寒と相呼応して下焦に直中して湿熱と化し淋証を生じた。経過が長く瘀血を伴っている。
治　法：補虚清熱、活血、利尿。
処　方：**猪苓湯合四湯加減**（猪苓3.0、茯苓6.0、沢瀉3.0、滑石3.0、阿膠3.0、桃仁3.0、牡丹皮3.0、紅花3.0、乾地6.0、赤芍薬3.0、当帰3.0、川芎2.0）
経　過：1週間で下腹部の緊満はとれ、排尿もスムースになったが、排尿の始まりか終りに少しツーンとくる排尿痛が約3ヶ月間とれなかった。そこで**五淋散**（茯苓6.0、黄芩3.0、当帰3.0、山梔子2.0、赤芍薬2.0、甘草3.0、乾地黄3.0、沢瀉3.0、木通3.0、車前子3.0、滑石3.0）に転方したが、約1年間経過しても排尿痛は完全には消失しなかった。
　　　　そこで再び最初の処方に戻したところ症状は徐々に軽減し、初診より約2年で膀胱の症状は完全に消失した。

7. 代謝性疾患

糖尿病

糖尿病の常用処方

```
1. 食積肥満型      防風通聖散
2. 肝気鬱結型      大柴胡湯
3. 陰虚燥熱型
   1）上消（肺陰虚）      白虎加人参湯（気分燥熱）
                         麦門冬湯（肺胃陰虚）
   2）中消（脾胃陰虚）    調胃承気湯（胃燥熱）
                         清暑益気湯（気陰両虚）
   3）下消（腎陰虚）      六味丸（腎陰虚）
                         滋陰降火湯（肺腎陰虚）
4. 陰陽両虚型      八味地黄丸
```

疾患の概念

糖尿病は持続的な高血糖と、それによる血管、神経、網膜、腎臓などの合併症を現わしてくる疾患である。

一般に　① インスリン依存性糖尿病（IDDM）

② インスリン非依存性糖尿病（NIDDM）

③ その他の糖尿病（膵疾患、内分泌疾患、薬剤及び化学物質誘発性、その他の原因による二次的なもの）

に分類されている。漢方治療の対象となるのは主としてNIDDMである。

NIDDMは従来成人型糖尿病と呼ばれていたものである。膵のインスリン分泌不全とインスリン作用不全（インスリン抵抗性増大）の2つの要素が関与している。

従来はブドウ糖負荷に対するインスリン分泌（特に初期分泌）不全が主な原因と考えられてきたが、最近ではインスリンを投与しても正常人程血糖が低下しない例も多いことから、インスリン抵抗性の増大が重視されている。インスリン抵抗性の増大は糖代謝だけでなく、脂質代謝にも影響を与え、Ⅱb型或いはⅣ型の高脂血症を呈する。またインスリン分泌機能が或る程度保持されている例では高インスリン血症を呈し、高血圧や動脈硬化を促進させる一因ともなる。

インスリン分泌不全も抵抗性増大も、遺伝的素因に加えて過食、肥満、運動不足、老化、ストレス等の後天的因子が関与する。

糖尿病

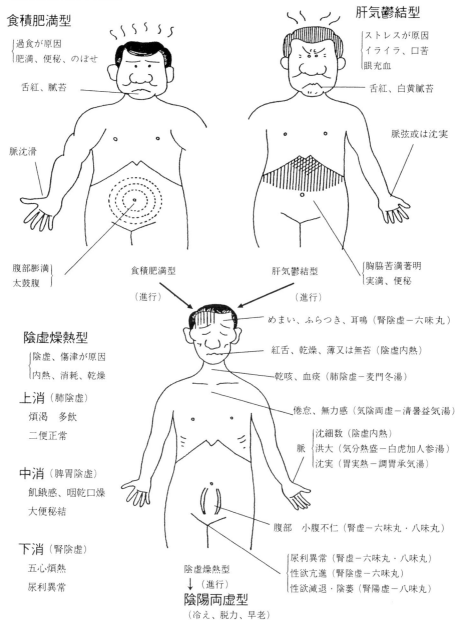

漢方的考察

　糖尿病は歴代の医書に「消渇」とあるものに相当する。古人は本病を、口渇多飲し、食すれど飢えて益々消耗羸痩することより消渇と名づけた。

　本病は多く、過食や嗜酒のために脾胃を損傷し運化を失して内熱が醸成されて蘊結化燥する、或いは七情内傷により肝気が鬱結し肝鬱化火して傷陰する、或いは加齢に伴い次第に腎陰が衰えて内に虚熱を発す、これらの病理変化の結果津液を焼灼し、次第に陰虚燥熱の病態に陥り遂には消渇に至ると考えられる。また体質的に腎虚の傾向のある者、あるいは房事過度により腎精を消耗した者は腎陰が不足するので消渇を発し易い。

　本病の誘因は様々であるが、窮極の病態は皆陰虚燥熱である。陰虚は内熱を生ずる。内熱はまた津液を損傷して益々陰虚を生じることにより、陰虚と燥熱とが互いに原因となり結果となって悪循環に陥り限りなく病状を進展させる。病が遷延すれば陰の損傷は陽に及んで腎陽を始め諸臓の陽気も虚し、末期には陰陽両虚証に陥る。

処方の運用

　食積（美食、過食）肝鬱（ストレス）を主徴とする者の糖尿病は初期段階で、主に"気"の異常を生じている時期である。泄熱解毒、あるいは疏肝清熱等の治法を行う。

　陰虚燥熱の者は気の異常だけでなく、陰血と津液も損傷されており病勢は極期で、いわゆる消渇の諸症が顕著である。多彩な症状に対応して、肺燥を清し、胃熱を降し、脾陰を滋し、あるいは腎陰を補うといった随証治療が必要である。

　陰陽両虚に陥った者は本病の末期で、補陽と養陰に努める。

　本病の窮極の病態である陰虚燥熱は血熱血燥を生じるので、血液粘度を上昇させ、微小循環を障害する結果必ず瘀血を惹き起こす。糖尿病に特有な血管病変は漢方医学的にはおおむね血瘀によるものと考えられるので、主証の治療と並行して必ず瘀血の治療を十分に行うべきである。これには適切な活血薬や駆瘀血剤を兼用する。

　漢方治療に於いても適切な食餌療法と運動療法は基礎治療として必ず守らなくてはならない。漢方治療だけで血糖値が低下する例は必ずしも多くないが、

適切な漢方治療を行えば、消渇を始めとする自覚症状や他覚所見の改善、病状の進展阻止及び合併症の予防には十分効果的である。

1. 食積肥満型

過食、美食、運動不足は脾胃の運化を失調させ、食積、肥満、湿熱を生ずる。湿熱は持続すると化燥して燥熱となる。肥満はインスリン抵抗性を増大させ血糖値を上昇させる。

防風通聖散（大黄1.5、芒硝1.5、防風1.2、麻黄1.2、荊芥1.2、滑石3.0、梔子1.2、薄荷1.2、桔梗2.0、黄芩2.0、石膏2.0、連翹1.2、川芎1.2、白芍薬1.2、白朮2.0、甘草2.0、JP生姜1.0）

解表（発汗）、攻下（瀉下）、利尿に加えて清熱の働きを有し、主に中年の脂肪肥りの人の食積、体毒を汗、便、尿にして排泄させる。肥満、便秘、のぼせを目標にして投与。脈は沈滑。舌質紅で黄膩苔。腹部は臍を中心に充実して盛り上る所謂太鼓腹を呈している。

2. 肝気鬱結型

精神的ストレスが持続すると肝は疏泄を失し肝気鬱結を生ずる。肝気鬱結が持続すると鬱積した肝気は熱を生じ（肝鬱化火）、心肺に衝き上げ（肝火上炎）、あるいは脾胃に影響を与え（肝気横逆）、血熱や胃熱を生じる。

大柴胡湯（柴胡6.0、黄芩3.0、半夏4.0、枳実2.0、白芍薬3.0、
大黄1.0～3.0、大棗3.0、JP生姜1.5）

がっしりした筋肉質の肥満者で、著明な胸脇苦満と心下部の膨満感と抵抗（心下満）、便秘傾向を目標に用いる。イライラ、易怒、のぼせ、口が苦い、或いは眼の充血などがあり、食欲が異常に亢進し、その結果肥満を生じることがある。脈は沈実或いは弦。舌質は紅で白或いは黄色の膩苔が見られる。

3. 陰虚燥熱型

糖尿病では誘因は何であれ、最後には総て古人が消渇と呼んだ陰虚燥熱の証を呈してくる。陰虚による内熱と津液の損傷が基本的な病態である。水飲代謝の要所である脾、肺、腎の何処が失調するかによって、上消（肺）、中消（脾胃）、下消（肝腎）に分けているが、臨床的にはこれら諸臓の病変は複合していて、明確に区別することはむつかしい。

1) 上　消（肺陰虚）

　肺は脾から運び上げられた水を、宣散粛降作用によって皮膚及び五臓六腑、諸器官に配布し全身を滋潤している。故に「水ノ上源」と呼ばれる。肺の津液が損傷されて消渇を生じると、口渇が著しく、いくら飲んでも渇きが癒されないという症状が現れる。尿利や便通は正常である。

白虎加人参湯（石膏15.0、知母5.0、粳米8.0、人参1.5、甘草2.0）
　気分（肺）の燥熱に対する基本方剤である。陽明経証で内外共に熱盛となった後、陽気と津液を損傷した病態を治す。煩渇があり、舌は乾燥して黄苔を伴い、脈は洪大を目標に用いる。

麦門冬湯（麦門冬10.0、半夏5.0、粳米5.0、人参2.0、甘草2.0、大棗3.0）
　肺胃陰虚に対する方剤である。胃に熱を生じて津液が不足した結果、虚火上逆して肺に燥熱を生じたものである。咽乾口燥し、舌質紅で乾燥。脈は沈細数である。

2) 中　消（脾胃陰虚）

　水分の代謝運行には脾、肺、腎の三臓が深く関与している。水分は胃に受納され、脾で吸収される。内熱が持続すると脾胃の津液も損傷されて脾胃陰虚に陥る。症状は空腹感が著しく、いくら食べても飢餓感が満たされない。また口渇多飲し大便は秘結する。

調胃承気湯（大黄2.0、芒硝1.0、甘草1.0）
　陽明腑証、胃実熱を治す。脾胃の津液が裏熱のために枯燥し、腸内に燥屎が停滞しているのを清熱瀉下する。便秘腹満、舌質乾燥して白黄苔を伴い、脈が沈実であるのを目標に用いる。

清暑益気湯（黄耆3.0、人参3.5、白朮3.5、甘草1.0、当帰3.0、陳皮3.0、
　　　　　　五味子1.0、麦門冬3.5、黄柏1.0）
　虚証用の方剤で、陰虚内熱が持続して気津両虚した者を治す。身熱があって口渇が強く、疲労倦怠感が著しいのを目標に用いる。腹部は軟弱で、脈は虚で数である。

3) 下　消（腎陰虚）

　腎陰は腎精と腎水とより成り、従って腎は精（生命の基礎物質）を蔵し水を主る。腎陰虚は房事過度や不節制による腎精の消耗、熱入下焦による

傷津あるいは他臓の傷陰が腎に波及することなどによって惹き起こされる。

腎陰が不足すると、腎陽（命門之火）を制禦できなくなるので、陰虚内熱を生じ五心煩熱する。同時に水液の代謝や運行が失調するので、多尿、頻尿など尿利異常を生じると共に、水飲が下焦から昇らなくなるので、ひどい口渇多飲を生ずる。また腎水が不足すると五臓を滋潤することができなくなるので五臓の津液がすべて枯渇し身体乾燥する。

腎陰が不足すると、水を主る働きと共に精を蔵す機能も失調するので、下消では男性の性欲仮性興奮、女性の夢交、不正性器出血等の性機能異常が出現する。腎は五臓の本であり、五臓の陰はすべて腎陰を源にしているので腎陰が虚すと他の臓も皆影響を受け、肝腎陰虚や心腎不交など複合的な病態を呈してくる。

六味丸（熟地黄5.0、山薬3.0、山茱萸3.0、牡丹皮3.0、茯苓3.0、沢瀉3.0）

本方は腎陰を滋補し陰液を増やし水気を旺んにして陽気や熱邪を抑制する（壮水制火）代表的方剤である。口渇多飲、手足の火照り（五心煩熱）、尿利異常、足腰の脱力、ふらつき、耳鳴等の臨床症状を伴う。脈は沈細数。舌質は紅で無苔か薄苔。

滋陰降火湯（乾地黄2.5、白芍薬2.5、知母1.5、黄柏1.5、麦門冬2.5、天門冬2.5、当帰2.5、白朮3.0、陳皮2.5、甘草1.5）

腎陰が虚すと、腎陰が心陰を滋養できなくなる（心腎不交）ため、心の相火が旺盛になり過ぎ肺を焼灼するようになる。その結果肌膚枯燥、口渇、多飲、尿不利、潮熱、盗汗、乾咳、血痰等肺陰虚の症状を呈す。本方は肺腎陰虚を治す。上、中、下焦の共に津陰が共に虚している場合は本方を用いる。

4．陰陽両虚型

体の生理に於ける陰と陽の関係は、陰は基礎物質であり、陽は機能活動である。腎陽と腎陰とは相互に依存し合う関係にあるので、陰虚が長びけば必ず陽虚を生ずる（陰損及陽）。陰陽両虚すると下半身の冷えや脱力、易労倦怠、尿利異常、性欲減退、不妊、耳鳴、眼のかすみ、早老、脱毛、白髪等腎陰陽両虚の症状を呈する。脈は沈微、舌質は淡で膨潤している。

八味地黄丸（熟地黄6.0、山薬3.0、山茱萸3.0、茯苓3.0、沢瀉3.0、牡丹皮3.0、桂皮1.0、附子1.0）

腎の陰陽両虚を治す。治法は滋陰補陽である。本方は賢陰を滋養する六味丸に、腎陽を温補する桂皮と附子を加えた内容になっている。脈は沈で尺脈が微弱、舌質は淡。小腹不仁の腹症が見られる。

補　遺　合併症の治療

糖尿病性の血管病変は主に瘀血あるいは血虚によるものと考えられる。末梢神経の病変は腎精不足や気血両虚によって惹き起こされた痺証（疼痛や知覚異常）や痿証（麻痺や運動障害）と考える。

1．脳血管障害

　　七物降下湯（釣藤釣4.0、当帰4.0、熟地黄3.0、白芍薬4.0、川芎3.0、黄柏2.0、黄耆3.0）

　　血虚による高血圧や眼底出血に効果がある。瘀血に対しては**紅花末1.5〜3.0g**を加える。

　　煎薬を用いる場合は**通竅活血湯**（桃仁、紅花、赤芍薬、川芎、葱白、生姜、大棗、麝香）加減、あるいは**補陽還五湯**（黄耆、当帰、赤芍薬、川芎、桃仁、紅花、地竜）なども用いられる。（但し一部の生薬が健康保険適用外である）

2．網膜病変

　　四物湯（当帰3.0、熟地黄3.0、白朮薬3.0、川芎3.0）に止血作用のある**三七末1.5g〜3.0g**と活血化瘀の**紅花末0.5〜1.5g**を加える。（三七末は健康保険未適用）

　　煎薬を用いる場合、**通竅活血湯加減**がよい。

3．冠動脈硬化性病変

　　桂枝茯苓丸（桂枝4.0、桃仁4.0、牡丹皮4.0、赤芍薬4.0、茯苓4.0）に**紅花末1.5〜3.0g**と**丹参末1.5〜3.0g**を加味。あるいは**冠元顆粒**（健保適用外）も良い。

　　煎薬の場合、**冠心Ⅱ号方**（赤芍薬、川芎、紅花、丹参、降香）あるいは**血府逐瘀湯**（生地黄、桃仁、当帰、川芎、川芎、赤芍薬、牛膝、柴胡、枳殻、桔梗、甘草）などが治療効果は秀れている。（冠心Ⅱ号の一部は健保適用外）

4．糖尿病性壊疽

　　末梢性（特に下肢）の閉塞性動脈病変によって生ずるので、駆瘀血剤等が

用いられるが難治である。

当帰四逆加呉茱萸生姜湯（当帰3.0、白芍薬3.0、桂枝3.0、細辛2.0、木通3.0、呉茱萸2.0、大棗5.0、甘草2.0、JP生姜1.0）**合桂枝茯苓丸に紅花末1.5～3.0ｇと丹参末1.5～3.0ｇを加味。冷えが強い場合、加工附子末1.5～2.0ｇ**を加味。

煎薬の場合、**身痛逐瘀湯**（桃仁、紅花、当帰、川芎、五霊脂、没薬、牛膝、秦艽、羌活、香附子、地竜、甘草）が瘀血による血管病変や四肢疼痛に有効である。但し一部の生薬が保険適用外である。冷えの強い者には、桂枝、附子、乾姜などを加味する。

5．糖尿病性末梢神経障害

疎経活血湯（当帰2.0、熟地黄2.0、川芎2.0、赤芍薬2.5、羌活1.5、白芷1.0、防風1.5、防已1.5、桃仁2.0、牛膝1.5、威霊仙1.5、茯苓2.0、蒼朮2.0、陳皮1.5、竜胆1.5、甘草1.0、生姜0.5）冷えのある者には**加工附子末1.5ｇ**を加える。

煎薬を用いる場合、瘀血の有る者には、**身痛逐瘀湯加減**。気血両虚して筋肉が栄養されず痿証を生ずる者には**黄耆桂枝五物湯**（黄耆、桂枝、白芍薬、大棗、生姜）加減。腎精不足による者には**大補元煎**（熟地黄、山薬、山茱萸、枸杞子、当帰、杜仲、人参、甘草）などが用いられる。

代謝・内分泌疾患

甲状腺機能低下症

甲状腺機能低下症の常用処方

1. 気　虚　型
    補中益気湯、黄耆建中湯、防己黄耆湯
2. 気血両虚型
    十全大補湯、人参養栄湯、帰脾湯
3. 陽　虚　型
    牛車腎気丸、真武湯、附子理中湯合五苓散

疾患の概念

甲状腺ホルモンの分泌が低下したか、あるいは甲状腺ホルモンが存在しても作用しない状態である。以下のような原因による。

1. 甲状腺または原発性甲状腺機能低下症

    橋本病、バセドウ病の治療後、急性甲状腺炎、ヨード過剰摂取、出産後一過性甲状腺機能低下症、先天性ホルモン生成障害、異所性甲状腺腫、etc.

2. 下垂体性甲状腺機能低下症

    シーハン症候群、外傷性、腫瘍性、etc.

3. 視床下部性甲状腺機能低下症

    腫瘍性、肉芽腫、外傷性、etc.

4. 甲状腺ホルモン不応症

臨床的には、寒がる、全身倦怠感、脱力、嗜眠、眼瞼浮腫、舌肥大、脱毛、便秘、腱反射低下などが見られ、機能低下が長期に亘るとムチンの蓄積により粘液水腫となる。

漢方的には、本病は臨床症状からは虚労病、粘液浮腫や甲状腺の代償性肥大からは"水腫病"の範疇に入れられる。すべて虚に基く病症で、気虚、陽虚、気血不足と考えられ、関係する臓は脾と腎である。

甲状腺機能低下症弁証の要点

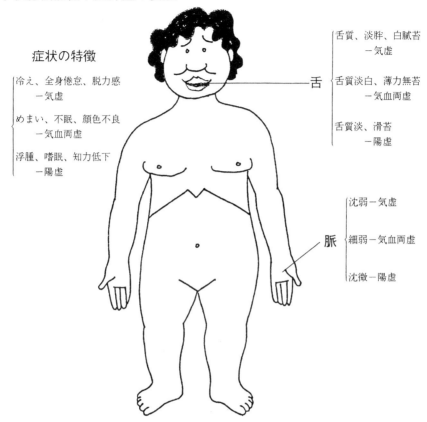

処方の運用

1．気虚型

　比較的軽症の甲状腺機能低下症に見られる。基礎代謝が低下して、元気に乏しく全身の倦怠感や脱力感が著明で、食欲不振、軽い冷え症や全身の水腫も見られる。皮膚は色艶がなく、腹満便秘する例が多い。舌質淡胖で白膩苔、脈は沈で弱い。治法は補脾益気である。

　補中益気湯（黄耆4.0、人参4.0、白朮4.0、当帰3.0、陳皮2.0、大棗2.0、
　　　柴胡1.5、甘草1.5、乾姜0.5、升麻0.5）

中（脾胃）を補い元気を益す処方である。黄耆、人参が主薬で生成された脾気を肺に昇提して元気の生成を助ける処方構成になっている。全身倦怠感、無気力、食欲不振のある時に、先ず用いられる。

黄耆建中湯（桂枝4.0、白芍薬6.0、黄耆4.0、大棗4.0、甘草2.0、JP生姜1.0、膠飴20.0）

黄耆は補気昇提の働きが強く補薬の長である。本方は陰陽気血皆虚した諸不足の病態を補う。全身倦怠感が著しくて、息切れ、自汗、盗汗などを伴う例によい。

防己黄耆湯（防己5.0、黄耆5.0、白朮3.0、大棗3.0、甘草1.5、JP生姜1.0）

脾肺気虚に因り衛気不足と水湿停滞があって、浮腫、体が重倦い、汗が出る、尿不利する者を治す。防己は祛風行水、黄耆は益気固表、行水消腫の働きがあり、益気行水して気虚を補い水腫を取る。

2．気血両虚型

虚証が進み、陰陽気血共に虚した状態である。消耗と無力が著しい。

顔色は蒼白く、浮腫状である。全身倦怠感が著しい上にめまいや耳鳴り、眠りが浅い、腰や背中が強ばるなどの血虚の症状が加わる。女性では月経不順や月経過多などを起こす。舌質は淡白、苔は白薄か無、脈は細弱である。治法は補気養血である。

十全大補湯（人参2.5、黄耆2.5、熟地黄3.5、当帰3.5、白朮3.5、茯苓3.5、白芍薬3.0、川芎3.0、桂皮3.0、甘草1.0）

補気の基本処方の**四君子湯**と養血の基本処方**四物湯**を合方し、さらに補気の黄耆と心血を養う桂皮を加えた処方で、気血共に虚して、倦怠、血気不足、月経異常などのある者を治す。

人参養栄湯（地黄4.0、当帰4.0、白芍薬2.0、人参3.0、白朮4.0、茯苓4.0、桂皮2.5、黄耆2.0、陳皮2.0、遠志2.0、甘草1.0、五味子1.0）

十全大補湯の加減法で、気血両虚の一般証候に加えて心血虚のため、不眠、不安、驚悸、怔忪などの症状がある者を治す。遠志は心腎を補って安神鎮心に働き、五味子は肺気を補う。従って本方は気血両虚して精神不安定や咳を伴う者によい。

帰脾湯（人参3.0、黄耆2.0、当帰2.0、白朮3.0、茯苓3.0、酸棗仁3.0、
竜眼肉3.0、甘草1.0、木香1.0、遠志1.5、大棗1.5、JP生姜1.0）

脾が損傷されて、脾の働きが衰えると気血が生成されず、心血を養うことができなくなる。心は神（精神）を宿す。本方は脾心両虚して、全身倦怠、食欲不振、貧血、出血傾向など脾虚の証候と共に、不眠、健忘、不安、驚き易い、動悸、盗汗といった心虚の証候を伴う者に用いる。人参、黄耆、白朮、茯苓、甘草、木香、大棗、生姜は脾を補い、当帰、酸棗仁、遠志、竜眼肉は心を養う。

3．陽虚型

重症、あるいは進行して末期に至ったものである。基礎代謝の低下が著しく、命門の火が衰微する結果、体中の陽気が減退して、熱の産生も行われず、気虚の症状に加えて全身の冷えが顕著である。寒がりと四肢の冷えが強く、汗をかかず、全身の浮腫が増強すると共に舌が胖大し独特の顔貌を呈するようになる。腎陽の衰微と共に無力、嗜眠があり、知力も低下する。さらに任脈、衝脈の働きも衰えるので、男性ではインポテンツ、女性は無月経、不妊を来す。舌質淡、苔は白滑や白膩、脈は沈微である。治法は脾腎を温補することである。

牛車腎気丸（熟地黄5.0、山薬3.0、山茱萸3.0、茯苓3.0、沢瀉3.0、牡丹皮3.0、
牛膝3.0、車前子2.0、桂枝3.0、附子1.0）

八味地黄丸に牛膝と車前子を加えた処方で、腎陽虚で水飲停滞が強く、尿不利、浮腫の著明な例に用いる。

真武湯（茯苓5.0、白芍薬3.0、白朮3.0、附子1.0、JP生姜1.0）

腎陽が虚して、そのため腎が水を制禦することができなくなり、異常な水が全身に氾濫する（腎虚水泛）者を治す。冷え、尿不利、浮腫を目標に用いる。

附子理中湯合五苓散（附子理中湯＝人参3.0、白朮3.0、乾姜3.0、甘草3.0、
附子1.0、五苓散＝沢瀉6.0、茯苓4.5、白朮4.5、猪苓4.5、
桂枝3.0）

附子理中湯は脾陽に加えて腎陽も虚した時の処方である。**五苓散**は腎気不足のため、膀胱の気化が失調し、尿不利、水飲内蓄する者を治す。この2方を合わせると脾腎共に陽気が不足して、冷え、元気不足、尿不利、浮腫を現す者を治す。

代謝・内分泌疾患

甲状腺機能亢進症

甲状腺機能亢進症の常用処方

> 1．痰火上炎型
>   黄連解毒湯、竜胆瀉肝湯、白虎加人参湯
> 2．陰虚陽亢型
>   滋陰降火湯、柴胡加竜骨牡蛎湯、六味丸合酸棗仁湯
> 3．気陰両虚型
>   炙甘草湯、加味帰脾湯、加味逍遙散

疾患の概念

　甲状腺から甲状腺ホルモンが過剰に分泌され、全身の各組織、器官の代謝が亢進した状態である。原因として最も多いのはバセドー病で全体の9割近くを占め、その他の原因として、甲状腺炎や腫瘍がある。
　漢方治療の対象となるのはおおかた軽症あるいは中等症のバセドー病が多い。
　臨床症状としては甲状腺腫、眼球突出、手の振せんが従来バセドー病の3徴候といわれているが、必発ではない。その他疲労感、動悸、発汗、イライラ、不眠、下痢、筋力低下、月経異常などが現れる。
　漢方医学的には、甲状腺機能亢進症は多く甲状腺腫を伴うところから癭病の範疇に入れられており、結節性甲状腺腫に当るものを癭瘤、単純性甲状腺腫に当るものを癭気と呼んでいる。原因として早くから水土の素因（沃素欠乏）が歴代の医書に記載されており、その他憂思鬱慮、悩怒の大過など情志の損傷がもう一つの要因と考えられている。脾の水湿不化や肝気鬱結が続き、化火して痰飲が濃縮されて首頚部に凝結すると甲状腺腫になると考えられている。

処方の運用

1．痰火上炎型

　比較的早期に甲状腺機能が急激に亢進する結果、新陳代謝の亢進が顕著に現われる。
　症状は顔面ののぼせや充血、イライラして怒りっぽい、汗をかく、気持が落

甲状腺機能亢進症弁証の要点

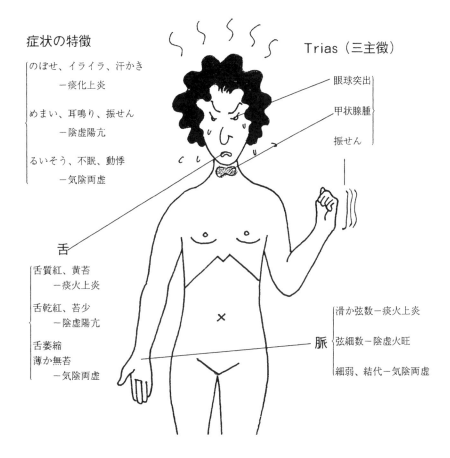

ち着かない、口苦口渇、身体の火照り、頭痛、眼球突出など顕著な湿熱証が現れる。舌は赤く、苔は黄、脈は滑あるいは弦数である。治法は解鬱瀉火である。

黄連解毒湯（黄連1.5、黄芩3.0、山梔子2.0、黄柏1.5）

　心火を瀉し、三焦の湿熱を清す。血分の実火を清瀉し、イライラやのぼせ、充血などを治す。

竜胆瀉肝湯（竜胆草2.0、紫胡3.0、黄芩3.0、山梔子2.0、木通2.0、車前子3.0、沢瀉3.0、当帰5.0、乾地黄5.0、甘草2.0）

肝胆の実火を清すと共に三焦を通利し湿熱を瀉す。顔面ののぼせ、充血などに加えて尿濃縮、尿量減少などを伴うものに用いる。

白虎加人参湯（石膏15.0、知母5.0、粳米8.0、甘草2.0、人参3.0）

陽明病内外俱熱盛の状態を主治し、気分の熱を瀉す。脈は滑で洪大である。甲状腺機能亢進が続くと実熱のため気と津液が損傷され易いので**白虎湯**よりも、益気生津の人参の加わった本方の方が適している。熱が気分に旺盛な時は本方を、血分に在れば**黄連解毒湯**、湿の強い者には竜胆瀉肝湯を用いる。

2．陰虚陽亢型

甲状腺機能亢進が慢性に継続している例に多い。持続する代謝亢進と熱証のため、気血と共に陰液も損傷されて消耗し、病証は実より虚に軽じ、全体に虚熱と乾燥が顕著となる。陰血が不足すると、陽気は陰血の抑制を失って虚熱が上昇する。

症状は甲状腺腫は若干硬化し、痰火上炎型の諸症に加えて、めまい、手の振せん、咳、足腰の強り、筋肉の脱力、耳鳴り、盗汗、便秘、月経異常などが顕著になる。舌質紅で苔は少ない。脈は弦で細数となる。治法は育陰潜陽、清熱消瘰である。

滋陰降火湯（当帰2.5、白芍薬2.5、乾地黄2.5、天門冬2.5、麦門冬2.5、陳皮2.5、白朮3.0、知母1.5、黄柏1.5、甘草1.5）

本来肺腎陰虚し、虚熱、咳、盗汗などを治す処方であるが、天門冬、麦門冬、乾地黄で肺腎の陰液を滋補し、知母、黄柏で虚熱を清し、当帰、白芍で養血し、陳皮、白朮、甘草で補脾する。

柴胡加竜骨牡蛎湯（柴胡5.0、黄芩3.0、半夏4.0、茯苓3.0、桂枝3.0、人参2.5、竜骨2.5、牡蛎2.5、大棗2.5、JP生姜1.0、大黄1.0）

心肝火旺を治す。すなわち肝気鬱結を解すと共に肝胆の鬱熱が心を上擾して起こす不安、不眠、易怒、イライラ、等の精神症状（煩驚）を治す。竜骨、牡蛎は興奮緊張を鎮める（潜陽）と共に牡蛎には軟堅、収斂消腫の働きがある。

六味丸合酸棗仁湯（六味丸＝地黄5.0、山薬3.0、山茱萸3.0、茯苓3.0、沢瀉3.0、牡丹皮3.0、酸棗仁湯＝酸棗仁15.0、知母3.0、川芎3.0、茯苓5.0、甘草1.0）

六味丸は腎陰を補い、滋陰清熱の基本法である。**酸棗仁湯**は肝の陰虚内熱が

虚煩不眠を生じるのを肝血を補い虚熱を清して治す。両方を合わせると滋陰、清熱、鎮静の働きが強化される。

3．気陰両虚型

新陳代謝の亢進が長期に亘るため、陰陽共に虚した状態に陥る。代謝亢進や熱証はあまり顕著でなく、逆に体力消耗に因る症状の方が強く現わる。

症状は、身体るいそう、皮膚枯燥し、甲状腺と眼球突出のみが目立つ例が多い。やせて力がなく息切れ、手や体がふるえ、自汗、口渇、口苦し、不安不眠がある。舌質は、淡紅萎縮、苔は薄いか無い。脈は細弱で、結代（不整脈）もよく現わる。

炙甘草湯（炙甘草3.0、桂枝3.0、人参3.0、大棗3.0、JP生姜1.0、乾地黄6.0、麦門冬6.0、阿膠2.0）

別名復脈湯、元来傷寒で太陽病の邪が少陰心に伝わり、心の正気が乱されて動悸や不整脈を生じた時の処方で、気血共に虚した者の脈結代を主治する。甲状腺機能亢進症の末期、陰陽気血皆虚して、動悸と共に体がふるえるような人に用いる。

加味帰脾湯（人参3.0、白朮3.0、茯苓3.0、酸棗仁3.0、竜眼肉3.0、黄耆2.0、当帰、2.0、遠志1.5、大棗1.5、甘草1.0、木香1.5、JP生姜1.0、柴胡3.0、山梔子2.0）

脾心両虚して、貧血と共に不安、不眠、健忘等の精神症状を呈した者を治す**帰脾湯証**に、肝火が加わって虚熱を伴う者を治す。柴胡は疏肝清熱、山梔子は清熱除煩の働きがあるので肝火を消し煩躁を治す。脈は弦弱である。

加味逍遙散（柴胡3.0、白芍薬3.0、当帰3.0、白朮3.0、茯苓3.0、牡丹皮2.0、山梔子2.0、甘草2.0、薄荷1.0、JP生姜1.0）

気血両虚の人が肝鬱化火して、のぼせ、充血と共に抑鬱、イライラ、不眠、倦怠感、月経異常など、肝鬱と共に虚火上亢の症状を呈す時に用いると良い。脈は弦細である。

8．婦人科疾患

更年期障害

更年期障害の常用処方

1）陽虚裏寒型
　　八味地黄丸（腎陽虚）、牛車腎気丸（同・尿不利）、真武湯（腎陽虚水泛）、人参湯（脾陽虚）
2）陰虚火旺型
　　六味丸（腎陰虚）、清心蓮子飲（心腎不交）
3）気滞型
　　四逆散（肝気鬱結）、半夏厚朴湯（痰気凝結）、柴朴湯（肝鬱痰気上逆）、柴胡加竜骨牡蛎湯（肝鬱心肝火旺）
4）気虚型
　　補中益気湯（気虚中気下陥）、十全大補湯（気血両虚）、帰脾湯（脾心両虚）加味帰脾湯（同・虚熱）
5）血虚型
　　四物湯（血虚）、芎帰膠艾湯（血虚出血）、酸棗仁湯（心肝血虚）、甘麦大棗湯（心血虚）、当帰四逆加呉茱萸生姜湯（血虚受寒）
6）虚火上亢型
　　加味逍遥散（気血両虚肝鬱化火）、女神散（気血両虚心火旺）、抑肝散（血虚肝陽化風）、抑肝散加陳皮半夏（同・脾虚湿盛）、柴胡桂枝乾姜湯（脾虚肝鬱化火）
7）瘀血型
　　桂枝茯苓丸（瘀血）、桃核承気湯（下焦蓄血）、通導散（瘀血気滞）

疾患の概念

　閉経期前後、40〜55才頃の女性はしばしば日によって変動する多彩不定の愁訴を訴えるが、それらの症状に対応する他覚的所見がみとめられないものを一般に更年期障害と呼んでいる。更年期障害と更年期に多いうつ病との鑑別が大切である。

　発病の原因として考えられるものは、第一に、視床下部－下垂体－卵巣系の機能の失調による内分泌的要素と、次に体力容色の衰えや、月経異常や閉経に対する不安などの心理的要素、及び夫婦関係や社会的環境の変化に対する適応困難等の精神的要素が加わっているものと考えられる。（次々頁へ）

更年期障害

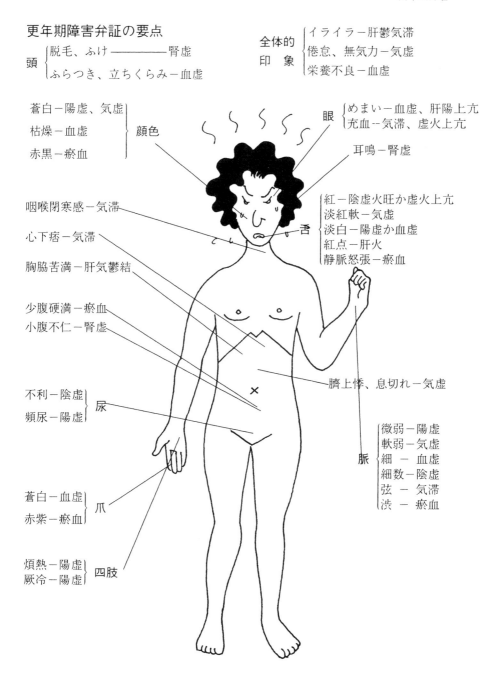

婦人科疾患

　漢方的には女性は閉経が近くなると、体内の陽気は次第に衰えて気力、体力共に虚してくる。臓腑では先ず内分泌を主る腎が衰える。また更年期に於ける精神的鬱屈や心理的ストレスは、肝気鬱結を生じ肝の疏泄を失調させる。肝腎の失調は次に当然脾肺心にも波及する。心が虚すと種々の精神症状が出現しやすい（心ハ神ヲ主ル）。五臓六腑にもともと体質的な虚があれば臓腑の失調はさらに強く現われる。

　こうして全身の陰陽気血の調和が乱され、更年期障害に特有の多彩不定の臨床症状が出現してくる。

処方の運用
1）陽虚裏寒型

　腎陽が虚している場合と脾陽が虚して起こる場合がある。陽は熱であるので、陽が虚すと生理機能が衰微し、倦怠、無気力、脱力、脱毛などと共に体温の産生も不十分となって寒証を呈する。従って冷えと虚弱を中心に種々の愁訴が現われる。

　顔貌は蒼白、四肢や身体が冷え、舌は淡白乃至は淡紅色、軟かく膨潤している。脈は沈で微弱である。治法は補陽散寒。

　八味地黄丸（熟地黄6.0、山薬、山茱萸、茯苓、沢瀉、牡丹皮各3.0、桂皮、附子各1.0）

　腎陽虚に対する代表的方剤である。腎陽は「命門の火」と同義で人体の熱エネルギーを生み出す源である。腎陽虚では特に背や腰から下が冷え、性機能減退、夜間頻尿等が現われる。腹証では小腹不仁が特徴的である。

　牛車腎気丸（八味地黄丸に牛膝、車前子各3.0を加味したもの）

　腎陽を温補し、気化利水する。従って**八味地黄丸**の証で利尿が悪く浮腫傾向のある場合に用いる。

　真武湯（茯苓4.0、白朮、芍薬各3.0、JP生姜、附子各1.0）

　陽虚水泛を治す。即ち体温を生産する源である腎陽が虚し、そのため体内の水分体謝も十分に行なわれなくなり、全身の生理機能の衰微に加え全身に水分が停滞するため、冷えと水飲過剰による下痢、腹痛、動悸、めまい等の症状を現わす者に用いる。

人参湯（人参、白朮、甘草、乾姜各3.0）

脾の陽気が虚しているために裏寒証を呈している場合の方剤である。冷え症で胃腸虚弱というのが本方を用いる目標である。腹部は軟弱であるが、心窩部に抵抗（心下痞）がある。薄い唾液が大量に出る。

2）陰虚火旺型

腎水（腎陰）が欠乏することにより生ずる。津液が不足するため皮膚は乾燥傾向を示し、四肢煩熱、頭がふらつく、耳鳴、口渇、尿不利、便秘等の症状が出現する。舌質は紅、乾燥気味で少苔、脉は沈細数である。治法は滋陰清虚熱である。

六味丸（乾地黄5.0、山薬、山茱萸、茯苓、牡丹、沢瀉各3.0）

八味地黄丸より桂皮と附子を去った処方で、腎陰虚を治す基本方剤である。腎虚の症状に加え陰虚火旺のため虚熱と脱水乾燥の症状が加わり、性欲の仮亢進、乏尿、便秘、口渇等が見られる。

清心蓮子欽（蓮肉、麦門冬、茯苓各4.0、黄芩、車前子、人参各3.0、黄耆、地骨皮各2.0、甘草1.5）

腎陰が虚したために心陰を涵養できなくなるため心火が旺んになる心腎不交の病態を治療す。臨床的には腎陰虚による利尿減少、頻尿、残尿感等の淋症と心火旺による不眠、イライラ、動悸等の精神症状が見られる。

3）気滞型

喜怒哀楽の感情の中で怒りの感情は肝によって処理される。精神的ストレスが続くと気が肝に鬱積して肝気鬱結を起こす。肝気鬱結があると胸脇部の不快感や痛み、憂鬱、イライラ、易怒、不眠、目の充血等の症状を呈する。気滞は無月経や便秘等を起こすこともある。また鬱積した肝気が肺に上逆すると咽喉部の異物感や咳嗽が現われ、胃に横逆すると胃の不快感、胃痛、腹痛、便秘或は下痢等の腹部症状を現わす。

気滞があると舌はやや膨大し淡紅色、厚い白乃至は淡黄苔をみとめる。脉は緊張の強い弦脉を呈する。腹診すると心下より季肋部脇下にかけ抵抗や圧痛がある胸脇苦満の腹証を呈する。治法は疏肝理気である。

四逆散（柴胡5.0、枳実2.0、芍薬4.0、甘草1.5）

肝にストレスが鬱積して発散されない状態。肝気が強過ぎて脾胃の働きを

損う（肝気横逆）ためにしばしば胃痛、腹痛、下痢等の胃腸症状を起こす。本方は実証の人向きで腹部は緊張し、強い胸脇苦満と腹直筋の緊張（腹皮拘急）がある。

半夏厚朴湯（半夏6.0、茯苓5.0、厚朴3.0、蘇葉2.0、JP生姜1.0）

気のめぐりを改善させる理気剤の代表である。気滞により痰涎も凝集し、肝に鬱積した気が痰を伴って咽喉部に衝き上げて来る結果、咽中炙臠とか梅核気と呼ばれる咽喉頭部の異物感或は閉塞感が起こる。本方は気を降し痰を散ずる働きがある。

柴朴湯（柴胡7.0、茯苓、半夏各5.0、黄芩、厚朴、人参、大棗各3.0、蘇葉、甘草各2.0、JP生姜1.0）

小柴胡湯と半夏厚朴湯との合方である。小柴胡湯で肝気鬱結を去り、半夏厚朴湯で咽喉部の痰気鬱結を取る。

柴胡加竜骨牡蛎湯（柴胡5.0、半夏4.0、茯苓、桂枝各3.0、黄芩、人参、大棗、竜骨、牡蛎各2.5、JP生姜1.0）

本方は柴胡と黄芩で肝気鬱結を去り、竜骨と牡蛎で精神を安定させる。臨床的には平均的体力の人が、ストレスや緊張のため、イライラ、不眠、不安等の精神症状を起こしたのを抑える。腹診では胸脇苦満と臍の上に動悸を触れる。

4）気虚型

気虚とはエネルギー不足、或は機能低下の状態である。主に脾胃の虚により生ずる。体質的に胃腸虚弱な人は種々の原因により気虚を生じ易い。

気虚の一般症状は易疲労、脱力、倦怠感があって、顔面蒼白、頭がふらつき、動悸、息切れがし易い。また声に力がなく、自汗、盗汗を出し易い。気虚の人はスタミナ不足、無気力の故に多彩な愁訴を訴えることが多い。

舌は淡紅軟弱で膨潤し、滑かな白苔があるものが多い。脈は沈弱。腹部は一般に軟弱無力である。治法は補脾益気である。

補中益気湯（黄耆、人参、白朮各4.0、当帰3.0、陳皮、大棗、柴胡各2.0、甘草1.5、升麻1.0、乾姜0.5）

名の通り中（胃）を補い気（元気）を益す薬で、すべてに力なく倦怠感の著しい人に用いる。体質的に虚弱、或は過労、長患いなどで微熱や寝汗があ

り、疲労倦怠感が強くそれに伴う諸愁訴のある人に用いる。

十全大補湯（人参、黄耆、地黄、当帰、白朮、茯苓、川芎、芍薬、
　　　　　桂皮各3.0、甘草1.5）

気虚の基本処方である**四君子湯**に血虚の基本処方である**四物湯**を合し、補剤の黄耆と経脈を温通する桂皮を加える。疲労感、倦怠感に加えて貧血や栄養状態も悪く、冷え症や月経異常を伴うような場合に良い。

帰脾湯（人参、黄耆、白朮、茯苓、酸棗仁、竜眼肉各3.0、遠志、当帰、
　　　　大棗、各2.0、木香、甘草、JP生姜各1.0）

脾心両虚して諸証を生じた者を治す。元来胃腸の弱い人が過労や心労の結果脾が虚して血を生ぜず心を養わなくなった結果、食欲不振、便通不調等、脾虚の症状と、健忘、不眠、不安、抑鬱、不正出血、貧血等の心虚の症状を呈した場合の方剤である。心脾を補うので、臨床的には虚証の人の鬱症状に用いると良い。

加味帰脾湯（帰脾湯に柴胡3.0、山梔子2.0を加味）

帰脾湯の証に加えて、虚熱（見せかけの興奮発熱）を呈している場合本方を用いる。虚熱は脾が虚した結果肝血も不足するので肝より発する。従って疎肝の柴胡と三焦の湿と熱を降す山梔子を加える。

5）**血虚型**

血虚とは血液の生成不足、或は局所に於ける血の栄養作用や滋潤作用が不足している状態である。

血虚の原因は(1)脾胃の栄養吸収機能の障害、(2)出血多量による失血、(3)瘀血のため新血の生成が阻害される時などである。

血虚があると、全体に栄養不良の顔貌を呈し、皮膚は枯燥してくる。口唇や爪の色が悪い。自覚的にはめまい、立ちくらみ、倦怠感等がある。舌は淡白でやや乾燥、萎縮性で時に裂紋などを見る。舌苔は薄い白苔か無苔。脉は沈細。治法は滋陰養血である。

血は気の働きによって循行するが、また気は血の栄養により生成されるので、気血は密接な関係にある。従って気血の片方が虚すとやがて気血両虚に陥り易い。

四物湯（当帰、地黄、芍薬、川芎各3.0）

補血の基本処方であり、婦人の理血調経の要方である。従って臨床的には皮膚の色つやが悪く、貧血や冷え症があって、月経異常や、易疲労、立ちくらみ等のある者に用いる。単方で用いるより加減方や合方にして用いられることが多い。

芎帰膠艾湯（地黄6.0、当帰、芍薬各4.5、川芎、甘草、艾葉、阿膠各3.0）

処方内容は四物湯加甘草、艾葉、阿膠である。更年期の婦人では血虚があるために、月経異常、不正性器出血、流産、切迫流産などを起す者を治す。瘀血や子官筋腫等による異常出血には無効。脾胃虚弱の者には用い難い。

酸棗仁湯（酸棗仁10.0、茯苓5.0、知母3.0、川芎2.0、甘草1.0）

更年期には不眠を訴える婦人が多い。本方は肝血が虚すことによって心血も虚し、その結果精神不安や不眠を生ずるものである。臨床的にはやや虚弱な体質の人が疲労すると却て興奮して眠れない場合に用いる。

甘麦大棗湯（小麦20.0、大棗6.0、甘草5.0）

本方は元来蔵躁（古典的なヒステリー発作）に対応する方剤である。甚だしい興奮状態を鎮静させ、また急迫性痙攣発作を緩解させる。

当帰四逆加呉茱萸生姜湯（当帰、芍薬、桂枝、本通各3.0、細草、呉茱萸、甘草各2.0、大棗5.0、生姜1.0）

血虚がある者が寒冷により、四肢や腹腔内の末梢動脈の収縮を起こし血行障害を来し、四肢の厥冷、腹痛、頭痛、嘔吐などを起こす場合に用いる。臨床的には手足の冷えやしもやけを目標にする。

6）虚火上亢型

肝と腎とは互に密接な関係にあり、腎が衰えると肝も衰える。腎陰が虚したり、或は肝血が不足すると、肝気（陽）は陰血の制約がなくなるため相対的に旺盛となり虚火を伴って上亢し、冷えのぼせ、咽乾口燥、眼の充血、四肢煩熱、イライラ、不眠等の見せかけの興奮、仮熱の症状を現わす。

舌は紅でやや乾燥、特に先端や辺縁部に紅点（糸状乳頭の拡大充血）の隆起がみられる。舌苔は白黄で薄くやや乾燥傾向。脉は弦細数のことが多い。

加味逍遙散（柴胡、芍薬、当帰、白朮、茯苓各3.0、山梔子、牡丹皮各2.0、甘草1.5、JP生姜、薄荷各1.0）

更年期の不定愁訴に用いられる代表的方剤である。元来脾胃が弱く、気血

両虚の傾向にある人がストレスなどが原因で肝気鬱結を生ずると虚熱を生じ、イライラ、のぼせ、不眠、肩こり、頭痛、乳房痛、腹痛、月経異常等多彩な症状を呈してくる。臨床的には、愁訴の内容がめまぐるしく変る点と寒熱交錯を目標にする。

女神散（香附子、当帰、川芎、白朮各3.0、黄芩、桂枝、人参、
　　　　　檳榔子各2.0、黄連、丁子、木香、甘草1.0）

気血両虚の傾向にある人が肝気鬱結を起こし、その気が心に上衝して心火旺（虚熱と興奮）を生じた時の方剤である。臨床的にはやや虚証の人が頑固なのぼせ、頭痛、肩こり等を訴える時に用いる。**加味逍遙散**証に対し、こちらは症状が固定的である。

抑肝散（茯苓、白朮各4.0、当帰、川芎、釣藤鈎各3.0、柴胡2.0、甘草1.5）

気血両虚の人が肝気が昂って興奮する場合に用いる。臨床的にはやや体質虚弱な人で興奮し易く、発熱や筋肉の過緊張や痙攣などを伴うような時を目標にする。

抑肝散加陳皮半夏（抑肝散に半夏5.0、陳皮3.0を加える）

抑肝散の証で胃内に痰飲が多く胃部膨満感や嘔気を伴う者に用いる。腹診で腹部軟、軽い胸脇苦満と共に臍の左に著明な腹部大動脈の拍動を触れる。

柴胡桂枝乾姜湯（柴胡6.0、黄芩、桂枝、栝楼根、牡蛎各3.0、
　　　　　　甘草、乾姜各2.0）

体力が弱く血色の秀れない冷え症の人が、心悸亢進や息切れ、不眠、風邪を引き易いなどの訴えがある時に用いる。脈にも腹にも力がなく、手足が冷えて、弱い胸脇苦満と心下の抵抗圧痛があり（心下微満結）腹部に動悸を触れる等の所見を目標にする。

7）瘀血型

女性は月経、妊娠、出産等の繰り返しにより次第に骨盤内臓器を中心に瘀血を生ずる。瘀血は全身の血行動態の異常や自律神経の失調を惹き起こし、更年期障害の大きな原因の一つになっている。

瘀血があると、皮膚のガサつき（肌膚甲錯）、静脈怒張、毛細血管拡張、皮下出血等を生じ、口唇や舌面が青紫色に変色する。また腹満や下腹部の圧痛、月経異常、のぼせ、冷え症、頭痛、肩こり、腰痛等多彩な症状を現わす。

舌は暗赤〜青紫色で、しばしば紫斑や舌下静脈の怒張（血絡）が見られる。脉はなめらかな感じでなく渋って滞るような感じ（渋脉或は濇脉）の脉状を呈する。下腹部は硬満し、特有の瘀血圧痛点が見られる。治法は活血化瘀。

桂枝茯苓丸（桃仁、牡丹皮、桂枝、赤芍薬、茯苓各4.0）

最も基本的な駆瘀血剤である。全身各所の瘀血による血行障害を去り、瘀血に由来する諸症状を治す。更年期特有の冷えのぼせ、肩こり、頭痛及び静脈怒張等を治す。また子宮筋腫にも或る程度有効である。

桃核承気湯（桃仁5.0、桂枝4.0、大黄3.0、芒硝2.0、甘草1.5）

最も実証の人向けの駆瘀血剤である。下焦に蓄血があり、のぼせと便秘が強く、月経時などに異常な言動や興奮を示す場合にもよい。腹診すると左下腹部の前腸骨窩付近に強い圧痛や擦過痛がみとめられる（少腹急結）。

通導散（当帰、枳殻、大黄各3.0、蘇木、紅花、厚朴、陳皮、木通、
　　　　　甘草各2.0、芒硝1.8）

瘀血は気滞に伴って生じ易い。本方は気滞と瘀血を共に治す処方である。少腹硬満、便秘、のぼせ、肩こり、顔面充血等瘀血の症状に加えて、めまい、耳鳴、頭痛、動悸、胸苦しさ、それに腹証では腹皮拘急など気滞の症候を伴っている。

症　例

患　者：46才女性（H1.5.9初診）

現病歴：ここ数ヶ月、時々顔がのぼせて真赤になる。それなのに足は冷える。その時は手掌がピリピリする。また血圧が高く頭痛がする。

　　　　3ヶ月位前から月経周期が段々長くなり、月経の期間は2日位に短くなり出血の量も減少している。便秘がひどくいつもイライラする。

四　診：顔面充血。舌淡紅、辺縁部の先端に紅点隆起がある。薄い白黄苔がある。脉沈実。（血圧163－93mmHg。脈拍75／分）。腹部は緊張中等度。胸脇苦満と少腹硬満。左腹部に圧痛著明。

弁　証：肝鬱と瘀血。裏熱を伴う。

処　方：**桃核承気湯**

経　過：月経量が増加。3週間後の血圧142－92mmHgに低下。しかし嘔気と

下痢傾向が出現。**加味逍遙散**に変方すると自覚的には気分がよいが、便秘と腹満がある。そこで桃核承気湯と加味逍遙散を1日交代に服用させると愁訴は総て消失し、血圧も正常になった。

補　遺
古典に現われた「女の一生」
　『素　問』上古天真論　第一
「女子ハ七才ニシテ腎気盛ンニ、歯更リ髪長ズ。二七ニシテ天癸至リ、任脈通ジ太衝ノ脈盛ンニシテ、月事時ヲ以テ下ル。故ニ子有リ。三七ニシテ腎気平均ス。故ニ真牙生ジテ長極ス。四七ニシテ筋骨堅ク、髪長極シ、身体盛壮ナリ。五七ニシテ陽明ノ脈衰エ、面始メテ焦シ髪始メテ堕ツ。六七ニシテ三陽ノ脈上ニ衰エ、面皆焦シ、髪始メテ白シ。七七ニシテ任脈虚シ、太衝ノ脈衰少シ、天癸竭ク。地道通ゼズ、故ニ形壊レテ子ナキナリ」。
　（女性は35才になると老化が始まる。更年期の始まりである。42才になると中年顔になり、シワが寄り白髪が生える。49才になると妊娠出産を司る衝任両経脈の働きが止るので、女性ホルモンの分泌が止り、従って月経が止り妊娠能力を失う。）

婦人科疾患

月 経 困 難 症

月経困難症の常用処方

> 1．瘀　血（実証）
>   桂枝茯苓丸、桃核承気湯、通導散
> 2．血　虚（虚証）
>   温経湯、当帰四逆加呉茱萸生姜湯、芍薬甘草湯
> 3．気血両虚（虚証）
>   当帰芍薬散、当帰建中湯、安中散

疾患の概念

　月経の直前あるいは開始と共に耐え難い下腹痛や腰痛を起こし、時に頭痛や悪心・嘔吐などを伴うこともある。原因として月経時のプロスタグランジンの産生亢進が関係すると考えられている。

機能性（原発性）月経困難症

　疼痛の原因になる器質的変化がみとめられないもの。排卵周期に伴うものと、無排卵月経に伴うものとがあり、また心因性月経困難症と考えられる例もある。

器質性（続発性）月経困難症

　子宮内膜症、子宮筋腫、骨盤内炎症、子宮位置異常（後屈など）卵巣のう腫、頸管内膜炎等の婦人科疾患に附随して起こるものである。

　漢方では子宮を女子胞あるいは胞宮と呼んでいる。しかし漢方でいう女子胞は子宮だけでなく、卵巣や卵管迄内生殖器全体の機能を包括し、月経を調節し、妊娠を司っている。従って女子胞の生理機能は腎、肝、心、脾及び衝脈、任脈と密接に結びついている。心は血を主り、肝は血を蔵し、脾は血を統る。また「衝脈は血海であり、任脈は胎盤を主る（衝為血海、任主胞胎）」とあり、衝任の二脈が正常に働いて始めて月経が周期的に来潮し、妊娠が可能となる。衝任二脈の働きを実際に支配しているのは肝と腎である。

月経困難症

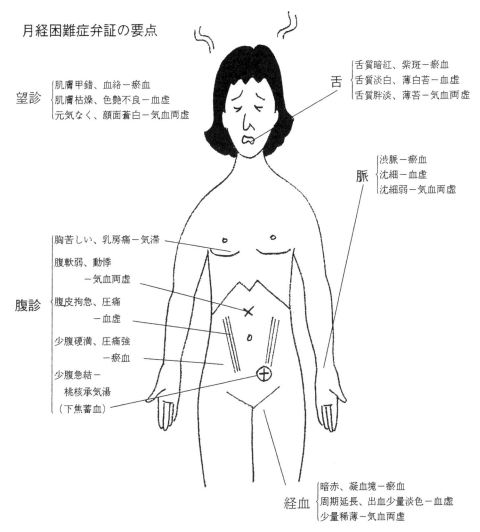

処方の運用

1. 瘀血

瘀血があると経血の排出が円滑に行われない。瘀血に起因する月経困難症では強い腹痛が持続する。経血は暗赤色で凝血塊を下すと痛みが軽減する。

下腹が硬く膨満して強い圧痛があり（少腹鞭満）、肌膚甲錯（サメ肌）し、舌には紫斑や静脈怒張（血絡）が見られる。脈は渋脈を呈する。

瘀血は寒凝や血熱などでも生じるが原因として最も多いのは肝鬱気滞によるものである。肝鬱気滞を伴う時は月経前から月経開始時にかけて腹が張る、胸が重苦しい、あるいは乳房痛などの症状が見られる。治法は活血化瘀である。

桂枝茯苓丸（桃仁4.0、牡丹皮4.0、赤芍薬4.0、茯苓4.0、桂枝4.0）

下焦の瘀血を治す基本処方である。瘀血の一般症状と少腹鞕満を目標に用いる。肝鬱気滞を伴う時は**四逆散**を併用する。

桃核承気湯（桃仁5.0、桂枝4.0、大黄3.0、芒硝2.0、甘草1.5）

骨盤内臓器の強い瘀血に実熱と便秘を伴っている（下焦蓄血証）時に用いる。月経痛が著明、あるいは月経時に異常な言動を見せるような例（狂ノ如シ）に良い。のぼせ、便秘、及び左下腹部の刺戟に対する痛覚過敏（少腹急結）を目標に用いる。

通導散（当帰3.0、紅花2.0、蘇木2.0、枳殻3.0、陳皮2.0、厚朴2.0、木通2.0、大黄3.0、芒硝1.8、甘草2.0）

瘀血に気滞を伴い、少腹鞕満、のぼせ、胸苦しさ、肩こり、便秘などの症状を訴える者に用いる。

2．血 虚

血虚があると全身的に栄養状態が悪く、肌膚枯燥し、口唇や爪の色艶が悪い。舌質淡白で萎縮性、舌苔は白薄。脈は沈細である。腹壁は薄く軽い腹皮拘急（腹直筋の緊張）があり、圧痛がある。月経周期の延長が見られ、経血は淡く量は少ない。背景に腎陽虚があり、そのため衝任両脈の虚寒がある。治法は養血温経である。

温経湯（桂皮2.0、呉茱萸2.0、当帰3.0、川芎2.0、白芍薬2.0、牡丹皮2.0、
　　　　麦門冬4.0、阿膠2.0、半夏4.0、人参2.0、甘草2.0、JP生姜1.0）

衝任両脈が虚し、下焦に虚寒があるのに加えて瘀血の症候が併存する。血虚のため下腹部や腰の冷えがあり、瘀血のため手掌煩熱や口唇の乾燥がある。本方は瘀血を去り、新血を養い、衝任両脈を温経散寒する。

当帰四逆加呉茱萸生姜湯（当帰3.0、白芍薬3.0、桂枝3.0、細辛2.0、
　　　　　　　　　　　呉茱萸2.0、木通3.0、甘草2.0、大棗5.0、生姜JP1.0）

血虚があり、足厥陰肝経が冷えて手足が厥冷すると共に腹が冷えて痛む。肝経に沿った圧痛と下腹部に索状の抵抗と圧痛過敏がある。しばしばレーノー現

象やしもやけ（凍瘡）を発症する。

芍薬甘草湯（白芍薬6.0、甘草6.0）

鎮痛鎮痙の基本処方である。肝血が不足して筋脈が養われず、拘攣急迫する者を治す。月経1週間前から月経終了時迄服用させると効果がある。若し陽気不足して冷えがある時には加工附子1.0～1.5グラムを加え**芍薬甘草附子湯**にして与える。

3．気血両虚

気と血は相互に依存し合い、協力し合って働いているので切り離すことはできない。気血の一方が虚すと必ず遠からず他方にも影響が及んで気血両虚の状態に陥る。気血両虚の者は冷え症で元気がなく、疲れ易く、めまい、立ちくらみ、動悸などがあり、顔色が悪く、舌質は胖大で淡、舌苔は白薄、脈は沈細弱である。腹部は軟弱、臍上悸と触れる例が多い。経血量は少なく、色淡く稀薄である。症状は温めると軽減し、寒冷で増強する。治法は補虚散寒。

当帰芍薬散（当帰3.0、白芍薬4.0、川芎3.0、白朮4.0、茯苓4.0、沢瀉4.0）

脾虚湿痰に肝血虚を伴っている。色白、冷え症の虚弱タイプが多い。腹痛、動悸、立ちくらみを訴えることが多く、下腹部は軟弱で軽い圧痛がある。本方は養血、補脾、利水の効能がある。

当帰建中湯（当帰4.0、甘草2.0、桂枝4.0、白芍薬5.0、大棗4.0、生姜1.0、膠飴10.0～20.0）

脾胃虚弱で気血共に虚し、冷えて月経痛の著しい者を温中補血、緩急止痛の働きで治す。日頃から下腹部が冷えて下腹や腰が痛む者に良い。気虚より血虚が顕著なので肌膚枯燥、腹皮拘急している。

安中散（桂皮4.0、延胡索3.0、牡蠣3.0、茴香1.5、甘草1.0、縮砂1.0、良姜0.5）

裏の虚寒によって発生する上腹部痛、及び気血両虚する婦人の冷えから来る月経痛、腰痛、下腹痛を治す。延胡索が鎮痛し、桂皮で下焦の経脈を温め通じさせる。腹部軟弱で心下に圧痛があり、舌質で淡白湿潤。脈は沈弱。血虚が強い例には**四物湯**や**当帰芍薬散**を合方すると良い。

婦人科疾患

不妊症（女性不妊）

不妊症の常用処方

```
1．腎　　虚　　八味地黄丸（腎精虚、腎陽虚）六味丸（腎陰虚）
2．気血虚　　四君子湯、十全大補湯
3．血　　虚　　当帰芍薬散、当帰四逆加呉茱萸生姜湯
4．瘀　　血　　桂枝茯苓丸、温経湯
5．肝鬱気滞　大柴胡湯（実証）、加味逍遙散（虚証）
6．湿　　痰　　防己黄耆湯
```

現代医学の考え方

　妊娠適齢の男女が結婚して、避妊をしないで2年以上を経ても妊娠しない場合を不妊症と定義している。

　不妊には男性側に原因がある場合と女性側に問題がある場合とがあるが、女性不妊については以下のような原因が考えられる。

　1．卵巣因子（排卵障害、黄体機能不全など）
　2．卵管因子（卵管閉塞、卵管癒着など）
　3．子宮因子（子宮筋腫、子宮奇型、精子－頸管粘液不適合など）
　4．腹膜因子（子宮内膜症、骨盤内炎症性疾患など）
　5．免疫学的因子（抗精子抗体など）
　6．原因不明因子

女性不妊に関しては、1回も妊娠が認められない原発性不妊症と、1回以上妊娠あるいは出産の経験があるが、その後妊娠の得られない続発性不妊症とがある。

　漢方治療の対象となる女性不妊は、諸検査でも子宮、卵巣、卵管その他に何ら異常がみとめられないのにどうしても妊娠しない、いわば原因不明の不妊症とでもいうべき例が多い。

　男女共に漢方薬を服用させる方が望ましいが、現実には女性だけに投薬する場合が多い。

　女性の月経、妊娠、胎盤の発育は衝脈、任脈が司っている。任脈の基礎は腎

不妊症弁証の要点

全身的特徴 その1　石の女タイプ
（気滞や瘀血）

- 五心煩熱／口渇、盗汗 — 六味丸
- 筋肉肥り／便秘 — 大柴胡湯
- 冷えのぼせ／少腹硬満 — 桂枝茯苓丸
- 水肥り／浮腫、多汗 — 防己黄耆湯

脈
- 浮弱 — 風湿
- 沈細数 — 陰虚
- 沈渋 — 瘀血
- 弦 — 肝気鬱結

腹証
- 腹脇苦満 — 肝気鬱結
- 少腹硬満圧痛 — 瘀血
- 下肢浮腫や膝痛 — 湿痰

氷の女タイプ　全身的特徴 その2
（気虚や血虚、腎虚）

舌
- 淡胖 — 腎陽虚か湿痰
- 淡白 — 気虚血虚
- 淡紅 — 肝気鬱結
- 乾紅 — 腎陰虚
- 紫紅 — 瘀血

- 下半身冷え／性欲減退 — 八味丸
- 性交痛 — 当帰四逆湯
- 元気不足／脾胃虚弱 — 四君子湯
- 肌膚枯燥 — 十全大補湯
- 冷え、立ちくらみ — 当芍散
- 冷えのぼせ — 桂枝茯苓丸
- 口唇乾燥 — 温経湯
- 寒熱交錯 — 加味逍遙散

脈
- 沈遅 — 陽虚
- 沈弱 — 気虚
- 沈細 — 血虚

- 腹部軟弱、動悸 — 気虚
- 小腹不仁 — 腎陽虚（八味丸）
- ここに索状抵抗と過敏滞 — 当帰四逆湯

に在り、衝脈は胞中より起こり肝に連なっている。何らかの原因で衝任両脈が虚してその働きが完全に行われないと正常な妊娠出産が得られない。

　女性不妊の治療では、先ず衝任脈とその背後にある肝腎及び全身の陰陽気血を調整し、母体をして新しい生命を育み得るだけの余力を持った健康体に仕上げる事が必要である。慢性の持病を持っている人や体質虚弱者は先ずそれらを是正する。肥り過ぎた女性は気滞、瘀血、痰飲証が多く、一方異常にやせた女性は気虚、血虚、冷え症が多く、いずれも妊娠しにくい例が多いようである。

先ず標準体重に持って行く努力が必要である。

　全身の状態を整えた次には胎児を孕み育てる腹の状態を整える事が大切である。特に子宮のある下腹部の状態が大切である。下腹部が硬満した女性は瘀血や気滞のある者が多く、逆に軟弱に過ぎる例も気虚や湿盛があって妊娠し難い。経験的に妊娠し易い女性の腹部は硬からず軟か過ぎず、丁度搗きたての餅のようにほんのりと温かい上に弾力があって適度に柔い腹が多いようである。常時、丹念に腹診を繰り返し、そのような腹証に近づけることを目標に処方を考えるべきである。

処方の運用

1．腎　虚

　体質虚弱で腎精虚あるいは腎陽虚があると、腎気が不足し、受精や妊娠を司る衝任脈が虚して妊娠できない。

　慢性疾患などで消耗すると傷陰して腎陰虚を生じ、陰虚内熱が子宮にも及んで妊娠しにくくなる。

　八味地黄丸（地黄6.0、山薬3.0、山茱萸3.0、茯苓3.0、沢瀉3.0、牡丹皮3.0、桂皮1.0、附子1.0）

　腎陽虚、腎精虚を治す。下半身の冷えがあり、月経周期の延長、あるいは無月経、性欲の減退がある。小腹不仁の腹証があり、舌質胖淡、苔は白潤で、脈は沈遅である。

　六味丸（地黄5.0、山薬3.0、山茱萸3.0、茯苓3.0、沢瀉3.0、牡丹皮3.0）

　腎陰虚を治す。虚熱のため口渇、四肢の火照り、五心煩熱、のぼせ、微熱、盗汗があり、舌質紅で無あるいは薄苔。脈は沈細数。腹部の小腹不仁は腎陽虚程は顕著ではない。

2．気　虚

　脾胃虚弱、栄養不良などで気血不足を示すと、衝任両脈も養われず妊娠し難い。腹部は軟弱、脈は一般に虚脈である。治法は補気健脾。

　四君子湯（人参4.0、白朮4.0、茯苓4.0、甘草1.0、大棗1.0、JP生姜1.0）

　脾胃気虚を治す基本処方である。脾胃虚弱のため元気がなく、体力不足で妊娠出産に至らない例では、先ず脾胃を丈夫にすることが先決である。元気不足

で疲れ易く、食欲がなく下痢し易い。顔色が悪く腹部は軟弱。舌質淡で白薄苔。脈は沈弱である。脾虚に痰飲を伴う例には本方に陳皮半夏を加味した**六君子湯**、中気下陥（内臓下垂など）を伴う例には**補中益気湯**が良い。

十全大補湯（人参3.0、白朮3.0、茯苓3.0、地黄3.0、当帰3.0、川芎3.0、白芍薬3.0、桂皮3.0、黄耆3.0、甘草1.5）

気血両虚を治す。気血のいずれかが虚せば遠からず他方に波及し気血両虚に陥る。顔色が冴えず、肌膚枯燥して元気不足に加えて、めまい、ふらつき、脱毛、不眠、爪の変形などが見られる。口唇や舌の色が淡白、脈は沈弱で細い。

3. 血　虚

血は全身を栄養し滋潤しており、肝が血を蔵す、衝脈は血海で、肝血が虚すと衝脈が養われず子宮の発育と機能が障害される。血虚の病態は肝血不足から子宮の養育が不足する場合と、肝脈に寒邪が宿って肝血が凝滞して子宮の働きが正常に行われない場合とがある。顔色が悪く皮膚の色艶が悪い。舌質の色は淡白で萎縮性。脈は沈細である。治法は養血滋陰。

四物湯（当帰4.0、川芎4.0、芍薬4.0、地黄4.0）

補血の基本処方であり、婦人理血調経の要方である。その処方は簡にして精妙であり、他剤と併用、合方されることも多い。臨床的には肝血不足で月経不調、不妊、流産を反復する例に用いる。

当帰芍薬散（当帰3.0、川芎3.0、白芍薬4.0、白朮4.0、茯苓4.0、沢瀉4.0）

女性不妊に最も繁用される処方で脾虚湿痰に肝血虚を伴う証候である。冷え性で疲れ易く、よく立ちくらみを訴える。一般に色白で腹部は軟かく、下腹部は少し張って軽い圧痛がある。臍上悸や胃内停水を見ることもある。舌は淡白湿潤、脈は沈細弱である。

当帰四逆加呉茱萸生姜湯（当帰3.0、白芍薬3.0、桂枝3.0、細辛2.0、木通3.0、甘草2.0、大棗5.0、呉茱萸2.0、JP生姜1.0）

寒邪が厥陰肝経脈に侵入し肝血の流通を凝結阻滞させて女子胞（子宮）が働かず久しく月経異常や不妊を示している者を温経散寒補血の働きによって治す。特に下半身の冷えが著しく冬シモヤケができ、月経不順、生理痛があり、冷えると腹痛がしたり、性交痛のある例に有効である。脈は沈細で、腹診上、両側少腹の鼠径部辺りに索状のつっ張り抵抗と過敏性圧痛をみとめる。

3．瘀血

瘀血があると気血の流通が阻害され、子宮内に湿熱を生ずるので瘀血体質の女性は妊娠しにくい。瘀血があると下腹部が鞕満（硬化、抵抗、圧痛）している。唇の色が暗色で舌や皮膚に紫斑や血絡（静脈怒張）や細絡（毛細血管拡張）が見られる。脈は一定しないが、渋脈（やや弱く強さが一定しない脈象）が多い。

月経前に強い下腹部痛があり、月経不順、月経期間の延長などが見られる例が多い。子宮筋腫や子宮内膜症の女性は瘀血証の人が多い。治法は活血化瘀をはかる。

桂枝茯苓丸（桃仁3.0、牡丹皮3.0、赤芍薬3.0、桂枝3.0、茯苓3.0）

下焦の瘀血治療に用いられる基本処方である。肌膚甲錯（サメ肌）、皮膚や粘膜の血絡（静脈怒張）や細絡（毛細血管拡張）、冷えのぼせ等の瘀血の一般症状があり、腹証では少腹硬満（下腹部の緊張、抵抗、圧痛）を目標にする。舌には紫斑や舌下静脈の怒張がある。脈は沈渋。

温経湯（当帰3.0、川芎2.0、白芍薬2.0、桂皮2.0、呉茱萸1.0、牡丹皮2.0、
　　　麦門冬4.0、阿膠2.0、人参2.0、甘草2.0、半夏4.0、JP生姜1.0）

血虚と瘀血があって衝任両脈が虚し、下焦に虚寒があり子宮不調で妊娠しにくい。月経不順や不正性器出血がある。血虚のため下半身が冷え、瘀血のため手足が火照り、口唇乾燥するのを目標に用いる。脈は沈細。

4．肝鬱気滞

肝の病やストレスで肝気が鬱滞すると肝の疏泄作用が妨げられ、肝気は条達せず、気血が失調して不妊を示すと考えられる。胸の重苦しい感じや乳房痛などがあり怒りっぽくなる。肝鬱には虚証と実証がある。

大柴胡湯（柴胡6.0、黄芩3.0、半夏4.0、枳実2.0、白芍薬3.0、大棗3.0、
　　　JP生姜1.5、大黄1.0～3.0）

実証用。鬱結した肝気が胃に横逆して心下満、実熱、便秘等を起こす。筋肉質で肥満した女性によく見られる。腹証では強い胸脇苦満と腹満がある。舌質紅、白或いは黄色厚苔があり、脈は沈実あるいは弦。気滞はよく瘀血を伴うのでその時は**桂枝茯苓丸**を併用する。

加味逍遙散（柴胡3.0、白芍薬3.0、当帰3.0、白朮3.0、茯苓3.0、山梔子2.0、牡丹皮2.0、薄荷1.0、甘草1.5、JP生姜1.0）

虚証用。気血両虚の者がストレスや疲労によって肝気鬱結し、さらに亢じて肝鬱化火した者を治す。体質的にはやや虚弱で寒熱交錯、胸脇苦満、乳房痛などを訴える。舌黄は淡紅で白〜黄の薄苔があり、脈は弦細時に数である。

5．湿　痰

脾虚の者は痰飲が内生し、時に肥満（水肥り）や全身の浮腫傾向を示し、一見実証だが本態は虚証である（本虚標実あるいは因虚致実）。衝任脈も子宮も湿に侵されて（水浸し子宮）、月経が不順となり、容易に妊娠しなくなる例が少なくない。治法は補気祛湿である。

防黄耆湯（防已5.0、黄耆5.0、白朮3.0、大棗3.0、甘草1.5、JP生姜1.0）

脾気虚に風湿を伴う者である。色白で水肥り、汗をかき易くすぐ息切れや疲労を訴えるような婦人に見られる。下肢の浮腫や、膝、足関節の腫脹を伴うことが多い。腹部軟弱で膨満（蛙腹）し、舌は胖大して白膩苔、脈は浮弱。

9．疼痛性疾患

慢 性 頭 痛

慢性頭痛の常用処方

```
1．外感頭痛
  1）風寒頭痛      川芎茶調散、葛根湯
  2）風熱頭痛      清上防風湯、白虎加人参湯
  3）風湿頭痛      五苓散、五積散、越婢加朮湯
2．内傷頭痛
  1）肝陽頭痛      （肝胆実火）竜胆瀉肝湯
                  （肝鬱化火）加味逍遙散、女神散
                  （肝陽上亢）釣藤散、七物降下湯
  2）腎虚頭痛      （腎陽虚）八味地黄丸
                  （腎陰虚）六味丸
  3）寒厥頭痛      呉茱萸湯
  4）気虚頭痛      補中益気湯、桂枝人参湯
  5）血虚頭痛      四物湯、当帰芍薬散
  6）瘀血頭痛      桂枝茯苓丸、桃核承気湯、通導散
  7）痰飲頭痛      半夏白朮天麻湯、苓桂朮甘湯
```

疾患の概念

慢性頭痛とは持続性、乃至は反復する頭痛を指す。

頭痛は日常しばしば遭遇する症状であるが、その原因は多様である。通常機能性頭痛と、器質的な原因による症候性頭痛とに大別される。

1．機能性頭痛
  1）偏頭痛、2）筋緊張性頭痛、3）群発頭痛、etc.
2．症候性頭痛
  1）クモ膜下出血、2）虚血性脳血管障害、3）頭蓋内炎症、
  4）頭蓋内占拠病変、5）その他、神経痛、緑内障、癲癇、心因性頭痛、
  など

漢方の弁証の上からは、頭痛には外感による頭痛と内傷による頭痛とがある。

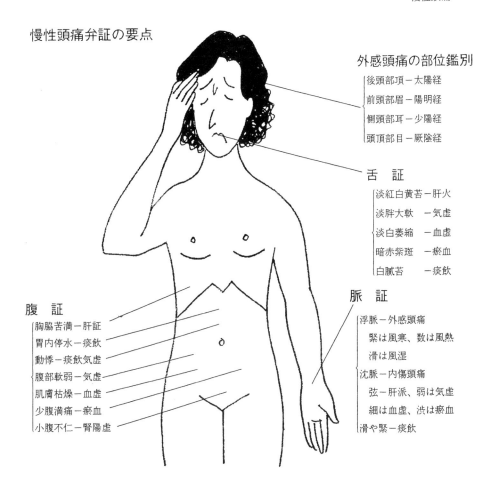

慢性頭痛弁証の要点

外感頭痛の部位鑑別
- 後頭部項－太陽経
- 前頭部眉－陽明経
- 側頭部耳－少陽経
- 頭頂部目－厥陰経

舌証
- 淡紅白黄苔－肝火
- 淡胖大軟　－気虚
- 淡白萎縮　－血虚
- 暗赤紫斑　－瘀血
- 白膩苔　　－痰飲

腹証
- 胸脇苦満－肝証
- 胃内停水－痰飲
- 動悸－痰飲気虚
- 腹部軟弱－気虚
- 肌膚枯燥－血虚
- 少腹満痛－瘀血
- 小腹不仁－腎陽虚

脈証
- 浮脈－外感頭痛
- 緊は風寒、数は風熱
- 滑は風湿
- 沈脈－内傷頭痛
- 弦－肝派、弱は気虚
- 細は血虚、渋は瘀血
- 滑や緊－痰飲

　前者は風、寒、熱、湿などの外邪の侵襲がきっかけとなって発症し、一般に急性で、表証を伴い痛みは劇しく持続的である。実証の場合が多く、治法は外感の邪を逐う。外邪の種類と共に邪の侵入した経絡も考慮して処方の構成を考える。

　後者は気、血、津液や五臓六腑の異常によって惹き起こされるもので、経過は比較的慢性で症状は緩かであり、痛みは断続的であることが多い。虚証も実証もあるが、治法は痛みそのものを目標にするのではなく、気血津液や臓腑の異常を是正してやることを主に考えるべきである。

処方の運用
1．外感頭痛
　頭には諸陽経脈が集中している。外邪が侵入すると経脈の気血の流れが阻滞されて頭痛を生じる。頭頂部は（百会）に三つの陽経脈の他、厥陰経脈も会している。どの経脈が邪を受けたかにより、痛む部位が異なる。

太陽経の頭痛は主に後頭部より項背に及ぶ。
陽明経の頭痛は主に前頭部より眉稜に見られる。
少陽経の頭痛は主に両側頭部にあり耳に及ぶ。
厥陰経の頭痛は主に頭頂部が痛み、同時に目が痛む。

1）風寒の頭痛
　傷寒系の風邪症候群でよく見られる。締めつけるような頭痛に、悪寒、発熱、倦怠感を伴い、風に当たったり寒冷に遭うと増悪し、温めると軽減する。舌質は淡白、苔は薄。脈は浮緊である。方剤は辛温解表剤を用いる。

　川芎茶調散（川芎3.0，薄荷2.0，荊芥2.0，羌活2.0，防風2.0，白芷2.0，
　　香附子4.0，甘草1.5，細茶1.5）

　効能は疎風散寒と止頭痛であるが、方中に太陽、陽明、少陽の頭痛を治す生薬が配合されていて、風寒の頭痛に広く用いられる。脈は浮滑。

　葛根湯（葛根4.0，麻黄3.0，桂枝2.0，白芍2.0，甘草2.0、大棗3.0，
　　JP生姜1.0）

　表寒実証用の方剤で、無汗、脈浮緊で項背強痛する者に用いる。普通の感冒症状に伴う頭痛には臨床的に最も有効である。

2）風熱の頭痛
　熱感と共に頭が張ったように痛み、温まると症状が増悪する。発熱、悪風、顔面の紅潮、目の充血、のぼせ、口渇を伴う。舌尖は紅く、舌苔は黄色を帯び、脈は浮数である。治療には辛涼解表剤を用いる。

　清上防風湯（防風3.0，連翹2.0，荊芥1.5，薄荷1.5，黄連1.5，黄芩2.0，
　　山梔子1.5，川芎2.0，白芷2.0，桔梗2.0，生甘草1.0，枳殻1.0）

　上焦、特に顔面に鬱滞した風熱を発表清解させるので、表熱による頭痛に用いる。黄連と黄芩は共に清熱燥湿の作用があり、連翹、防風、薄荷は辛涼解表剤である。温病初期の頭痛によい。

白虎加人参湯（石膏15.0，知母5.0，人参3.0，粳米8.0，甘草2.0）

熱証、発汗が旺んで口渇が強い。内外熱盛に用いる**白虎湯**に益気生律の人参一味を加えたもので、煩渇し微かに悪寒を感じ脈は洪大である。頭痛の強い者は人参を桂枝に替えた**白虎加桂枝湯**の方が良い。

3）風湿の頭痛

締め付けられるような頭痛と共に頭重があり、同時に体が重い。曇天や雨天に際して頭痛が増悪し尿不利の傾向がある。日頃から湿盛の環境下に居たり、或いは脾胃が弱く、水飲が体内に停滞し易い人に多い。脈は濡或いは滑、舌は白膩苔を伴う。

五苓散（茯苓3.0，猪苓3.0，沢瀉3.0，白朮3.0，桂枝3.0）

膀胱の気化作用（尿生成作用）が失調して水飲が内停し、下焦の水飲が上衝して頭痛や眩暈を起こす。桂枝で表の邪を発表し、残りの4薬で利水をはかる。

五積散（麻黄1.0，桂枝1.0，白朮1.0，甘草1.0，乾姜1.0，白芷1.0，桔梗1.0，蒼朮3.0，陳皮2.0，半夏2.0，茯苓2.0，当帰1.0，川芎1.0，枳殻1.0，厚朴1.0，大棗1.0）

やや体質虚弱の人が風と寒冷、湿気に侵されて頭痛を発した時によい。足腰の冷えを伴う。冷房病による頭痛には最も良く用いられる。

越婢加朮湯（麻黄6.0，石膏8.0，蒼朮4.0，甘草2.0，大棗3.0．生姜1.0）

風熱の邪と痰飲が結合して風湿熱証を呈する頭痛に用いる。浮腫、熱感、尿不利があり、脈は浮滑を呈する。舌には黄膩苔。

2．内傷頭痛

陰陽気血、五臓六腑の失調や不和はすべて頭痛を起し得る。

1）肝陽頭痛

いわゆる"のぼせ症"の人の頭痛は肝証に属することが多い。経絡的に、足厥陰肝経脈及び足少陽胆経脈は頭頂、側頭を循るので肝の異常は頭痛を起しやすいとされる。胸脇苦満があり、脈は弦、舌は淡紅で白あるいは淡黄苔がある。

竜胆瀉肝湯（竜胆1.0，黄芩3.0，山梔子1.0，木通5.0，車前子3.0，沢瀉3.0，当帰5.0，乾地黄5.0，甘草1.0）

肝胆に実火と湿熱があり、上行して顔面の充血やのぼせと共に頭痛を生じる。胸脇苦満、口苦、目の充血、耳痛等の肝火上逆と、小腹緊満、排尿痛など下焦湿熱の症状を伴う。

加味逍遥散（柴胡3.0，白芍薬3.0，当帰3.0，白朮3.0，茯苓3.0，薄荷1.0，山梔子2.0，牡丹皮2.0，甘草1.5，JP生姜1.0）

気血両虚の者が肝鬱化火により頭痛を生じる時に用いる。健脾、補血、疎肝解鬱、調経、清熱涼血など多くの作用を有する。心気的傾向のある者や、更年期障害に伴う頭痛によい。

女神散（当帰3.0，川芎3.0，香附子3.0，人参2.0，白朮3.0，黄連1.0，黄芩2.0，桂枝2.0，檳榔子2.0，甘草1.0，丁字1.0，木香1.0）

気血両虚に心火旺を伴う病態である。臨床的には中年や産褥後の女性などが、のぼせ、頑固な頭痛、めまい、肩凝り等に悩まされる様な場合によい。

釣藤散（釣藤鈎3.0，菊花2.0，防風2.0，人参2.0，茯苓3.0，石膏5.0，麦門冬3.0，陳皮3.0，半夏3.0，甘草1.0，JP生姜1.0）

脾気虚と痰飲があるため肝血が不足して、肝陽を制約できなくなる結果、肝陽は化風して痰飲を伴って上亢し頭痛、のぼせ、眩暈など肝陽上亢の症状を起こす場合に用いる。虚証で肝気が昂ぶり、のぼせ、頭痛、高血圧などを起すような人によい。

七物降下湯（当帰3.0，乾地黄3.0，芍薬3.0，川芎3.0，黄耆3.0，釣藤鈎4.0，黄柏2.0）

四物湯の加味方。肝血虚があるため肝陽が上亢、或いは筋膜が養われず内風を生じ、頭痛、眩暈、筋肉のひきつり、高血圧などが起こる。四物湯で養血し黄耆で補気生血、黄柏で滋陰清熱する。

2）腎虚頭痛

腎陽が不足すると内寒を生じ、頭や腰背の冷えを伴って頭痛が起こる。腎陰が不足すると腎陽を抑制することができず腎陽が上昇したり、腎陰と共に肝陰も不足して肝腎陰虚となり肝陽が上亢することにより頭痛が生じる。

八味地黄湯（地黄5.0，山茱萸3.0，山薬3.0，茯苓3.0，沢瀉3.0，
　　　　　　牡丹皮3.0，桂枝1.0，附子1.0）

　腎陽虚による頭痛に用いる。四肢の冷え、腰や膝の脱力感、夜間頻尿、未明の下痢腹痛（五更泄瀉）、耳鳴難聴などを伴う。舌質淡、苔は白薄。脈は沈細弱。

　　六味丸（地黄5.0，山薬3.0，山茱萸3.0，茯苓3.0，沢瀉3.0，牡丹皮3.0）

　腎陰虚による頭痛に用いる。四肢の熱感（五心煩熱）口渇、盗汗、耳鳴、眩暈、皮膚乾燥等を伴う。舌質紅、苔少。脈は沈細数。本方に枸杞と菊花を加味した**杞菊地黄丸**はよく肝腎陰虚を治す。

3）寒厥頭痛

　寒陰が厥陰肝経脈に停滞、或いは寒飲が上逆すると激しい頭痛を生じる。臨床的には偏頭痛、冷え症の頭痛、月経に伴って起こる頭痛の一部がこの型に該当する。舌質は淡白、苔は白滑。脈は弦遅である。

　　呉茱萸湯（呉茱萸3.0，人参2.0，大棗4.0．生姜4.0）

　肝経に虚寒、胃中に寒飲があり上逆して頭痛を生じる。頭頂部や片側が痛む事が多い。頭痛に加え肩凝り、胃痛、嘔吐、四肢の厥冷などがあるのを目標にする。

4）気虚頭痛

　元気に乏しく疲れ易い人は気虚である。頭痛と共に頭が重くスッキリしない感じがする。低血圧気味で寝起きの悪い人、或いは仕事の後や週末近くなると頭痛や肩凝りを訴える人はこのタイプが多い。気虚の人は脈は弱く、舌は胖大（揉らかく大きい）、腹部は軟弱である。

　　補中益気湯（人参4.0，黄耆4.0，白朮4.0，甘草1.5，当帰3.0，陳皮2.0，
　　　　　　柴胡1.5，升麻0.5，大棗2.0，乾姜0.5）

　脾胃虚弱で元気がなく、疲れると頭痛や肩が凝るといった人を目標に用いる。四肢の倦怠感が著しく、言語無力、腹部は軟弱で臍上に動悸を触れる。

　　桂枝人参湯（桂枝4.0，人参3.0，白朮3.0，甘草3.0，乾姜2.0）

　脾陽虚があり、体質虚弱で冷え症の人の頭痛には本方が奏効する例が少なくない。

5）血虚頭痛

　血虚があると頭部が栄養されず頭痛を生ずる。血虚の頭痛はシクシク痛み、頭痛の他動悸、眩暈、立ち眩み、眼前暗黒、健忘などの症状を伴う。一般に栄養情状態が悪く肌膚枯燥して口唇や爪の色が悪い。舌質は淡白萎縮性、苔は無乃至白薄。脈は沈細。

　四物湯（当帰3.0，川芎3.0，地黄3.0，芍薬3.0）

　補血の基本処方である。本方単独よりも、合方や加減方として用いることが多い。血虚は厥陰肝経に頭痛を現すことが多いので**呉茱萸湯**とよく合方する。のぼせるような頭痛には蔓荊子、菊花、黄芩などを加味。イライラ、眩暈など肝陽化風の症状があるものは**七物降下湯**にしたり、川芎を除き、牡蛎、石決明、釣藤鈎を加味する。

　当帰芍薬散（当帰3.0，白芍薬4.0，川芎3.0，白朮40，茯苓4.0，沢瀉4.0）

　脾虚湿盛と肝血虚が共存、そのため多彩な症状が起こり、頭痛の他に貧血、眩暈、腹痛、易労倦怠、月経異常などを伴う。色白、虚弱、冷え症の女性に本方の証が多い。

6）瘀血頭痛

　久病は瘀血を生じる。また外傷後、高齢、あるいは女性の更年期など瘀血は日常最もしばしば見られる病態である。脳動脈硬化症や脳血管障害に因る頭痛も瘀血に属す。

　瘀血証の人は顔色が赤黒く、皮膚や粘膜に静脈怒張（血絡）や毛細血管拡張（細絡）があり、口唇、舌爪に紫斑がみられる。自覚的には頑固で持続する刺すような頭痛が特徴的で、肩凝り、のぼせ、寒熱錯雑（冷えのぼせ）などを伴う。脈は渋脈である。また少腹急結や硬満、圧痛など瘀血特有の腹証を呈する。

　桂枝茯苓丸（桃仁4.0，牡丹皮4.0，赤芍薬4.0，桂枝4.0，茯苓4.0）

　わが国では最も繁用される駆瘀血剤である。下腹部の硬満と臍の左斜下の瘀血圧痛点を目標に用いる。他剤との併用や兼用にもよく用いられる。

　桃核承気湯（桃仁5.0，桂枝4.0，大黄3.0，芒硝2.0，甘草1.5）

　太陽病の邪熱が下焦で血と結合して蓄血証を呈したもので、頭痛にのぼせ、便秘、女性では月経異常を伴う例に用いる。瘀血を破り裏熱を攻下す

る実証用方剤である。

通導散（当帰3.0，紅花2.0，蘇木2.0，厚朴2.0，枳殻3.0，陳皮2.0，木通2.0，大黄3.0，芒硝2.0，甘草2.0）

瘀血に気滞の症侯を伴う例に用いる。のぼせ、頭痛の他、腹証上、下腹部の膨満抵抗と両腹直筋の拘直、それに便秘があるのを目標に用いる。

7）痰飲頭痛

体質的な脾胃の虚弱や飲食の不節制によって痰飲が生じ、上衝して目、鼻、耳、口などの孔（清竅）を塞いで頭痛を起すものである。頭痛に頭重や眩暈を伴い、心下部の痞え、悪心、嘔吐、食欲不振、体が重倦いなど、痰飲の症状を伴う事が多い。舌は白膩苔があり、脈は沈緊、弦滑あるいは虚証では濡である。

半夏白朮天麻湯（半夏3.0，天麻2.0，白朮3.0，人参1.5，黄耆1.5，茯苓3.0，沢瀉1.5，陳皮3.0，麦芽2.0，黄柏1.0，乾姜1.0，生姜0.5）

脾気虚があるので痰飲を生じ、同時に肝血が養われず血虚を伴う。その結果血虚内風が生じ、内風が痰飲を伴って上衝する痰濁上擾の病態である。体質的に胃腸虚弱で疲れやすい人が慢性の頭痛と眩暈を訴えるのを目標にする。腹部軟弱で胃内停水音と腹部に動悸を認めるのが特徴である。

苓桂朮甘湯（茯苓6.0，白朮3.0，桂枝4.0，甘草2.0）

脾虚と裏寒があり、水飲の上衝と気の上逆の為に頭痛と共に心悸亢進、眩暈、呼吸促迫などを呈するものに用いる。方剤の効能は寒痰を温化し健脾利水をはかるものである。臨床的には眩暈、臍上の著明な動悸と脈沈緊を目標にする。本方は水飲頭痛の他、眩暈症やメニエル病にも良く用いられる。

補　遺

清上蠲痛湯（羌活3.0，独活3.0，防風3.0，川芎3.0，白芷3.0，蔓荊子2.0，菊花2.0，細辛1.0，麦門冬5.0，黄芩5.0，蒼朮3.0，当帰3.0，甘草1.0，乾姜0.5）《寿世保元》

急性の頭痛、特に外感の邪による実証の頭痛に広く用いて効果がある。方中、羌活は太陽経、白芷は陽明経、川芎は少陽経、細辛は少陰経、独活

と菊花は肝陽頭痛という具合に各経脈の痛み、及び風寒風熱による頭痛いずれにも有効である。内傷による頭痛にはあまり効果がない。

羌活勝湿湯（羌活3.0，防風3.0，藁本3.0，蔓荊子3.0，独活3.0，
　　　　　　川芎2.0，甘草1.0）《内外傷弁惑論》

湿地で生活したり、汗をかいて風に当たったりして、風湿の邪が体表の経脈の流れを阻滞して微熱、軽い悪寒、頭痛、頭重、肩凝りなどを惹き起した風湿の表証を治す。本方はすべて鎮痛作用を有する生薬で構成されている。

通竅活血湯（桃仁9.0，紅花9.0，赤芍薬6.0，川芎6.0，葱白6.0，
　　　　　　JP生姜9.0，大棗6.0，麝香0.15沖服、酒水煎服）《医林改錯》

頭面部及び皮膚の瘀血証に用いられる処方である。瘀血に起因する頭痛は非常に多い。特に更年期の婦人で慢性の頭痛に悩み、月経前後に増強する例はおおかた瘀血に因る頭痛で本方がよく奏効する。

本方は通竅剤に麝香を用いるのがポイントであるが、麝香は高価な上入手困難である。通常は通竅活血湯加減として（桃仁3.0，紅花3.0，赤芍3.0，川芎6.0，白芷3.0，香附子3.0，細辛1.5，葱白3.0，大棗2.0，JP生姜1.5）として代用しているが、結構有効例が多い。

症　例

桃核承気湯が奏効した頑固な発熱と頭痛

患　者：女　33歳　会社員（初　診　昭和61年4月16日）
現病歴：昭和59年駐車場構内をバイク通行中、転倒。後頭部を強打した。意識喪失はなかった。近所の外科で「鞭打ち症」と診断。その後、頭痛、頭重感および嘔気が持続し、同年12月頃からは毎日微熱が出るようになったので、国立病院を受診したが、異常なし。鎮痛、解熱剤を投与されると熱は下がるが頭痛はかえって増強するため、翌61年2月同国立病院に入院した。

入院後の経過は、検査はどれも異常ないが、数日間の周期で、頭痛微熱が出現、臥床するとスッキリするということの繰り返しであった。ほぼ寝たきりに近い状態が続き入院後約10ヵ月を経過し12月退院。

郷里の国立大学病院の脳神経外科に転科通院治療を受けたが、症状は全く軽快せず、漢方治療の適応として紹介されて受診。

初診時の訴えは、頭重があり、いつも気分がイライラする。特に疲れた時、夕方から夜中にかけて発熱とひどい頭痛を来たす。いつも顔がほてった感じがして上半身に発汗する。それなのに下半身は冷えて4月でも行火(あんか)を入れないと夜眠ず便秘肩こりが著しい。尿自利。

現　症：身長163cm、体重59kg。表情はやや憂鬱そうであるが苦悶状ではない。頬に細絡、口唇の色はやや紫がかっている。体温は37.5℃である。

舌：やや胖大。舌体暗紅、湿で一面に白苔。

脉：脉状は沈濡である。血圧98/65mmHg、脉拍84/分。

腹：腹診上、腹壁の厚さは中等度、緊張は良好。少腹硬満し、左右の下腹部に非常に強い圧痛。

下肢には浮腫はみとめないが、2,3ヵ所皮下出血の痕が見られ、両側の血海および三陰交に著明な圧痛をみとめる。

処　方：瘀血証、錯雑証と弁証、便秘と頭痛を考慮して、

桂枝茯苓丸料加大黄甘草白芷（煎剤）を投与。

経　過：2週間後、頭痛は少し軽減したがなお持続。依然便秘と微熱がある。蕁麻疹が出現し、めまい感があるという。腹診でも少腹硬満を始め瘀血の症候は全くとれていない。これは下焦の蓄血が熱と化した状態ではないかと考え、

桃核承気湯加白芷（煎剤）

桃　仁	5.0g	甘　草(炒)	1.5g
大　黄	3.0g	桂　皮	4.0g
芒　硝	2.0g	白　芷	3.0g

に転方。

さらに2週間後、体温37℃、頭痛は大変楽になった。下痢傾向、月経は依然不順である。大黄、芒硝をそれぞれ2.0gと1.5gに減量して同方を持重。

約2ヵ月後、症状はほとんど寛解し、頭痛もとれ、平熱となった。

本症は、バイクによる転倒事故という強い全身打撲によって、著しい瘀血の状態を体内に招来して頑固な頭痛と発熱を生じたものと思われる。

疼痛性疾患

慢性関節リュウマチ

慢性関節リュウマチの常用処方

1．風寒湿痺	桂枝加朮附湯、＊甘草附子湯、＊烏頭湯	
2．湿　痺	薏苡仁湯、防已黄耆湯	
3．熱　痺	越婢加朮湯（実証）、桂枝芍薬知母湯（虚証）	
4．瘀　血	桂枝茯苓丸、疎経活血湯、＊身痛逐瘀湯	
5．気血両虚	大防風湯、＊独活寄生湯	

＊印の処方はエキス剤にはない

疾患の概念

　慢性の多発性、そして多くは対称性の関節炎と、それに由来する関節破壊を主徴とする疾患である。その発症には何らかの免疫異常が関与していて、病変は関節だけでなく各臓器や器官にも波及する。一般に四肢の小関節を侵し、初期にはこれら小関節の腫張や強ばりを呈すが、進行すると関節の硬直や変形を生ずる。多くは増悪と寛解を繰り返しながら、徐々に関節の破壊が進行するので、機能障害や変形が出現する。

　この疾患に対する決定的な治療薬はまだなく、理学療法、薬物療法、リハビリテーションなどにより関節の機能障害や筋肉萎縮の軽減を計っているのが現状である。

　本病はおおむね〝痺証〟の範疇に属する。「金匱」以来歴代の医書に〝歴節風〟〝白虎歴節風〟などと記載されてきたものが本病に該当すると思われる。痺とは元来「詰って通じない」の意である。風寒湿の邪が虚に乗じて経絡に侵入すると、気血を障害しその流通を阻む。特に関節部では構造的に気、血、津液が凝滞しやすいので、多く関節に腫脹、疼痛、硬直等の諸症を生ずると考えられる。この病は元来陽気や陰血が不足している者に発症し易い。虚に乗じて外邪が侵入し、正気が不足している為に関節に激しい症状や障害を起こすので、この病は基本的に本虚標実である。

　気、血、津液が長い間積滞すると、そこには強い瘀血を生じたり、或いは鬱熱を生じて熱痺となったりする。

　痺証が長期化すると、病人は気血の損傷からさらに肝腎を損傷するに至るの

慢性関節リウマチ弁証の要点

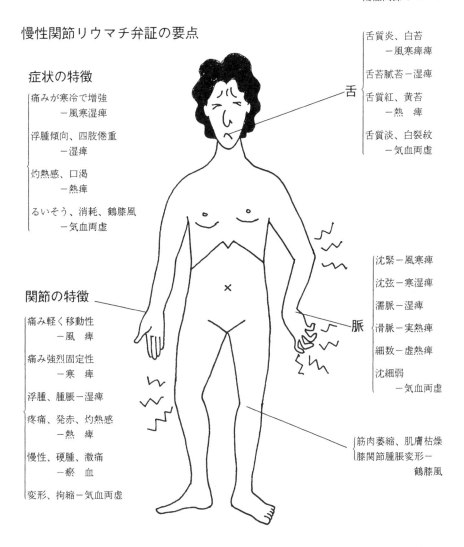

で、全身の陰陽気血が総て虚した状態に陥り病変関節は次々に波及する。筋肉や骨への滋養が益々悪化し、腎が骨を主らなくなるので、関節や筋肉に変形や拘縮が起こり、また下肢に於いては膝関節が腫脹肥大し、腿脛肌肉は萎縮るいそうして腿は細くなり脛は枯燥して、丁度鶴の脚に似た〝鶴膝風〟と呼ばれる特異な外観を呈するようになる。

疼痛性疾患

処方の運用

　風寒湿の三邪による痺証はそれぞれの邪の違いによって、本来特徴的な症状を生じる筈であるが、臨床的にはこれら三種の邪は複合している上に、慢性化して瘀血や腫脹、鬱熱といった続発症（標証）が主になっている事が多いので、邪（本）の弁別はむつかしい。「急ナレバ標ヲ治シ、緩ナレバ本ヲ治ス」の治則に従い、実際には病人の症状に応じて祛風、散寒、除湿、清熱、駆瘀血、補陽、滋陰等の治法を適宜運用すべきである。

1. 風寒湿痺

　風寒湿の邪はしばしば合しているが、臨床上主体をなすのは寒邪である事が多い。風邪による場合、痛みは遊走性であるが、寒湿の邪による時は痛む箇所は固定して強烈であり、寒さで増強し温めると軽減する。

　脈は弦或いは沈緊のことが多い。舌は淡色で舌苔は白、湿邪が勝る時は白膩苔。治法は温経通絡である。

　桂枝加朮附湯（桂枝4.0，白芍薬4.0，蒼朮4.0，大棗4.0，甘草2.0，
　　　　　JP生姜1.0，　附子1.0）

　桂枝湯と**朮附湯**の合方。桂枝湯は風寒の邪を逐い表寒虚証を主治する。朮附湯は寒湿相搏ち肢体疼痛する者を主治する。両方を合わせ散寒祛湿の効果を一層強化する。

　甘草附子湯（甘草2.0，桂枝4.0，白朮6.0，附子1.0）

　表裏の陽気が共に虚して、風寒湿の邪が関節や筋肉に深く侵入して痛み屈伸できなくなった者を治す。自汗、悪風、悪寒等があり尿不利で浮腫を伴う。

　烏頭湯（麻黄3.0，白芍薬3.0，黄耆3.0，甘草3.0，烏頭1.0
　　　　　煎じ去滓後蜂蜜　20.0）

　寒湿痺で特に寒邪が顕著な痺証を治す。冷えると増強する固定性の関節痛や拘縮に有効である。

2. 湿　痺

　風寒湿のうち湿邪が偏勝すると、湿邪は粘着停滞する特徴があるので、痛む箇所は固定する傾向が強く、関節の腫脹疼痛と四肢の浮腫傾向、それに四肢が重倦いというのが特徴的である。

　脈は濡（軟）寒邪が加わると弦脈となる。舌には白膩苔が見られる。

治法は散寒利湿である。

薏苡仁湯（麻黄4.0，桂枝3.0，薏苡仁8.0，蒼朮4.0，当帰4.0．白芍薬3.0，甘草2.0）

発汗解表と散寒利湿の効能が強い。関節腔、組織中に滲出液が停滞したのを吸収徘泄し筋肉の緊張を緩和し、血行を改善することにより鎮痛消腫する。

防已黄耆湯（防已5.0，黄耆5.0，白朮3.0，大棗3.0，甘草1.5，JP生姜1.0）

気虚の者が風湿の邪に外感、或いは風邪と内盛の痰飲が結合して生じた風湿証を治す基本処方である。多く膝や足関節に浮腫がある。防已は重力に逆らって水分を排泄する力と鎮痛作用がある。瘀血がある者は駆瘀血薬を加味する。

3．熱痺

風寒湿の邪が長く関節に鬱積していると、風邪は火邪に変じ、寒邪は熱邪と化し、湿邪は痰となって熱痺や湿熱痺が形成される。風寒湿痺、湿痺、鶴膝風でも関節症状が増悪、再発する時は一時的に熱痺を現す。関節は痛みと共に発赤し灼熱感があり、腫脹疼痛が激烈である。患者は多く発熱や口渇を訴える。

舌質は紅で黄苔を生ずる。実証では脈は滑数、虚証では細数である。

治法は清熱利湿あるいは散寒清熱である。

越婢加朮湯（麻黄6.0，石膏8.0，蒼朮4.0，甘草2.0，大棗3.0，JP生姜1.0）

関節や筋肉内で熱と痰が結合している実証の湿熱証を清熱散水の働きによって治療する。麻黄と石膏の組み合わせで清熱利水し、蒼朮は皮下組織や関節内の浮腫や滲出液を吸収排泄する。気虚を伴う者は**防已黄耆湯**と合方する。

桂枝芍薬知母湯（桂枝6.0，麻黄3.0，防風3.0，知母3.0，白芍薬3.0，白朮4.0，甘草1.5，JP生姜1.0，附子1.0）

病が慢性化して気血が虚した病人では再度外邪が侵入しやすい。本方は気血両虚で寒湿痺の経過中に、関節の発赤腫脹や熱感など熱痺の症候が現れた寒熱錯雑の痺証を治す。脈は通常沈細であるが熱証が強い時には数となる。

4．瘀 血

久病は瘀血を生ずる。邪が長く関節や経絡に滞積すると、気血が益々巡らなくなるので、局所は栄養されなくなり、疼痛あるいは知覚麻痺、甚だしい時は拘縮による運動制限や関節の変形を生ずる。また関節内には浮腫を生ずるが、これは慢性化すると痰と化して硬く腫脹する。このように病変が慢性化した関

疼痛性疾患

節では瘀血を主徴として、気血津液がすべて固く凝滞している場合が多い。このような時には強力に活血化瘀する駆瘀血剤が必要である。患部には刺すような痛みがあり、肌膚甲錯（サメ肌）、少腹硬満と圧痛が見られる。

舌には紫斑と舌下血絡（静脈の怒張）等があり、脈は沈渋である。

桂枝茯苓丸（桂枝4.0, 茯苓4.0, 赤芍薬4.0, 桃仁4.0, 牡丹皮4.0）

駆瘀血剤の標準的薬方で、瘀血に起因する諸症状に広く用いられる。合方や兼用方としても用いられる。

疎経活血湯（当帰3.5, 芍薬4.5, 乾地黄3.0, 川芎2.0, 桃仁2.0, 牛膝3.0, 陳皮3.0, 威霊仙3.0, 蒼朮3.0, 防風2.5, 羌活2.5, 防已2.5, 白芷2.5, 茯苓2.0, 竜胆1.5, 甘草1.0, JP生姜1.0）

経絡中の気滞瘀血を巡らし併せて風湿を祛る。血虚と瘀血がある所に風湿の邪が加わって、筋肉や関節に疼痛を発する者を治す。**四物湯**を基本に駆瘀血薬、利水薬、清熱薬などを配合した薬方である。

身痛逐瘀湯（桃仁3.0, 当帰3.0, 川芎2.0, 紅花3.0, 牛膝3.0, 羌活3.0, 香附子3.0, 甘草1.0, 秦艽3.0, 五霊脂2.0, 没薬2.0, 地竜2.0）

活血化瘀、除痰、祛風の効能で経絡の気血の流通を改善（通絡）して頑固な関節の腫脹や疼痛を治す効果がある。

5．気血両虚

本病が慢性化すると、気血両虚に陥り肝、腎、脾も損傷されるので筋肉や骨も栄養され難くなり関節の拘縮や変形が生じる。特に膝関節ではよく典型的な鶴膝風が形成される。

皮膚の色艶が悪く、るいそうし、元気がなく、めまいや倦怠感があり、時に微熱や盗汗がある。舌質は淡白でしばしば裂紋がある。舌苔は薄白か無苔。脈は沈弱である。腹部は薄く軟弱で臍上悸をみるか薄く突っ張っている。

治方は気血双補、或いは滋補肝腎である。

大防風湯（防風3.0, 羌活1.5, 熟地黄3.0, 当帰3.0, 川芎2.0, 白芍薬3.0, 黄耆3.0, 人参1.5, 白朮3.0, 甘草1.5, 杜仲3.0, 牛膝1.5, 大棗1.5, 乾姜1.0, 附子1.0）

気血両虚を治す**十全大補湯**の加減方と考えられる。気血を双補すると共に、祛風、除湿、散寒し、同時に肝腎を補い筋骨を強くする。

独活寄生湯（独活4.0，桑寄生6.0，防風3.0．熟地黄5.0，当帰3.0，川芎2.0，白芍薬3.0，牛膝3.0，杜仲3.0，秦艽3.0，細辛1.5，人参3.0，茯苓3.0，桂皮2.0，甘草2.0，大棗2.0，JP生姜1.0）

気血両虚、肝腎不足の者が風寒湿の邪に侵されて痺証を呈した者に用いる。

大防風湯が益気散寒の働きが顕著であるのに対し、本方は肝腎不足を補う働きが強い。

症　例

患　者：42歳　女性　初診　平成10年2月14日

現病歴：数ヶ月前から全身の関節が痛んで夜も眠れない。始め肘の関節が腫れて痛み、整形外科を受診した。その時、慢性関節リュウマチで既に関節の変形を来していると言われた。

指の強ばりがあり、全身特に両肩の関節痛が一日中持続する。右の肘が曲げられない。現在消炎鎮痛剤と免疫抑制剤を投与されているが全く効果が見られない。

四　診：身長153cm，体重48kg，やや痩せ型。

望　診：顔色悪く、痛みのため苦悶状の表情。右肘は固着し、両肩関節は強い運動制限、両手及び膝関節には灼熱感がある。

舌　診：舌質淡、薄白苔（気血両虚）。

脈　診：沈細数（血圧151/87mmHg，脈博100/分）

腹　診：腹壁は薄く軟弱、臍上悸を触れ、左右の少腹に圧痛がある。

検　査：CRP（3+），血沈1時間値45mm。RAHA640，赤血球463万、白血球5,800

診　断：慢性関節リュウマチ

弁　証：虚証の熱痺（気陰両虚に虚熱と瘀血を伴う）

治　法：気陰双補、活血通絡、散寒清熱

処　方：**桂芍知母湯加秦艽桑寄生紅花没薬乳香**

経　過：上方を11週投与、関節の疼痛と熱感は軽減したが、両膝に水が溜まる。**防已黄耆湯加茯苓牛膝桃仁紅花秦艽没薬乳香**に転方、その後は関節症状は寛解した。その時の検査所見はCRP（+−）血沈1時間値5mm，2時間値31mm．RAHA320に改善していた。

疼痛性疾患

変形性関節症

変形性関節症の常用処方

1．風　水　証	防已黄耆湯（腎虚には牛車腎気丸、瘀血には駆瘀血薬を併用）
2．湿　熱　証	越婢加朮湯（瘀血には通導散等併用）
3．瘀　血　証	桂枝茯苓丸、疎経活血湯
4．気血両虚証	大防風湯

疾患の概念

　日常的に酷使され、永年荷重負荷がかかっている関節に於いて生ずる、退行変性に基づく関節軟骨の変性と骨増殖性変化を主徴とする疾患である。特に閉経期50歳以後の女性に好発し、膝と遠位指節間関節が侵され易い。

　先ず関節軟骨が変性破壊され、繊維化や亀裂を生じる。次に関節滑膜炎や骨の異常増殖が生じる。その結果関節水腫や変形が生じ、痛みや運動制限が強くなる。特に膝関節では体重負荷のかかる肥満者に多く発症する。内反膝の人が多いため関節の内側に起こり易く、膝の内反変形が生じて患者は特有のO形脚を呈し、歩行が不安定不自由となる例が多い。指節間関節ではヘバーデン結節症と呼ばれる、関節の変形と関節部背面に結節形成を伴う特徴的な変形性関節症が見られる。本病も風寒湿の邪が正気の虚に乗じて経脈に侵入し、そのため気血津液の流れが失調して関節部に停滞し関節機能の障害を生じるもので、痺証の範疇に属する。本病は内因として老化による脾、肝、腎の虚損が密接に関与している。脾は水を運化し肉を養い、肝は血を蔵し筋を養う、腎は水を主り骨を養っている。中年、特に女性の更年期以後は脾肝腎が筋肉や骨を養うことが乏しくなる結果、関節部を支える筋肉や骨が弱体化して、機能障害や変形を生じ易くなってくる。

　脾腎の虚損は痰飲を生じ易く、肝の蔵血作用の失調は瘀血を生じ易いので、本病では関節部に於ける水飲の停滞によって生じる浮腫と、二次的に生ずる瘀血による疼痛が顕著に見られるのが特徴的である。

　臨床的には、本病は体重負荷がかかり易い膝関節と、経気の流通が乏しいにも拘らず過度に酷使されがちな遠位指節間関節に発症し易い。

変形性関節症弁証の要点

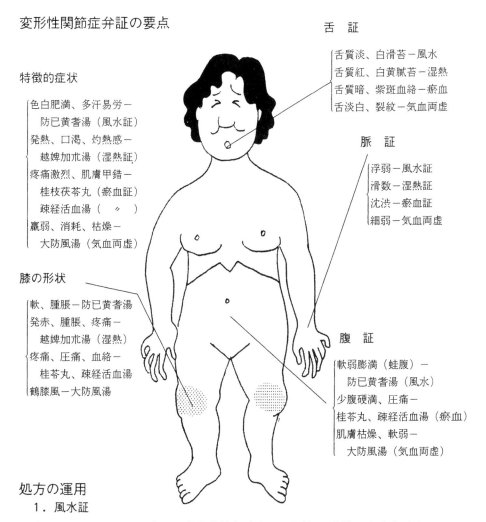

特徴的症状
- 色白肥満、多汗易労－
  防已黄耆湯（風水証）
- 発熱、口渇、灼熱感－
  越婢加朮湯（湿熱証）
- 疼痛激烈、肌膚甲錯－
  桂枝茯苓丸（瘀血証）
  疎経活血湯（〃）
- 羸弱、消耗、枯燥－
  大防風湯（気血両虚）

膝の形状
- 軟、腫脹－防已黄耆湯
- 発赤、腫脹、疼痛－
  越婢加朮湯（湿熱）
- 疼痛、圧痛、血絡－
  桂苓丸、疎経活血湯
- 鶴膝風－大防風湯

舌証
- 舌質淡、白滑苔－風水
- 舌質紅、白黄膩苔－湿熱
- 舌質暗、紫斑血絡－瘀血
- 舌淡白、裂紋－気血両虚

脈証
- 浮弱－風水証
- 滑数－湿熱証
- 沈渋－瘀血証
- 細弱－気血両虚

腹証
- 軟弱膨満（蛙腹）－
  防已黄耆湯（風水）
- 少腹硬満、圧痛－
  桂苓丸、疎経活血湯（瘀血）
- 肌膚枯燥、軟弱－
  大防風湯（気血両虚）

処方の運用

1. 風水証

外からの風寒の邪が体内の過剰な水飲と結合して関節に浮腫や疼痛を生じるものである。

防已黄耆湯（防已5.0，黄耆5.0，蒼朮3.0，甘草1.5，大棗3.0，JP生姜1.0）

気虚に風湿証を伴い、膝関節が腫脹疼痛する者を治す。色白肥満、浮腫傾向があって多飲多汗、息切れして疲れ易いタイプの者が多い。腹部は軟弱で膨満した、いわゆる蛙腹を呈する者が多い。脈は浮弱、舌質は淡色で白滑苔を見る。

防已には重力に逆って利水する働きと共に鎮痛の作用がある。

腎陽虚を伴って、脚腰の衰えや水飲停滞、尿不利の傾向がある者は**八味地黄丸**や、**牛車腎気丸**を併用する。

痛みの強い者は瘀血を伴っている。**桂枝茯苓丸**等の駆瘀血剤渕や、当帰、紅花、乳香、没薬、五霊脂等の鎮痛性の駆瘀血薬を加味する。

２．湿熱証

外傷（打撲や捻挫）をきっかけとした膝関節症は関節内出血を来し、瘀血が停滞するので化熱して熱痺となり、内湿と結合して湿熱痺となる。また風寒湿の邪も長く関節に停滞する時、特に熱証体質の者は熱痺になり易い傾向がある。発熱、口渇、関節局所の発赤灼熱感などの熱証が見られる。

越婢加朮湯（麻黄6.0，石膏8.0，蒼朮4.0，甘草2.0，大棗3.0，JP生姜1.0）

水分が皮下に停滞した状態（裏水）に風熱の邪が結合した場合、或いは風湿が裏熱や陰虚或いは瘀血の内熱によって熱化して湿熱痺を生じた者を治す。麻黄と石膏を組み合わせることにより強い清熱利水の効果を現す。蒼朮は浮腫や腫脹を除去する。

脈は浮滑か滑数、舌質淡紅で白黄膩苔を見る。

瘀血を伴う場合は**通導散**や**桂枝茯苓丸**などの駆瘀血剤を併用すると良い。

３．瘀血証

瘀血は本病に於いては最も顕著な病態の一つであると共に、痛みの最大の原因である。特にヘバーデン結節症は瘀血の要素が強い。膝やその他の部位の関節症でも、疼痛を伴う時は必ず駆瘀血剤を合方或いは兼用するか、鎮痛作用のある駆瘀血薬を加味すべきである。

瘀血がある病人は皮膚に血絡（静脈怒張）や細絡（毛細血管拡張）が透見され、舌には紫斑や舌下血絡があり、脈は沈渋である。下腹部がやや硬満し臍の斜下に瘀血特有の圧痛がある。

桂枝茯苓丸（桂枝4.0，茯苓4.0，赤芍薬4.0，桃仁4.0，牡丹皮4.0）

駆瘀血剤の標準的薬方で瘀血に起因する諸症状に用いられ、また合方や兼用方としても頻用される。

疎経活血湯（桃仁3.0，当帰3.0，川芎2.0，威霊仙2.0，牛膝3.0，乾地黄3.0 羌活3.0，蒼朮3.0，茯苓3.0，防已2.0，白芍3.0，甘草1.0，竜胆1.5，陳皮1.5，

防風1.5, 白芷1.0, JP生姜1.0)

活血化瘀、除湿、袪風の効能で経絡の気血の流通を改善（通絡）して、頑固な関節の腫脹や疼痛を治す効果がある。

4．気血両虚

気血両虚の著しい者が風寒湿の邪に侵され、関節が腫痛する時は肌肉はるいそう、四肢は脱力する。膝関節は体重を支えることができず、変形腫痛し歩行困難になり、外観的には腿脛の筋肉は細り膝は腫れて鶴膝風を呈する。

脈は沈細弱。舌質は淡白で萎縮性、裂紋があり苔は無いか薄白である。

大防風湯（黄耆3.0, 熟地黄3.0, 白芍薬3.0, 当帰3.0, 川芎2.0, 人参1.5, 白朮3.0, 甘草1.5, 防風3.0, 羌活1.5, 杜仲3.0, 牛膝1.5, 大棗1.5, 附子1.0)

気血両虚を治す**十全大補湯**の加減方である。気血を双補すると共に、散風除湿袪寒し、同時に肝腎を補い筋骨を強化する。

補　遺

（著者経験方）

1．防已黄耆湯加味

処方：防已5.0, 黄耆5.0, 蒼朮3.0, 茯苓4.0, 甘草1.5, 牛膝3.0, 桃仁3.0, 紅花1.5, 秦艽3.0, 没薬2.0, 乳香2.0, 大棗3.0, JP生姜1.0

効能：利湿補気、活血化瘀、止痛

主治：変形性膝関節症

2．桃紅四物湯加味（活絡散痛湯）

処方：当帰5.0, 赤芍薬4.0, 桃仁4.0, 紅花4.0, 蘇木3.0, 川芎3.0, 乾地黄3.0, 桂枝2.0 威霊仙2.0, 鼈甲5.0, 乳香2.0, 没薬2.0, 丹参3.0

効能：活血化瘀、消腫軟堅、通絡止痛

主治：ヘバーデン結節症（遠位指節間関節やその他の小関節の腫脹疼痛）

疼痛性疾患

神 経 痛

神経痛の常用処方

```
三叉神経痛
 1. 風 寒 型    葛根湯、川芎茶調散、桂枝加朮附湯
 2. 風 熱 型    清上防風湯、立効散
 3. 肝火上炎型   竜胆瀉肝湯
肋間神経痛
 1. 気   滞    大柴胡湯、柴陥湯
 2. 瘀   血    通導散、四逆散合桂枝茯苓丸
 3. 寒   飲    当帰湯、人参湯、大建中湯
坐骨神経痛
 1. 寒   痺    八味地黄丸、当帰四逆加呉茱萸生姜湯
 2. 湿   痺    苓姜朮甘湯、麻杏薏甘湯、薏苡仁湯
 3. 瘀   血    疎経活血湯、桂枝茯苓丸、桃核承気湯
```

疾患の概念

　神経痛は特定の末梢神経の走行に一致して、発作性且つ反復性の烈しい疼痛発作が見られるが、痛む神経自体には何ら病理学的変化は見られない。発作の間歇期は全く無症状で、感覚障害や筋力低下などの他覚所見も見られない。
　全く原因の不明な特発性神経痛と原因の明らかな症候性神経痛とに分けられる。症候性神経痛ではヘルペス後神経痛や、根性坐骨神経痛などがよく知られている。
　症候性三叉神経痛は血管、腫瘍等による三叉神経の圧迫や多発性硬化症が原因となることがある。**特発性三叉神経痛**は一般に50～70歳台の女性に好発するとされ、疼痛部位は第一枝は少なく、主として第二、第三枝に多くみられる。頬や口の周りの寒冷や接触などによる刺戟、あくびあるいは顎の運動などで誘発されることがある。
　肋間神経痛は肋間神経の走行に沿って、疼痛が発作性あるいは持続性に出現し、くしゃみや咳などの胸廓運動に伴って増強する。大部分が帯状疱疹の後遺症、胸膜炎、肋骨骨折、変形性脊椎症などに起因する症候性神経痛である。

神経痛弁証の要点

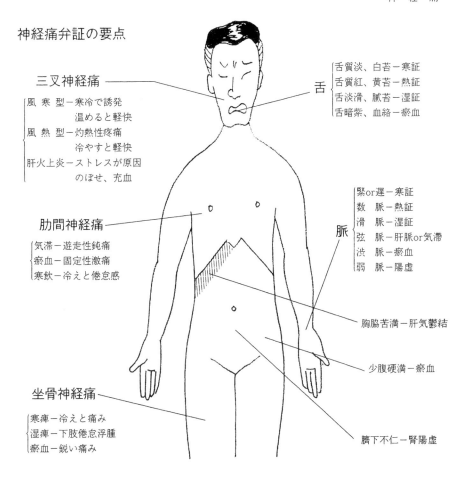

三叉神経痛
- 風寒型―寒冷で誘発 温めると軽快
- 風熱型―灼熱性疼痛 冷やすと軽快
- 肝火上炎―ストレスが原因 のぼせ、充血

肋間神経痛
- 気滞―遊走性鈍痛
- 瘀血―固定性激痛
- 寒飲―冷えと倦怠感

坐骨神経痛
- 寒痺―冷えと痛み
- 湿痺―下肢倦怠浮腫
- 瘀血―鋭い痛み

舌
- 舌質淡、白苔―寒証
- 舌質紅、黄苔―熱証
- 舌淡滑、膩苔―湿証
- 舌暗紫、血絡―瘀血

脈
- 緊or遅―寒証
- 数脈―熱証
- 滑脈―湿証
- 弦脈―肝脈or気滞
- 渋脈―瘀血
- 弱脈―陽虚

- 胸脇苦満―肝気鬱結
- 少腹硬満―瘀血
- 臍下不仁―腎陽虚

　坐骨神経痛はほとんど症候性神経痛で、腰椎の変形や椎間板ヘルニア等が原因の大半を占めている。従って坐骨神経痛の人は多く傍脊椎筋の緊張による腰痛症を伴っており、またLaseque徴候がある。また時に下肢の筋力低下や知覚鈍麻を伴うのが他の神経痛と異なる特徴である。

　漢方では「通ゼザレバ則チ痛ム」というのが基本的な考え方で、外からの風寒湿邪、内在する気滞、血瘀、気血不足など種々の原因により、経脈の気血が滞ると痛みとして感知されると考えている。治療原則は、疼痛発作の頻発する時期には気血の流通を妨げている要素を取り除く祛邪を主として、寛解期には

営衛を調える、気血を養う、あるいは肝腎脾の不調和を正すなど補正の手段により経絡の気血流通の安定と円滑化をはかる。

処方の運用

三叉神経痛

寒冷で誘発される風寒型、痛みに灼熱感を伴う風熱型、ストレスや怒りが蓄積して生ずる肝陽上亢型などがある。

1．風寒型

発作性のひきつるような烈しい痛みがあり、寒冷や冷い風に当って誘発されることが多い。温めると軽減し冷やすと増悪する。顔色は蒼く舌質淡で白苔を伴う。脈は緊か遅のことが多い。

葛根湯（葛根6.0、麻黄3.0、桂枝2.0、白芍2.0、甘草2.0、大棗3.0、JP生姜1.0）

実証で脈浮緊、項背強のある者に用いる。本方は太陽陽明両経の合病を治す。陽明経脈は鼻部から顔面側頭部に分布している。冷えと寒飲の停滞が著しい例は附子と朮を加えた**葛根加朮附湯**が良い。

川芎茶調散（香附子4.0、川芎3.0、羌活2.0、白芷2.0、荊芥2.0、薄荷2.0、防風2.0、茶葉1.5、甘草1.5）

風寒による頭痛、顔面痛を治す。神経を温める生薬と鎮痛作用のある生薬が配剤されている疎風散寒薬である。

桂枝加朮附湯（桂枝4.0、白芍4.0、蒼朮4.0、大棗4.0、甘草2.0、JP生姜1.0、附子1.0）

桂枝湯と朮附湯の合方で風寒湿の邪によって痛みを起こす者に対する基本処方である。風寒の邪を逐い、湿を袪い、経脈を温め、体表の営衛を調和し疼痛を止める。

2．風熱型

発作性の灼熱性あるいは切られるような烈しい疼痛発作を起こす。偶然に触れただけで疼痛発作を起こすこともある。顔面紅潮、目の充血などがあり冷やすと気持ちが良く、痛みが緩和する。舌質紅、黄苔があり、脈は数のことが多い。

清上防風湯（防風2.5、黄連1.0、黄芩2.5、連翹2.5、荊芥1.0、薄荷1.0、山梔子2.5、白芷2.5、川芎2.5、桔梗2.5、枳殻1.0、甘草1.0）

顔面に鬱滞した風湿熱の邪を発表清解させる。熱感を伴う顔面痛や頭痛に有効である。脈は浮数。

立効散（細辛2.0、升麻2.0、防風2.0、竜胆1.0、甘草1.5）

主薬の細辛は鎮痛作用が強い。禹歯や歯齦炎の疼痛によく用いられるが三叉神経痛にも有効である。

3．肝火上炎型

精神的ストレスや怒りなどによって肝の疏泄作用が失調し、肝気鬱結を生ずると肝鬱化火して肝火が上逆する結果、顔面疼痛を起こすことがある。胸脇苦満の症状があり、舌質紅で黄苔があり、脈は弦数を呈することが多い。

竜胆瀉肝湯（竜胆1.0、黄芩3.0、山梔子1.0、木通5.0、車前子3.0、沢瀉3.0、当帰5.0、乾地黄5.0、甘草1.0）

本方は肝胆の実火と湿熱を清瀉する。肝胆の実火は上行して、のぼせやイライラ、口苦などと共に時に顔面の充血、疼痛を生じる。

肋間神経痛

肝胆は表裏の関係にあり、胸脇部には足厥陰肝経と足少陽胆経が循行しているので、肋間の痛みは肝胆の異常と関連していることが多い。一方では脾胃の虚寒が関係しているものもある。

1．気　滞

外感病や内傷で肝の疏泄作用が失調し、肝気鬱結が生じると経脈を阻滞し胸満や疼痛を生ずる。気滞による痛みは多く遊走性で鈍痛に圧迫感や不快感を伴うものが多い。胸脇苦満があり脈は弦である。

大柴胡湯（柴胡6.0、黄芩3.0、半夏4.0、枳実2.0、白芍3.0、大棗3.0、
　　　　　JP生姜1.5、大黄1.0～3.0）

強い肝気鬱結があって胸脇部に激しい痛みを生じる時に用いる。上腹部から胸にかけて強い緊満（心下満）と便秘があるのを目標に用いる。

柴陥湯（柴胡5.0、黄芩5.0、黄連1.5、半夏5.0、括楼仁3.0、人参2.0、大棗3.0、甘草1.5、JP生姜1.0）

小柴胡湯合小陥胸湯であるが処方内容は小柴胡湯加黄連括楼仁である。肝気鬱結と湿熱が胸と心下に結聚して胸痛を生じている者を治す。帯状疱疹や胸膜

炎による肋間の烈しい疼痛に有効である。

2. 瘀血

気滞が長く続くと血の巡りも悪くなって瘀血を生ずる。固定性で刺すような胸痛を呈することが多い。一般的な瘀血の症候を伴っていることが多く、舌は多く暗紫色で紫斑や舌下に血絡や細絡を伴う。脈は渋脈で下腹部の硬満と瘀血による特有の圧痛がある。

通導散（当帰3.0、紅花2.0、蘇木2.0、枳殻3.0、厚朴2.0、陳皮2.0、大黄3.0、芒硝1.8、木通2.0、甘草2.0）

実証向きで気滞と瘀血が共存する病態を治す。胸痛にのぼせや便秘を伴っている。

四逆散合桂枝茯苓丸（柴胡5.0、枳実2.0、白芍4.0、甘草1.5、桃仁3.0、牡丹皮3.0、赤芍3.0、桂枝3.0、茯苓3.0）

四逆散は肝気鬱結に対する基本処方で、一方桂枝茯苓丸は一般的な瘀血証に最もよく用いられる。肝気鬱結に瘀血を伴っていて便秘やのぼせのない者に用いる。両側の胸脇苦満と腹直筋緊張、それに少腹硬満があるのを目標に用いる。

3. 寒飲

脾胃の陽気が不足した者が寒湿の邪に外感したり、あるいは寒飲を生じて胸脇間に流注すると冷えと痛みを生ずる。倦怠感や息切れがあり、舌質は淡で白苔がある。脈は沈弦か弱遅の者が多い。寒冷の著しい者には附子を加味すると鎮痛効果が増強される。

当帰湯（当帰5.0、半夏5.0、白芍3.0、厚朴3.0、桂枝3.0、人参3.0、黄耆1.5、蜀椒1.5、乾姜1.5、甘草1.0、）

脾虚があって気血共に虚した者が寒邪を受けて胸背や心下に鋭い痛みを生じる時の処方。脾陽を補い温中散寒する。寒冷によって誘発される胸肋痛や狭心痛に良い。

人参湯（人参3.0、白朮3.0、甘草3.0、乾姜3.0）

脾胃の陽気が不足しているため、脾が正常の消化吸収作用（運化）を営むことができず、寒飲が胸や心下に結聚して胸痛を起こすものである。冷えと心下痞を目標にする。

大建中湯（蜀椒2.5、乾姜5.0、人参3.0、膠飴20.0）

脾胃の陽気が衰微した状態に乗じて寒邪が侵入し、腹が冷えて痛み胸部にまで達するものである。古典に「寒アルガ故ニ痛ムナリ」という病理機序である。皮膚に鳥肌が立ち、腸の蠕動が亢進して外から腸がムクムク動くのが見えることがある。

坐骨神経痛

多くは加齢に伴う下半身の衰乏に乗じて風寒湿の邪が侵入して生じる。即ち痺証の範疇に属するものが多い。

1．寒痺

気血や陽気が不足して下半身が冷えている人が寒冷にさらされて生じる。舌は淡色、脈は細か弱である。

八味地黄丸（地黄6.0、山薬3.0、山茱萸3.0、茯苓3.0、沢瀉3.0、牡丹皮3.0、桂皮1.0、附子1.0）

腎陽虚に対する基本処方。糖尿病や老齢で下半身に力が入らず、腰から下が冷えて、痛みやしびれを生じる者に良い。冷え、尿利異常、臍下不仁の腹証を目標に用いる。尿不利、浮腫傾向が加わる者は本方に利水行血の車前子と牛膝を加えた**牛車腎気丸**が良い。

当帰四逆加呉茱萸生姜湯（当帰3.0、白芍3.0、桂枝3.0、細辛2.0、木通3.0、呉茱萸2.0、大棗5.0、甘草2.0、JP生姜1.0）

肝血虚があって冷え性で、腹から足あるいは腰から足にかけて痛む者に用いる。しもやけが出来たり、レーノー現象を呈したり、寒冷に遭うと腹痛を起こすような人に良い。

2．湿痺

湿邪は下半身に停滞し易い。気血不足で痰飲を生じていたり、あるいは長時間下半身を水に浸していたり、湿気の多い環境に居ると、寒と湿に侵されて下肢の痛みや浮腫を生ずる。湿邪は粘着性で停滞しやすく痛みが持続性である。舌質淡滑で多く白膩苔があり、脈は沈滑のことが多い。

苓姜朮甘湯（茯苓6.0、乾姜3.0、白朮3.0、甘草2.0）

下半身が寒湿に侵されて冷えて痛み冷えや痛みと共に腰から下が重倦いというのが特徴である。

麻杏薏甘湯（麻黄4.0、杏仁3.0、薏苡仁10.0、甘草2.0）

風湿の邪が肌表の経絡を侵し、その結果体表の経気の流れが妨げられて滞るので皮下や筋肉が痛む。陽虚はなく病態は湿邪客表なので痛みは体表部に限られ骨節疼煩という程深く烈しい痛みには至らない。麻黄と薏苡仁で散寒解表除湿する。

薏苡仁湯（麻黄4.0、蒼朮4.0、薏苡仁8.0、桂枝3.0、当帰4.0、白芍3.0、
　　　　甘草2.0）

寒湿の邪によって皮下や筋肉に経気の流通と共に血行も障害され、疼痛と浮腫を生じている場合に用いる。麻杏薏甘湯よりも温経、活血、祛湿の働きが強化されている。

3．瘀　血

下半身は瘀血を生じ易い。「通ゼザレバ則チ痛ム」の理で瘀血があると、しばしば神経痛などの鋭い痛みを生ずる。

疎経活血湯（白芍2.5、当帰2.0、川芎2.0、熟地黄2.0、桃仁2.0、茯苓2.0、
　　　　　蒼朮2.0、牛膝1.5、防風1.5、防己1.5、威霊仙1.5、陳皮1.5、
　　　　　竜胆1.5、白芷1.0、甘草1.0、JP生姜0.5）

血虚と瘀血が基礎にあり、風寒湿痺が加わって腰や下半身が痛む者を治す。夜間痛みが増強するような場合に良い。風湿を祛り、経気を行らし、活血化瘀する。

桂枝茯苓丸（桂枝4.0、茯苓4.0、桃仁4.0、牡丹皮4.0、赤芍4.0）

本来骨盤内及び下半身の瘀血に対して創られた処方である。瘀血を逐うと共に気や水の巡りも改善する。一般的な瘀血の症候と少腹硬満を目標に用いる。

桃核承気湯（桃仁5.0、桂枝4.0、大黄3.0、芒硝2.0、甘草1.5）

実熱証で便秘を伴う瘀血証に用いる。少腹急結の腹証を目標にする。

疼痛性疾患

腰　痛

腰痛の常用処方

1. 外感性腰痛
    1) 桂枝加朮附湯、葛根湯、疎経活血湯、薏苡仁湯、苓姜朮甘湯
2. 内傷性腰痛
    1) 腎虚　　八味地黄丸、六味丸
    2) 瘀血　　桂枝茯苓丸、通導散
    3) 脾虚　　補中益気湯、当帰建中湯、芍薬甘草湯

疾患の概念

　腰痛を訴えて一般外来を訪れる患者の半数以上は、下肢の神経症状もなく、原因不明の「いわゆる腰痛症」といわれるものである。椎間板ヘルニアや脊椎分離症のように原因、臨床所見がはっきりしているものは極く一部である。

　腰痛の原因は大別して三つの要因がある。第一は脊椎、第二は内臓、そして第三は心因である。

1. 脊椎及びこれを支持する筋肉の異常

　　腰痛症、筋・筋膜性腰痛、椎間板ヘルニア、変形性脊椎症、脊椎分離症、辷り症、老人性骨粗鬆症、腰椎脊椎管狭窄症、骨折（圧迫骨折等）、etc.

　　横突起骨折はよく見られるが意外に見落され易い。老人などは転倒による圧迫骨折を起こす例が多い。

2. 内臓の病変に由来するもの

　　胃腸病、肝臓病、胆のう疾患、腎臓病、結石症、婦人病、ガンの転移 etc.

　　動作とあまり関係ないような腰痛は内臓疾患に起因する例がある。

3. 心身症、神経症、鬱病など

　　説明のつきにくい頑固な腰痛、或いは日によって全く症状が変わるような例では精神的な要素が原因になっているものもある。

腰痛

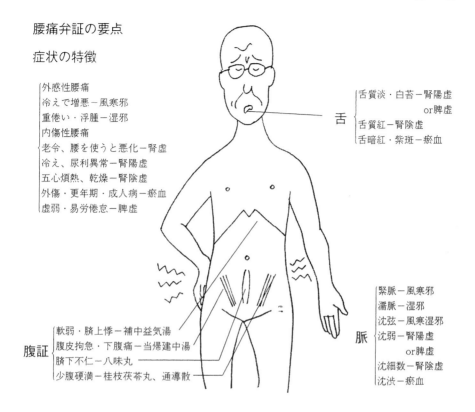

腰痛弁証の要点

症状の特徴

- 外感性腰痛
- 冷えで増悪－風寒邪
- 重倦い・浮腫－湿邪
- 内傷性腰痛
- 老令、腰を使うと悪化－腎虚
- 冷え、尿利異常－腎陽虚
- 五心煩熱、乾燥－腎陰虚
- 外傷・更年期・成人病－瘀血
- 虚弱・易労倦怠－脾虚

舌

- 舌質淡・白苔－腎陽虚 or 脾虚
- 舌質紅－腎陰虚
- 舌暗紅・紫斑－瘀血

腹証

- 軟弱・臍上悸－補中益気湯
- 腹皮拘急・下腹痛－当帰建中湯
- 臍下不仁－八味丸
- 少腹硬満－桂枝茯苓丸、通導散

脈

- 緊脈－風寒邪
- 濡脈－湿邪
- 沈弦－風寒湿邪
- 沈弱－腎陽虚 or 脾虚
- 沈細数－腎陰虚
- 沈渋－瘀血

　漢方医学の方では腰痛は体外から風寒湿の邪が侵入して生ずる外感性のもの（痺証）と、体内の気血不足や瘀滞が原因になる内傷性のものとに分けられる。外感性の腰痛は外邪が虚に乗じて経絡に侵入した結果、気血が阻滞されて急性あるいは慢性の腰痛を生じるものである。腰痛は急性のものは実証が多く、慢性の腰痛はおおむね虚証である。

　漢方では「腰ハ腎ノ府」とされ、腰痛は五臓の中では特に腎との関係が密接である。腎の陽気が虚すと風寒湿の邪は容易に侵入して腰痛を生じ易いし、一方慢性化した腰痛は腎虚を伴っていることが多い。

　腰痛は外感性のものも内傷性のものも、腰の経絡や筋肉の気血の流れが悪くなって生じるので、特に慢性化した腰痛では必ず気滞血瘀を伴っている。

処方の運用
1．外感性腰痛

　風寒湿の邪が腰部に侵入して経絡の気血の流れを渋滞させて腰痛を生じさせるもので痺証に属する。

　風寒の邪が主体の場合は固定性の強い腰痛を呈し、冷やすと増強し温めると軽快する。湿邪が強い時は、腰が重倦く痛み、時に下半身の浮腫傾向がある。

　脈は風寒の邪による時は一般に緊脈を呈し、湿邪による時は沈濡、寒湿の邪が複合している時は沈弦である。

　桂枝加朮附湯（桂枝4.0、白芍4.0、蒼朮4.0、大棗4.0、甘草2.0、
　　　　　　JP生姜1.0、附子1.0）

　桂枝湯に朮附湯（医宗金鑑）を合方したもので、風寒湿痺治療の基本処方とされる。桂枝湯は風寒の邪を遂い、朮附湯には袪寒乾湿の効能がある。

　葛根湯（葛根8.0、麻黄4.0、桂枝3.0、白芍3.0、大棗4.0、甘草2.0、
　　　　　JP生姜1.0）

　風寒の邪が足太陽膀胱経脈に侵入して腰背強痛を起こした者に用いる。項背が強ばり、寒気がして、脈が浮緊である。

　疎経活血湯（当帰2.0、地黄2.0、白芍2.0、川芎2.0、防風1.5、羌活1.5、
　　　　　　　白芷1.0、防己1.5、威霊仙1.5、蒼朮2.0、茯苓2.0、桃仁2.0、
　　　　　　　陳皮1.5、牛膝1.5、竜胆1.5、甘草1.0、JP生姜0.5）

　血虚の者に風寒湿の外邪が侵入して腰痛や坐骨神経痛を起こす時に用いる。血虚が本証、風寒湿痺は標（客）証である。従って**四物湯**を基本に辛温の袪風湿薬、利水薬、駆瘀血薬を配合してある。

　薏苡仁湯（麻黄4.0、桂枝3.0、蒼朮4.0、薏苡仁8.0、当帰4.0、白芍3.0、
　　　　　　甘草2.0）

　風寒湿のうち湿邪によって腰痛や筋肉痛を起こした者に用いる。湿邪は粘着停滞するので下半身の浮腫としびれを伴うことが多い。症状及び痛む箇所は固定していることが多い。

　苓姜朮甘湯（茯苓6.0、白朮3.0、乾姜3.0、甘草2.0）

　風寒湿の邪が腰部を侵し、下焦の陽気が行らなくなって、腰から膝にか

け冷えと痛みを生ずる者を治す。腰に鐘を巻つけたように下半身が重倦く、足腰が水の中に浸っているように冷く感じるのを目標に用いる。

2．内傷性腰痛
1）腎　虚

腎が衰えると腎と最も関係の深い腰が弱り、同時に腰痛や腰椎の運動障害が現われる。老人の腰痛は多く加齢によって腎が衰えることによる。腎虚の腰痛は老化以外でも長時間の過度な労仂、無理な姿勢の持続、不規則な生活や不節制等によって生ずる。

腎虚による腰痛は鈍痛が慢性的に持続し、腰を使ったり疲労すると増強し、休むと軽減する。さらに腰や膝が倦く、無力、頭のふらつきや耳鳴など腎虚の一般症状を伴っている。腎虚の腰痛には陽虚と陰虚の区別がある。

八味地黄丸（熟地黄6.0、山薬3.0、山茱萸3.0、茯苓3.0、沢瀉3.0、牡丹皮3.0、桂皮1.0、附子1．0）

腎陽虚に対する基本方剤である。寒がる、腰背や四肢の冷え、多尿、夜間頻尿、夜明けの下痢腹痛（五更泄瀉）等があり、舌質淡で白苔、脈は沈弱。臍下不仁の腹証を目標に用いる。

六味丸（熟地黄6.0、山薬3.0、山茱萸3.0、茯苓3.0、沢瀉3.0、牡丹皮3.0）

八味地黄丸より桂皮、附子を除いたもので、腎陰虚に対する方剤である。微熱、盗汗、四肢の火照り（五心煩熱）口乾、皮膚や粘膜の乾燥、尿量減少、便秘等がある。舌質紅、脈は沈細数である。

2）瘀　血

打撲、捻挫、骨折等の外傷性の腰痛は総て急性の瘀血である。ギックリ腰（閃挫腰痛）も外傷性瘀血の範疇に入る。

女性は月経、妊娠、出産等により必然的に骨盤腔内に瘀血を生じ易く、これが腰痛の原因となる。女性に限らず男性でも外傷の後遺症、成人病、瘀血体質等があって、瘀血が腰部に停滞し、気血が流暢に流れないと慢性の腰痛を起こす。

瘀血があると、肌膚甲錯（サメ肌）や血絡（静脈怒張）、細絡（毛細血

管拡張）が見られ、少腹硬満して瘀血特有の圧痛がある。舌は暗赤色で紫斑があり、脈は一般に渋脈である。

桂枝茯苓丸（桂枝4.0、茯苓4.0、桃仁4.0、牡丹皮4.0、赤芍薬4.0）

駆瘀血剤の基本処方で他剤ともよく合方や兼用される。下焦の瘀血に特によく奏効する。瘀血の諸症と少腹硬満の腹証を目標に用いる。

通導散（紅花2.0、蘇木2.0、当帰3.0、枳殻3.0、厚朴2.0、陳皮2.0、木通2.0、大黄3.0、芒硝1.8、甘草2.0）

瘀血は気滞を伴い易い。本方は重症の瘀血と気滞を同時に治す方剤である。瘀血による腰痛、便秘、腹満、のぼせ等を目標に用いる。外傷性瘀血には最適である。

3）脾　虚

身体虚弱、慢性疾患、栄養不良の者では気血が不足し、腰背の筋肉が養われず、全身倦怠、疲労困憊して腰部の鈍痛や重倦さを訴える者が少なくない。腹筋や背筋が軟弱無力であったり、逆に薄い筋肉が過度に緊張していたりする。気血を補うことによって症状は軽減する。舌質は淡色で薄白苔があり、脈は沈弱。

補中益気湯（人参4.0、黄耆4.0、白朮4.0、当帰3.0、陳皮2.0、大棗2.0、柴胡1.5、升麻0.5、甘草1.5、乾姜0.5）

脾胃虚弱、久病、過労のため倦怠、筋力低下があって腰痛する者に用いる。脾胃を補い（補中）、元気をつける（益気）ことにより症状を改善する。腹部軟弱で臍上に動悸を触れることと、倦怠疲労感が著しいことを目標に用いる。

当帰建中湯（白芍6.0、当帰4.0、桂枝4.0、大棗4.0、甘草2.0、JP生姜1.0、大虚の者には膠飴10〜20）

脾胃虚弱で気血両虚し、冷えと共に腹筋や腰背筋が過度に緊張して腰痛を起こす者に用いる。冷え症の婦人が月経時に下腹痛と共に腰も痛むという例などに適している。

芍薬甘草湯（白芍薬6.0、甘草6.0）

筋肉の痙攣に因る疼痛を治す。原因が何であれ急性に起こった腰の痛みや所謂ギックリ腰には先ず本方を用いて良い。肝血が不足して筋脈を栄養

できないと筋肉痛が生じる。本方は芍薬で肝血を補い甘草で急迫を除き筋肉の痙攣と疼痛を緩和する。冷えがあって痛む場合本方に附子を加えた**芍薬甘草附子湯**が良い。

補　遺

1. **芍薬甘草湯及び芍薬甘草附子湯は**、１回の当りの分量芍薬末0.5グラム、甘草末0.5グラム、修治ブシ末0.5グラムで投与しても良い。
2. 煎剤で投与する場合以下の処方もよい。

　　調栄活絡湯（当帰5.0、桃仁5.0、牛膝5.0、川芎3.0、赤芍薬3.0、紅花3.0、
　　　　羌活3.0、地黄1.5、桂枝1.5、大黄1.0）《万病回春》

　本方は椎間板ヘルニア、腰部挫傷の主方で、ギックリ腰や打撲による腰痛にもよく奏効する。

　　身痛逐瘀湯（桃仁、紅花、当帰、川芎、牛膝、羌活、香附子、甘草、
　　　　秦艽、地竜、五霊脂、没薬）《医林改錯》

　腰痛症、坐骨神経痛などで瘀血を伴う者を治す。処方全体としては活血化瘀、通絡止痛、祛風湿の働きがある。

　　健運湯（黄耆、人参、当帰、麦門冬、知母、乳香、没薬、莪朮、三棱）
　《医学衷中参西録》

　気虚があって四肢や腰が痛む者を治す。風寒、湿痺、瘀血、気滞、痰飲等原因は何であれ慢性不治の腰痛に悩む人は、その根本は元気が不足しているからである。本方で元気を補い気血の流通を回復してやれば皆治癒する。

疼痛性疾患

肩　こ　り

肩こりの常用処方

1．風寒湿邪による外感性の肩こり
　1）葛根湯、桂枝加朮附湯、二朮湯
2．内傷からくる肩こり
　1）気滞　　　　大柴胡湯、柴胡桂枝湯、加味逍遙散
　2）瘀血　　　　桂枝茯苓丸、桃核承気湯
　3）気虚　　　　補中益気湯
　4）血虚　　　　当帰芍薬散
　5）気血両虚　　十全大補湯、帰脾湯

疾患の概念

　一般に肩こりは項部や肩・背中の抗重力筋肉群の過度の収縮による疲労現象と考えられる。長時間同じ姿勢を取り続けていると僧帽筋などの抗重力筋が過度に緊張し、筋肉内の血液循環が妨げられ、老廃物質や発痛物質が生じ、これらが筋肉内の侵害受容器を刺戟するので痛みや凝りとして感知される。

　精神的な興奮や緊張も中枢神経系の運動ニューロンの興奮性を高め項部や肩の抗重力筋の緊張を促進する。また交感神経系の過度の興奮も筋肉の緊張を高めるので疲労、興奮、不眠、ストレス等も容易に肩こりの原因となる。

　1．局所的原因疾患

　　　頸椎間板ヘルニア、変形性頸椎症、胸廓出口症候群、頸肩腕症候群、
　　　肩関節周囲炎（五十肩）etc.

　2．全身性原因疾患

　　1）循環器疾患　　高血圧、低血圧、狭心症、心筋梗塞、大動脈瘤 etc.
　　2）消化器疾患　　胆石症、胆のう炎、慢性肝炎、肝硬変、慢性胃炎、
　　　　　　　　　　慢性膵炎 etc.
　　3）婦人科疾患　　更年期障害、血の道症、月経困難症 etc.
　　4）精神科疾患　　鬱病、神経症 etc.
　　5）眼科疾患　　　視力障害（遠視、近視、乱視）、眼精疲労、緑内障 etc.
　　6）耳鼻科疾患　　慢性中耳炎、副鼻腔炎 etc.
　　7）歯科疾患　　　禹歯、咬合不全 etc.

肩こり弁証の要点

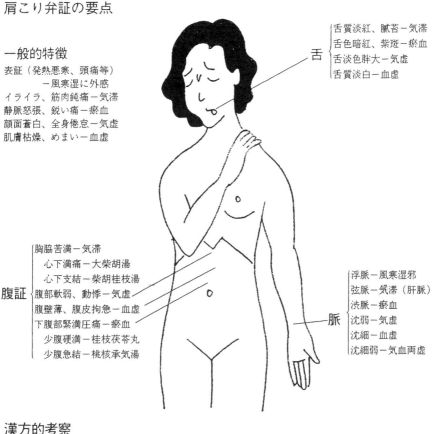

一般的特徴
表証（発熱悪寒、頭痛等）
　－風寒湿に外感
イライラ、筋肉鈍痛－気滞
静脈怒張、鋭い痛－瘀血
顔面蒼白、全身倦怠－気虚
肌膚枯燥、めまい－血虚

舌
- 舌質淡紅、膩苔－気滞
- 舌色暗紅、紫斑－瘀血
- 舌淡色胖大－気虚
- 舌質淡白－血虚

腹証
- 胸脇苦満－気滞
- 心下満痛－大柴胡湯
- 心下支結－柴胡桂枝湯
- 腹部軟弱、動悸－気虚
- 腹壁薄、腹皮拘急－血虚
- 下腹部緊満圧痛－瘀血
- 少腹硬満－桂枝茯苓丸
- 少腹急結－桃核承気湯

脈
- 浮脈－風寒湿邪
- 弦脈－気滞（肝脈）
- 渋脈－瘀血
- 沈弱－気虚
- 沈細－血虚
- 沈細弱－気血両虚

漢方的考察

　項部から背部にかけての筋肉が強ばり、重倦く感じ、あるいは軽い疼痛や運動制限があるものを一般に肩こりと呼んでいる。

　気血の流れが滞って項背部の筋脈が十分滋養されない時に発症する。風寒湿の外邪に起因する外感性のものと、五臓六腑の異常により気血の働きが失調して生じる内傷性のものとがある。

　現代医学的に局所の原因による肩こりはおおむね外感性であり、全身性疾患の部分症状として現われる肩こりが、ほぼ内傷性のものに相当すると考えられる。

処方の運用
1．風寒湿邪による肩こり
　風寒湿の邪に外感して生ずる肩こりは、これらの外邪が主に太陽、少陽経脈に侵入して気血を凝滞させる結果、経脈の流通が阻害されて筋脈の拘急を生ずるものである。

　症状はしばしば発熱悪寒、体痛、頭痛等の表証を伴い、脈が浮、舌はほとんど変化ないか舌質淡紅で時に薄い白苔がある。

　葛根湯（葛根6.0、麻黄3.0、桂枝2.0、白芍薬2.0、甘草2.0、大棗2.0、
　　　　JP生姜1.0）

　風寒の邪が太陽膀胱経脈を侵襲して、項部から背中にかけて筋肉が凝ったり、頭痛がするものを治す。表寒実証用で脈浮緊、無汗、項背強痛が目標。悪寒の強い者は本方に附子を加えた**葛根加附子湯**が良い。

　桂枝加朮附湯（桂枝4.0、白芍薬4.0、蒼朮4.0、大棗2.0、甘草2.0、
　　　　　　　JP生姜1.0、附子1.0）

　太陽病の中風を治す**桂枝湯**と風寒湿痺に対する基本処方の**朮附湯**とを合方したものである。体表の血行や発汗の機能を正常化して表寒虚証を治すと共に、風寒湿邪を散寒祛湿の働きによって発散させる。冷えで増強する肩凝りを目標にする。

　二朮湯（半夏4.0、蒼朮3.0、白朮2.5、茯苓2.5、威霊仙2.5、羌活2.5、
　　　　黄芩2.5、香附子2.5、陳皮2.5、天南星2.5、甘草1.0、JP生姜1.0）

　上半身の湿痺に対する処方である。風湿の邪が上半身を侵すと、頸や項部、肩関節周辺に頑固な腫れや痛みを生ずる。肩関節周囲炎（五十肩）などによく用いられる。

2．内傷からくる肩こり
　陰陽気血、五臓六腑の不和失調によって生ずる肩こりである。
　1）気　滞
　　気は全身をくまなく巡り、昇降出入して人の生理活動を支えている。気滞はさまざまな病態と関係している。気の円滑な流通は肝の疏泄作用によって保たれている。諸々の疾患やストレスなどで肝の疏泄作用が失調すると、肝内に気が滞り、肝気鬱結や肝気の横逆、上衝などを生ずるので、イライ

ラ、のぼせ、肩こりなどの原因となる。

　気滞による肩こりは項部から肩や脇にかけて、こり、鈍痛、重苦しい感じを伴うものが多い。胸脇苦満の腹証があり、脈は弦、舌質は淡紅～紅で白～黄色の厚い舌苔（膩苔）を伴う例が多い。

　大柴胡湯（柴胡6.0、黄芩3.0、半夏4.0、枳実2.0、白芍薬3.0、大棗3.0、
　　JP生姜1.5、大黄1.0）

　肝に鬱滞した過剰な気が胃に横逆し、胃熱を伴って上衝してのぼせ、肩こりや、便秘を生ずる。実証で上腹部が強く硬満（心下満痛）している。高血圧症に伴う肩こりなどは本方証が多い。

　柴胡桂枝湯（柴胡6.0、黄芩3.0、半夏4.0、桂枝2.0、白芍薬2.0、
　　人参2.0、甘草2.0、大棗2.0、JP生姜1.0）

　脾胃虚弱な人が風寒の邪に侵されて肩背が凝る時、あるいはストレス、緊張、疲労などによって肩が凝る時などに用いる。腹診すると胸脇苦満と上腹部直筋の緊張（心下支結の腹証）が見られる。

　加味逍遙散（柴胡3.0、白芍薬3.0、当帰3.0、白朮3.0、茯苓3.0、
　　山梔子2.0、牡丹皮2.0、甘草1.0、薄荷1.0、JP生姜1.0）

　気血両虚の人が更年期やストレスにより、肝気鬱結して虚熱を生じ（肝鬱化火）、肩こり、イライラを始め多彩不定の症状を呈する。胸脇苦満と寒熱交錯を始め不定の愁訴を目標に用いる。

2）瘀　血

　瘀血があると肩こり、頭痛、便秘、自律神経失調など様々な症状が出現する。瘀血は気の異常、外傷打撲、更年期障害等種々な原因で生ずる。瘀血がある人は肩こりと共に時に鋭い筋肉痛が見られる。また静脈怒張や毛細血管拡張が見られ、下腹部に膨満感と瘀血特有の圧痛がある。舌色暗紅、しばしば紫斑や舌下の血絡をみとめる。脈は渋脈である。

　桂枝茯苓丸（桂枝4.0、茯苓4.0、桃仁4.0、牡丹皮4.0、赤芍薬4.0）

　基本的な瘀血治療薬である。瘀血の諸症と共に下腹部の硬満と、臍の斜下に著明な圧痛をみとめる。月経異常や更年期の女性の肩こりにはよく用いられる。

桃核承気湯（桃仁5.0、桂枝5.0、大黄3.0、芒硝2.0、甘草1.5）

実証向きの駆瘀血剤である。顔色は赤黒く、肩こりと共にのぼせ、月経異常、下焦の瘀血症状が強く、便秘する者に用いる。下腹部が硬満し、左下腹部を軽く押すだけで顕著な圧痛（少腹急結）があるのが特徴的である。

3）気　虚

久病、老年、体質虚弱、脾胃の障害、栄養不足、労倦過労などはいずれも元気の生成を阻害し気虚を生ずる。臨床的には脾胃の虚弱や障害に起因する者が多い。気虚の人は脱力、倦怠感が著しくて肩が凝り易い。その他顔面蒼白、動悸、息切れ、声のかすれ、自汗、盗汗などが見られる。舌は淡色で胖大、脈は虚弱。腹部軟弱でしばしば心下に動悸を触知する。

補中益気湯（黄耆4.0、人参4.0、白朮4.0、甘草1.5、当帰3.0、陳皮2.0、
　　　　　　柴胡1.5、升麻0.5、大棗2.0、乾姜0.5）

元気不足、中気下陥して脾気が昇らず、そのため疲労倦怠感が著しく、筋力低下して、肩こりがある者に用いる。本方は元気を補い脾気を昇提する。四肢の倦怠感、腹部軟弱、臍上に動悸がある等を目標に用いる。

4）血　虚

血虚があると血が十分巡らず項背部の筋脈を滋養しないので肩こりを生ずる。血虚の者は皮膚が乾燥して色艶が悪く、肩こりと共にめまい、立ちくらみ、眼前暗黒等の愁訴がある。女性では月経異常を伴い易い。

舌質は淡白、脈は沈細である。腹壁は薄く、腹直筋がやや緊張し（腹皮拘急）下腹部に軽い圧痛を見る者が多い。

当帰芍薬散（当帰3.0、川芎3.0、白芍薬4.0、白朮4.0、茯苓4.0、
　　　　　　沢瀉4.0）

脾虚湿盛と共に肝血が不足している者を治す。冷え症と血虚があり、肩こりの他腹痛、立ちくらみ、易労感、浮腫傾向などがある。若い女性などで冷え症、月経異常に伴い肩こりを訴える例では本方が良い。

5）気血両虚

気と血は相互に依存し協力し合って生理機能を営んでいるので、臨床的には気血いずれかが不足すると遠からず気血両虚の症状を呈するようになる。

気血両虚証では気虚と血虚両方の症状を総て、あるいは一部具備しており、脈は沈細弱である。

十全大補湯（桂枝3.0、黄耆3.0、人参3.0、白朮3.0、茯苓3.0、甘草1.5、地黄3.0、当帰3.0、白芍薬3.0、川芎3.0）

補気健脾の**四君子湯**と養陰活血の**四物湯**を合方し、さらに桂枝と黄耆を加えた処方である。貧血性の虚弱体質、あるいは大病、手術、出産等の後に消耗し、肩がこるようになった人に用いる。

帰脾湯（黄耆3.0、人参3.0、白朮3.0、茯苓3.0、当帰2.0、遠志2.0、竜眼肉3.0、酸棗仁3.0、木香1.0、甘草1.0、大棗2.0、JP生姜1.0）

元来脾虚のある人が過労や心労の結果、脾気虚と心血虚に陥り、全身倦怠や食欲不振等脾虚の症候に加えて、不安、不眠、無気力等の心血虚の症候を表わす者を治す。臨床的には体質虚弱、貧血傾向に加えて、抑鬱傾向があって肩がこる者によく用いられる。

10. 皮膚疾患

慢性湿疹

慢性湿疹の常用処方

```
1. 紅　斑    桂麻各半湯、白虎加人参湯
2. 丘　疹    消風散、防風通聖散
3. 小水疱    越婢加朮湯、麻杏薏甘湯
4. 膿　疱    十味敗毒湯、清上防風湯
5. びらん    黄連解毒湯、竜胆瀉肝湯
6. 結　痂    治頭瘡一方、荊芥連翹湯
7. 落　屑    当帰飲子、温清飲
```

疾患の概念

① 掻痒
② 点状状態
　小丘疹、小水疱、小膿疱、鱗屑など皮膚上の小さい点状要素
③ 多様性
　皮疹の局面の中に紅斑、丘疹、膿疱、結痂などが混在し、また時期により変化する。

上記の3つの要素が揃った慢性の皮疹を湿疹と診断している。

病理組織学的には表皮細胞間の浮腫、及びリンパ球浸潤（海綿状態）がみとめられる。湿疹とは臨床症状より診断した病名であり、病理学的変化に重点を置いて診断すると皮膚炎である。皮膚炎のうちアレルギー素因が強く示唆されるものは、通常アトピー性皮膚炎と診断している。

慢性湿疹の臨床症状は下記のような湿疹三角の図式に沿った変化を繰り返しながら症状が消長する。

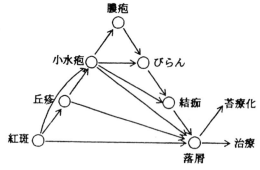

（図の矢印の方向は経時的推移を示す）

慢性湿疹弁証の要点

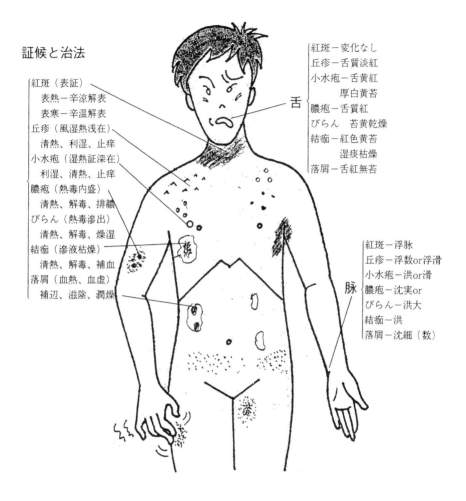

証候と治法

紅斑（表証）
　表熱－辛涼解表
　表寒－辛温解表
丘疹（風湿熱浅在）
　清熱、利湿、止痒
小水疱（湿熱証深在）
　利湿、清熱、止痒
膿疱（熱毒内盛）
　清熱、解毒、排膿
びらん（熱毒滲出）
　清熱、解毒、燥湿
結痂（滲液枯燥）
　清熱、解毒、補血
落屑（血熱、血虚）
　補血、滋陰、潤燥

舌
　紅斑－変化なし
　丘疹－舌質淡紅
　小水疱－舌黄紅
　　　　厚白黄苔
　膿疱－舌質紅
　びらん　苔黄乾燥
　結痂－紅色黄苔
　　　　湿痰枯燥
　落屑－舌紅無苔

脉
　紅斑－浮脉
　丘疹－浮数or浮滑
　小水疱－洪or滑
　膿疱－沈実or
　びらん－洪大
　結痂－洪
　落屑－沈細（数）

　漢方では掻痒誘発物質に因るものは風、寒、燥、湿、熱などの外感、ストレスや緊張などに因って生じる身症的なものは、肝熱や心熱に因る血熱、あるいは飲食不節、刺戟性食品、アルコールなどに因る脾胃湿熱に因って出るものは体表の脈絡に風、湿、熱、血などが鬱して生じると考えている。

処方の運用
1．紅　斑
　主に外風によって惹き起こされる。病理学的所見は真皮の血管拡張である。季節や気候、或いは生活環境により風寒、風熱（暑）、風燥など複合の外邪が取りつくこともある。病邪は主に皮膚の浅い部位である衛分に限局される。邪が人体に当たると邪正斗争で熱を生じるので表熱証の所見を示すものが多い。掻くと皮膚は益々発赤し掻破して小出血斑を生じる。寒証に傾く例では夏期は軽快して冬期や冷房の下では増悪する。熱証に傾く例ではその逆となる。

　脉は浮脉である。熱証に傾く時は浮数となる。舌証には変化は見られないのが普通で、熱証の時は舌尖が紅くなる。

　紅斑は表証であるから治法は発表で、熱証のものは辛涼解表剤に清熱の石膏を配材し、寒証を示す場合は辛温解表剤で発表し麻黄を主薬とする。

桂麻各半湯（桂枝3.5、麻黄2.0、白芍薬2.0、甘草2.0、杏仁2.5、大棗2.0、JP生姜1.0）

　桂枝湯と麻黄湯の各1／3量づつを合方したものである。風寒の表邪が若干残存し、表に陽熱が鬱しているため風邪が外泄できず顔が紅く汗が出ず皮膚が痒くなるものを発汗解表する。

白虎加人参湯（石膏15.0、知母5.0、粳米8.0、人参3.0、甘草2.0）

　陽明病で「表裏倶ニ熱シ」ている状態を清熱する。実熱に因る紅斑を治す。**白虎湯**に補気生津の人参一味を加える。白虎湯は温病の方から見ると気分証の熱を清熱する。熱が旺盛であると、気を傷り津夜を損傷するので人参を加える。

2．丘　疹
　風邪に若干湿邪が加わるものである。外からの湿邪が強い時、或いは体質的に湿飲内盛の者では丘疹からさらに進んで小水疱や滲出傾向を来し易い。

　丘疹期は風邪や湿邪が熱に転化して風湿熱証を呈している例が多い。病邪は紅斑の時期よりやや深い処に入り込んでいる。すなわち衛分証から気分証にかかっていると考えられる。湿疹の点状状態とはこれを指す。漿液性の丘疹で、表皮での海綿状態を表現している。強くこすって、ルーペで観察すれば滲出液を確認できる。

　脉は浮数或いは浮で滑。舌は淡紅色で著変は認められないが、舌の先端や辺

縁に若干赤味が強くなり、時にやや黄色味がかった白苔がはっきり認められる。

治法は祛風、清熱、利湿、止痒をはかる。防風、荊芥、連翹、石膏、知母、蒼朮などの配材された処方が常用される。

消風散（荊芥1.0、防風2.0、午蒡子2.0、蝉退1.0、蒼朮2.0、木通2.0、苦参1.0、石膏3.0、知母1.0、当帰3.0、地黄3.0、胡麻1.0）

風湿熱による皮疹に対する基本処方で、丘疹期より水疱期迄の治療に最もよく用いられる。

荊芥、防風は風邪を透解。

苦参、午蒡子、蝉退は風熱を治し掻痒を止める。

蒼朮は皮膚肌肉の燥湿作用を有している。木通は利湿。

石膏と知母は気分にある熱を清す。

乾地黄、当帰、胡麻は補血潤燥して、熱が血分に入るのを防ぐと共に、風熱により肌膚枯燥することを予防する。

全体として風熱に若干湿熱の加わった病態を解表、清熱、止痒、燥湿の働きで治すと共に血燥を予防する効能を兼有すると考えられる。本方は煎剤で用いる場合、風、湿、熱の程度に応じて生薬の配合を加減することにより、より一層広範な皮疹に対応できる。

防風通聖散（麻黄1.2、防風1.2、荊芥1.2、薄荷1.2、石膏2.0、連翹1.2、桔梗2.0、黄芩2.0、滑石3.0、梔子1.2、川芎1.2、芍薬1.2、甘草2.0、生姜1.2、大黄1.5、芒硝1.5）

解表、清熱、攻下を兼ねた方剤で、外は風邪に感じ、内には蘊熱ある者を表裏双解する方剤である。皮膚症状は丘疹、或いは蕁麻疹で、熱は主に気分、或いは傷寒六経でいうと太陽と陽明にある。脉は沈実か滑数、舌質は紅く、厚い黄苔を見ることが多い。

腹診では腹部は実満して所謂太鼓腹、のぼせ症で便秘傾向がある。

方中、防風、荊芥、麻黄は辛温解表薬である。薄荷は辛涼解表薬で発汗すると共に表にある熱を清す。

防風は表証の風邪を除く作用に最も秀れ、また湿邪を除く働きもある。荊芥と防風は相須の関係（性質の似た同志の薬が効能を増強し合う）にあって、風邪を感受して蕁麻疹や丘疹を生じ、掻痒を現す場合に常用される。

麻黄は発汗解肌の峻薬であり、石膏と組むと清熱利湿、白朮と組むと相使の関係（互に異る働きの薬の組み合わせで、片方が他方の働きを増強する）で、利尿の効能が増強され、皮膚の水腫を取る働きが強化される。

連翹は清熱解毒薬、黄芩は清熱燥湿薬で、この2薬は諸経の熱を清す。桔梗は清熱解毒、排膿作用を持つ。いずれも気分の清熱剤である。

滑石、梔子、大黄、芒硝は体内気分血分の熱を尿或いは大便に排出する。

以上より本方は風熱、風寒、風湿による皮疹と掻痒をよく治すと共に裏にある実熱を瀉すので、実証体質の者が丘疹或いは小水疱を生じる時期によく用いられる。

3．小水疱

皮膚が風熱の邪を感受し、さらに湿邪が結合して湿熱証となったものである。病理学的所見では海面状態がさらに進行している。湿邪は主に体内の水飲停滞で生じ、その原因は飲食の不節制（脾虚）、発汗不足（肺虚）及び尿不利（腎虚）等である。

湿熱証では熱は体表だけでなく体の内部にも入り気分から営血の熱（血熱）証を呈するものもある。

舌証は湿熱を反映して紅く、やや厚い白黄苔が見られる。脉は熱邪が旺盛なので洪脉、或いは湿熱の影響で滑脉を呈する。このような舌証や脉証を呈する時は体内や皮下に水分が停滞している。

治法は気分或いは血分の熱を清すと共に湿邪を逐う利湿、清熱、止痒である。防風、荊芥、連翹等に加えて黄連、黄芩、それに茯苓、蒼朮、沢瀉、木通、山梔子等の加わった処方が用いられる。

越婢加朮湯（麻黄6.0、石膏8.0、蒼朮4.0、甘草2.0、JP生姜1.0、大棗3.0）

本方は熱証の裏水（一に皮水ともいう。水気を皮下に停滞して、浮腫や尿不利を呈している状態）に対する方剤である。

石膏は性味寒辛で気分にある実熱を清解する要薬であり、肌膚の邪熱を清解する。

麻黄は解表剤で石膏と組み合わされると清熱瀉火及び利水に働き、皮水を尿より排泄する。

蒼朮は性味は辛苦温。発散燥湿の働きが強いが石膏と組むと湿熱による発熱、

発汗過多、掻痒を治す。

　従って本方は風熱の邪と湿飲が皮下で結合して湿熱証を呈し、小水疱や蕁麻疹のような皮疹を現しているような時に用いられる。

　麻杏薏甘湯（麻黄4.0、杏仁3.0、薏苡仁10.0、甘草2.0）

　本方は風邪と湿邪が結びついて表を阻滞する風湿の表証に用いられる方剤である。風湿のために発熱、関節痛、筋肉痛などが起こるが、小水疱が出ることもある。皮膚の表面は血虚して一見乾燥しているように見えるが、その内側には水湿があって小水疱を生ずるのである。

4．膿　疱

　風湿熱の邪による皮疹が熱毒のため化膿したものである。白血球の浸潤が著明である。膿疱は感染もあるが、非感染性のものもある。熱毒内盛のため、舌は紅色を呈し、厚い黄白苔があってやや乾燥傾向も見られる。脉は沈実乃至は洪大で力のある脉証を呈することが多い。

　治法は、清熱、解毒、排膿で、連翹、黄連、黄芩、桔梗、枳実、金銀花、甘草などの入った処方が常用される。

　十味敗毒湯（防風2.5、荊芥1.5、独活1.5、柴胡2.5、川芎2.5、桔梗2.5、
　　　　茯苓2.5、樸樕2.5、甘草1.5、JP生姜1.0）

　化膿性の皮疹に対する方剤である。

　防風と荊芥は共に辛温解表薬で相須の関係にあり、風邪による皮疹を治す（**防風通聖散**の項参照）。柴胡は辛涼解表剤。

　独活は性味は辛温苦燥、祛風湿薬である。従って防風、荊芥、柴胡、独活で風寒湿の邪が皮膚に取りついて生ずる皮疹や掻痒を治す。

　茯苓は湿を利するので滲出性疾変に有効。

　川芎、桔梗は消炎排膿の作用がある。

　樸樕はクヌギ科の樹皮で消炎作用があり「悪瘡」の薬として本邦ではよく用いられて来た。同様の働きをする桜皮を用いることもある。

　従って全体の薬効は解表、祛風湿に加えて消炎、排膿で、膿疱形成期の初期に病巣が体表に限局している時期に用いられる。

　清上防風湯（防風2.5、荊芥1.0、白芷2.5、薄荷1.0、黄連1.0、黄芩2.5、
　　　　連翹2.5、枳殻1.0、山梔子2.5、桔梗2.5、川芎2.5、甘草1.0）

皮膚疾患

　上焦の風湿による皮疹や、表熱による頭痛に適応し、顔面や頭部の化膿性皮疹によく用いられる。

　防風、荊芥、白芷は辛温解表剤。荊芥と防風は相須の関係にあって風湿による皮疹を治す。

　薄荷は辛涼解表剤である。

　桔梗、白芷、川芎、甘草は消炎、排膿、消腫の効能と共に薬効を上方に引き上げる。清上の名の由所である。

　山梔子は清熱瀉火。肝胆の熱を清し、湿熱を通利する。

　連翹は気分の清熱解毒。表邪を浮き上がらせ裏熱を清解し解毒して腫塊を消散する。従って瘡毒瘍腫を治す。

　枳殻は破気消積の作用を有し、清熱剤を配合すれば皮膚化膿症の排膿を促進する。

　黄連と黄芩とは共に清熱燥湿剤で血分の熱を清す。二薬を共に用いると相須の関係になって、清熱燥湿して解毒する働きが更に強力となるので、血熱による疔瘡、癰腫を治す。黄芩は山梔子とも相須の関係にあり、二薬を配合すると湿熱を除去する効能を現す。全体として本方は、顔や上半身のニキビ様の膿疱疹に有効である。

5　びらん（浸潤）

　水疱や膿疱が自然経過や掻爬で破れれば滲出向乃至ビランとなる。小水疱、膿疱、ビランは外に現れる形は異なって見えても、いずれも湿熱証で病態は共通している。従って治療に用いられる方剤も共通していて、厳密に区別することはできない。

　治法は清熱、解毒、燥湿である。

　黄連解毒湯（黄連1.5、黄芩3.0、黄柏1.5、山梔子2.0）

　本方は熱が体表だけでなく、裏にも旺盛で営分血分に入ったが、未だ陰液迄は損傷されていない時期に用いられる清営涼血の基本方剤である。従って本方を用いるのは顕著な湿熱証を呈している場合である。

　黄連と黄芩は相須の関係にあって、清熱、解毒、燥湿。

　黄柏も清熱、解毒、燥湿の効能を持ち、熱毒の皮膚疾患では黄連、黄芩と組み合わされてよく用いられる。

山梔子は清熱涼血の薬であるが、気分の熱に対する清熱作用と共に化湿に働き、よく湿熱による水疱、膿疱、ビラン等を治す。

竜胆瀉肝湯（竜胆1.5、黄芩3.0、山梔子1.5、車前子3.0、沢瀉3.0、木通5.0、当帰5.0、地黄5.0、甘草1.5）

肝胆の実火に湿熱を兼ねた証を治す。上半身に充血と熱証があり、下焦には湿と熱とが顕著である。

竜胆は苦寒、肝胆の実火を瀉し、下焦の湿熱を清利する。

黄芩と山梔子は相須の関係にあって湿熱を清利する。

沢瀉、車前子、木通は滲湿利水薬である。沢瀉と車前子は相須の関係で清熱、利尿、通淋の効果がある。

当帰と地黄は地熱によって損われた血を補う。

全体として本方は下半身に働き易く、湿熱を清泄する作用が強いので、主に躯幹や下肢に顕著な小水疱や、水疱が破れてビランを形成し、滲出傾向を示す場合に用いられる。

6. 結 痂

滲出液が熱により乾燥したものである。血熱が続く結果、血虚を生じ、血熱の次の段階では血熱と血虚が混在する。

舌は湿痰化燥して、紅色で乾燥、舌苔は厚い黄白色苔が乾燥して芒刺（表面がガサガサになる）を呈する。脉は洪脉であるがやや軟となる。

治法は清熱、解毒に加えて補血。黄連、黄芩、金銀花等に当帰、川芎、紅花等を加えた処方を用いる。

治頭瘡一方（防風2.0、荊芥1.0、連翹3.0、川芎3.0、蒼朮3.0、忍藤2.0、紅花1.0、大黄0.5、甘草1.0）

風湿熱による皮疹を治す方剤で、消炎、止痒、解毒、化膿抑制、解熱等の作用を有している。

防風と荊芥は共に辛温解表剤で相須の関係にあり、風邪に感受して形成された皮疹や搔痒を治す。

連翹と忍藤（金銀花）は共に清熱解毒薬で相須の関係にあり温病の瘍腫や疔毒の要薬である。

蒼朮は利水燥湿薬。

川芎と紅花は活血と駆瘀血作用。

大黄は大苦大寒、瀉下作用だけでなく、血分に入り瘀血を除いて通経し、血分の熱を除去する。

全体として見ると本方は血分に入った風湿熱証を治し、臨床的には痂皮形成傾向のある場合によく用いられる。

荊芥連翹湯（荊芥1.5、防風1.5、白芷2.0、薄荷1.5、紫胡2.0、連翹1.5、黄連1.5、黄芩1.5、黄柏1.5、山梔子1.5、乾地黄1.5、当帰1.5、芍薬1.5、川芎1.5、桔梗2.0、枳殻1.5、甘草1.5）

一貫堂医学で青年期の解毒証体質者の治療薬として用いられ、臨床的には慢性湿疹を始め、円形脱毛症、鼻アレルギー、慢性副鼻腔炎、慢性中耳炎、慢性扁桃炎等の治療に常用される処方である。

荊芥、防風、白芷は辛湿解表薬で排膿作用を有する。

紫胡、薄荷、連翹は辛涼解表薬で清熱作用を有している。

黄連、黄芩、黄柏、山梔子は黄連解毒湯で清熱、解毒の効能。

地黄、当帰、芍薬、川芎は四物湯で補血滋燥の効能。

枳殻、桔梗、甘草は消炎、排膿に働く。

一貫堂医学では本方を使用する際の要領として、概して皮膚の色がドス黒く暗褐色を呈し、脉は緊と教えている。すなわち、血熱旺盛であるが、同時に血虚と血燥を含んだ病態である。

7．落　屑

肌膚枯燥し、白い粉を吹いたような落屑がみられるのは、血熱の状態が長く続いた結果、完全に血虚に陥った状態である。蔵血の臓である肝で血虚が生じると、肝陰（血）は肝陽（気）を抑制できなくなるので肝陽上亢して内風を生ずる。内風はめまいや頭痛などの症状を惹き起こすが、皮膚に於いては掻痒を生じる。従ってこの時期は落屑と共に肌膚枯燥して烈しい痒みがある。

血虚がさらに進行して津液も枯渇して陰虚証に陥ると、陰虚陽亢して虚熱を生じる。

血虚の段階では舌は淡白で無苔か薄い白苔が見られる。脉は沈細。陰虚の段階では舌質紅色、無苔、表面萎縮性で所謂鏡面舌となり、脉は沈細数となる。

治方は補血滋陰の剤に内風を祛す薬、滋潤止痒の作用を有する薬を加えて用

いる。即ち当帰、地黄、川芎、芍薬（白）、牡丹皮、等に釣藤鈎、蝉退、蒺藜、何首烏等の配合された方剤を用いる。

当帰飲子（当帰5.0、地黄4.0、芍薬3.0、川芎3.0、荊芥1.5、防風3.0、蒺藜3.0、何首烏2.0、黄耆1.5、甘草1.0）

血虚治療の基本方剤である**四物湯**に袪風薬と止痒薬を加味した方剤である。

当帰、地黄、芍薬、川芎は即ち四物湯である。

荊芥、防風は袪風薬であるが、外風だけではなく、肝腎血虚によって生じた内風（血虚生風）を袪すためにも配合されている。

蒺藜は平肝（肝気鬱結を取る）して風熱を除き、止痒する働きが強い。

何首烏は補腎養血。何首烏と蒺藜を組み合わせると腎気を補い、肝風内動を鎮め、風熱を散じて血虚陰虚による掻痒を止める。

従って本方は、血虚して肌膚枯燥し、落屑を伴い、耐え難い掻痒感と灼熱感を覚えるような場合によい。本方証の掻痒は血虚と内風によるものであるから、皮膚は発赤せず、ただ乾燥して白い粉を吹いたような落屑があって痒いという症状である。本方証と、外風が皮膚を襲い、風熱が衛分や気分にあって紅斑を伴って掻痒を覚える場合と類証鑑別することが大切である。

温清飲（黄連1.5、黄芩3.0、黄柏1.5、山梔子2.0、熟地黄4.0、当帰4.0、芍薬3.0、川芎3.0）

即ち**黄連解毒湯**と**四物湯**の合方である。

熱が久しく営血を侵すとやがて営血は消耗して血虚血燥を生じ、また熱のため津液も枯渇して陰虚火旺の状態に陥る。

本方は黄連解毒湯で血熱を清熱瀉火すると共に、四物湯で養血補陰して血虚を治す。血虚と血燥があるため肌膚枯燥し滲出傾向は見られない。

舌証は血熱の結果紅色、舌苔はやや帯黄。脉は血熱により数、血虚により細、病は営血にあるので沈。従って沈細数の脉状を呈する。

皮膚疾患

アトピー性皮膚炎

アトピー性皮膚炎の常用処方

1．脾虚湿盛型	補中補益気湯、十味敗毒湯、梔子柏皮湯	
2．湿熱蘊蒸型	消風散、治頭瘡一方、竜胆瀉肝湯	
3．血熱風盛型	黄連解毒湯、白虎加人参湯、大黄牡丹皮湯	
4．陰虚火旺型	六味丸、温清飲、当帰飲子	

疾患の概念

　アトピー性皮膚炎の病人は先天の稟賦不足によって、肌膚の透過性が亢進し正常人よりも非常に刺激を受けやすい状態にある。即ち表衛の不足が先天的に存在する。次に皮膚角質層の構造と機能が不十分で保水力が乏しく水分の喪失が大きい。これは肌膚枯燥して血による肌表の濡養作用が十分に行われ難い事を意味している。これら表衛不足と血虚生燥という基本病態がアトピー性皮膚炎の"本"で、これは病人の先天的な腎、脾、肺の虚に由来するものである。

　この基本病態に内外から熱を生じるような増悪因子が加わると、"標"として肌膚の火証（炎症）が生じる。

　主な増悪因子は

(1) 労倦、飲食不節：脾湿が滞積熱化して湿熱内蘊を生ずる。

(2) 肝気疏泄失調：ストレスが加わると肝気鬱結を生じ、肝鬱化火して血熱傷陰を招く。

(3) 風熱外感：暑熱や日光の紫外線は湿熱や燥熱の外邪であり、抗原物質や刺激性の化学物質は一種の風熱の外邪である。

　アトピー性皮膚炎の病人ではこれらの外邪は肌膚に客して容易に鬱結熱化すると考えられる。

　こうして生じた火証の湿熱が気分に浸淫、あるいは熱が血分に鬱して発疹や紅斑を生じると考えられる。この疾患は増悪と寛解を繰り返しながら長年に亘って推移し、難治性である。

　アトピー性皮膚炎の病態は内外の熱による火証（熱証）であるが、皮膚病の

アトピー性皮膚炎弁証の要点

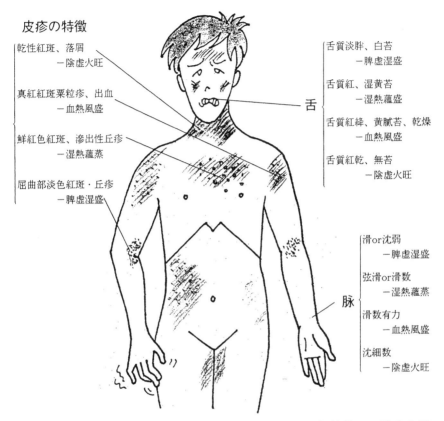

火証は原則的にはすべて虚証である。内熱が血分に入り、慢性化して陰虚火旺となった者は当然虚熱証であるが、邪熱が血を煎熬する急性増悪期には一時的に実熱証が見られる。漢方では「諸痛ハ実、諸痒ハ虚」とし、痒は痛の軽いものと認識している。慢性持続性の病変（血虚、陰虚）では掻痒だけが強いが、急性の実熱証（血熱、血瘀）では痛みを訴える者もある。また「火多ケレバ痛、風多ケレバ即チ痒」で、風、燥、湿は皆掻痒を惹き起こすが夫々単独ではそう激しい痒みとはならない。これに火（熱）が加わると火の熾微に応じて痒みの程度が増強する。

皮膚疾患

処方の運用
1. 脾虚湿盛型

　幼小児や脾胃虚弱な成人のアトピー性皮膚炎に多く見られる。脾胃は生痰の源であるから、痰飲が内生すると、皮下にも湿が多く貯溜、それが内熱や風熱の外感に因って湿熱と化して病変を生じるものである。関節屈曲部や四肢躯幹の皮膚の柔い部分を中心に淡色紅斑、丘疹、滲出傾向などを呈す。舌質淡胖、歯痕があって白薄あるいは膩苔を伴う。脈は滑あるいは沈弱である。治法は健脾利湿疏風止痒である。

　補中益気湯（黄耆4.0、人参4.0、甘草1.5、白朮4.0、当帰3.0、柴胡1.5、
　　　　升麻0.5、陳皮2.0、大棗2.0、乾姜0.5）

　補気薬の代表的処方。君薬の黄耆は脾肺を補うと共に、勝理を固め皮膚の発汗作用を正常化する。皮膚は五臓では肺と最も密接に連っている。人参と甘草は脾を補い元気を益す。当帰は脾虚によって生じた血虚を補う。

　全体として本方は脾肺、気血を同時に補い皮膚の機能を正常化させる薬効がある。小児のアトピーや成人でも初期軽症のものは此の方で十分有効である。

　十味敗毒湯（防風3.0、荊芥2.0、独活2.0、柴胡3.0、川芎3.0、桔梗3.0、
　　　　茯苓3.0、樸樕3.0、甘草2.0、JP生姜1.0）

　風湿熱による皮疹に対する方剤である。

　防風と荊芥は共に辛温解表薬で相須の関係にあり、風邪による皮疹を治す。柴胡は辛涼解表剤。独活は性味は辛温苦燥、祛風邪湿薬である。従って防風、荊芥、柴胡、独活で風湿熱の邪が皮膚に取りついて生ずる皮疹や掻痒を治す。茯苓は湿を利するので滲出性病変に有効。川芎、桔梗は消炎排膿の作用がある。樸樕はクヌギ科の樹皮で消炎作用があり「悪瘡」の薬として本邦ではよく用いられて来た。同様の働きをする桜皮を用いることもある。

　従って全体の薬効は解表、祛風湿に加えて消炎排膿で、アトピー性皮膚炎では湿出性丘疹や混合感染によるトビヒなどに用いる。

　梔子柏皮湯（山梔子3.0、黄柏2.0、甘草1.0）

　三焦に湿熱があるが、湿よりも熱が強く、本来発熱、頭汗、口渇、黄疸のある者に用いるが、黄疸はなくても皮膚に熱と発疹があって掻痒の著しい者に用いる。山梔子と黄柏は清熱、利湿、解毒に働き、甘草で薬性を調整緩和する。

2. 湿熱蘊蒸型

 小児のアトピーの患児が成長して成人型アトピーに転じた初期によく見られる。先天的の稟賦不足で皮膚の構造異常があるのに加えて、脾胃失調があって内生した痰飲が長期に皮下に欝滞して熱と化す。或いは風湿熱の外邪に外感して発症する。鮮紅色の紅斑に中心滲出性丘疹を伴っており、丘疹は小水疱や膿疹に成長することもある。掻痒が著しく、掻くと掻爬痕を生じ、表皮が破れてビランを生じたり、化膿したりする。舌質は紅、苔は黄あるいは黄膩である。脈は弦滑あるいは滑数である。治法は清熱解毒、除湿止痒である。

 消風散（荊芥1.0、防風2.0、午蒡子2.0、蝉退1.0、蒼朮2.0、木通2.0、苦参1.0、石膏3.0、知母1.0、当帰3.0、乾地黄3.0、胡麻1.0）

 風湿熱による皮疹に対する基本処方で、丘疹や水疱を伴う皮疹の治療に最もよく用いられる。風熱に若干湿熱も加わった病態を解表、清熱、止痒、燥湿の働きで治すと共に血熱血燥を治す効能も兼有している。本方は煎剤で用いる場合、風、湿、熱の程度に応じて生薬の配合を加減することにより、一層広範な皮疹に対応できる。

 治頭瘡一方（防風2.0、荊芥1.0、連翹3.0、川芎3.0、蒼朮3.0、忍藤2.0、紅花1.0、大黄0.5、甘草1.0）

 風湿熱による皮疹を治す方剤で、消炎、止痒、解毒、化膿抑制、解熱等の作用を有している。アトピー性皮膚炎に用いるときは血分に入った湿熱証を治すので、びらん、滲出、痂皮形成傾向のある場合によく用いられる。上半身の湿熱証には特に有効である。

 竜胆瀉肝湯（竜胆1.5、黄芩3.0、山梔子1.5、車前子3.0、沢瀉3.0、木通5.0、当帰5.0、地黄5.0、甘草1.5）

 肝胆の実火に湿熱を兼ねた者を治す。実熱が上逆するので主に顔面や上半身は充血と熱証が著明で、下半身は湿熱証による皮膚病変が顕著な例によい。

 竜胆は苦寒、肝胆の実火を瀉し湿熱を清利する。

 黄芩と山梔子は相須の関係にあって湿熱を清利する。

 沢瀉、車前子、木通は滲湿利水薬である。

3. 血熱風盛型

アトピー性皮膚炎の症状が最も重篤激烈なタイプである。皮膚の炎症が強かったり、長期に亘る結果、熱が営血に入り、血熱妄行して、全身性に強い紅斑と粟粒疹、炎症性浮腫や皮下出血等重篤な皮膚症状を呈し、掻痒が著しく、時に疼痛を伴う。舌は絳紅、苔は黄で厚或いは膩、時には乾燥している。脈は滑数で有力。治法は瀉火清熱解毒である。

黄連解毒湯（黄連1.5、黄芩3.0、黄柏1.5、山梔子2.0）

本方は熱が体表だけでなく、裏にも旺盛で営分血分に入ったが、未だ陰液迄は損傷されていない時期に用いられる清営涼血の基本方剤である。従って本方を用いるのは顕著な湿熱証を呈している場合である。

黄連と黄芩は相須の関係にあって、清熱、解毒、燥湿。黄柏も清熱、解毒、燥湿の効能を持ち、熱毒の皮膚疾患では黄連＋黄芩と組み合わされてよく用いられる。山梔子は清熱涼血の薬であるが、気分の熱に対する清熱作用と共に化湿に働き、よく湿熱による水疱、膿疱、ビラン等を治す。本方は利湿作用が強い。実熱で便秘する者は**三黄瀉心湯**（黄連、黄芩、大黄）にする。

白虎加人参湯（石膏15.0、知母5.0、粳米8.0、甘草2.0、人参3.0）

白虎湯は陽明病で内外倶熱盛の実熱証を主治し、気分証の熱を清す基本処方である。白虎湯に益気生津の人参一味が加味されているので、熱盛に因り傷津傷損したものを少し補いながら清熱する。

本方に陰虚火旺に対する基本処方である**三物黄芩湯**（乾地黄、黄芩、苦参）を合わせると気分と血分の熱を同時に清泄することができる。脈は洪大、舌質は紅、苔は黄で乾燥。

大黄牡丹皮湯（大黄2.0、牡丹皮4.0、桃仁4.0、芒硝4.0、瓜子6.0）

本来は腸癰（腹腔内の炎症）を治す薬方であるが、気血が壅滞し、熱毒が蘊結し瘀熱を生じた者を治す。承気湯の範疇に入り、大黄、芒硝が君臣薬で牡丹皮は清熱涼血に働き、桃仁は破血の剤である。全体としては苦寒瀉下、清熱涼血、活血化瘀の効能があり、熱毒壅滞を除き血熱瘀滞に因る皮疹を除く。下腹部は硬満。脈洪数、舌紅で黄苔がある。

4．陰虚火旺型

　成人期のアトピーに多く見られるタイプである。湿熱や血熱が長期に継続した結果、気血を消耗させ津液を損傷する。脾が正常の運化を失し、津液は化さず、皮膚は養われず枯燥し、肝血虚に因って内風を生じ、腎の津液枯渇に因り燥熱を生じ陰虚火旺に陥る。全身の皮膚は乾燥して茶褐色渋紙状となり、所々乾燥性紅斑を生じ、小丘疹を伴う。掻くと白く粉を吹いて落屑し、掻痒が著しく睡眠も障害される。口渇、便秘を訴えることが多く、舌紅で乾燥、苔は薄或いは無苔（鏡面舌）、脈は沈細である。治法は健脾、滋陰、熄風、止痒である。

　六味丸（地黄5.0、山薬3.0、山茱萸3.0、牡丹皮3.0、茯苓3.0、沢瀉3.0）

　腎陰が不足すると、腎陽を制御することが不可能となり、相火（異常な熱）が亢進し陰虚内熱の症状を現してくる。本方は腎陰を滋補し津液を増やし、水気を盛んにして陽熱を抑制する（壮水制火）代表的方剤である。真陰（腎水）が欠損して精血枯渇し、陰虚火旺して肌膚枯燥する者に用いる。

　温清飲（黄連1.5、黄芩3.0、黄柏1.5、山梔子2.0、地黄4.0、芍薬3.0、川芎3.0、
　　　　当帰4.0）

　黄連解毒湯と**四物湯**の合方である。

　熱が久しく営血を侵すとやがて営血は消耗して血虚血燥を生じ、津液も枯渇するので熱を発し陰虚火旺の状態に陥る。本方は黄連解毒湯で血熱を清熱瀉火すると共に、四物湯で養血滋陰して血熱血虚を治す。血虚血燥であるから滲出傾向は見られない。黄連解毒湯は実湿熱に対する方剤なので漫然と長く用いると、反って血の枯燥を招く恐れがある。一貫堂の**荊芥連翹湯**や**柴胡清肝湯**は本方の加減方である。

　当帰飲子（当帰5.0、地黄4.0、芍薬3.0、川芎3.0、荊芥1.5、防風3.0、
　　　　蒺藜3.0、何首烏2.0、黄耆1.5、甘草1.0）

　血虚治療の基本方剤である**四物湯**に祛風と止痒薬を加味した方剤である。

　地黄、当帰、芍薬、川芎は四物湯である。

　荊芥、防風は祛風薬であるが、外風だけでなく、肝腎血虚によって生じた内風も祛すためにも配合されている。

　蒺藜は平肝して風熱を除き、止痒の働きが強い。

　何首烏は補腎養血。何首烏と蒺藜を組み合わせると腎気を補い、肝風内動を

鎮め、風熱を散じて血虚や陰虚による搔痒を止める。

従って本方は血虚して肌膚枯燥し、落屑を伴い、耐え難い搔痒感と灼熱感を覚えるような場合によい。

補　遺

アトピー性皮膚炎は皮膚症状が多彩で難治性の疾患である。エキス製剤や常用処方だけでは仲々対処できない場合も多い。煎剤を処方調剤する時は以下の処方も有用である。

１）湿熱旺盛の者

利湿清熱方（乾地黄、黄芩、茯苓、沢瀉、車前子、木通、滑石、甘草）

現存の老中医朱仁康氏創製の処方である。滑石、甘草は祛暑湿剤の六一散で、清熱涼血の剤と利湿の剤とが巧みに配合された名処方で血熱湿盛を治す。

芍薬蒺藜煎（竜胆、梔子、黄芩、木通、沢瀉、白芍薬、乾地黄、白蒺藜）

「景岳全書」中にある処方で、**竜胆瀉肝湯**の加減方である。湿熱旺盛で紅斑と搔痒が強い時に使用される。白蒺藜は疎散風熱の効能があるので、風熱による皮疹と搔痒を取る目的で配合されている。

升麻消毒飲（升麻、連翹、当帰、赤芍、紅花、金銀花、午蒡子、梔子、
　　　　　　羌活、白芷、防風、桔梗、甘草）

「医宗金鑑」にある処方で黄水瘡、浸淫瘡に用いるとある。どちらも現代の湿疹様病変で、浸淫瘡は粟粒大丘疹で搔くと滲出液が出て蔓延するもの。黄水瘡は膿性分泌物の多いものである。どちらも外感の風邪と体内の湿熱が相呼応し皮膚の経絡に客して生ずる。

２）血熱旺盛の者

青蒿別甲湯（青蒿、別甲、乾地黄、知母、牡丹皮）

「温病条弁」下焦篇の処方で、邪熱が陰分に深伏し、頑固な熱証と紅斑搔痒があり特に夜間著しい者に良い。夜中に搔痒が増強する者は血熱がある。血は陰に属す。陽気は夜になると陰に入るので、陰分にある邪と相争い熱状が増強して搔痒する。本方は青蒿と別甲が協力して陰分に深伏する血熱を清す。

３）陰虚火旺の者

加減一陰煎（乾地黄、熟地黄、麦門冬、芍薬、知母、知骨皮、甘草）

「景岳全書」に出てくる処方、本来は陰虚火旺による発熱、動血あるいは津液が枯渇して煩渇、潮熱が退かない者に用いる。アトピー性皮膚炎で陰虚陽亢して顔面や上半身に乾燥性紅斑や潮紅、掻痒を現す者に良い。

地骨皮は清熱涼血し肝腎虚熱を清退すると共に、清降の性質があるので顔や上半身の虚熱に用いられる。

大補元煎（人参、熟地黄、山薬、山茱萸、当帰、枸杞子、杜仲、甘草）

「景岳全書」の処方である。元陽が不足し陰陽気血共に虚し、陰が虚して乏しい陽さえも保持できなくなって虚陽が浮き上がってくる（虚陽上浮）もので、元気がなく冷えるのに、顔はほんのり紅く微熱を感じる場合に用いる。

資生湯加減（乾地黄、玄参、山薬、地骨皮、白朮、午蒡子、山査子）

「医学衷中参西録」の資生湯（生山薬、玄参、于朮、生鶏内金、午蒡子、熱甚者加生地黄）は身熱して脈虚数の者、即ち陰虚内熱する者を治す秀れた処方である。これに滋陰清熱の地骨皮を加え、手に入りにくい鶏内金を山査子で代用した著者の経験方である。白朮は原典通り于朮を用いるようにしている。

4）血虚無火の者

滋燥養栄湯（乾地黄、熟地黄、当帰、白芍薬、秦艽、防風、甘草）

「医方集解」その他に出ている処方。血虚して肌膚枯燥している者に用いる。当帰飲子の証に準ずる。

5）精虚湿盛の者

金水六君煎（熟地黄、当帰、半夏、茯苓、陳皮、甘草）

「景岳全書」の処方、長い経過の末腎精不足に陥って、陰虚と湿痰の証を同時に呈す者を治す。

皮膚は枯燥あるいは軽い紅斑を現すが、浮腫や痰飲があり、元気がなく手足が冷える、という病人に用いる。

アトピー性皮膚炎の養生法
大切な食養生

　アレルギー体質は、先天的、遺伝的なアレルギー性素因に起因するところが大きいが、その他にその人の食生活、生活習慣、生活環境なども関係してくる。これらの複合的な因子が集積されて、或る一線を越えた時にアレルギー体質となり、アレルギー性疾患を起こし易くなると考えてよい。従って、例え先天的な素因がある人でも、正しい食生活や良好な生活環境に置かれれば一生アレルギー性疾患と無縁な事もあるし、またその逆もあり得る。

　ただ多くの経験からは、先天的素因を別にすると特に食生活の影響が大きいようで、従ってアレルギー素因の考えられる人、アレルギー体質が出かかっている人は特に食養生に注意し努力を払う必要がある。

　アトピー性皮膚炎はアレルギー性疾患であるから、皮膚だけの病気と考えず、全身の病気でたまたま症状が主として皮膚に現れたものだと考えて食養生や治療をする必要がある。

食養生の実際

① アレルゲンになり易い食品は避ける

　　ほとんど総ての食品はアレルギーを起こし得るが、そうは言っても一般にアレルギーを起こしやすい食品と、滅多に起こさない食品とがある。一般的に行うアレルゲンの検査はⅠ型のアレルギー反応を見ているのであるが、実際のアトピーはⅣ型のアレルギー反応であるから、陽性に出なかったものでもアレルゲンになっている可能性があるので、アレルギー性疾患に罹っている人は、日本人に共通してアレルゲンになり易い食品は、できるだけ控える方が賢明といえる。

アレルギーを起こし易い食品
- 牛乳、乳製品、卵、牛肉、豚肉、ハム、ソーセージ
- 青魚（鯖・鰯・鯵）、えび、かに、貝類
- バナナ、ミカン、イチゴ、イチジク
- ホウレン草、ゴボウ、ナス、フキ、タケノコ
- チョコレート、コーヒー、ピーナッツ

牛乳や卵、牛肉、豚肉、青魚などの動物性蛋白食品をあまり過剰に摂取しないようにして、代わりに玄米や大豆製品などの植物性蛋白食品を必ず摂るようにする方がよい。

以上の事は一般論で、体質は一人一人違うので、一般論に捉われることなく、自分の症状に食べたものがどう影響したか、一つずつ自分の目と身体で確かめながら食べて、良い物悪い物を区別していくことが大切である。

② 未精白穀物や緑黄色野菜を十分摂る

皮膚の健康維持にとって、ビタミンやミネラル類は特に重要な役割を果たしている。アトピー性皮膚炎の人はビタミンBの宝庫である玄米や未精白穀物をなるべく主食とし、それにビタミンAとCを豊富に含むニンジン、カボチャなどの緑黄色野菜とミネラル類を含有した海草類をできれば毎日摂取するように心掛ける。

ビタミン欠乏による皮膚異常とビタミン高含有食品

	欠乏症	含有食品
ビタミンA	皮膚の乾燥症 角化亢進	(緑黄野菜) (にんじん) 肝油 レバー
ビタミンB_2	口角炎 口唇炎	レバー (酵母) (胚芽) 卵黄 肉 粉乳
ビタミンB_5	口内炎 油漏性皮膚炎酵母	(酵母) (豆類) (小麦麦芽) 黒砂糖 魚(いわし、かれい)
ナイアシン	ペラグラ 日光皮膚炎	(米ぬか) (酵母) (豆類) (浅草のり) (わかめ) しいたけ
ビタミンC	出血斑 色素沈着症	(緑黄野菜) (淡色野菜) 果物類 いも類

注：〇囲みは、積極的に摂取したい食品
（日野 厚「慢性疾患の食養生」より）

③ 糖分、特に白砂糖の過食は皮膚病を悪化させる

　砂糖は体内に入ると代謝の過程で酸性の物質となり、体内のカルシウムを大量に消費する。カルシウムは抗アレルギー、抗炎症および神経の安定の上でなくてはならないものであるから、カルシウムの不足はアトピー性皮膚炎の症状を悪化させる方向に働く。また糖質がエネルギーを発生させるためにはビタミンＢ１が必要であるが、白砂糖類や白米などの糖質を過食することはビタミンＢ１不足を引き起こす。菓子類だけでなく、清涼飲料水や果物も糖分を多量に含んでいることを患者によく納得させることが必要である。

④ 香辛料やアルコールは避ける

　アルコール、コーヒーなどの刺激物や、胡椒、わさび、唐辛子などの香辛料は皮膚の血管を拡張させるので、皮膚の炎症を悪化させたり、かゆみを増強させる。禁止すべきである。

⑤ タバコは止める

　タバコのニコチンは皮膚の血管を収縮させ血行を悪くすることで、肌荒れや皮膚の老化を早めるので、アトピーのある人には禁物。

⑥ 塩分は少なく、味付けはうすめに

　食塩を多量に摂る人には皮膚疾患が多く、低食塩にすると症状が軽快することが観察されている。塩辛い食品を避け、味は薄めに。

その他の注意

① 汗はすぐシャワーで洗い流させる。熱い風呂、長湯は禁物。皮膚の清潔保持に石けんの使用はさしつかえない。日光に当たったり、烈しい運動で盛んに汗をかくと症状を悪化させる。

② 水泳は大変よい。ただ上った後、プールではカルキ、海水浴では塩分をすぐに洗い落とすことが大切。夏に数回海水浴に行って潮風に吹かれるとアトピー性皮膚炎に大変よいという報告がある。ただしこの時は、直射日光にはなるべく当てず、潮風に身体をさらすという事が大切な要素のようである。

③ アトピー性皮膚炎ではほとんどの人でダニとホコリがアレルゲンになっ

ているので、部屋の乾燥と通風に注意し、強力な電気掃除機で部屋をこまめに掃除させる。

④ 皮膚はなるべく不要な刺激を避ける。化学繊維の下着を避け、通気性と肌ざわりのよい木綿の下着を着用させる。洗濯にはなるべく石ケンを用い、化学洗剤の使用は禁じ水すすぎを十分にする。

⑤ 入浴は皮膚及び全身の血行を活発にし、新陳代謝を促進改善させるので大変よい。湯治に行った後は症状が軽快するという実例は多い。また経過の長いアトピー性皮膚炎の患者では身体の芯が冷えるという人がよくあるのでこういう病人には、入浴や温泉治療は大変良いようである。入浴剤の種類や温泉の成分、湯の温度、1日の入浴回数や入浴時間などについて個々の患者毎の指導が必要である。

皮膚疾患

じんましん

じんましんの常用処方

1. 風　熱　証		荊芥連翹湯、消風散
	（挟湿証）	茵蔯五苓散、竜胆瀉肝湯
2. 風　寒　証		桂麻各半湯、麻黄附子細辛湯
3. 血　熱　証		黄連解毒湯、温清飲
4. 血　瘀　証		桂枝茯苓丸、通導散
5. 胃腸積熱証		防風通聖散、大柴胡湯
6. 気血両虚証		補中益気湯、当帰飲子

疾患の概念

　皮膚の上に突然発生して烈しい痒みを伴う、円形、環状、線条あるいは地図状の淡紅色乃至は紅色の一過性膨疹で、一定時間後には急速に消褪して痕跡を残さないものをいう。何らかの原因で細小静脈や毛細血管の透過性が高まり、局所的な浮腫が真皮上に生じる結果発生する。

　臨床的には数時間か数日以内に消褪する急性じんましんが多いが、一か月以上に亘り持続したり出没を繰り返す慢性じんましんもある。原因的にはアレルギー性じんましんと非アレルギー性じんましんとに大別される。

　じんましんは歴代の医書には隠疹あるいは風疹などと記載され、現代中医学でも風疹と称している。但し現代医学でいう風疹ウイルスが原因の風疹とは全く別物であるので混同しないよう注意が必要である。

　漢方的には、じんましんは「風」に因って惹き起こされると考える。外風に因るものは一般に発症が急激であるのに対し、内風に因るものは経過も緩慢であるものが多い。また気血の有余で生じる実証と不足が原因で生じる虚証とがあり、四診に基づく虚実の鑑別が大切である。体質強壮の人の場合実証が多く治癒しやすい。身体虚弱な人の場合は虚証が多く治療がむつかしい例が多い。

じんましん

じんましん弁証の要点

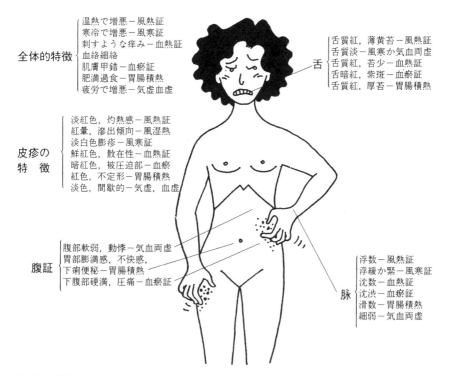

処方の運用

1. 風熱証

風熱の外邪が肌膚に鬱積して発生する。紅色あるいは淡紅色の膨疹が全身に発生し、急速に融合拡大する。灼熱感を伴い、温めると増悪し冷やすと痒みは軽減する。舌質は紅で苔は薄黄。脉は浮数。治法は疏風清熱発表である。

荊芥連翹湯（連翹1.5, 防風1.5, 薄荷1.5, 荊芥1.5, 当帰1.5, 芍薬1.5, 川芎1.5, 乾地黄1.5, 黄連1.5, 黄芩1.5, 黄柏1.5. 山梔子1.5, 甘草1.5, 枳殻1.5, 柴胡2.0, 白芷2.0, 桔梗2.0)

一貫堂医学で解毒証体質に対して立方された。風熱証を清熱解毒すると共に祛風と排膿に重点が置かれており、特に治癒の遅れた風熱証の皮疹には有効である。

消風散（荊芥1.0，防風2.0，牛蒡子2.0，蝉退1.0，苦参1.0，蒼朮2.0，木通2.0，石膏3.0，知母1.5，当帰3.0，乾地黄3.0，胡麻1.5，甘草1.0）

風湿熱に因る皮疹に対する基本処方である。発赤して痒みが強く滲出傾向のあるものによく効く。

茵蔯五苓散（茯苓4.5，猪苓4.5，白朮4.5，沢瀉6.0，桂枝2.5，茵蔯蒿4.0）

風熱に湿証を伴う例では膨疹が著明で周囲に紅暈を伴い、慢性化し掻痒が強く滲出傾向がある。治法は袪風、清熱、除湿である。本方は利水解表の**五苓散**に清熱除湿の茵蔯蒿を加味した方剤で風熱挟湿証を主治する。

竜胆瀉肝湯（竜胆1.0，黄芩3.0，山梔子1.0，車前子3.0，沢瀉3.0，木通5.0，乾地黄5.0，当帰5.0，甘草1.0）

肝胆の実火と下焦に湿熱がある者を治す。肝胆実火のため上半身や顔にのぼせや充血があり、主に下半身に湿熱によるじんましんや湿疹が出現する者に用いる。

2．風寒証

風寒の邪が腠理を鬱閉するため膨疹を生じるものである。寒冷に因り誘発されるもので、寒冷じんましんなどはこの範疇に属す。淡白色の膨疹が皮膚露出部に顕著に現われ、寒冷に当たると増悪し、温めると軽減する。悪寒や筋肉痛、頭痛などの表寒証を伴う。舌質淡で、脉は浮緩か緊。治法は疏風散寒である。

桂麻各半湯（桂枝3.5，白芍薬2.0，麻黄2.0，杏仁2.5，甘草2.0，大棗2.0，JP生姜1.0）

寒証より風証が顕著である。発疹はあまり顕著ではないが、痒みが強く、皮膚に若干熱感もあるような場合に用いる。

麻黄附子細辛湯（麻黄4.0，細辛3.0，附子1.0）

寒証が顕著である。悪寒が強く白色の膨疹が出現して痒がる例に良い。脉は弱い。

3．血熱証

精神的ストレスや薬毒に因って肝気鬱結や肝鬱化火を致して血熱を生じ、皮膚の血絡を傷けて、じんましんを生じるものである。鮮紅色の散在性皮疹や膨

疹を生じ、灼けるような或いは刺すような強い痒みを伴うのが特徴で、掻くと紅色あるいは紫色の線条の膨疹を生じる。舌質は紅、苔は少ない。脉は沈数。治法は清熱涼血である。

黄連解毒湯（黄連1.5，黄芩3.0，黄柏1.5，山梔子2.0）

清熱涼血の基本処方である。熱邪が旺盛で血熱妄行して営分を損傷し発斑する者を治す。赤ら顔のぼせ症タイプの者に良い。便秘する者は**三黄瀉心湯**（黄連、黄芩、大黄）が良い。

温清飲（黄連1.5，黄芩3.0，黄柏1.5，山梔子2.0，乾地黄4.0，当帰4.0，白芍薬3.0，川芎3.0）

黄連解毒湯と四物湯の合方である。血熱が続いて陰血を損耗し、残存する実熱に血虚陰虚が併存して生じたじんましんで、皮膚の色艶が悪く乾燥性の小さな発疹を伴ったじんましんである。

4．血瘀証

多くは瘀血体質があり、これに風、熱、寒、湿などの外邪が加わると邪が長く血脈に鬱滞して慢性のじんましんを生じる。これらは活血や破血の治法を用いて瘀血を解消してやれば治癒する。特徴は暗紅色の皮疹が腰や臀部などの被圧迫部位や下腿内股など皮膚の柔らかい部位に好発する。顔色や唇の色がどす黒く（皮膚甲錯）、舌下や皮膚に血絡（静脈怒張）や細絡（毛細血管拡張）が見られ、下腹部には膨満感や瘀血証に特有な圧痛抵抗が見られる。舌は暗紅、時に紫斑や舌下に血絡がある。脉は沈渋である。

桂枝茯苓丸（桂枝4.0，茯苓4.0，桃仁4.0，牡丹皮4.0，赤芍薬4.0）

最も基本的な瘀血の治療剤である。桃仁、牡丹皮、赤芍薬が血を巡らし、桂枝で気を行らし、茯苓は停滞した水を除く。他の薬方と合方あるいは兼用されることも多い。

通導散（当帰3.0，枳殻3.0，紅花2.0，蘇木2.0，厚朴2.0，陳皮2.0，木通2.0，甘草2.0，大黄3.0，芒硝4.0）

血瘀は気滞を伴いやすい。本方は破血、和血と共に理気、行気をはかり、同時に清熱、排便、利水の作用も有す実証用方剤である。

5．胃腸積熱証

　飲食の不摂生、暴飲暴食あるいは食物アレルギーなどの為、胃腸に積熱を生じ、皮膚腠理の間に熱が鬱積して、じんましんを生じる。急性に不定形紅色の膨疹が出て融合拡大する。胃部膨満感や不快感、便秘などの胃腸症状を伴う事もある。舌は紅色で厚い白苔あるいは黄苔があり、脈は滑数である。治法は泄熱、解毒、発表である。

　防風通聖散（石膏2.0，黄芩2.0，桔梗2.0，防風1.2，荊芥1.2，連翹1.2，麻黄1.2，薄荷1.2，当帰1.2，川芎1.2，赤芍薬1.2，山梔子1.2，滑石3.0，大黄1.5，芒硝1.5，JP生姜1.0）

　解毒、清熱、攻下を兼ねた方剤で、外は風邪に感じ、内に蘊熱がある表裏共に実した証候を双解して治す。処方構成から見ると瀉熱が主で、これに解表と攻下の剤が加わっている。太鼓腹の肥満体でじんましんや湿疹ができやすいタイプの者に用いる。

　大柴胡湯（柴胡6.0，黄芩3.0，半夏4.0，白芍薬3.0，枳実2.0，大棗3.0，
　　　　JP生姜1.5，大黄1.0～3.0）

　少陽と陽明の併病を治す。少陽にある邪を解毒和解しながら陽明腑実の邪を清熱瀉下する。心下急、便秘、腹満を目標に用いる。

6．気血両虚

　虚弱体質、脾胃虚弱な者は皮膚の発散作用や解毒作用が弱いため、外邪が腠理に鬱積してじんましんを生じやすい。発症は緩慢で、淡色の痒疹が間歇的に発生し、特に疲労の蓄積する夕方や週末に増悪する者が多い。元気がなく顔色が悪い。疲れやすくいつも疲労感を訴える例が多い。舌質は淡、脈は細あるいは弱。腹部は軟弱で臍上に動悸を触れることが多い。

　補中益気湯（黄耆4.0，人参4.0，白朮4.0，甘草1.5，当帰3.0，陳皮2.0，
　　　　　柴胡1.5，升麻0.5，乾姜0.5，大棗2.0）

　体質虚弱、不節制、過労などで脾が虚し、次に肺も虚した者を治す。「肺ノ合ハ皮毛」、肺は表の衛気を統摂しているので、肺が虚すと体表の衛気がよく働かずじんましんを生じやすい。この処方は脾肺を補い益気行水の働きを持つ黄耆が君薬である。気虚が強く慢性のじんましんを生じる例によく奏効する。

じんましん

当帰飲子（当帰5.0，熟地黄4.0，白芍薬3.0，川芎3.0，防風3.0，蒺藜3.0，何首烏2.0，荊芥1.5，黄耆1.5，甘草1.0）

血虚の基本処方である四物湯に袪風薬、止痒薬それに補気薬を加えた処方である。血虚血燥に因って肌膚枯燥し、搔痒する者を治す。血虚がある人は、皮膚が乾燥して薄く刺戟に過敏で痒さを感じやすく、肌裂や落屑を生じやすい。特に乾燥する秋や冬の季節などにはその傾向が強く、搔くとその痕に筋状のじんましんを生じる者が多い。

補　遺

煎剤を用いる場合、老中医朱仁康氏の創製になる以下の処方が有効である。

(1)風熱証には**消風清熱飲**

（荊芥、防風、浮萍、蝉退、当帰、赤芍薬、大青葉、黄芩）

荊芥、防風、浮萍は駆風、蝉退は捜風、当帰、赤芍、大青葉は解毒、黄芩は苦寒で清熱作用があり、処方全体としては疏風清熱に働く。

(2)風熱挟湿証には**袪風勝湿湯**

（荊芥、防風、羌活、蝉退、茯苓、陳皮、金銀花、甘草）

羌活は解表駆風、茯苓、陳皮は利水理気、金銀花、甘草は解毒で、全体としては清熱解毒利湿である。

(3)風寒証には**固衛御風湯**

（黄耆、防風、白朮、桂枝、白芍薬、赤芍薬、生姜、大棗）

益気固表の**玉屛風散**と益気温経の**黄耆桂枝五物湯**を合方して、活血解毒の赤芍薬を加味した処方である。

(4)血瘀証には**活血袪風湯**

（当帰、赤芍薬、桃仁、紅花、荊芥、蝉退、白蒺藜、甘草）

当帰、赤芍、桃仁、紅花は活血化瘀の剤である。白蒺藜は活血行気、疏散風熱に働き、処方全体としては活血袪風を主とする。

皮膚疾患

にきび（尋常性痤瘡）

にきびの常用処方

肺　熱　証	清上防風湯、荊芥連翹湯
胃　熱　証	防風通聖散、調胃承気湯
毒　熱　証	治頭瘡一方、十味敗毒湯
血　瘀　証	桂枝茯苓丸、桃核承気湯
血　虚　証	当帰芍薬散、加味逍遙散

疾患の概念

　顔面や胸背部に毛孔に一致して粟粒大から大豆大の丘疹で、中心に面皰を有し、潰すと脂肪の小塊が出る。細菌感染を起こすと膿疱を生じる。

　にきびの原因の第一は思春期或いは女性の更年期、体内アンドロゲンの分泌増加、或いはエストロゲンの減少によるアンドロゲンの相対的増加により、皮脂腺の分泌亢進が起こり、増加した皮脂が毛疱内に溜まって隆起するものである。また皮脂腺の分泌を邪魔された場合にも生じる。その他副腎皮質ホルモン剤の投与に因る痤瘡様丘疹や有機塩化合物や油脂タールに因って出現する職業性あるいは薬害性痤瘡もある。

処方の運用

1．肺熱証

　体質的にのぼせ症の人、あるいは上気道に慢性炎症のある人で上焦の熱が内に鬱積して宣泄できないため発生する。鼻の周囲や頬に好発し、軽い掻痒、口鼻の乾燥を伴い、舌質は紅、苔は薄く白か黄、脈は浮で時に滑である。治療は清泄肺熱である。

　清上防風湯（黄芩2.5、連翹2.5、防風2.5、桔梗2.5、白芷2.5、川芎2.5、
　　　　　山梔子2.5、荊芥1.0、黄連1.0、枳殻1.0、薄荷1.0、甘草1.0）

　上焦特に顔面に鬱積した風熱を上半身で発表清解させる、従って上焦の風熱に因る化膿性皮疹をよく治す。

にきび

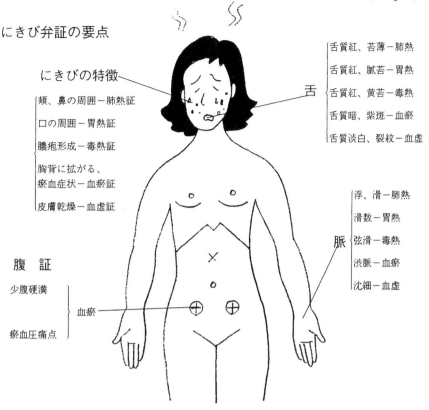

荊芥連翹湯（黄連1.5、黄芩1.5、黄柏1.5、山梔子1.5、荊芥1.5、連翹1.5、柴胡2.0、桔梗2.0、白芷2.0、防風1.5、薄荷1.5、乾地1.5、白芍1.5、当帰1.5、川芎1.5、甘草1.5）

一貫堂医学で青年期の解毒証体質に用いる基本処方で、清熱、解毒、和血の働きがあり、にきびが顔中に出現して慢性化し、黒味を帯びた小膿症になっているような場合に用いると良い。

2．胃熱証

　口の周囲に多発し、口臭があり、口渇して冷い物を摂り、便秘することが多い。舌質は紅で乾燥し、膩苔がある。脈は滑数。治療は清泄陽明腑熱、表裏双解である。

防風通聖散（荊芥1.2、連翹1.2、防風1.2、麻黄1.2、薄荷1.2、桔梗2.0、
石膏2.0、黄芩2.0、当帰1.2、白芍1.2、川芎1.2、山梔子1.2、滑石3.0、
甘草2.0、大黄1.5、芒硝1.5、JP生姜1.0）

刺激の強い飲食物の過食や暴飲暴食により裏に熱が在り、内熱が表鬱してにきびを形成するものである。解毒、清熱、攻下の働きを有し、表裏双解する。

調胃承気湯（大黄2.0、芒硝1.0、甘草1.0）

陽明腑実証の初期に用いられる。胃熱を清し、宿食を攻下することにより、にきびを消褪させる。

3．毒熱証

鬱熱が上蒸した上に毒邪に外感し、毒と熱が互結して皮膚腠理の間に鬱したものである。にきびから細菌感染を生じ顔面瘡を形成した場合に相当する。顔面に大小の小膿疱が散在し、発赤疼痛がある。舌質紅で苔は黄色で乾燥、脈は弦滑あるいは数。治療は清熱解。

治頭瘡一方（連翹3.0、防風2.0、忍藤あるいは金銀花2.0、蒼朮3.0、川芎3.0、
荊芥1.0、紅花1.0、甘草1.0、大黄0.5～1.0）

消炎、止痒、化膿、抑制、抗菌、解毒の働きが強く、特に顔面や頭部の風湿熱の皮疹を治す。

十味敗毒湯（柴胡3.0、桔梗3.0、防風3.0、川芎3.0、荊芥3.0、茯苓3.0、
樸樕3.0、独活1.5、甘草1.0、JP生姜1.0）

風湿熱の皮疹に対する薬方であるが、処方の構成からみると排膿の働きが最も強く、清熱、解毒の剤が少ない。従って化膿性座瘡の初期に用いるとよく奏効する。

4．血瘀証

瘀血のある人に湿熱が加わると、瘀血はのぼせを伴いやすいので湿熱が上蒸し、瘀血と結びついて経絡を阻滞してにきびを生じ、これに毒邪の外感（細菌の二次感染など）が加わると、難治性の膿疱や結節を形成することが多い。顔面だけでなく胸背にも拡がり、皮膚は脂漏性でにきびの後で瘢痕を残すことがある。

舌質は暗紅で紫斑、苔は白時に黄。脈は澁。便秘や膨満感があり、下腹部は硬満し臍傍に強い圧痛がある。治療は清熱除湿、活血化瘀。毒邪外感を伴う時

は清熱解毒の方剤を併用する。

桂枝茯苓丸（桂枝4.0、茯苓4.0、桃仁4.0、牡丹4.0、赤芍薬4.0）

標準的駆瘀血剤である。瘀血の一般症状と少腹鞕満の腹証を目標に用いる。他剤との合方や兼用にもよく用いられる。

桃核承気湯（桃仁5.0、桂枝4.0、大黄3.0、芒硝2.0、甘草1.5）

実証でのぼせと便秘を伴う瘀血証に用いる。下焦の瘀血が熱を伴って上衝したもので、少腹急結の腹証が見られる。

5．血虚証

血虚の人は顔面皮膚の栄養供給や滋潤作用が十分行われず、新陳代謝も悪いため、皮膚が荒れ、カサつきと小型の吹出物が現れることがある。顔色が悪く肌膚枯燥し、舌質は淡白で萎縮性、時には裂紋がある。脈は沈細である。治法は養血活血、滋陰潤膚を行う。

当帰芍薬散（当帰3.0、白芍4.0、川芎3.0、白朮4.0、茯苓4.0、沢瀉4.0）

脾虚があって血虚を生じたものである。若い女性などで、冷え症、月経異常と共に肌が荒れてニキビができ易いといった場合に用いると良い。

加味逍遙散（柴胡3.0、白芍薬3.0、当帰3.0、白朮3.0、茯苓3.0、甘草2.0、山梔子2.0、牡丹皮2.0、薄荷1.0、JP生姜1.0）

気血両虚のある人が、肝鬱化火して、イライラ、のぼせ、不眠などと共にニキビを生じる場合に用いる。更年期の婦人に出現吹出物にも奏効する。

皮膚疾患

乾　癬

乾癬の常用処方

1. 血熱（血燥）型
   三黄瀉心湯、温清飲
2. 血虚（風燥）型
   当帰飲子、三物黄芩湯
3. 瘀血型
   桂枝茯苓丸、大黄牡丹皮湯
4. 臓毒型
   大柴胡湯、防風通聖散

疾患の概念

　乾癬は鱗屑を伴う大小様々の紅斑性局面が、慢性に寛解と再燃を繰り返す難治性の皮膚疾患である。頭部、肘、膝に初発し、機械的刺戟を受けやすい部位、日光に当たることの少ない部位に好発するが、最終的には全身どこにでも出現し、全身に拡がる事も稀ではない。臨床的な病型としては(1)典型的な境界鮮明な不定型の乾燥性紅斑が見られる尋常性乾癬が最も一般的であるが(2)無菌性の膿疱を混じる膿性乾癬、(3)皮疹と共に関節の腫脹疼痛が見られる関節症性乾癬、(4)小型の紅斑で病巣感染と関連する滴状乾癬、(5)乾燥性の紅斑でほぼ全身が埋め尽くされる乾癬性紅皮症などに分けられる。

　原因は不明とされ、遺伝的素因として、何らかの後天的因子（食物や居住環境あるいは化学物質など）が加わって発症すると考えられている。

処方の運用

1. 血熱型

　血分に熱が鬱して肌膚を蒸灼する。血熱により血燥を生じるので乾燥性の紅斑となる。発症拡大する時は迅速で紅斑の色は濃い赤色である。鱗屑は比較的大きく厚くて、無理に剥がすと出血する。皮疹部は熱感があって、掻痒感が強い。口渇があり、便秘を伴うことも多い。舌質は紅で舌苔は薄黄、脈は弦滑あ

乾癬弁証の要点

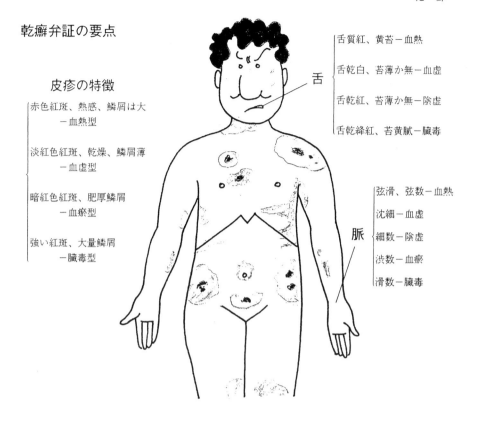

皮疹の特徴
- 赤色紅斑、熱感、鱗屑は大 －血熱型
- 淡紅色紅斑、乾燥、鱗屑薄 －血虚型
- 暗紅色紅斑、肥厚鱗屑 －血瘀型
- 強い紅斑、大量鱗屑 －臓毒型

舌
- 舌質紅、黄苔－血熱
- 舌乾白、苔薄か無－血虚
- 舌乾紅、苔薄か無－陰虚
- 舌乾絳紅、苔黄膩－臓毒

脈
- 弦滑、弦数－血熱
- 沈細－血虚
- 細数－陰虚
- 渋数－血瘀
- 滑数－臓毒

るいは弦数。治法は清営涼血、活血である。

三黄瀉心湯（黄連3.0、黄芩3.0、大黄3.0）

心と胃を清し血分の鬱熱を清す。便秘せず湿熱の傾向がある時は**黄連解毒湯**（黄連、黄芩、山梔子、黄柏）にするが、血熱を清す働きは本方の方が強力である。

温清飲（黄連1.5、黄柏1.5、黄芩3.0、山梔子2.0、乾地黄4.0、当帰4.0、芍薬3.0、川芎3.0）

黄連解毒湯と四物湯の合方である。血熱が長く持続して血も消耗して血熱（実）と血虚（虚）が共にある状態を治す。

2．血虚型

血熱が長期間停滞して陰血が消耗した者、あるいは体質的に血虚・陰虚の傾

向の人では皮膚の栄養や滋潤が悪く、血虚生風して掻痒性の乾癬を生じる。紅斑は淡紅色で乾燥が強く鱗屑は乾いて薄く、白い粉を吹いたようになる例が多い。掻痒は強く、舌質は淡白か陰虚の時は淡紅、舌は乾燥して薄いか無苔。脈は沈細あるいは細数（陰虚の時）である。

当帰飲子（当帰5.0、地黄4.0、白芍薬3.0、川芎3.0、防風3.0、白蒺藜3.0、何首烏2.0、荊芥1.5、黄耆1.5、甘草1.0）

四物湯の加味方である。血虚生風して肌膚枯燥（皮膚の萎縮、分泌低下、皮膚乾燥、燥い落屑）や掻痒を生じる者を治す。

当帰、地黄、芍薬、川芎は血物湯である。蒺藜と何首烏は風熱を疏散して皮膚の掻痒を除く。防風、荊芥は発表散風、黄耆は皮膚を養い、その機能を調整する働きがある。

三物黄芩湯（乾地黄6.0、黄芩3.0、苦参3.0）

滋陰清熱の基本処方である。原因は何であれ陰虚火旺する者を治す。乾地黄は滋陰すると共に虚熱を清す。黄芩は清熱涼血すると共に陰を養い陽を退る。苦参は補陰瀉火の働きに加えて津液を生ずる。三者合わせると滋陰清熱の効果が強くなる。

3．瘀血型

瘀血体質の者、あるいは気血が共に虚して気が血を行らすことができなくなって血瘀を生じたものである。血が滞り皮膚が養われなくなって乾癬を生じる。紅斑は暗紅色で皮膚が肥厚し、膨疹状あるいは苔癬化する。鱗屑は厚く緊密に附着している。肌膚甲錯（サメ肌）し、時に血絡（静脈怒張）や細絡（毛細血管拡張）を見る。舌質は暗紅か紫色で紫斑や舌下（舌の裏）に血絡を見る。脈は多く渋。腹診すると少腹硬満と臍の斜下に強い圧痛（瘀血圧痛点）がある。治法は活血化瘀、行気。

桂枝茯苓丸（桂枝4.0、茯苓4.0、桃仁4.0、牡丹皮4.0、赤芍薬4.0）

瘀血治療の基本処方である。桃仁、牡丹皮、赤芍は活血化瘀と共に牡丹皮は血分の熱を清す。桂枝は気を行らし、茯苓は利水と共に鎮静作用がある。本方は瘀血が関係している諸症に対し合方や兼用でもよく用いられる。

大黄牡丹皮湯（大黄2.0、牡丹皮4.0、桃仁4.0、芒硝4.0、冬瓜子6.0）

瘀血と共に血熱と便秘を伴う例に用いる。牡丹皮、桃仁、冬瓜子は強い駆瘀

血作用を有し、牡丹皮は血熱を清し、大黄と芒硝は裏の熱を便と共に清泄する。

4. 臓毒型

毒邪（飲食不適や誘発物質）に因って毒熱を発生したり、体質、飲食、環境などの影響で湿熱を生じ、湿熱の停滞が長期に亘る結果、鬱化して化毒したものである。全身性の強い紅斑があり、灼熱感と共に大量の落屑がいつも剥げ落ちる。搔痒の程度には消長がある。汗が出ると痒い。時に発熱や悪寒があり、便秘、尿不利で濃い尿が出る。舌質は絳紅で苔は黄膩である。脈は滑数。治法は瀉熱解熱である。

大柴胡湯（柴胡6.0、黄芩3.0、半夏4.0、白芍薬3.0、枳実2.0、大棗3.0、JP生姜1.5、大黄1.0～3.0）

少陽和解の働きと陽明攻下の働きを兼有する。湿熱の邪が少陽にあると共に陽明胃にも影響し、燥熱を生じている。肝鬱気滞を治して肝の疏泄作用を改善し解毒力を高め、一方陽明胃から清熱と邪を大便と共に排泄する。

防風通聖散（大黄1.5、芒硝1.5、滑石3.0、石膏2.0、黄芩2.0、桔梗2.0、麻黄1.2、連翹1.2、防風1.2、荊芥1.2、山梔子1.2、薄荷1.2、当帰1.2、芍薬1.2、川芎1.2、甘草2.0、JP生姜1.0）

解表、清熱、攻下、利水の働きを併有し、外は風邪に感じ、内に蘊熱ある者を表裏双解する。これによって体内に蓄積した食毒、臓毒を汗、便、尿より排泄して解毒する。

補 遺

本病は現代の中国医学では"銀屑病"と呼んでいる。老中医（北京）の朱仁康氏は本病を温病理論に基づいて「血分ニ熱有リ」と捉え、これを大きく血熱風燥型と血虚風燥型に分類し、血熱燥風型に対しては清熱解毒の**克銀Ⅰ方**（土茯苓、忍冬藤、草河車、白蘚皮、北豆根、板藍根、威霊仙、生甘草）、血虚生燥型に対しては滋陰養血潤燥作用の生薬群と清熱解毒作用の生薬群を組み合わせた**克銀Ⅱ方**（地黄、丹参、玄参、麻仁、大青葉、北豆根、白蘚皮、草河車、連翹）を創製している。著者らが追試した成績では甚だ有効であった。（1995年『日本東洋医学会学術総会（金沢）で発表）

皮膚疾患

掌蹠膿疱症

掌蹠膿疱症の常用処方

1．毒熱証	黄連解毒湯（合排膿散及湯）、十味敗毒湯
2．湿熱証	消風散、治頭瘡一方
3．瘀　血	温清飲、大黄牡丹皮湯

疾患の概念

　手掌、足蹠に大小不同の無菌性膿疱、水泡が多発する。膿疱の内容は黄色あるいは乳白色で、紅斑、落屑、痂皮、角化を伴い、搔痒が強い。増悪と寛解を繰り返しながら慢性に経過する。全身症状はない。原因は不明であるが細菌感染、アレルギーに因るものもあると考えられている。病巣感染が認められることが多く、慢性扁桃炎が最も多い。また関節炎や、糖尿病が合併していることもある。漢方医学的に考えると、多くは外邪の侵襲に因るが、内傷に因るものもある。

処方の運用

1．毒熱証

　毒熱の邪が皮膚に侵入して発生したと考えられるものである。熱証が著しく初めから黄色の膿疱を生じ、周辺には紅暈があり、潰破すると粘稠な濃汁が流出し、痂皮を形成する。熱感があり、口渇冷飲を好む。舌質は深紅、脈は滑数で有力である。治法は瀉火解毒。

黄連解毒湯（黄連1.5、黄芩3.0、山梔子2.0、黄柏1.5）

　毒熱が上中下の三焦にあり、表裏俱に熱盛の状態である。のぼせと充血があり、血熱妄行して鼻出血や皮下出血を生じる。手掌や足底も充血と熱感が著しい。膿疱を伴う時は**排膿散及湯**（桔梗4.0、枳実、白芍薬、生甘草、大棗各3.0、JP生姜1.0）を合方する。

十味敗毒湯（柴胡3.0、桔梗3.0、樸樕3.0、川芎3.0、茯苓3.0、防風1.5、
　　　　　　荊芥1.0、独活1.5、甘草1.0、JP生姜1.0）

掌蹠膿疱症弁証の要点

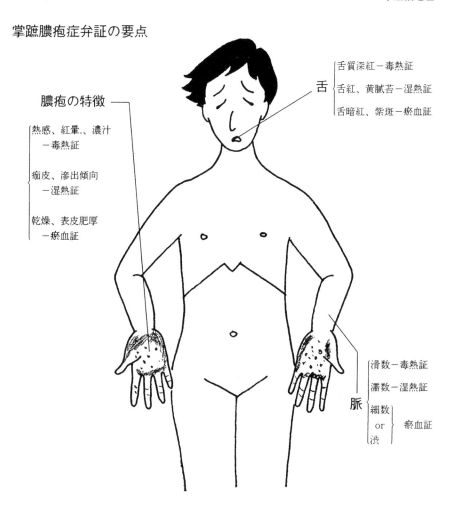

化膿性の掌蹠膿疱症の初期に用いると排膿、解毒、除湿に働く。

2．湿熱証

刺戟物や濃厚な食品、アルコールやタバコなどで脾に湿熱が形成され、経絡を伝って体表に浸淫してくると考えられるものである。手掌や足底部に水疱や膿疱よりも痂皮を形成し易く、剥離した痕はビランや滲出傾向を呈し、掻痒が著しい。舌質は紅で苔は黄膩、脈は濡（軟）数である。

消風散（石膏3.0、乾地黄3.0、当帰3.0、蒼朮2.0、牛蒡子2.0、防風2.0、木通2.0、知母1.5、荊芥1.0、苦参1.0、甘草1.0、蝉退1.0、胡麻1.5）

湿熱に因る皮疹を治す基本処方である。分泌物が多く痂皮形成傾向のある皮疹によく奏功する。消炎、解熱、止痒、滲出傾向抑制の薬効を有している。

治頭瘡一方（連翹3.0、川芎3.0、蒼朮3.0、忍藤＝金銀花2.0、防風3.0、荊芥1.0、紅花1.0、甘草1.0、大黄0.5）

湿熱証で分泌傾向、痂皮形成、搔痒の強い皮疹に対して、祛風、清熱、解毒、活血、化湿の働きを持つ。薬効は上に向かいやすいので足蹠よりも手掌の膿疱症によく効く。

3．瘀血証

毒熱証が長く続いて余熱が清解されず、血が煎熬されて粘稠となり熱性の瘀血となり、局所に熱結を生じたものである。膿疱は出没を繰り返して慢性化し、手掌や足蹠は乾燥して熱感があり表皮が肥厚する。舌は暗紅で紫斑があり、苔は薄い、脈は細数か渋である。治法は活血化瘀、清熱、必要に応じて滋陰。

温清飲（地黄3.0、芍薬3.0、当帰3.0、川芎3.0、黄連1.5、黄芩3.0、山梔子2.0、黄柏1.5）

本方は**黄連解毒湯**と**四物湯**の合方で、血熱が長く持続した結果血虚血燥を生じたものである。黄連解毒湯で残余の血熱を清し、四物湯で陰血を補う。本方の地黄は滋陰の目的なら熟地黄、涼血の目的なら乾地黄を用いる。芍薬も補血には白芍薬、破血には赤芍薬と目的に応じ、使い分ける。

大黄牡丹皮湯（桃仁4.0、牡丹皮4.0、冬瓜子6.0、大黄2.0、芒硝4.0）

破血、清熱、瀉下の働きを持つ。

桃仁、牡丹皮、瓜子は強い駆瘀血作用が有り、牡丹皮はさらに血清を清す。大黄と芒硝は承気湯の主薬で裏の実熱を清瀉する。

皮膚疾患

手掌角化症

手掌角化症の常用処方

1．血燥型　当帰飲子、温経湯
2．風寒型　当帰四逆加呉茱萸生姜湯
3．湿熱型　消風散、加味逍遙散合四物湯

疾患の概念

　手指の湿疹の範疇に入るが、通常の湿疹のような丘疹、小水疱などの点状要素を欠き、手掌や指の鱗屑、乾燥硬化、粗糙化、指紋消失、亀裂などの角化様変化の著しいものである。アトピー性皮膚炎の既往があったり、また合併する例も多く、その原因にはアトピー性皮膚炎と共通した皮膚の乾燥化や防禦能低下などの共通した因子が示唆される。何らかのアレルギーに起因すると考えられる者、職業上手をよく使う人に多く、慢性の刺戟の蓄積が誘発に因ると考えられる例もある。

　漢方では歴代の医書に"鵞掌風"と記載されているものである。

処方の運用

1．血燥型

　血虚あるいは瘀血のため、血の栄養と滋潤作用が失われて生じるものである。始め手掌に生じ指頭に及ぶ、手掌の乾燥、硬化、亀裂が著しい。脈は沈細、舌の所見は不定である。治法は養血、活血、滋潤である。

　当帰飲子（当帰5.0、熟地黄4.0、白芍薬3.0、川芎3.0、防風3.0、白蒺藜3.0、
　　　何首烏2.0、荊芥1.5、黄耆1.5、甘草1.0）

　四物湯に補血の何首烏、袪風の荊芥、防風、荊芥と補気生肌の黄耆を加えた処方である。血虚血燥により手掌乾燥し、また血虚生風して痒みを生じる者を治す。

　温経湯（当帰3.0、麦門冬4.0、半夏4.0、白芍薬2.0、川芎2.0、人参2.0、
　　　桂枝2.0、阿膠2.0、牡丹皮2.0、甘草2.0、呉茱萸1.0、JP生姜1.0）

手掌角化症弁証の要点

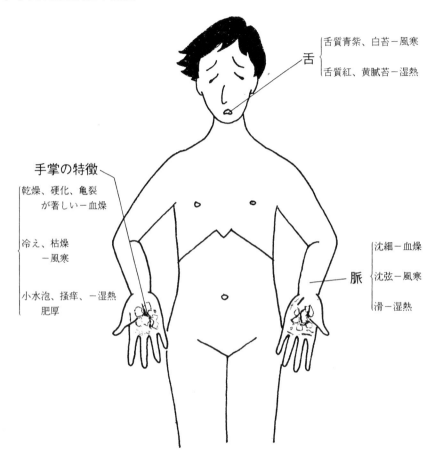

血虚に瘀血が併存している証を治す。瘀血が去らないため新血が生ぜず血虚しているもので、手掌が煩熱して乾燥し、そのため手掌の硬化や亀裂が生じるものである。

2．風寒型

慢性に寒冷刺戟を受け、手が冷えて血行が巡らなくなって、冷えと共に肌膚枯燥して時に亀裂を生じるものである。舌質は青紫で白苔がある。脈は沈弦。

治法は温経通脈である。

当帰四逆加呉茱萸生姜湯（桂枝3.0、当帰3.0、白芍薬3.0、細辛2.0、木通3.0、甘草2.0、大棗5.0、呉茱萸2.0、JP生姜1.0）

血虚がある者が寒冷刺戟により四肢の冷厥を生じ血行障害から、凍瘡やあるいは慢性的に手掌や指の乾燥を生じる時に用いる。

3．湿熱証

最初は手掌に小水泡が発生し、掻痒が著しく、掻くと破れて分泌物が出るが、次第に皮膚が肥厚硬化乾燥して亀裂を伴うようになるものである。手掌の慢性湿疹との間に互に移行が見られ、また掌蹠膿疱症ともまぎらわしい例がある。舌質紅で黄膩苔、脈は滑である。治法は清熱除湿である。

消風散（石膏3.0、乾地黄3.0、当帰3.0、防風2.0、蒼朮2.0、木通2.0、知母1.5、苦参1.0、荊芥1.0、牛蒡子2.0、蝉退1.0、甘草1.0、胡麻2.0）

湿熱性皮疹を治す基本処方である。丘疹、水疱は湿熱に因って生じるので、手掌にブツブツができている時期には本方を用いる。

加味逍遙散合四物湯（加味逍遥散＝柴胡3.0、白芍薬3.0、当帰3.0、白朮3.0、茯苓3.0、山梔子2.0、牡丹皮2.0、甘草1.5、薄荷1.0、JP生姜1.0、四物湯＝熟地黄4.0、当帰4.0、白芍薬4.0、川芎4.0）

加味逍遙散は気血両虚した人が肝気鬱結があり、肝鬱化火して虚熱を生じた時の処方である。持続する虚熱で手掌に煩熱乾燥を生じる。**四物湯**は滋陰養血の基本処方である。華岡青州は本方に荊芥と地骨皮を加えて、大いに効果を挙げたという。

11. 眼・耳の疾患

めまい

めまいの常用処方

1. 虚によるめまい
    1) 気　　虚　　補中益気湯
    2) 血　　虚　　四物湯、当帰芍薬散
    3) 気血両虚　　十全大補湯、帰脾湯
    4) 腎　　虚　　六味丸（腎陰虚）、八味地黄丸（腎陽虚）
2. 風によるめまい
    　　肝風内動　　七物降下湯
3. 火によるめまい
    1) 肝火上炎　　黄連解毒湯、竜胆瀉肝湯
    2) 肝陽上亢　　釣藤散
4. 痰によるめまい
    　　　　　　　五苓散、苓桂朮甘湯、真武湯、半夏白朮天麻湯

疾患の概念

　外来において、患者が「めまいがする」と訴える時、患者が言わんとしている自覚症状は様々であるので、その内容を具体的によく把握する必要がある。
　一般にめまいの内容は下記のように分類される。
　1群：周囲や天井が回ったり、揺れたりする感じ。（回転性のめまい）
　2群：気が遠くなったり、意識がなくなるような感じ、奈落に落ちて行くような感じ。（意識喪失感、落下感）
　3群：歩行時の平衡障害、ふらつく、あるいはよろめく感じ。（身体動揺感）
　4群：上記以外の漠然としたふらつき感、体がふわふわする感じ、倒れそうになる。（身体浮遊感）

　漢方では回転性の烈しいめまいを〝眩〟、身体浮遊感あるいは、動揺感のような軽いめまい感や立ち眩みを〝暈〟と称している。めまいの原因としては、虚、風、火、痰の4つが考えられ、五臓では肝、脾、腎の三臓が深く関与している。

めまい弁証の要点

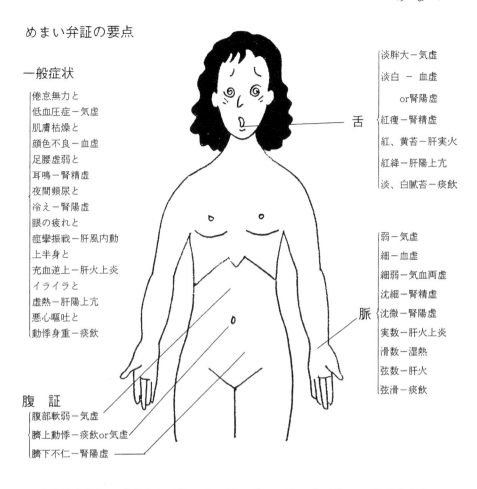

一般症状
- 倦怠無力 と
- 低血圧症 －気虚
- 肌膚枯燥 と
- 顔色不良 －血虚
- 足腰虚弱 と
- 耳鳴 －腎精虚
- 夜間頻尿 と
- 冷え －腎陽虚
- 眼の疲れ と
- 痙攣振戦 －肝風内動
- 上半身 と
- 充血逆上 －肝火上炎
- イライラ と
- 虚熱 －肝陽上亢
- 悪心嘔吐 と
- 動悸身重 －痰飲

舌
- 淡胖大 －気虚
- 淡白 － 血虚
-   or 腎陽虚
- 紅痩 －腎精虚
- 紅、黄苔 －肝実火
- 紅絳 －肝陽上亢
- 淡、白膩苔 －痰飲

脈
- 弱 －気虚
- 細 －血虚
- 細弱 －気血両虚
- 沈細 －腎精虚
- 沈微 －腎陽虚
- 実数 －肝火上炎
- 滑数 －湿熱
- 弦数 －肝火
- 弦滑 －痰飲

腹証
- 腹部軟弱 －気虚
- 臍上動悸 －痰飲or気虚
- 臍下不仁 －腎陽虚

　『景岳全書』に「虚ナクバ眩ヲナス能ワズ。マサニ虚ヲ治スヲ以テ主トシ、ソノ標ヲ兼ネテ酌スベシ」とある様に、一般にめまいは虚証が多く実証は少ないと考えられている。一見実証に見えても多くは何らかの虚によって実を生じた本虚標実である。

処方の運用

1．虚によるめまい

　気、血、津液や五臓の虚が直接めまいを惹き起こすもので、機能面の不足

（気虚）、栄養面の欠乏（血虚）、あるいは老化に伴う諸生理機能の衰えや体液調節の障害（腎精虚）などは、いずれもめまいの原因となりうる。気虚に対しては補気、血虚には養血。また気血は同じ水穀の精微より生じ、姿や働きは異なっても常に協力し合っているので、片方の虚は久しく続くと必ず他方の不足を呼ぶ。気血両虚に陥った者には気血双補の方剤が必要である。

腎精の不足に対しては補腎の方剤を用いる。

補中益気湯（黄耆4.0，人参4.0，甘草1.5，白朮4.0，当帰3.0，陳皮2.0，柴胡1.5，升麻0.5，大棗2.0，乾姜0.5）

気虚に対する方剤である。脾気虚に中気下陥を伴う者を治す。中気下陥のため低血圧症やめまいを起こす。倦怠無力感の著るしいのを目標に用いる。

腹部は軟弱で臍上に動悸を触れる。脈は弱で大。舌質は淡、白苔がある。

四物湯（地黄3.0，当帰3.0，芍薬3.0，川芎3.0）

血虚に対する基本処方である。血が不足し、頭部の血流が不足するため、めまいや立ち眩みが起こる。顔色が悪く、頭重、動悸、倦怠感、眼前暗黒などを伴う。皮膚が乾燥し、爪の色が悪い。舌質は淡白、脈は沈細である。

当帰芍薬散（当帰3.0，白芍薬4.0，川芎3.0，白朮4.0，茯苓4.0，沢瀉4.0）

血虚に加えて脾虚痰飲がある。血虚、気虚、痰飲が併存するので、めまいや立ち眩みと共に貧血、冷え症、易疲労、倦怠感など不定の愁訴がある。

皮膚は色白、腹部は軟弱で心下に動悸、下腹部に軽い抵抗や圧痛がある。脈は沈弱。

十全大補湯（黄耆3.0，人参3.0，桂皮3.0，白朮3.0，茯苓3.0，甘草1.5，地黄3.0，当帰3.0，芍薬3.0，川芎3.0）

気血両虚のめまいに用いる。虚弱体質、大病や手術お産の後などの全身衰弱で著明な倦怠感などと共にめまいがある者を目標にする。皮膚は乾燥し、るいそう。舌質淡白。脈は沈細弱である。

帰脾湯（人参3.0，黄耆3.0，当帰3.0，白朮2.0，茯苓3.0，竜眼肉3.0，酸棗仁3.0，遠志2.0，木香1.0，甘草1.0，大棗2.0，JP生姜1.0）

気血両虚に心虚を伴う者に対する処方である。非常に顔色が悪く貧血と全身倦怠感が著るしく、それにめまい、立ち眩み、不眠、健忘などを伴うのを目標にする。脈は沈細弱である。

六味丸（地黄5.0，山薬3.0，山茱萸3.0，茯苓3.0，沢瀉3.0，牡丹皮3.0）

　腎陰を補う基本処方である。漢方でいう"腎"は水を主ると共に生命の基本物質である腎精を蔵し、髄を生じ、全身の陰陽の源、先天の本とされる。腎陰の不足は老化を招き、精神活動が低下し記銘力の減退や、慢性的なめまいふらつき、耳鳴、尿利異常などを伴うことが多い。腎精虚の場合、舌体は痩、舌質は紅、脈は沈細である。

八味地黄丸（地黄6.0，山薬3.0，山茱萸3.0，茯苓3.0，沢瀉3.0，
　　　　　牡丹皮 3.0，桂枝1.0，附子1.0）

　腎陽虚を伴う者。腎精虚の証に加えて、寒がる、足腰の冷え、夜間頻尿等の症状がある。腹診で臍下不仁があり、舌質淡白、脈は沈微。

2．風によるめまい

　風には外風と内風がある。外風とは、いわゆる風邪となって外から襲いカゼ症候群などの外感病を惹き起こすものである。これに対し内風とは、諸々の神経症状を生じさせる内因性の病理機序を指す概念である。内風は肝より生じる。肝血が不足すると、血虚の一般症状である眼の疲れや、ふらつき疲労感の他に、肝が眼の筋を養えなくなる結果、めまい、振せん、痙攣、麻痺などの動揺性の症状が現れる。これを血虚生風あるい は肝風内動と称している。『素問』至真要大論篇（第七十四）に「諸風悼眩ハ皆肝ニ属ス」とあるのは、めまいやその他神経症状はすべて肝より生じた内風に起因しているという意味である。内風に対する治法は養血熄風である。

七物降下湯（熟地黄3.0，当帰4.0，白芍薬4.0，川芎3.0，釣藤鈎3.0，
　　　　　黄柏2.0，黄耆3.0）

　四物湯の加味方で養血熄風の効能がある。肝風内動してめまい、ふらつき、頭痛などを生じる者を治す。舌は淡白、脈は弦細。

3．火によるめまい

　肝の生理的機能は解毒や胆汁排泄の他に、自律神経や感情の支配調節も包含する疏泄作用と、全身の血液供給を支配調節する蔵血作用、及び筋を栄養することである。過度のストレスや怒り、緊張が持続すると肝の疏泄は失調し、肝に気が鬱積してくる（肝気鬱結）。肝気鬱結が久しく続くと、鬱積した肝気は熱（火）と化して、実証の人は肝火上炎となる。いわゆる頭に血が昇っ

た状態で、臨床的には上半身の熱証、めまい、血圧上昇、のぼせ、あるいは充血などの症状を伴う。

また肝気（肝陽）は常に肝血（肝陰）とバランスを保ちながら正常な生理機能を営んでいる。虚証の人は肝気鬱結があると、もともと肝血が少ない上に肝気が旺盛になるので肝血は相対的に不足し、肝血が肝気を抑制できなくなる結果、肝気が昇動して肝陽上亢という現象を生じ、めまい、ふらつきと共に顔のほてり、五身煩熱（手足の熱感）、口渇、盗汗、不眠、動悸などの症状を現す。

肝火上炎は実熱の上衝であるのに対し、肝陽上亢は虚熱の上昇で、虚実の別があるがどちらも熱証でのぼせを伴いめまいを生じる。実熱は清熱瀉火し、虚熱は平肝清熱する。

黄連解毒湯（黄連1.5，黄芩3.0，黄柏1.5，山梔子2.0）

実証で血熱があり、肝火上炎する時の処方である。臨床的には、のぼせによる脳の充血や血圧上昇があって、めまいを呈する人に適応する。顔貌は赤ら顔、舌質は紅でやや乾燥し厚い白黄苔がある。脈は力のある実脈で数。

竜胆瀉肝湯（竜胆草1.0，柴胡3.0，黄芩3.0，山梔子1.0，車前子3.0，沢瀉　3.0，木通5.0，当帰5.0，乾地黄5.0，甘草1.0）

肝胆の実火を清し下焦の湿熱を瀉す。眼の充血やめまいに加え胸脇痛、口苦、舌膩苔などの肝火上炎の症状と同時に下腹部の緊満、排尿異常など下焦湿熱の症状を伴う者に用いる。脈は弦数あるいは弦滑である。

釣藤散（釣藤鈎3.0，菊花2.0，防風2.0，人参2.0，茯苓3.0，石膏5.0，麦門冬3.0，陳皮3.0，半夏3.0，甘草1.0，JP生姜1.0）

脾胃の虚があって湿痰を伴う人の肝陽上亢を治す。平肝潜陽、明目の薬効がある。やや虚弱で幾分癇癪持ちの人が逆上したりイライラしたりして、めまいや血圧上昇、頭痛などを起こす場合によく用いられる。舌質は淡紅、白膩苔。脈は弦である。

4．痰によるめまい

『丹渓心法』に「痰ナクバ眩ヲナサズ」とあり、異常な水分の貯留や停滞はめまいの最大の原因の一つと考えられている。痰飲は脾虚や腎虚により水飲が正常に吸収排泄されないことによる。痰飲が頭の清竅を塞ぐので清陽が

巡らずめまいが生じる。

　痰飲の証があると、臨床的には頭重感、心窩部が痞えて重苦しく、悪心や嘔吐があり、四肢や全身の重怠い感じに加えてしばしば回転性のめまいを生じる。痰飲によるめまいに対しては、利水剤を証に随って用いる。

　舌体は膨潤し、白い膩苔を有することが多い。脈は弦滑のことが多い。

　五苓散（茯苓4.0，沢瀉4.0，白朮3.0，猪苓3.0，桂枝1.5）

　利水の代表処方である。『金匱要略』痰飲病篇に「モシ痩人、臍下ニ悸有リテ涎沫ヲ吐シ癲眩スルハ此レ水ナリ。五苓散コレヲ主ル」とあるのは、動悸と共に水を飲むと嘔吐して立っておれない程の烈しいめまいの症状を呈する者は、腎と膀胱の働きが失調した結果、水飲が内蓄したからで利水の五苓散を用いて主治すべし、という意味である。脈は浮で滑である。

　苓桂朮甘湯（茯苓6.0，白朮3.0，桂枝4.0，甘草2.0）

　本来脾虚があって、胃中に寒飲があり、気の上逆と共に上衝して、起立性の眩暈や心悸亢進、呼吸促迫等の症状を現す。本方は寒飲を温化し、利水をはかる。メニエル病や自律神経性のめまいによく奏効する。心窩部の抵抗と強い動悸を触知する。脈は沈緊である。

　真武湯（茯苓4.0，白朮3.0，白芍薬3.0，JP生姜1.0，附子1.0）

　腎陽虚があって、腎が水分を膀胱から排泄できず、上半身に迄痰飲が溢れ（腎虚水泛）めまい、立ち眩み、動悸、重怠い感じ、冷えなどの症状を現す。脈は沈で微。

　半夏白朮天麻湯（半夏3.0，白朮3.0，天麻2.0，茯苓3.0，沢瀉1.5，
　　　　　　　蒼朮3.0，人参1.5，黄耆1.5，陳皮3.0，麦芽2.0，神麹2.0，
　　　　　　　黄柏1.0，乾姜0.5，JP生姜0.5）

　脾気虚があるため、胃内に痰飲を生じると共に肝血が養われず肝気を抑制できなくなり、肝陽が痰飲を伴って上衝するので、回転性のめまいや頭痛を生じる。

　腹部軟弱で心窩部に動悸を触れ、胃内振水音を聞くことが多い。舌質淡で胖大、白膩苔。脈は弦滑である。

眼・耳の疾患

耳　鳴

耳鳴の常用処方

１．実証の耳鳴
　１）外感風熱　　葛根湯加川芎辛夷、小柴胡湯加桔梗石膏
　２）肝火上擾　　竜胆瀉肝湯
　３）痰火鬱結　　黄連解毒湯合二陳湯
　４）瘀　　血　　桂枝茯苓丸、通導散
２．虚証の耳鳴
　１）肝陽上亢　　釣藤散合六味丸
　２）肝　血　虚　　四物湯合酸棗仁湯
　３）腎　　虚　　六味丸（腎陰虚）、八味地黄丸（腎陽虚）
　４）脾　　虚　　補中益気湯

疾患の概念

外界に音がないのに耳内に音が聴えるものを耳鳴と呼んでいる。難聴を伴うことが多く、原因としては大体次のような疾患が考えられている。

１）外因性耳鳴

身体内部に何らかの音源が考えられるもので、筋肉の収縮や痙攣によって生じる筋肉性耳鳴と、血管の拍動によって生じる血管性耳鳴とがある。

２）内因性耳鳴

一種の幻聴と考えられる。難聴を伴う伝音性耳鳴、感音性耳鳴と難聴を伴わず器質的変化のない心因性のものなどが考えられている。

漢方治療に際して、耳鳴を訴える人は一般に虚証が多く実証は少ないとされるが、虚実の弁別が大切である。実証の耳鳴は多く低音性（潮騒のような或いは水の漱ぐような音）で、外感病、肝火、痰火などに起因する。これに対し、虚証の耳鳴は多く高音性（蝉が鳴くような或いはキーンという金属性の音）で慢性に経過し難治性のものが多い。臓腑の虚損によって生じ、特に腎は耳に開竅するところから腎虚に起因する例が多い。耳鳴と難聴とは完全には切り離せないことが多く、耳鳴は耳聾（難聴）の軽いものと漢方では考えている。内因性の耳鳴は難治性で仲々愁訴がとれず苦労する例が多い。

耳鳴

耳鳴弁証の要点

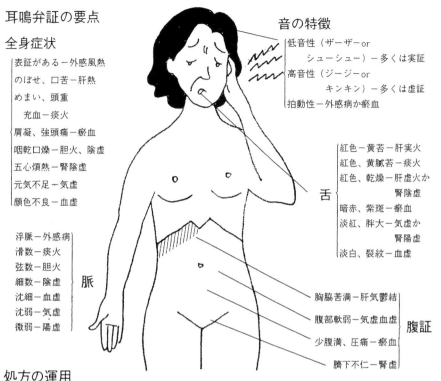

全身症状

- 表証がある－外感風熱
- のぼせ、口苦－肝熱
- めまい、頭重
- 充血－痰火
- 肩凝、強頭痛－瘀血
- 咽乾口燥－胆火、陰虚
- 五心煩熱－腎陰虚
- 元気不足－気虚
- 顔色不良－血虚

音の特徴

- 低音性（ザーザーor シューシュー）－多くは実証
- 高音性（ジージーor キンキン）－多くは虚証
- 拍動性－外感病か瘀血

舌

- 紅色－黄苔－肝実火
- 紅色、黄膩苔－痰火
- 紅色、乾燥－肝虚火か腎陰虚
- 暗赤、紫斑－瘀血
- 淡紅、胖大－気虚か腎陽虚
- 淡白、裂紋－血虚

脈

- 浮脈－外感病
- 滑数－痰火
- 弦数－胆火
- 細数－陰虚
- 沈細－血虚
- 沈弱－気虚
- 微弱－陽虚

腹証

- 胸脇苦満－肝気鬱結
- 腹部軟弱－気虚血虚
- 少腹満、圧痛－瘀血
- 臍下不仁－腎虚

処方の運用

1．実証の耳鳴

1）外感風熱

傷寒や温病などの外感病で肺熱（呼吸器の炎症）を生じ、火邪が耳中に上犯して耳鳴を生じるものである。咽頭炎、扁桃炎、中耳炎などに続発する。発熱や頭痛、鼻汁、鼻閉、耳閉感などの表証を伴い、中耳に滲出液が出るものもある。水が漱ぐような又は風が吹くような低音性の耳鳴、或いは炎症性の血管拡張による拍動性の耳鳴である。脈は浮、舌質は紅色で舌苔は薄い。治法は解表清肺である。

葛根湯加川芎辛夷（葛根4.0，麻黄4.0，桂枝2.0，白芍薬2.0，川芎3.0，辛夷3.0，甘草2.0，大棗3.0，JP生姜1.0）

辛温解表作用と共に清熱作用を有す。川芎は消炎作用と共に薬効を上行させる。辛夷は上行性で孔腔の閉塞を治す。全体で消炎排膿通窮作用がある。

小柴胡湯加桔梗石膏（柴胡7.0，黄芩3.0，石膏10.0，桔梗3.0，半夏5.0，人参3.0，甘草2.0，大棗3.0，JP生姜1.0）

小柴胡湯は亜急性や難治性の中耳外耳の炎症に有効である。強い清熱作用を持つ石膏と、消炎排膿作用と上行性に働く桔梗を加えてより薬効を高める。

2）肝火上擾

多くの場合ストレスや怒りが誘因となって肝気鬱結が生じ、鬱結した肝気が熱と化して上逆するものである。突発性に起こり難聴を伴う。耳閉感と共に雷鳴や潮騒のような耳鳴があり、のぼせ、充血、口苦、咽乾、イライラ、不眠、便秘などの症状を伴うことが多い。胸脇苦満があり、舌質紅色で黄苔があり、脈は弦あるいは弦滑。治法は清肝瀉火。

竜肝瀉肝湯（竜胆草2.0，柴胡3.0，黄芩3.0，山梔子2.0，乾地黄5.0，車前子3.0，木通2.0，沢瀉3.0，当帰5.0，生甘草1.0）《医宗金鑑》

肝胆火旺に湿熱を兼ねた証侯を治す。実熱証で肝火が上逆し、頭部顔面部の充血が著明である。湿痰が頭面の清竅を閉塞させ耳鳴、耳閉を生じ易い。

3）痰火鬱結

実熱証でのぼせ性の体質の人や、アルコールや濃厚な味の食品を好んで常食すると、胃に湿熱を生じ痰火となって上行する。耳鳴に難聴と耳閉感を伴い、同時に腹が張る、頭がふらつく、頭重など痰証の症状が見られる。舌質紅色で黄膩苔を伴っている。脈は沈実か沈滑。治法は清火化痰、和胃降濁。

黄連解毒湯（黄連1.5，黄芩3.0，山梔子2.0，黄柏1.5）
合二陳湯（半夏5.0，茯苓5.0，陳皮4.0，甘草1.0，JP生姜1.0或は
　　　　　ヒネ生姜2.0）

黄連解毒湯は心と三焦の湿熱を清す。二陳湯は脾胃の痰飲を治す。これらの二者を合方すると実火と湿痰による耳鳴を治す。

4）瘀 血

動脈硬化症などによる血行障害性の耳鳴は瘀血と考えられる。従って拍動性の耳鳴が多い。更年期の女性には瘀血証が多い。頭のふらつき、刺すような頭痛、肩凝り、腹診すると少腹硬満、瘀血の圧痛点などの症状がある。舌質暗赤色で紫斑や血絡（静脈怒張）を見る。脈は渋脈を呈す。治法は活血化瘀。

桂枝茯苓丸（桃仁4.0，牡丹皮4.0，赤芍薬4.0，茯苓4.0，桂枝4.0）

標準的で最も頻用されている駆瘀血剤。他の方剤と合方や兼用される。

通導散（当帰3.0, 紅花2.0, 蘇木2.0, 厚朴2.0, 枳殻3.0, 陳皮2.0, 木通2.0, 甘草2.0, 大黄3.0, 芒硝4.0）

瘀血に気滞を伴う者に用いる。瘀血の証候の他に気滞による耳鳴、難聴、耳閉感やのぼせ、腹満便秘などを伴う。瀉下の大黄と芒硝で熱を清泄し、他の諸薬で活血化瘀と行気をはかる。瘀血の強い者は桃仁、牡丹皮を加味し、気滞の顕著な者には柴胡、香附子、川芎などを加味する。

2．虚証の耳鳴

1) 肝陽上亢

肝の異常から生じる熱証であるが、肝火上擾とは異なり虚熱証である。腎陰が肝を滋養できない時、或いは肝陰（血）が不足して肝陽（気）を保持できない時に、肝陽が偏勝して虚熱を生じ上亢するものである。耳鳴の他にめまいふらつきと聴力減退があり、眼の充血、顔面紅潮、のぼせ、口乾、不眠など虚熱と内風の諸症状を伴う。治法は平肝潜陽である。

釣藤散（釣藤鈎5.0, 菊花2.0, 防風2.0, 石膏5.0, 茯苓3.0, 陳皮3.0, 半夏3.0, 麦門冬3.0, 人参2.0, 甘草1.0, JP生姜1.0）**合六味丸**（熟地黄5.0, 山薬3.0, 山茱萸3.0, 茯苓3.0, 沢瀉3.0, 牡丹皮3.0）

釣藤散は脾虚湿痰証の者が肝風内動して、内風と痰飲が上衝して、耳鳴、めまい、頭のふらつき等を呈す者を治す。**六味丸**は腎陰を補い陰虚火旺する者を治す。両者を合わせると肝腎の陰を補い肝風を鎮め肝陽上亢を治す。

2) 肝血虚

生血不足、大量の出血、慢性疾患による消耗などにより肝血が不足したため発症するものである。蝉の鳴くような高音性の耳鳴が午後や疲労に伴って増強する。聴力低下、視力低下、ふらつき、不眠等を伴う事もある。肌膚枯燥、顔面蒼白、爪の萎縮変形、脱毛などが血虚の一般症状で、女性では月経異常が見られる。舌質は淡白で裂紋がよく見られる。脈は沈細である。

四物湯（地黄3.0, 当帰3.0, 芍薬3.0, 川芎3.0）
合酸棗仁湯（酸棗仁15.0, 茯苓5.0, 川芎3.0, 知母3.0, 甘草1.0）

四物湯は一般的な血虚に対する基本処方である。**酸棗仁湯**は肝血を補う。両者を合わせると肝血不足によって生じる諸証を良く治す。

3）腎　虚

　腎は耳に開竅し、腎精の不足は耳鳴、難聴をはじめ耳の異常を起こしやすい。腎精から腎陽と腎陰が生じ、腎の働き（腎気）はこの両者の協調によって営まれている。腎虚による耳鳴は蝉の鳴くような或いは金属性の鋭い耳鳴と若干の難聴を伴い、夜間に増強するのが特徴である。腎陰虚と腎陽虚があり、夫々症状が異なる。

　六味丸（熟地黄5.0，山薬3.0，山茱萸3.0，牡丹皮3.0，茯苓3.0，沢瀉3.0）

　腎陰虚を治す。腎陰は腎水を支配しているので、腎陰虚では乾燥と虚熱（陰虚火旺）があり、手足のほてり（五心煩熱）、口乾、頬紅、潮熱、便秘、不眠、盗汗などの症状を伴う。舌質紅色で舌苔は薄いか無苔。脈は沈細数である。

　八味地黄丸（桂枝1.0，附子1.0，熟地黄6.0，山薬3.0，山茱萸3.0，茯苓3.0，沢瀉3.0，牡丹皮3.0）

　腎陽虚を治す。腎陽は命門の火を支配するので、体温の産生維持は腎陽の働きである。従って腎陽が虚すと虚寒の症状が特徴的で、寒がり冷える、倦怠感、不活発、足腰の冷え、陰萎、夜間頻尿等の症状が見られる。腹診で臍下不仁。

　舌質は淡で湿潤胖大で、苔は白滑。脈は沈で遅或いは微弱。治法は補腎。

4）脾気虚

　脾胃は気血生成の源である。脾胃の働きが不十分であれば気血が生成されないだけでなく、痰飲を生じやすく、濁飲が耳孔を始め頭部の諸孔を覆って閉塞し、清陽の気が上昇して五孔から発散されなくなるので、耳鳴、難聴、耳閉が生じる。脾胃気虚の人は元気が乏しく、倦怠感、食欲不振、下痢などがある。

　腹部軟弱で臍上動悸がある。舌質は胖大で湿った白苔を有す。脈は沈弱。

　補中益気湯（黄耆4.0，人参4.0，白朮4.0，甘草1.5，当帰3.0，陳皮2.0，柴胡1.5，升麻0.5，乾姜0.5）

　中（脾胃）を補い元気を益す。気を生じ痰を排し清陽の気を上昇（昇提）させる働きがあるので、脾気虚に因る耳鳴その他の証を治す。

補　遺

　煎薬を用いる場合

　痰火上擾に対しては**温胆湯**（茯苓、半夏、陳皮、竹茹、枳実、甘草、生姜）

加黄連を用いるとよい。

　瘀血の耳鳴に対しては**通竅活血湯**（桃仁、紅花、赤芍、川芎、葱白、生姜、大棗、麝香）がよい。但し麝香は現在入手困難なので、竜脳、安息香、石菖蒲などの芳香、開竅、除痰薬で代用するか、或いは散風開竅作用のある辛夷に白芷や香附子を加えて用いても、それなりの効果がある様である。

　肝陽上亢の耳鳴に対しては平肝潜陽の**天麻鈎藤飲**（天麻、鈎藤鈎、石決明、山梔子、黄芩、杜仲、牛膝、桑寄生、益母草、茯神、夜交藤）か平肝熄風の**鎮肝熄風湯**（牛膝、代赭石、竜骨、牡蠣、亀板、白芍、玄参、川楝子、青蒿、炙甘草）がよい。（但し原書は青蒿ではなく、麦芽と茵蔯となっている）

　肝血虚、或いは肝腎陰虚の場合は**滋腎通耳湯**（当帰、川芎、白芍薬、乾地黄、知母、黄柏、黄芩、柴胡、白芷、香附子）を用いると良い。

　心と腎は互いに交通し、相済け合っている。腎陽は上昇して心陽を温煦し、心陽は下降して腎陽を助けて腎水を温め、腎水の氾濫を制御する。腎水は上行して心陰を助け、心陽の亢進を抑制している。腎陰が不足したり、心火が亢盛になると、心腎不交となって、相互の協調関係が破れ虚煩不眠、健忘動悸などと共に耳鳴が生じる。（微かな耳鳴があって聴力も減退し、睡眠不足で増強するのが特徴である。）舌質紅で、脈は細数。治法は滋陰降火で、**天王補心丹**（酸棗仁、乾地黄、柏子仁、麦門冬、天門冬、五味子、当帰、遠志、茯苓、丹参、玄参、党参、桔梗）或いは**交泰丸**（黄連、肉桂）を用いる。

常用処方索引（五十音順）

あ行

安中散（アンチュウサン） …………………………………………………… 243, 259, 327, 371

胃苓湯（イレイトウ） ………………… 145, 167, 239, 243, 249, 259, 265, 281, 293, 315, 331

茵蔯蒿湯（インチンコウトウ） ………………………………………… 135, 235, 265, 305, 321

茵蔯五苓散（インチンゴレイサン） ……………………………………… 265, 305, 315, 443

温経湯（ウンケイトウ） ……………………………………………………………… 321, 375, 461

温清飲（ウンセイイン） ………………………………………… 135, 235, 421, 431, 443, 453, 457

越婢加朮湯（エッピカジュットウ） ………………………………… 127, 167, 381, 391, 397, 421

黄耆建中湯（オウギケンチュウトウ） ……………………………… 153, 209, 235, 275, 301, 357

黄芩湯（オウゴントウ） …………………………………………………… 189, 239, 275, 293

黄連解毒湯（オウレンゲドクトウ） ………… 127, 179, 215, 235, 239, 243, 259, 265, 275, 301
305, 321, 353, 421, 431, 443, 457, 465, 471

黄連湯（オウレントウ） ……………………………………… 189, 235, 239, 243, 265, 275, 281, 293

乙字湯（オツジトウ） ……………………………………………………………………………… 301

か行

葛根湯（カッコントウ） ………………………………… 127, 183, 239, 265, 293, 381, 401, 409, 415

葛根湯加川芎辛夷（カッコントウカセンキュウシンイ） ……………………………………… 205, 471

加味帰脾湯（カミキヒトウ） …………………………………………………… 135, 253, 353, 361

加味逍遙散（カミショウヨウサン） …… 135, 163, 215, 281, 287, 301, 305, 353, 361, 375, 381, 415, 449, 461

甘草湯（カンゾウトウ） ……………………………………………………………………………… 235

—477—

甘麦大棗湯（カンバクタイソウトウ） ……………………………173, 229, 361
桔梗石膏（キキョウセッコウ） ………………………………127, 183, 205
帰脾湯（キヒトウ） ………………145, 153, 173, 179, 229, 253, 357, 361, 415, 465
芎帰膠艾湯（キュウキキョウガイトウ） ………………………275, 301, 361
九味檳榔湯（クミビンロウトウ） ………………………………………167
荊芥連翹湯（ケイガイレンギョウトウ） ………………205, 421, 443, 449
桂枝加芍薬大黄湯（ケイシカシャクヤクダイオウトウ） ……………281, 287
桂枝加芍薬湯（ケイシカシャクヤクトウ） ……189, 239, 249, 275, 281, 287, 293
桂枝加朮附湯（ケイシカジュツブトウ） ………………………391, 415
桂枝加苓朮附湯（ケイシカリョウジュツブトウ） ……………401, 409
桂枝加竜骨牡蠣湯（ケイシカリュウコツボレイトウ） ……135, 145, 179, 229
桂枝湯（ケイシトウ） ………………………………………127, 183, 205
桂枝芍薬知母湯（ケイシシャクヤクチモトウ） ………………………391
桂枝人参湯（ケイシニンジントウ） ………………………189, 293, 381
桂枝茯苓丸（ケイシブクリョウガン） ……127, 135, 149, 173, 215, 223, 229, 287, 301, 305, 315, 337, 361
　　　　　　　　　371, 375, 381, 391, 397, 401, 409, 415, 443, 449, 453, 471
桂枝麻黄各半湯（ケイシマオウカクハントウ） ………………183, 421, 443
啓脾湯（ケイヒトウ） …………………………………163, 243, 275, 293
香蘇散（コウソサン） ……………………………………………189, 205
五虎湯（ゴコトウ） ………………………………………………………197
五積散（ゴシャクサン） …………………………………………149, 189, 381
牛車腎気丸（ゴシャジンキガン） ……167, 205, 215, 315, 331, 337, 357, 361
呉茱萸湯（ゴシュユトウ） ……………………………………………259, 381

— 478 —

五淋散(ゴリンサン) ……………………………………………………………337
五苓散(ゴレイサン) …………………167, 239, 259, 265, 293, 331, 357, 381, 465

さ行

柴陥湯(サイカントウ) ………………………………………………197, 305, 321, 401
柴胡加竜骨牡蠣湯(サイコカリュウコツボレイトウ) …………………153, 179, 215, 223, 229, 253, 353, 361
柴胡桂枝乾姜湯(サイコケイシカンキョウトウ) ………………………145, 189, 205, 305, 321, 361
柴胡桂枝湯(サイコケイシトウ) ………………………145, 189, 205, 243, 253, 265, 275
　　　　　　　　　　　　　　　　　　281, 293, 305, 321, 327, 415
柴朴湯(サイボクトウ) …………………………………………………197, 259, 271, 361
柴苓湯(サイレイトウ) ………………………………………………239, 265, 293, 321, 331
三黄瀉心湯(サンオウシャシントウ) ……………………………215, 259, 265, 287, 301, 321, 453
酸棗仁湯(サンソウニントウ) ………………………………………179, 229, 353, 361, 471
三物黄芩湯(サンモツオウゴントウ) …………………………………………………127, 135, 453
滋陰降火湯(ジインコウカトウ) ………………………………135, 145, 163, 192, 345, 353
滋陰至宝湯(ジインシホウトウ) ……………………………………………………………315
四逆散(シギャクサン) …………153, 229, 243, 253, 275, 281, 293, 305, 321, 327, 361, 401
四君子湯(シクンシトウ) …………163, 243, 249, 253, 259, 265, 293, 305, 315, 327, 375
梔子柏皮湯(シシハクヒトウ) …………………………………………………………305, 431
七物降下湯(シチモツコウカトウ) …………………………………………215, 331, 381, 465
四物湯(シモツトウ) ………………………305, 331, 337, 361, 381, 461, 465, 471
炙甘草湯(シャカンゾウトウ) ………………………………………………167, 223, 229, 353
芍薬甘草湯(シャクヤクカンゾウトウ) ……………………………239, 281, 293, 321, 337, 371, 409, 414

芍薬甘草附子湯（シャクヤクカンゾウブシトウ）	414
十全大補湯（ジュウゼンダイホトウ）	153, 163, 235, 249, 253, 315, 331, 357, 361, 375, 415, 465
十味敗毒湯（ジュウミハイドクトウ）	421, 431, 449, 457
潤腸湯（ジュンチョウトウ）	287
小建中湯（ショウケンチュウトウ）	243, 249, 253, 281, 287, 293, 305, 315, 327
小柴胡湯（ショウサイコウトウ）	127, 135, 189, 205, 253, 265, 305, 321
小柴胡加桔梗石膏（ショウサイコトウカキキョウセッコウ）	189, 471
小青竜湯（ショウセイリュウトウ）	183, 197, 205
小半夏加茯苓湯（ショウハンゲカブクリュウトウ）	243, 259, 265, 271
消風散（ショウフウサン）	421, 431, 443, 457, 461
升麻葛根湯（ショウマカッコントウ）	183
辛夷清肺湯（シンイセイハイトウ）	205
参蘇飲（ジンソイン）	189
神秘湯（シンピトウ）	197
真武湯（シンブトウ）	135, 149, 153, 167, 205, 229, 239, 275, 281, 293, 331, 357, 361, 465
清上防風湯（セイジョウボウフウトウ）	381, 401, 421, 449
清暑益気湯（セイショエッキトウ）	127, 135, 153, 243, 265, 315, 345
清心蓮子飲（セイシンレンシイン）	179, 337, 361
清肺湯（セイハイトウ）	197
川芎茶調散（センキュウチャチョウサン）	189, 381, 401
疎経活血湯（ソケイカッケツトウ）	391, 397, 401, 409

た行

大黄甘草湯（ダイオウカンゾウトウ）……287

大黄牡丹皮湯（ダイオウボタンピトウ）……127, 301, 321, 431, 453, 457

大建中湯（ダイケンチュウトウ）……249, 259, 281, 401

大柴胡湯（ダイサイコトウ）……159, 215, 243, 253, 287, 305, 321, 327, 345, 375, 401, 415, 443, 453

大柴胡去大黄湯（ダイサイコキョダイオウトウ）……275, 293

大承気湯（ダイジョウキトウ）……127, 215, 259, 287

大防風湯（ダイボウフウトウ）……391, 397

竹筎温胆湯（チクジョウンタントウ）……127, 179, 189

治頭瘡一方（ヂヅソウイッポウ）……421, 431, 449, 457

調胃承気湯（チョウイジョウキトウ）……127, 243, 253, 259, 271, 287, 345, 449

釣藤散（チョウトウサン）……215, 381, 465, 471

腸癰湯（チョウヨウトウ）……301

猪苓湯（チョレイトウ）……331, 337

猪苓湯合四物湯（チョレイトウゴウシモツトウ）……337

通導散（ツウドウサン）……135, 159, 173, 215, 287, 301, 337, 361, 371, 381, 401, 409, 443, 471

桃核承気湯（トウカクジョウキトウ）……135, 149, 159, 173, 215, 287, 301, 337, 361, 371, 381, 401, 415, 449

当帰飲子（トウキインシ）……421, 431, 443, 453, 461

当帰建中湯（トウキケンチュウトウ）……371, 409

当帰四逆加呉茱萸生姜湯（トウキシギャクカゴシュユショウキョウトウ）……149, 281, 361, 371, 375, 401, 461

―481―

トウキシャクヤクサン
当帰芍薬散 ……………………149, 301, 305, 337, 371, 375, 381, 415, 449, 465

トウキトウ
当帰湯 ………………………………………………223, 243, 259, 401

な行

ニジュツトウ
二朮湯 …………………………………………………………………415

ニチントウ
二陳湯 ………………………………243, 249, 259, 265, 271, 471

ニョシンサン
女神散 …………………………………………………………361, 381

ニンジントウ
人参湯 ………………149, 205, 223, 239, 243, 249, 259, 265, 275
281, 287, 293, 305, 315, 327, 361, 401

ニンジンヨウエイトウ
人参養栄湯 ……………………………………153, 163, 229, 253, 357

は行

バクモンドウトウ
麦門冬湯 ……………………………………………197, 205, 243, 354

ハチミジオウガン
八味地黄丸 ……………149, 173, 205, 215, 287, 293, 315, 331, 337
345, 361, 375, 381, 401, 409, 465, 471

ハンゲコウボクトウ
半夏厚朴湯 ………………………………………243, 259, 271, 361

ハンゲシャシントウ
半夏瀉心湯 ………235, 239, 243, 249, 253, 259, 265, 271, 275, 281, 293

ハンゲビャクジュツテンマトウ
半夏白朮天麻湯 ……………………………………173, 215, 381, 465

ビャッコカニンジントウ
白虎加人参湯 ……………………………135, 345, 353, 381, 421, 431

ブクリョウイン
茯苓飲 ………………………………………243, 249, 259, 265, 271

ブクリョウインゴウハンゲコウボクトウ
茯苓飲合半夏厚朴湯 ……………………243, 249, 259, 265, 271

ブシリチュウトウ
附子理中湯 ……………………………………………………243, 357

ヘイイサン
平胃散 …………………………………243, 253, 259, 265, 271, 293, 327

－482－

防已黄耆湯 ボウイオウギトウ ……………127, 153, 159, 167, 205, 331, 357, 375, 391, 397, 400
防風通聖散 ボウフウツウショウサン ………………………159, 215, 287, 345, 421, 443, 449, 453
補中益気湯 ホチュウエッキトウ ……………127, 135, 153, 163, 173, 205, 235, 243, 249, 253, 275
293, 301, 305, 315, 327, 331, 337, 357, 361, 381, 409
415, 431, 443, 465, 471

ま行

麻黄湯 マオウトウ ……………………………………………………127, 183, 197
麻黄附子細辛湯 マオウブシサイシントウ ………………………149, 183, 189, 197, 205, 443
麻杏甘石湯 マキョウカンセキトウ ……………………………………………127, 197, 301
麻杏薏甘湯 マキョウヨクカントウ ……………………………………………………401, 421
麻子仁丸 マシニンガン ………………………………………………………………287
木防已湯 モクボウイトウ ……………………………………………………………167, 259

や行

薏苡仁湯 ヨクイニントウ ……………………………………………………………391, 401
抑肝散 ヨクカンサン …………………………………………………………………361
抑肝散加陳皮半夏 ヨクカンサンカチンピハンゲ ……………………………………………361

ら行

リックンシトウ
六君子湯 …………………153, 163, 205, 243, 249, 253, 259, 265, 271, 275,
　　　　　　　　　　　　281, 293, 315, 327

リッコウサン
立効散 ………………………………………………………………401

リュウタンシャカントウ
竜胆瀉肝湯 ……………135, 179, 215, 321, 337, 357, 381, 401, 421, 431
　　　　　　　　　　　　443, 465, 471

リョウカンキョウミシンゲニントウ
苓甘姜味辛夏仁湯 ……………………………………167, 197, 205

リョウキョウジュツカントウ
苓姜朮甘湯 …………………………………………149, 401, 409

リョウケイジュツカントウ
苓桂朮甘湯 ……………………………………167, 229, 381, 465

ロクミガン
六味丸 …………………127, 135, 163, 173, 215, 305, 315, 331, 337
　　　　　　　　　　　　345, 353, 361, 375, 381, 409, 431, 465, 471

常用処方外（補遺）処方索引（五十音順）

あ行

烏頭湯（うづとう） ……………………………………… 391
温胆湯（うんたんとう） ………………………………… 475
黄耆桂枝五物湯（おうぎけいしごもつとう） ………… 448
黄連阿膠湯（おうれんあきょうとう） ………………… 143

か行

加減一陰煎（かげんいちいんせん） …………………… 437
活血祛風湯（かっけつきょふうとう） ………………… 448
葛根黄連黄芩湯（かっこんおうれんおうごんとう） … 299
冠心Ⅱ号方（かんしんにごうほう） …………………… 234
甘草附子湯（かんぞうぶしとう） ……………………… 391
羌活勝湿湯（きょうかつしょうしつとう） …………… 389
祛風勝湿湯（きょふうしょうしつとう） ……………… 448
玉屏風散（ぎょくへいふうさん） ……………………… 448
銀翹散（ぎんぎょうさん） ……………………… 183, 188
金水六君煎（きんすいりっくんせん） ………………… 438
血府逐瘀湯（けっぷちくおとう） ……………………… 234
桂枝去芍薬加蜀漆竜骨牡蠣救逆湯（けいしきょしゃくやくかしょくしつりゅうこつぼれいきゅうぎゃくとう） … 233
桂枝二越婢一湯（けいしにえっぴいっとう） ………… 127
桂枝二麻黄一湯（けいしにまおういっとう） ………… 127

けんうんとう 健運湯	414
こうごんせいたんとう 蒿芩清胆湯	142
こうたいがん 交泰丸	476
こえいぎょふうとう 固衛御風湯	448
こくぎんいっぽう 克銀Ⅰ方	456
こくぎんにほう 克銀Ⅱ方	456
ここんろくけんぞくめいとう 古今録験続命湯	177

さ行

しぎゃくかにんじんとう 四逆加人参湯	299
しせいとう 資生湯	438
じじんつうじとう 滋腎通耳湯	476
じそうようえいとう 滋燥養栄湯	438
しゃくやくしつりせん 芍薬蒺藜煎	437
しょうかんとう 正観湯	299
しょうさいことうかげん 小柴胡湯加減	204
しょうぞくめいとう 小続命湯	177
しょうふうせいねついん 消風清熱飲	448
しょうましょうどくいん 升麻消毒飲	437
しんつうちくおとう 身痛逐瘀湯	391, 414
せいこうべっこうとう 菁蒿別甲湯	437
せいじょうけんつうとう 清上蠲痛湯	388
せいそうきゅうはいとう 清燥救肺湯	204

蘇子降気湯（そしこうきとう） …… 204

た行

大補元煎（だいほげんせん） …… 438
竹葉石膏湯（ちくようせっこうとう） …… 143
調栄活絡湯（ちょうえいかつらくとう） …… 414
鎮肝熄風湯（ちんかんそくふうとう） …… 476
通竅活血湯（つうきょうかっけつとう） …… 177, 389, 476
天王補心丹（てんのうほしんたん） …… 233, 476
天麻鉤藤飲（てんまこうとういん） …… 476
桃紅四物湯（とうこうしもつとう） …… 400
独活寄生湯（どつかつきせいとう） …… 391

その他の行

附子湯（ぶしとう） …… 143
茯苓四逆湯（ぶくりょうしぎゃくとう） …… 143
補陽還五湯（ほようかんごとう） …… 177, 234
養心湯（ようしんとう） …… 233
利湿清熱方（りしつせいねつほう） …… 437

引用文献

テキスト

1) 黄帝内経素問　人民衛生出版社　1982年
2) 霊枢經　中華人民共和国、上海高務印書館　1954年
3) 傷寒雑病論（日本漢方協会編）東洋学術出版社　1981年
4) 太平和剤局方（和刻本）上、下　燎原書店　1976年
5) 外科正宗　人民衛生出版社　1964年
6) 万病回春　人民衛生出版社　1984年
7) 医宗金鑑（上、下）人民衛生出版社　1985年
8) 景岳全書　上海科学技術出版社　1959年
9) 医学衷中参西録（上、中、下）河北科学技術出版社　1985年
10) 勿誤薬室方函口訣　燎原書店　1983年

解説書、参考書

1) 神戸中医学研究会　編訳『症状による中医診断と治療』（上、下）燎原書店　1987年
2) 神戸中医学研究会訳『中医学基礎』燎原書店　1983年
3) 『実用中医学内科学』日本語版　東洋医学国際研究財団　日本語版　1990年
4) 余海若『実用中医内科表典』中国科学技術出版社　1993年
5) 日本漢方協会『実用漢方処方集』薬業時報社　1988年
6) 神戸中医学研究会『方剤学』医歯薬出版　1992年
7) 衷中会『臓腑経絡・三焦の弁証と処方』医歯薬出版　2000年
8) 久光正太郎他『中医診療指針』（内科編）新樹社書林　1993年
9) 福岡医師漢方研究会編『消化器疾患の漢方治療』　1994年
10) 髙山宏世『漢方の基礎』ツムラ福岡支店　2000年
11) 髙山宏世『漢方常用処方解説』泰晋堂　2002年
12) 髙山宏世『漢方処方学時習』泰晋堂　1998年
13) 『最新医学大辞典』医歯薬出版　1996年
14) 自治医科大学『診療所マニュアル』医学書院　1987年
15) 『今日の治療指針』医学書院　1995年

あ と が き

　昭和63年（1988年）『漢方常用処方解説』を上梓したところ、望外の好評を頂き、有難いことに版を重ねて多くの方々に利用して頂いて今日に至っている。
　漢方に於ては処方の特性や有効範囲を知るだけでは片手落ちで、治療の場に於て遭遇する様々な状況下で、どのような処方を活用すれば期待通りの効果を挙げ得るかということを知って始めて車に例えれば両輪が揃い、その人の医術は完璧なものになり得る。
　先に処方解説を出した時から、次は弁証と処方の運用に関する本を書かなければと思い立っていたが、いろいろな事情からその実行は今日迄延び延びになっていた。今夏もう一刻の猶予もならないと思いを決し、今迄多少書きためた草稿に、不足の分を書き足してようやく上梓するに至った。
　恩師寺師睦宗先生が、三考塾で折ある毎に「ありふれた病気をありふれた処方で確実に治すことこそ漢方の真髄である」と論される教えを胸に刻み、本書で取り上げた症状や疾病は、日常誰もが頻繁に遭遇するものに限定し、それらに対する処方も、漢方エキス製剤が出て、健康保険治療が適用されるものを第一に採り上げた。ただ現在中医学も次第に広い支持を集め、中医学を学んで漢方の世界に入られる方も多いので、中医学的な考え方や処方もなるべく採り上げるように努めた。本書の内容は決して十分でも満足できるものでもないが、若し本書の行き方を応用されてさらに新しい症状や疾患の漢方治療にチャレンジして頂き、少しでも漢方治療、中医学治療の巾と質を拡大深化して頂く一助になれば甚だ幸いである。
　今回も前回と同様、タイトルを山上浩氏にイラストは三木早苗さんに書いて頂いた。その他本書出版に御尽力下さった皆様に深く感謝の意を表する。

　　　　　　　　　　　　　　　　　　　　　平成15年（2003年）7月
　　　　　　　　　　　　　　　　　　　　　　　髙　山　宏　世　識す

【編著者略歴】

髙山　宏世(たかやま　こうせい)
1934年　鹿児島県に生まれる
1962年　九州大学医学部卒業
　　　　漢方は1969年頃独学で開始
1974年　福岡市中央区大名にて内科クリニック開業
1977年　以来寺師睦宗先生に師事，漢方薬による治療を実践してきた
　　　　日本東洋医学会会員
　　　　日本漢方振興会代表
　　　　漢方三考塾所属
2005年　一連の著作に対し日本東洋医学会奨励賞受賞
2007年　現役を辞して東京都に転居し，著作と講演活動に専念して
　　　　今日に至る

三考塾叢刊

弁証図解　漢方の基礎と臨床（第12版）

1988年 7月20日	初版発行
2020年 3月20日	第12版発行

編著者　髙山　宏世
発行者　井ノ上　匠
発行所　東洋学術出版社
　　　　〒272-0021　千葉県市川市八幡2-16-15-405
　　　　　販売部：電話 047（321）4428　FAX 047（321）4429
　　　　　　　　　e-mail hanbai@chuui.co.jp
　　　　　編集部：電話 047（335）6780　FAX 047（300）0765
　　　　　　　　　e-mail henshu@chuui.co.jp
　　　　　ホームページ　http://www.chuui.co.jp/

（個人の学習あるいは研究以外の目的で無断コピーすることを禁じます）

イラスト／三木　早苗
印刷・製本／モリモト印刷株式会社

◎定価はカバーに表示してあります　　◎落丁・乱丁本はお取り替えいたします

©2018　Printed in Japan　　　　ISBN978-4-904224-56-4 C3047

髙山宏世先生の三考塾叢刊。

赤本 漢方エキス剤解説書の決定版！

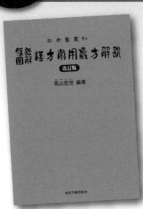

腹証図解
漢方常用処方解説
改訂版

髙山 宏世 編著　　発行元：東洋学術出版社

A5判／336頁／定価：本体1,800円＋税

『赤本』の次にはこの2冊！

黄本 「この病気に使える漢方処方はなにか？」に答える。

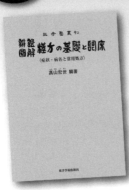

弁証図解 ### 漢方の基礎と臨床

髙山 宏世 編著　　発行元：東洋学術出版社

A5判／490頁／定価：本体1,900円＋税

「この病気に使える漢方処方はなにか」「現代医学の治療でうまくいかない症状に効く漢方薬はないか」という要望に応える一冊。基礎篇で漢方治療に必要な基礎理論を，診断篇で弁証の具体的な方法を，治療篇では病名別・症状別に弁証の要点と用いられる処方を解説。弁証に必要な症状，脈・舌の所見や腹証はわかりやすいイラストで図示。

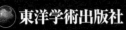 東洋学術出版社

販売部：〒272-0021 千葉県市川市八幡2-16-15-405 電話047-321-4428
フリーダイヤルFAX 0120-727-060　E-mail:hanbai@chuui.co.jp
ホームページ http://www.chuui.co.jp

赤本・青本・黄本の3部作

漢方医学書のベストセラー！
1988年の初版発行以来,『赤本』の愛称で親しまれ,漢方を学ぶ臨床家の圧倒的な支持を獲得してきた名著,大改訂！

◆医療用漢方エキス製剤のなかから126処方を収録。
◆各処方は,解表剤・補気剤・補血剤など14種類の効能別に分類。
◆各処方とも,見開きの2頁に方意,診断のポイント,処方の特性と舌証・脈証・腹証,原典の読み下し文,処方構成,君臣佐使,構成生薬の本草学的効能,八綱分類,臨床応用,類方鑑別などをまとめる。
◆特に処方の特徴をよく表したユニークな腹証図が好評。

青本 『赤本』の内容をより深く学習するには。

古今名方 **漢方処方学時習**
髙山 宏世 編著　　発行元：東洋学術出版社

A5判／259頁／定価：本体1,300円＋税

『赤本』の姉妹版として,その解説を補足する目的で編集され,同書収録の126処方に関連処方を加えた全156処方を収録。処方は効能別に章を分け,それぞれ組成・病態・方義・症状・臨床応用・症例を解説。各処方とも日本漢方と中医学の両方の角度から明快に解説してあり,実際の応用に役立つ。

中医学を学ぶための雑誌『中医臨床』(季刊)　ますます面白く,実用的な内容になっています。

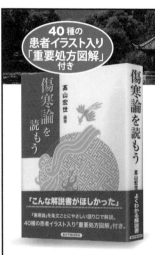

「こんな解説書が欲しかった」

『傷寒論』を条文ごとにやさしい語り口で解説。

傷寒論を読もう

髙山宏世 編著

2005年日本東洋医学会奨励賞を受賞した著者が，これまでの臨床・著作・講演のエッセンスを凝集させた一冊。

A5判／並製／480頁／定価4,200円(本体4,000円+税)

東洋学術出版社
販売部：〒272-0021 千葉県市川市八幡2-16-15-405 電話047-321-4428
E-mail:hanbai@chuui.co.jp ホームページ http://www.chuui.co.jp

ご注文は、メールまたはフリーダイヤルFAXで FAX. 0120-727-060

『傷寒論』だけではもったいない

金匱要略も読もう

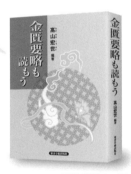

たかやま こうせい
髙山宏世 編著

2008年の発行以来，好評を博している『傷寒論』の解説書『傷寒論を読もう』の姉妹篇がついに発刊。

A5判／並製／536頁
定価 本体4,500円+税

中医学を学ぶための雑誌『中医臨床』(季刊)ますます面白く、実用的な内容になっています。

東洋学術出版社
販売部：〒272-0021 千葉県市川市八幡2-16-15-405 電話047-321-4428
フリーダイヤルFAX 0120-727-060　E-mail:hanbai@chuui.co.jp
ホームページ http://www.chuui.co.jp